普通高等教育“十三五”规划教材
全国高等医药院校规划教材

广西高校人文社会科学重点研究基地“医学伦理与
职业道德研究中心”基金资助【桂教科研(2014)14 号】

医学伦理学与卫生法学

主　　编　温日锦　王光秀　覃安宁　刘小江
副主编　齐俊斌　刘雪梅　李小萍　李　武　颜维海　李　源　严丽丽
编　　委　(以姓氏笔画为序)

王光秀　(桂林医学院)
王强芬　(桂林医学院)
刘雪梅　(广西卫生职业技术学院)
孙方圆　(广西中医药大学)
杨　勇　(广西医科大学)
李　武　(桂林医学院)
何庚檑　(广西中医药大学)
林常清　(桂林医学院)
覃小妮　(广西医科大学)
覃　红　(广西医科大学)
温日锦　(广西中医药大学)
颜维海　(广西中医药大学)
王　萍　(广西医科大学)
刘小江　(广西中医药大学)
齐俊斌　(桂林医学院)
严丽丽　(广西科技大学)
李小萍　(广西医科大学)
李　源　(广西中医药大学)
陈青青　(广西大学)
赵竹君　(广西中医药大学)
覃安宁　(广西卫生法学会)
覃　葆　(广西中医药大学)
谢青松　(广西医科大学)

科学出版社
北　京

内 容 简 介

本书共30章。分上编、下编两部分。上编 医学伦理学15章;下编 卫生法学15章。上编介绍医学伦理学概念、研究对象、内容、意义,原则、规范,医患关系内容和特征,医德评价、教育和修养的基础理论;阐述预防医学、中医"治未病"思想、临床与特定人群诊治、临床护理、药事、生命和性医学、医学科研、医院管理及卫生改革的伦理道德。下编论述卫生法学含义、对象、特征和意义,卫生行政执法规定的基础知识;阐明医疗机构及医药企业管理,医师、药师和护士人员执业,医疗事故处理,卫生防预,食品药品,中医药管理,校园卫生监督,医疗保障的法治理论和医学发展的法律问题。其中增添了古现代社会对医学伦理学与卫生法学有影响的内容,突出医药卫生职业道德和职业法律特点,同时还收录了国家以及卫生部门颁布的有关医药卫生的职业道德和职业法律以引导学生和读者掌握各种信息,使教材内容更加充实,更有针对性和实用性。

本书适合在校医学生和医务工作者学习、参考。

图书在版编目(CIP)数据

医学伦理学与卫生法学 / 温日锦等主编. —北京:科学出版社,2015.8

普通高等教育"十三五"规划教材·全国高等医药院校规划教材

ISBN 978-7-03-045059-3

Ⅰ.①医… Ⅱ.①温… Ⅲ.①医学伦理学-高等学校-教材. ②卫生法-法的理论-中国-高等学校-教材. Ⅳ.①R-052 ②D922.161

中国版本图书馆CIP数据核字(2015)第131503号

责任编辑:朱 华 / 责任校对:蒋 萍
责任印制:赵 博 / 封面设计:陈 敬

科学出版社出版
北京东黄城根北街16号
邮政编码:100717
http://www.sciencep.com

三河市骏杰印刷有限公司印刷

科学出版社发行 各地新华书店经销

*

2015年8月第 一 版 开本:787×1092 1/16
2025年1月第七次印刷 印张:22
字数:711 000

定价:55.00元

(如有印装质量问题,我社负责调换)

总　　序

医学人文是一种价值追求，一种人生境界，是一个渴望成功的医者必须拥有的素质。全国人大常委会副委员长、北京大学常务副校长、北京大学医学部主任韩启德教授在北京大学医学部一次毕业生典礼上曾以一段激情洋溢、语重心长的讲话向即将走出校门的莘莘学子道出了一个朴素的真理：大凡在医学道路上留下扎实足迹的人，尽管他们的专业领域不同、性情禀赋各异，但都有着爱生命爱人类的博大情怀，有着求真求实的执著追求，有着扎实深厚的人文素养，有着能托举自身人生价值的人格力量和精神境界……他动情地讲："只是有了爱，我们的工作才变得如此神圣；只是有了爱，生活才充满阳光；只是有了爱，人生才如此绚丽！"他认为："成功并非在于获得多少荣誉和头衔，也不在于是否得到他人的肯定；成功在于能否为人类社会留下永恒的东西，在于一个人能否真正体会到活着的意义，感悟到生活的真谛。"他明示："我们大可不必刻意追求成功，只要把准了方向，掌握了做人的原则，尽心尽力，成功将悄然而至。"今天，当我们为医患关系所困，寻觅着人文养成的落脚点时，重温韩启德教授的这段讲话，体悟生命的价值和意义，倍感医学职业的崇高与圣洁。

改革开放以来，医药卫生事业走上了高速发展的快车道，随着社会主义市场经济体系的完善，建设社会主义法制国家进程的推进，科学发展观的落实，社会主义和谐社会的构建，我国医药卫生事业发展前景更为广阔，挑战更为严峻；如何加强医药卫生人才队伍建设，提高医药卫生人才的综合素质，使他们不仅熟练掌握技术规范，还要熟练掌握法律规范、道德规范和人文技能，已经成为行政主管部门和行业自律组织、高等医药院校、医药卫生机构新世纪面临的新课题；因此，加强医药卫生法制建设与职业道德建设，开展医药卫生法制与道德教育，已经成为我们实现党和国家21世纪医药卫生事业持续发展战略的一项长期而艰巨的任务。

为了进一步加强卫生法制与道德教育，不断提高在校医药卫生学生和在岗医药卫生管理人员、执法人员、执业人员的法律与道德素质，广西卫生法学会、广西医师协会组织了一批卫生法学理论界和医药教育界、医药卫生行业的医学、药学、法学等专家进行了深入研究，编著了"新世纪医药卫生法制与道德教育丛书"（以下简称"丛书"），本"丛书"以《卫生法学》和《医学伦理学》为核心，包括《医疗行业管理法律制度研究》《医疗执业责任保险制度研究》《职业病防治法律规范与责任》《传染病防治法律规范与责任》《药品和医疗器械监督管理法律规范与责任》《食品卫生监督管理法律规范与责任》《公共卫生监督管理法律规范与责任》《国境卫生检疫法律规范与责任》《人口与计划生育法律规范与责任》《人文医学》共12本专著，将分期出版发行，形成了较为完整的法制与道德教育科学体系，具有系统性、实用性和创新性。

本"丛书"紧密结合我国卫生法学和医学伦理学理论研究的最新成果与我国医

药卫生改革与发展的实际情况，全面阐述了医药卫生法制与道德的基本理论和基础知识，并根据医药卫生不同的专业领域与不同的工作分工以及接受教育不同的对象，编写不同的专著，既可作为高等医药卫生院校的教材，也可作为卫生系统干部职工继续教育用书，还可以作为医药卫生行政执法人员必备的工具书，同时可供卫生法制与职业道德理论工作者参考。因此，我愿意把它介绍给所有热爱和关心医药卫生事业的同志们，请大家在学习、工作和交流中进一步研究探讨，使这套"丛书"能够不断丰富完善。我相信"丛书"的推出，能够为医药卫生法制与道德的学科建设、为医药卫生专业人才的培养、为维护医患权益与促进医患和谐起到积极的作用，为医药卫生事业的健康发展作出应有的贡献！

广西医科大学党委书记　教授　博士生导师
广西医师协会会长　主任医师　**韦　波**

出版说明

作为广西新世纪医药卫生法制与道德教材丛书(下称“丛书”),“丛书”中的《医学伦理学》(温日锦等主编)、《卫生法学》(李冀宁等主编)自2008年8月和2009年2月分别出版问世以来,被高等医药院校广泛选用,经过7年来的教学实践,医疗卫生系统以及社会各界的医德教育实践证明:这两本教材体系完整、内容丰富、学术思想深刻,突出“问题”意识、观点具有前瞻性,教育意义深远。

2012年,中国卫生法学会组团出席在以色列由联合国教科文组织和世界医学法学会联合举行的生命伦理学国际会议上,与会的官员和代表(含中外从事和热心医疗卫生事业教育与研究的有关官员、学者、专家、名人、教授和社会人士)针对中国广西代表团的会议赠书(唯一代表团赠书),以《医学伦理学》和《卫生法学》为核心包括《医疗行业管理法律制度研究》《人文医学》等共12本专著为支撑的“丛书”予以高度评价。一致认为:“‘丛书’尤其《卫生法学》《医学伦理学》,体系新颖、内容丰富、形式活泼、结构清晰、文字简洁、理实相联、通俗易懂,实属中国医学伦理学、卫生法学知识库又一种新的宝贵财富。与会专家呼吁:当今世界,医药卫生事业在医学伦理与卫生法教育和研究的改革应向纵深发展和提升。中国可以“医学伦理学”和“卫生法学”为内容在教材建设上率先创新,为促进医药卫生职业道德和职业法律的素质培养和教育,为人类的健康幸福作出更大贡献!

为了适应21世纪高等医药院校教学和人才素质培养的需要,追踪医药卫生科技发展的前沿,及时反映医药学实践领域的新情况和新问题,从专业性、知识性、科学性、实用性、便携性的特点出发,在《医学伦理学与卫生法学》列入中国科学院普通高等教育“十三五”规划教材、全国普通医药院校规划教材的背景下,我们将《医学伦理学》《卫生法学》两书整合改编,把“二学”、“合二而一”,形成了第一版《医学伦理学与卫生法学》。

第一版《医学伦理学与卫生法学》有六大突出的特点:①研究思维方法。用中西比较法,分析不同时期的中西医学伦理学和法学思想发展的主要路径及内容。以跨学科研究思维方式,介绍西方国家尤其是美国和英国医学伦理学和法学最新信息,为我国未来医药卫生队伍和医药卫生系统、部门、机构和单位伦理和法理建设提供经验性启示。②内容设置。以伦理学和法学原理为基础,论证人道、美德、义务、公益和法义、渊源、发展、权利、义务、责任等伦理和法理意蕴,并将其作为全书的理论基础,建构医学伦理学与卫生法学的基本原则和基本规范。为了弘扬中华民族文化的精华,还特别突出了中医、中药的章节内容,例如:第五章,中医“治未病”伦理道德;第九章,药事伦理道德;第十九章 医药企业管理法律制度;第二十一章,执业药师法律制度;第二十六章,药品管理法律制度;第二十八章,中医药管理法律制度。③“问题”意识。以现代责任、义务伦理和法理学视角,立足当代医药科技及法治社会发展的前沿,探索医药科研与法制建设中的理论难点,如“基因组学”研究引发的伦理道德和法律规范争议;动物试验道德与法律;基因药物的道德与法律考量等问题。教材融入了现代高科技研究的最新成果,如生物工程制药、再生医学伦理、纳米技术制药伦理与法理等学术前沿热点进行研究和探讨,使教材内容新颖,专业性强。④实践功能。以技术社会学(STS)维度,紧密结合医学伦理学及法学实践领域的特点,分析医学实践、医药科研、新药开发、生产、经营、医院药学及药品质量监督管理等领域的伦理和法理关系,使之区别于其他伦理学和法学,是目前研究医药卫生职业道德和职业法律实践应用科学的新作。⑤教育效果。注重培养学生理实互联的能力,通过理论学习和案例分析,掌握科学思维和研究问题的方法,提高思考、分析和解决问题的能力,增强实践应用水平和提升创新意识。⑥社会效益。将医药(含中西医药)管理政策与法律制度研究有机结合,试图通过问题研究,提出对策,为政府决策综合提出咨询和建议。

整合后,出版的《医学伦理学与卫生法学》,其内容与形式面貌一新。

本书将医药学与伦理和法理学融为一体,更凸显体系新颖、内容集中、知识全面、结构合理、说理充分、启迪深刻。全书触及了生命科学及纳米制药的伦理和法律问题,丰富了医学伦理与法理的意蕴,诠释了医、药、护、技人员伦理和法理的理性根源。还在编写体例中采用典型案例以强化理论说服力,使读者易于接受,融会贯通。参考了北京、上海、成都、广州、南宁、昆明、沈阳、武汉等地现代新版《医学伦理学》《卫生法学》的同类教材,以及《中华人民共和国药品管理法》《中华人民共和国中医药条例》《赫尔辛基宣言》等文献。

本书分为上编和下编两部分:即上编医学伦理学;下编卫生法学。上编增加了两章,原有13章中的内容小范围得到修正和补充,大部分案例得到更新换代,共15章;下编原有9章中除了保留其学术思想、理论框架和少部分内容以外,其余大有调整,共15章。全书总共30章,

本书由温日锦、王光秀、覃安宁、刘小江、李冀宁主审,全书最后由温日锦、覃安宁统稿。

本书由温日锦、王光秀、覃安宁、刘小江任主编,由齐俊斌、刘雪梅、李小萍、李武、颜维海、李源、严丽丽任副主编。

本书编者(以姓氏笔画为序):

王光秀 林常清:第十章;王光秀 王强芬:第十二章;王萍:第二十一章;刘小江:第一章、第五章;刘雪梅:第三章、第七章;齐俊斌:第二章;孙方圆:第二十四章、第二十六章;严丽丽:第四章、第十三章;李小萍 杨勇:第十四章;李小萍 覃小妮:第十五章;李源:第十六章、第二十三章;李武:第二十章、第二十二章、第三十章;何庚檑陈青青:第二十八章;赵竹君:第十七章、第二十五章;温日锦:第六章、第九章;覃安宁:第十八章;覃葆:第十九章;谢青松:第二十九章;颜维海:第八章;覃红 颜维海:第十一章;颜维海、陈青青:第二十七章。

本书在改编修订中,由于我们的能力、水平和精力有限,加之编写时间仓促,疏漏与错误在所难免,诚请广大学者、同道不吝赐教。

《医学伦理学与卫生法学》
编委会
2015年7月

目　　录

上编　医学伦理学

下编　卫生法学

上编　医学伦理学

第一章　医学伦理学概述

医学伦理学（medical ethics）是医学与伦理学之间的交叉学科，是研究医学道德的科学。它根植于医学，用伦理学的基本原则和方法研究医学实践活动中的各种关系，提出人们的行为准则和规范，对调节医务工作者与他人、社会之间的关系，维护医学活动的有序性，提高医疗卫生服务的质量，促进医学科学的发展，具有十分重要的意义。

为了从整体上了解医学伦理学，本章就医学伦理学的对象、内容、特点和价值，以及学习医学伦理学的方法等问题进行理论阐述。

第一节　医学伦理学的研究对象

一、伦　理　学

（一）伦理学的含义

伦理学（ethics）又称道德哲学，是对人类道德生活进行系统思考和研究的一门科学，是现代哲学的学科分支。“伦”是指人与人之间的关系，“理”是指道德或规则，“伦理”就是人与人之间关系的道理或规则。通常“道德”与“伦理”同义而通用。因为他们的基本意义相似，都是指通过一定规则、规范的治理、协调，使社会生活和人际关系符合一定的准则和秩序。但两者也有区别：“道德”一般指道德现象，它侧重于个体，指主体的德性和德行，表示主体对道德规范的内化和实践，强调内在操守方面。“伦理”则是道德现象的系统化与理论化，它侧重于社会，主要指社会的道德规范关系，更强调客观方面。

西方 ethics 一词源于希腊语的 ethos，意为风尚、习俗和德性等。约在公元前 4 世纪，古希腊哲学家亚里士多德（Aristoteles，公元前 384—322）对古希腊城邦社会的道德生活进行了系统地思考和研究，其弟子将他讲学内容整理成《尼可马可伦理学》（Fthika Nikomakheia）、《大伦理学》（Ethickamegala）和《优台漠伦理学》，一般认为西方伦理学自此形成。在我国古代社会，“伦理”始见于我国春秋战国时期的《礼记·乐记》，“凡音者，生于人心者也：乐者，通伦理者也”。孔子（公元前 551—前 479 年）对弟子讲授为人处世的道理，他的弟子将其讲授内容辑录为《论语》。按其思想内容，可以说是中国伦理思想史上第一部伦理学著作。东汉郑玄注“伦犹类也；理，分也”，意思是不同的事物、类别区分开来的原则和规范。西汉贾谊认为“以礼义伦理教训人民”（见《新书·辅佐》），进一步明确伦理与人伦相通，“伦理”也就人伦理之理，可见，在我国几千年前就对人类道德开始系统思考和研究。只是作为现代学科形态的“伦理学”名称的出现，是 19 世纪末。随着现代社会的发展，人与人、人与社会，甚至人与自然之间关系越来越广泛与复杂，其中的伦理道德问题显得越突出，伦理学穿过神秘面纱而成大众关注的问题。

（二）伦理学的类型

几千年来，伦理学的理论发展多姿多彩，形成了各种类型的伦理学。现代伦理学的分支学科主要有：

1. 理论伦理学（theoreticalethics）　指研究伦理学的基本理论的伦理学分支学科。现代西方理论伦理学的主体是元伦理学。元伦理学不制定任何道德规范和价值标准，它主要研究道德体系的逻辑结构和道德语言。一方面，它分析道德语言，如“善”与“恶”“义务”与“责任”的范畴；另一方面，它对道德体系作逻辑论证。

2. 描述伦理学（descriptiveethics）　又称记述伦理学。它是根据历史材料，描述和研究各种社会、民族、阶级、社会集团实际存在道德关系、道德观念、道德规范等，是伦理学学科形态之一。描述伦理学形成于 20 世纪 70 年代，今天，它已经形成和包括道德社会学、道德心理学、道德人类学、道德民俗学等理论。

3. 规范伦理学(normativeethics) 又称规定伦理学。它是研究人的行为准则、探究道德原则和规范的本质、内容和评价标准,从而规定人们应该如何行动的理论。规范伦理学与描述伦理学、元伦理学等都是相对的一个学科形态,但规范伦理学是伦理学体系中的主体和核心,元伦理学和描述伦理学必须依靠它提供的理论和指导才能成为伦理学有用的理论分支。

4. 比较伦理学(comparativeethics) 是研究不同地域、时代、民族和各种文化的道德实践,着重研究各种道德异同及其物质文化背景,与描述伦理学近似。

5. 实践伦理学(practicalethics) 侧重于研究道德活动,即道德实践的伦理学理论,其内容广泛,涉及犯罪与惩罚、非暴力反抗、自杀、流产、安乐死、环境治理以及经济领域的公正、国际关系中的道义等问题。

6. 应用伦理学(appliedethics) 是以伦理学原理为依据,着重研究现实生活中伦理道德问题,在实践中验证和发展规范伦理学的理论和原则。它与实践伦理学近似,体现在其许多分支学科领域,如医学伦理学、生命伦理学、环境伦理学、科技伦理学、经济伦理学等。

二、医学伦理学

医学伦理学属于应用伦理学的范畴,传统意义上的医学伦理学与医学道德学同义。

1803 年英国著名的医生、哲学家托马斯·帕茨瓦尔(ThomasPercival,公元 1740—1804)出版了《医学伦理学》一书,首次提出医学伦理学的概念。虽然他没有正面下定义,但从书中可以分析出他对医学伦理学概念的理解。他认为:“职业伦理学是‘人性的知识’与‘广泛的道德责任’之间的综合”,“医学伦理学的一般体系是使无论是官方正式的行为还是医学领域之间相互的交往都受文雅和正直原则所指导”。这种观点在 19 世纪被广泛接受。

20 世纪 20 年代,美国的药理学教授川塞·里克(Channy Leake)对上述观点提出质疑。他认为“帕茨瓦尔对‘医学伦理学’这个名词使用不当,它仅指来自职业中的、用来管理职业中各成员彼此交往的成规、礼节,而真正的伦理学不是成规,应该从哲学的角度去理解”。川塞·里克认为:“真正的医学伦理学是基于伦理学理论并处理医患之间、医生与社会之间的关系。”

20 世纪 70 年代,医学伦理学权威克劳色(K. D. Clouser)对医学伦理学的理解与里克的观点没有本质区别,他认为:“医学道德与一般的日常道德没有区别,它含有与一般道德相同的规则。”

20 世纪 80 年代以来,我国医学伦理学界多数学者认为:医学伦理学是研究医学道德的科学。它是一般伦理学原理在医疗实践中的具体运用,是运用一般伦理学的道德原则来解决医疗卫生实践和医学科学发展中人们相互之间、医学与社会之间的关系而形成的一门科学。因此,医学伦理学是医学与伦理学相交叉形成的一门边缘学科,它既是应用规范伦理学的一个分支,又是医学的组成部分;它不仅要研究医务人员的职业道德,而且还要研究整个医学领域中有关伦理道德方面的一切问题。

三、医学伦理学的研究对象

医学伦理学是以医学领域中的道德现象和道德关系为自己的研究对象。

(一)医德现象

医德现象是指医学领域中人们道德关系的具体体现。它包括医德的意识现象、活动现象和规范现象。医德意识现象是指在医德活动中形成并影响医德活动的各种具体善恶价值的思想观点和理论体系。如医德理想、医德情感、医德理论观点、医德规范体系等。医德活动现象是指在医德意识支配下围绕善恶所进行的、可以用善恶标准评价的医学团体和医务人员个体行为的实际表现,如医德教育、医德修养、医德评价等。医德规范现象是指在一定社会条件下评价和指导医务人员的行为准则,如医德誓词、医德规范、医德要求等。

(二)医德关系

医德现象是医德关系的表现,因此,医学伦理学主要是研究医德关系。医德关系是指由经济关系所决定、派生在医学领域内人与人、人与社会、人与自然之间的关系,具体表现为以下四种医德关系:

1. 医患关系 医务人员与患者(包括病人的家属)之间的关系是最基本、最重要的医德关系,是人类对抗疾病、维护健康而结成的第一个利益联盟。这种关系是否协调、密切、和谐,将直接关系到医疗质量和病人的安危，影响到医院的秩序和社会的精神文明。因此，医患关系是医学伦理学的核心问题和主要研究对象。医患关系的发展规律是什么？当前我国处理医患关系的道德原则和规范是什么？怎样在现实条件下使医患关系最大程度地趋于和接近理想水平？这就是医学伦理学研究的重要课题。

2. 医际关系　它包括医生与医生、医生与护士、护士与护士、医护与医技人员、医技人员与医技人员以及医护技人员与行政管理人员、后勤人员等之间的关系。医际关系是在医患关系基础上发展起来的第二个利益联盟。随着社会和医学的发展，医际关系的作用日渐突出。现代医疗活动必须依靠医生、护士、检验人员和管理人员的协同工作和密切配合。医疗质量的高低不仅取决于医务人员个人的德才学识，还取决于医际之间的合作与医疗团体的凝聚力。因此，医学伦理学把医务人员相互之间的关系作为重要的研究对象。

3. 医社关系　医务人员与社会之间的关系。医疗和预防活动总是在一定的社会关系下进行的，并与社会有着直接或间接的联系。在医疗和预防实践中，医务人员对许多问题的处理，不仅要考虑患者的个人利益，而且还要顾及对他人、后代及社会的责任。诸如计划生育、严重缺陷新生儿的处理、卫生资源的分配、医疗卫生的改革等，如果不从国家、社会的整体利益着想，很难确定医务人员的行为是否道德。因此，医务人员与社会之间的关系也是医学伦理学的研究对象。

4. 医务人员与医学科学发展之间的关系　随着生物医学的迅速发展和临床应用，在医学中出现许多道德难题，如人体实验、人类辅助生殖技术、基因的诊断与治疗、器官移植、安乐死等，都涉及医务人员如何对待道德或不道德、在什么情况下参与是道德或不道德的一系列问题等。因此，医务人员与医学科学发展之间的关系，也成为医学伦理学重要的研究对象。

第二节　医学伦理学的研究内容与价值

一、医学伦理学的研究内容

（一）医学伦理学的研究内容

1. 医学伦理学的基本理论　医学伦理学的基本理论，这是整个医学伦理学的基础，主要阐明医德的本质，发生、发展规律和医德的社会作用；医德与医学科学、医学模式转变、卫生事业发展的关系，等等。

2. 医学伦理学的基本原则和规范体系　医学伦理学的基本原则和规范体系，主要阐明医德的基本原则和具体原则、医德规范和医德范畴，医务人员对病人、社会以及医务人员之间应承担的道德责任，指出医务人员在行医过程中应遵循的医德的基本原则、规范；研究和揭示医德原则和规范在不同领域（如预防医学、医学科研）和不同学科（如外科、精神病科、儿科、医院管理）的特殊表现和要求；医学伦理学范畴如情感、良心、义务等，是医学道德原则和规范的必要补充，也是医学伦理学需要研究和阐述的重要内容。

3. 医学伦理学的基本实践　医学伦理学的基本实践，包括医德教育、医德评价、医德修养等。主要阐明医学道德评价的标准，研究医务人员在医疗卫生实践中进行医德教育和修养的经验，指出进行医德教育和医德品质形成的正确途径和方法。

以上三部分内容既相互独立，又互相贯通，构成独特的学科体系。

社会经济、文化和医学科学技术的发展，向医学伦理学提出了一系列崭新的课题。今天，医学伦理学的研究范围在不断地拓展，其视野已经超出单纯医学价值的圈子，着眼于整个人类的健康及整个社会的利益和发展。医学伦理学的研究内涵也在不断地加深，一些原来被认为是天经地义的传统观念正在受到挑战或被新的观念所取代。比如，人工流产历来被认为是不道德的，但随着控制人口数量、提高人口质量的需要，道德观念发生了相应的变化，人工流产和控制生育技术得到了道德的认可。总之，医学伦理学的研究内容十分广泛，是一门涉及哲学、社会科学和自然科学的边缘学科。

（二）生命医学伦理学

生命医学伦理学，又称生命伦理（bioethics）。是对涉及人的生命和健康的行为实践中的道德问题进行综合研究的一门应用伦理学。

随着生命科学技术的迅速发展和广泛应用，人类生命的奥秘不断地被揭示，新的医学技术手段诸如器官移植、克隆技术、基因工程、试管婴儿等不断地涌现，生命医学领域发生了许多变化，呈现出许多新问题。同时，社会经济的发展，使人类的物质生活不断提高，但又出现了对动物、树木、河流、湖泊、海洋、山脉等自然客体的价值和权利的蔑视甚至侵犯等现象，致使生态失去平衡，危害人类健康。人类社会的发展和科学技术的进步，使人们在享受生物高科技成果的同时，新观点新思想与传统伦理观产生了冲突，对这些冲突的深入思考和解决，催生了生命医学伦理学的诞生。

生命伦理学作为一门学科，形成于 20 世纪的 50 到 60 年代。美国学者茨伦塞勒・波特(Van Rensselaer Potter)在他所著的《生命伦理学：通向未来的桥梁》(1971 年)一书中首次使用了这一概念，1969 年美国华盛顿大学建立了肯尼迪伦理学研究所，并出版了四卷本《生命伦理学百科全书》。此后在北美、西欧、日本等许多国家、地区的大学和研究所，都纷纷成立了生命医学伦理研究中心，在大学设立了生命伦理学课程，设有攻读硕士或博士的学位，美国国立卫生研究院(NIH)总部及所属每一研究所都有生命伦理学研究所或中心。在我国，生命伦理学起步于 20 世纪 80 年代，1988 年在上海和岳阳分别举行了有关安乐死和生殖技术的伦理、法律和社会问题学术研讨会，标志着生命伦理学在中国的兴起。现在许多国家、地区和国际的生命伦理学学会纷纷建立。1992 年国际生命伦理学学会成立，1995 年亚洲生命伦理学学会成立，在我国则称生命伦理学为医学伦理学会。

二、医学伦理学与相关学科的关系

现代科学技术的迅猛发展，使医学科学的发展呈现出纵横交错、与多种学科互相影响和渗透的趋势。医学伦理学的内容与不少学科相互渗透、互相影响，研究和探讨医学伦理学和医学、医学心理学、卫生法学、医学社会学等学科的关系，对于形成和履行高尚的医德有着十分重要的意义。

(一) 医学伦理学与医学的关系

医学，属自然科学范畴，它以人的生命为对象，研究人类生命活动，特别是疾病的发生、发展、转归及防治的规律，旨在维护和增进人类健康、解除病痛、提高生命质量。医学伦理学是研究医学道德的科学，它揭示人们在医学活动中人与人、人与社会之间关系的医德准则和规范，为提高医务人员的道德水平，推动医疗卫生保健事业的发展服务。两者都是以维护、增进人类健康为目的，仅是分工不同。医学伦理学与医学是相互渗透、互相影响、密不可分的。医学的发展和进步直接或间接地决定医德观念的发展，反之，医德对医学的发展给予很大影响。医学是崇高的职业，任务艰巨，要求从事医疗卫生保健事业的人员必须具备有高尚的道德情操、精湛的技术，还需要有一颗献身医学事业、防病治病、救死扶伤的美好心灵。

(二) 医学伦理学与医学心理学的关系

医学心理学主要研究心理因素在人类健康与疾病相互转化过程中的作用和规律，据此医务人员对患者实施心理护理和心理治疗，以便尽早康复。医学伦理学主要研究医务人员应遵循的行为规范的总和，使医患关系和谐发展。虽然两者研究的侧重点不同，但它们相互影响和配合。医学心理学对病人心理的了解和研究，必须以良好的医患关系为前提，心理治疗主要通过医务人员与病人之间的相互沟通，医务人员以关怀的言语、表情、态度和行为影响或改变病人的感受和认识。医务人员通过良好的医德所给予的心理治疗，有助于病人大脑神经系统功能的恢复，使病人的精神和身体状态得到改善，从而达到治疗目的。反之，医务人员不合道德的情绪、言语、态度和行为可诱发医源性疾病。因此，医学心理学离不开医学伦理学。同时，医学心理学的发展也不断向医学伦理学提供重要的心理学依据，提高医务人员的医学心理学水平，可以促进医学伦理学的深入研究和关爱病人、协调医患关系。大量的事实说明，医学伦理学的发展需要医学心理学的支持和补充。

(三) 医学伦理学与卫生法学的关系

卫生法学是以医疗卫生领域的法律为主要研究对象的科学，是一般法学原理在医学卫生中的应用，它主要研究卫生立法的问题，具有强制性，作用范围只限于违法者。而医学伦理学以医德为研究对象，是非强制性力量，它主要依靠医务人员对医德规范的自觉遵守，适用于医学职业的所有方面而且存在于任何社会，并随医学的发展而发展。

当然,医学伦理学与卫生法学也具有密切联系:两者都是以行为规范的形式来调节医药卫生工作中人们之间的关系,而且相互渗透、相互作用。卫生法律规范包含着医德,医德规范中也有卫生法律的内容;医学道德是维护和实施医学法律的有效基础,卫生法律则是医学道德推行和实施的保证。因此,医学伦理学与卫生法学在内容上相互吸收,在功能上相互补充,共同调节人们的关系,维护广大人民的健康利益和社会秩序。所以,在医药卫生实践中,把开展医德教育与进行卫生法规教育有机结合起来,就能取得互相促进、相得益彰的结果。

(四) 医学伦理学与医学美学的关系

医学伦理学与医学美学分别探讨医学职业生活中的善与美。前者以善、恶作为评价标准,并依靠社会舆论、内心信念和传统习俗来维持;后者则是以美、丑为评价标准,以健康长寿为客观依据,并在一定程度上取决于医务人员的医学审美水平。两者的相通和联系之处为:医德认为善的,一般总是美的;医德认为恶的,一般也总是丑的。因此,医学伦理学对医德原则、规范的确定和医务行为的评价都离不开审美判断和对审美观念的理解。医学伦理学要求医务人员履行医德义务时,要力求从美学的角度去体验和满足病人的审美需要,以提高医疗质量。因此,医学美学之美是以善作基础,以科学的真为依据,从而实现医学实践中真、善、美的统一。

三、医学伦理学的价值

当前,人们已经将应用伦理学看成是"一种以解决定位之危机为目标的智慧的反思艺术"(Hermann Luebbe 语),而医学伦理则是应用伦理学中发展最为迅猛、争议最引人注目的学科之一。20 世纪 70 年代以来,医学伦理学在全世界迅速兴起并普及开来,其价值体现备受学术界的注意。

(一) 协调医疗关系,保障人民健康

医疗关系主要包括医患关系、医际关系、医社关系。它们的协调与否与医学活动能否正常进行从而保护人民的健康有着十分密切的关系。然而,现实生活中的医疗关系不是绝对和谐的,它们充满着许多矛盾,主要归纳为:①利益矛盾。医疗关系是人们对付有害健康的自然因素和社会因素而建立的利益联盟。面对着健康与疾病的关系,人们提出了"All for health, health for all."的口号,表现了人们利益的一致性。但同时还存在着医务人员与患者各自的健康利益、经济利益以及相应的权利和义务的矛盾。②认知矛盾。认识是人们对客观事物的主观印象,是主、客体相互作用的产物。由于人们的知识经验不同、需要不同、情绪状态不同、立场和利益不同,会产生不同的主观认识,出现认知矛盾。认知矛盾会成为利益矛盾的催化剂。因此,解决矛盾,协调医疗关系是事关人们战胜疾病,提高医疗质量,维护人类健康的大事。几千年来,人们通过医德规范医务人员的行为,协调医疗关系,"医乃仁术","仁"既是医的出发点和归宿点,又是协调医疗关系、保障人民健康的重要手段。

(二) 建立市场经济下的科学的医德体系,促进卫生事业的改革和发展

市场经济体制的确立,使我国以传统医德维系的医疗关系面临巨大的冲击,医德领域出现了空前的震荡和冲突。无论卫生事业的福利性有多强,它的生存和发展离不开社会主义市场经济的大环境,必须按经济规律办事,要讲究经济效益。因此,传统的"重义轻利"的道义论受到挑战。同时,当前的卫生事业改革实质上是利益的重新分配,它带来了新的利益矛盾。如何解决卫生事业的义利关系,寻求义利统一?如何处理卫生事业改革中的效率与公平的关系?怎样维护卫生事业的服务宗旨,协调医疗关系?这些问题若是不研究清楚,不加以解决,卫生事业改革就难以进行,卫生事业就很难发展。

(三) 研究生命伦理学,促进医学发展,确保医学为人服务

现代医学越来越多地干涉和改变着人的生命、健康和死亡状态,并提出了生命控制、行为控制、死亡控制、器官移植,以及近来有关人类基因组计划及克隆等问题的一系列新的伦理问题。这些问题的出现使医务人员面临前所未有的伦理难题:怎样防止科技成果的滥用?建立什么医德系统和法律系统来保证医学发展方向的正确性?如何公平合理地分配人体器官资源?这些问题的出现使医务人员的责任越来越受到重视,使医学的道德后果越来越受到重视,使卫生事业

的道德问题越来越受到关注，迫使我们要认真研究医学伦理的规律、原则和规范。可以说，现代医学的发展不仅丰富了医德的内容，完善了医德的形式，而且使人们认识到：仅仅描述性的医德已经不能满足当前的需要，必须建立既有规范性，又有工具性；既有协调性，又有进取性；既广泛深刻，又系统实用的医学伦理学。

第三节 学习医学伦理学的意义和方法

一、学习医学伦理学的意义

在医疗卫生系统提倡学习和研究医学伦理学，深入开展医德的他律与自律活动，对于提高广大医务人员、医学生的医德水平，促进医疗、教学、科研、预防、管理质量的提高和医学科学的发展以及社会的精神文明建设等方面，都具有非常重要的意义。

（一）学习医学伦理学，有助于医务人员人格的自我完善及培养德才兼备的医学人才

医务人员被赋予保障人类健康、防治疾病、延长寿命、繁衍民族的崇高使命，这就决定了对医务人员品质的特殊要求，要求他们具有更加良好的品行修养。医务人员的政治素质、道德素质、科学文化素质和身心素质是自我完善的几个重要方面。在为人民服务的过程中，科学文化素质是手段，身心素质是物质基础，政治和道德素质是根本。一个政治素质好的医务人员也必然或应该具有良好的道德素质，而良好的道德素质又是培养良好政治素质的条件。此外，良好的科学文化素质、心理素质也往往有良好的道德素质相伴随。因此，一个医务人员或医学生要达到人格的自我完善，使自己成为德才兼备、服务于社会的医学人才，在重视其他素质培养的同时，必须努力学习和研究医学伦理学，不断提高自己的道德水准。

医学界有人对医德的作用缺乏应有的认识，他们认为道德是无用的，医学发展单纯依靠科技进步，当医生只要学好业务，技高艺熟，就会得到病人的欢迎。这种认识显然是片面的。高尚的医德能够促使医务人员认真刻苦地学习、钻研业务技术，积极努力地攻克医学科学的许多难题，更好地为病人服务，推动医学科学事业的发展；高尚的医德能使医务人员爱岗敬业，将精湛的业务技术付诸于为人民服务的实践中去，充分发挥自己技术专长的作用。因此，我们必须注意医德对医学、社会的影响和作用。

（二）学习医学伦理学，有助于提高医疗护理服务质量和医院管理水平

医学是一门艺术，而不是单纯的技术。医学面对的不是没有生命的物，而是有思想、有感情的人类，他们不仅需要医务人员精良的技术，而且在医疗护理服务中需要人文关怀，需要亲切的语言、和蔼的态度、高度的责任感和高尚的道德情操等。学习医学伦理学，有助于提高医务人员对病人的义务感和责任感，有助于培养良好的医德行为和习惯，从而在为人民健康服务中实现技术与伦理的统一。医务人员也只有把技术与道德情操相统一，才能更好地进行医学决策，才能充分发挥医学技术的作用和设备的潜力，才能维护医疗制度的权威性，从而不断提高医疗护理服务质量。在医院管理方面，也要求广大医务管理人员具备一定的管理知识、技能和人文精神；在医院的管理工作上，体现“以人为本”的思想，一切从患者的利益出发，把患者的安危作为一切管理工作的出发点，才能使管理工作真正地服务于患者、服务于社会，不断提高医院管理水平。

（三）学习医学伦理学，有助于解决医学难题及促进医学科学的发展

随着生物医学的进步，医学高新技术的迅速发展，医务人员在医疗、护理工作中遇到了许多过去未曾碰到过的医德难题。例如，今天的人们可以操纵基因、精子、卵子、受精卵、胚胎、人脑、人体和控制人的行为等，这些医学的高新技术既可以被正确使用，也可以被人滥用。如何正确认识和正确使用科技成果的问题，将直接影响到子孙后代的利益和医学的进一步向正确方向发展。学习和研究医学伦理学，可以为医务人员提供解决医学高新技术道德难题的正确方向和思路，从而促进医学科学的发展。

（四）学习医学伦理学，有助于医疗卫生单位及社会的精神文明建设

道德建设是精神文明建设的一个重要内容。社会主义医德，就是在医务工作领域内具有社会主义觉悟的医务人员应当建设的一种精神文明。加强职业道德建设，改善医德医风，提高各医疗单位和卫生科技管理人员的道德水平，就是为建设社会主义精神文明作贡献。尤其重要的是，医疗卫生战线是党和国家联系群众的重要纽带之一，是一个以服务为特点的“窗口”行业。因此，人们在日常生活中，特别关心医德医风的好坏。医务人员和医疗卫生单位在人们心目中的特殊地位和威信，他们的医德情操和医德实践，会有力地感染和影响各行各业的社会成员，使患者受到鼓舞，陶冶高尚的情操，从而促使社会风气的转变，促进整个社会的精神文明建设。

二、学习医学伦理学的基本方法

十六届三中全会以来，我党总结了国内外发展实践的经验教训，鲜明地提出了科学发展观——即坚持以人为本，树立全面、协调、可持续的发展观。科学发展观的实质是抓住和充分利用战略机遇期，实现经济社会更好更快地发展。它指明了新形势下我国现代化建设的发展模式、发展道路和发展战略，是全面建设小康社会和实现现代化的根本指导方针。同样，科学发展观对我们学习医学伦理学具有重要的指导意义。第一，坚持以人为本的原则。以人为本是科学发展观的核心。医学伦理学的研究对象和医疗卫生保健服务的对象都是人，因此，关心人和尊重人的权利是医务人员应有之义。第二，构建和谐社会的原则。医务人员在防治工作中如何处理好医疗人际关系特别是医患之间的关系？如何维系人、环境、社会的和谐发展？医学及其保健服务如何科学的协调发展？我们都必须运用科学发展观来指导解决医学领域中这类现实的问题。第三，医学教育人才科学素质的培养问题。医学教育过程中必须加强与社会学、心理学、伦理学等人文社会科学的联系，充实人文社会科学的内容，以培养医学生的人文情怀。21 世纪的高等医学教育，应顺应知识经济时代对医学全面发展的客观要求，在科学发展观的指导下，以实现医学生的可持续发展为根本目标，培养出具有精深的医学专业知识和广博的知识结构，具有强烈的创新意识和创新思维能力，具备百折不挠的韧劲、矢志不渝的勇气的高素质、高层次的创新型医学人才。

学习和研究医学伦理学的方法，是医学伦理学构成的一部分，也是揭示这门学科本质特征、内在规律的途径，因此，必须重视方法的研究。学习医学伦理学较为常用的具体方法有：

（一）理论联系实际的方法

理论和实际的统一，是学习医学伦理学的基本方法。要始终坚持理论与实践、知与行的统一。一方面，认真学习和研究医学伦理学的基本理论。学习医学科学知识，了解医学科学发展状况，这样才具备理论联系实际的前提条件，才能对现实提出的各种医德问题作出科学的说明，从而避免为了临时应急采取只言片语的实用主义和单凭零碎经验来处理问题的倾向。另一方面，要坚持从实际出发。学习医学伦理学不能满足于抽象概念和理论的探讨，要密切联系我国医疗实际和医疗卫生改革现状，联系先进人物以及本单位、个人的思想实际，注意调查研究医学实践中出现的新的道德问题，并运用科学的医德理论进行阐释，加深认识，逐步改变不合时宜的医德观念，推动医学的发展和医德的进步。用正确的医德理论指导医学实践，身体力行，知行统一，这既是学习医学伦理学的目的，也是学习医学伦理学的方法。

（二）历史分析的方法

医学道德作为一种意识形态，是一定历史条件的产物，既受一定社会的经济关系所制约，又受一定社会的政治、哲学、法律等思想的影响，也是医学职业生活中的直接产物。因此，学习和研究医学伦理学，要坚持历史分析的方法，联系当时的社会背景和历史条件，深入研究医德产生和发展的基础，探讨其产生、发展的根源和条件。只有这样，才能科学地揭示医德产生和发展的规律。任何脱离一定经济关系，否认社会占一定统治地位的政治思想的影响和制约，或者脱离一定社会的医学职业生活，否认医学科学的影响和制约的思想，不仅在方法论上是错误的，而且在实践上也是有害的。

（三）辩证分析的方法

辩证分析的方法是医学伦理学常用的科学方法，包括比较法、归纳法和演绎法、系统法。

比较法是探求和论证一事物与他事物异同点的逻辑方法。学习和研究医学伦理学通常采用纵比、横比、同比、异比的方法。纵比是从时间上比较古今医德观念的变迁，了解医德观念的渊源。横比是从空间上比较不同地域、不同社会条件和文化背景下的医德观念、习俗的异同，分析其原因，以借鉴他人的有益经验。同比是将同一医德观念、习俗进行比较，发现其相同的程度和性质，并揭示出同中之异。异比是将两类截然不同的医德观念或行为进行比较，显示出它们的差异，并揭示其相异的根源。学习和研究医学伦理学，善于运用比较法可使我们明辨医德上的是非、善恶，揭示医德的共性与个性，以便互相吸收和学习。

归纳法是指从个别或特殊的事物中概括出一类事物的共同本质或普遍规律的方法。演绎法是指通过一般认识个别的思维方法。对于大量的医德现象，如果没有必要的归纳，就不可能进行去粗取精、去伪存真的整理；若没有必要的演绎，也不可能对医德现象进行由此及彼、由表及里的分析以及从正确的前提出发而得出正确的结论。因此，学习和研究医学伦理学只有坚持运用归纳和演绎相结合的方法，才能实现科学的分析和综合，找出医德现象的本质和医德关系发展的规律。

系统法就是按照事物本身的系统性把对象放在系统的形式中加以考察的一种方法。运用系统论的原则和方法学习和研究医学伦理学，要做到：第一把医德现象作为一个系统来研究。这个系统相对于社会道德来说，它是一个子系统；相对于内部的各部分而言，它是一个母系统（包括了医德意识、医德活动、医德规范三个子系统）。系统与外部环境及母系统与子系统之间彼此进行信息和能量交换，从而促进医德的变化和发展。第二系统方法要求坚持整体性和关联性原则。不可孤立地去研究医务人员的医德品质，应把它与医德原则、医德行为、医德理想等联系起来考察。第三系统法要求坚持动态原则。要动态地研究每个历史时期和医学发展的不同的阶段医德的变化与发展。第四系统法要求坚持有序的原则。如研究医德，要揭示出医德现象、医德境界的层次结构，以利于医德教育和医德修养的递进。

（四）批判继承的方法

医学道德在内容上具有较强的稳定性和连续性，由于这个特点，使许多高尚的医德为古今中外的医家们所保留、继承、发扬光大，给我们留下了极其丰富的精神财富。同时，我国传统的医学道德还有着受封建生产关系和封建道德、宗教迷信影响的消极的一面；国外医学伦理学理论由于社会制度、科学文化、宗教信仰等不同，也有其局限性和消极方面。因此，学习和研究医学伦理学，我们要用马克思主义的科学态度认真对待中外历史上的医德遗产，批判地继承我国医德的丰富遗产和国外医学伦理学的有益思想。既反对否定一切的历史虚无主义和盲目排外的错误，也要克服肯定一切的复古主义和全盘西化的倾向，取其精华、剔其糟粕，真正掌握和发展社会主义医学伦理学。

思 考 题

1. 医学伦理学的研究对象是什么？
2. 医学伦理学的价值何在？
3. 学习医学伦理学的意义和方法是什么？

第二章　医学伦理学的原则、规范和范畴

医学伦理学的原则、规范和范畴在医学伦理学中占有重要的地位，是医学伦理学的核心内容。医学伦理学的原则和规范是医务人员在履行职责中必须遵循的原则和行为规范，是整个医德规范体系中的主体结构和基本部分。医学伦理学的原则包括基本原则和具体原则。社会主义医德基本原则的内容有三条，即救死扶伤、防病治病，实行社会主义的医学人道主义，全心全意为人民身心健康服务。医学伦理学具体原则的内容主要有不伤害原则、行善原则、自主原则和公正原则。医学道德规范的基本内容有救死扶伤，忠于职守；钻研医术，精益求精；尊重病人，一视同仁；文明行医，慎言守密；廉洁奉公，遵纪守法；互尊互学，团结协作。医学伦理学的范畴是医务人员在医疗活动中对医学道德现象的总结和概括，是医学道德原则和规范的必要补充，主要内容有权利、义务、情感、良心、功利、审慎和荣誉。总之，医学伦理学的原则、规范和范畴是培养医务人员道德品质和道德行为的理论依据和准则，学习并掌握这些内容，对于培养医务人员良好的医德品质，提高医疗质量，促进社会主义精神文明建设，具有重要意义。

第一节　医学伦理学的原则

原则是指人们观察问题和处理问题的标准或准绳。道德原则体现着道德的实质和方向。医学伦理学的原则是医德理论的具体化，是协调医学实践中的人际关系和解决医学实践伦理难题的出发点和指导准则。

一、医学伦理学的基本原则

（一）医学伦理学基本原则的含义

医学伦理学的基本原则是在医疗卫生工作中调整医务人员与病人之间、医务人员相互之间、医务人员与社会之间关系所必须遵循的根本指导原则，是医学道德规范和范畴的总纲，是贯穿于医学道德始终的一条主线，是衡量医务人员医德水平的基本标准。它为广大医务工作者确立正确的医德观念、选择良好的医德行为、进行医德评价和加强医德修养指明了方向。

（二）医学伦理学基本原则的内容

社会主义医德基本原则的内容是救死扶伤，防病治病；实行社会主义的医学人道主义；全心全意为人民身心健康服务。

1. 救死扶伤，防病治病　“救死扶伤，防病治病”是社会主义道德对医务工作者的具体要求，是社会主义医疗卫生工作的根本任务，也是医务人员最基本的职责和义务。医学是挽救人类生命的科学。古人云“人命之贵，贵于千金”，“病家就医，寄以生死”。作为医务工作者，必须以救死扶伤为天职，时刻把患者的生命和健康放在首位。如果一个医务工作者掌握了一定的专业知识，但工作中不重视人的生命价值和生命质量，视病人生命为儿戏，对病人的痛苦无动于衷、漠不关心，则可能会给病人带来危害，甚至造成难以挽回的后果。当然，如果一名医务人员医术不精、本领不强，即使有为人民服务的愿望，也不可能做到“救死扶伤，防病治病”。

随着现代医学科学的发展、医学模式的转变和“疾病谱”的变化，“救死扶伤，防病治病”的内涵更为丰富。医务工作由单纯的以“病”为中心发展为以“病人”为中心，进而以“人”为中心，医疗服务范围不仅从治疗、生理、技术、个体向预防、心理、社会、群体等方面扩展，而且还把整个人类身心健康作为医疗服务范围的发展方向。因此，要求医务人员不仅要更加勤奋学习、刻苦钻研医术，而且还要培养高尚的医德，只有这样，才能肩负起“救死扶伤，防病治病”的重任。

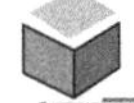

案例 2-1

厚德行医　医德共济

有人把医生分三重境界，第一重叫治病救人，就是能看好病；第二重叫人文关怀，就是不仅能看好病，还有悲天悯人之心；第三重那就是进入病人的灵魂，成为他们的精神支柱。而广州复大肿瘤医院总院长徐克成就是这样一位医生。

彭细妹是个卵巢癌的患者，肿瘤和积液造成她的大肚子。今天的彭细妹健康、阳光、快乐。她说，她能有今天都是因为遇到了恩人徐克成院长："在心里我经常喊他爸爸的一个人，我得病的时候是徐院长给了我重生。"

6年前，在湛江打工的彭细妹患上了卵巢癌。因为没有钱治病，26岁的她放弃了治疗，绝望地等待着死亡的到来。两年间，她的病情不断加重，肚子一天比一天大，只能坐不能卧，并且开始出现濒死的症状。2009年12月19日，徐院长到湛江市开展义诊活动，一些好心人把彭细妹带到了徐院长的面前。了解情况后，徐院长做出一个决定：一定要救她。第二天，广州复大肿瘤医院的救护车把她接到了广州。徐院长请来各方面的专家为她会诊，制定了周密的手术方案。2010年1月12日，彭细妹被推进了手术室。手术非常成功，这个身无分文的绝症患者，在徐克成院长的帮助下战胜了病魔，获得了新生。

徐克成是我国著名的消化病专家和肿瘤研究专家，世界冷冻治疗学会主席。他从医半个世纪，始终把厚德行医作为自己的座右铭。他常和身边的人说，医生看到病人，不要先关心他有没有钱看病，而是要先看看自己能不能给病人治好。2001年徐克成创建了广州复大肿瘤医院以后，先后救助了近300名贫困病人，减免治疗费用近500万元。

广州复大肿瘤医院李海波博士说："徐院长经常对我们这些年轻人讲，作为一个医生，一定要有职业的良心，不论病人的身份怎样，是贫贱还是富贵，只要他有一线生的希望，就要付出百分之百的努力去帮助他们。"

江味凤是广东省一家卫校助产士专业的学生。2006年2月的一天，她的哥哥带着12岁的她来到广州复大肿瘤医院求医。她的右脸上长了一个巨大的瘤子，将右眼完全压住了。当时徐院长自己刚刚做了肝癌手术，伤口还没有愈合。他不顾医生护士的劝阻，坚持要亲自给江味凤做检查，并且让她立即住院手术。江味凤只有1000元，住不起院，徐院长说，现在是人命关天，不要讲钱，钱以后再说。江味凤得的是恶性纤维肿瘤，在徐院长的主持下，不但成功地为她做了肿瘤切除，还保住了她的右眼视力。江味凤出院后，徐院长依然关心着这位小患者。在徐院长的努力下，江味凤终于圆了上学的梦。去年，徐院长又多方募捐了15万元，为江味凤做了整形手术。

广州复大肿瘤医院院长牛立志博士说："我觉得他内心有一种大爱，有一种对病人深深的感情，他把病人当恩人，因为医生只有通过病人才能提高自己，这是徐院长对我们的告诫。"

徐克成今年74岁了，8年前他患了肝癌，做了手术，但是他仍然忘我地工作。他说："生命对于我来讲不会太长时间了，我希望在有生之年能把自己的经验、知识贡献给社会，首先带好我医院的团队，第二是不断地给病人做更多的事情，让我这一辈子不感到遗憾。"他把患者看作是兄弟姐妹，甚至有同病相怜的感觉。在患者眼里，这样的医生是最值得信任和尊敬的。徐克成"厚德行医，医德共济，真心播爱，爱心永存"。如果我们的医患之间，都能像徐克成和他的患者一样，互相理解、支持、感恩，就能共同面对疾病。

资料来源：中央电视台《焦点访谈》栏目，2014年5月29日

【分析提示】

徐克成的先进事迹对医务人员有什么伦理道德启示？

2. 实行社会主义人道主义 人道主义是人们在千百年的医疗实践中形成的宝贵医德传统。古代朴素的医学人道主义是最早的发展阶段，它表现为对病人的同情与关心，且只限于医务人员与病人个体范围之内。由于医学处于萌芽和不成熟阶段，朴素的人道主义多少要披上"神"的外衣，带有宗教的色彩。随着科学的进步和近代医学的发展，医学人道主义在广度和深度上都有较大的进步，它摆脱了神的羁绊，接受了资产阶级人道主义口号，成了医学道德的精神支柱，但是资产阶级人道主义所维护的是个人利益，强调个人价值目的和幸福，把个人置于集体、社会之上。由此可见，人道主义在古代，甚至近代、现代受政治、经济、文化、医学发展水平等的限制，既不完善又不能彻底得以实现。

社会主义社会使人与人之间实现了真正的平等互助关系，既克服了以往医学人道主义的“个人施恩”和“救世主”的局限性，又与资产阶级人道主义有着本质区别，为人道主义的发展开辟了广阔道路。社会主义人道主义是建立在社会主义公有制和集体主义道德原则的基础上，继承了传统人道主义的精华，并赋予医学人道主义以共产主义和社会主义道德观的新内涵，是以为人民健康服务为宗旨的广泛的、真诚的、现实的医学人道主义。具体体现在：①尊重病人的价值和人格。在工作中，应不分民族、国籍、地位、职业、年龄、性别、美丑、亲疏，都应平等相待，一视同仁，挽救其生命，维护其健康。②尊重病人的基本需要和欲望。病人在住院或求医中，无不满怀希望。对于病人正当合理的需要，医务人员应当予以尊重并千方百计地创造条件予以满足。即使暂时无法满足，也应以尊重为前提，善言相告，以取得病人的理解和配合。此外，医务人员应谴责和反对各种形式的不人道行为。

案例 2-2

中国援非医疗队：抗击埃博拉病毒

2014 年 3 月，埃博拉疫情突然在西非爆发。这是一种人类束手无策的病毒，感染性强，死亡率极高。而且疫情正在不断蔓延，威胁着周边国家的安全。第一例埃博拉患者就是由中国医生曹广亲自接诊的，曹广曾徒手翻开患者的眼皮检查瞳孔，成为距离埃博拉最近的中国人。随后 20 天，医院接诊了 12 名感染者，有 9 名几内亚医护人员被感染，六名死亡。一时间，世界各国谈埃色变。

中几友好医院的中国医生选择了坚守，他们借鉴抗非典的经验，制定出一套疫情应急方案，并向几内亚工作人员和当地华侨华人广泛宣传，普及防控知识。很快中国的后援医疗队抵达这里，一场国际人道主义救援大接力开始了。

2014 年 8 月 8 日，世界卫生组织发布声明，宣布西非埃博拉出血热疫情为国际关注的突发公共卫生事件，建议疫情发生国宣布国家进入紧急状态，严格落实防控措施。有些援非国家开始撤走本国医生，召回驻疫区国外交官。

在声明发布的第二天，中国政府决定派出 3 支专家组分赴西非三国，对当地防控埃博拉疫情进行技术援助。同时，紧急人道主义援助物资于当地时间 11 日分别运抵三个国家。9 月，塞拉利昂的疫情严重起来，中国增援的医疗队和检测队，共 59 人在 9 月中旬抵达塞拉利昂。11 月，又一支队伍从中国出发，远赴千里之外的利比里亚，他们很快新建一所 100 张床位的埃博拉出血热诊疗中心。2015 年 1 月 12 日，在这里就诊的三名埃博拉患者康复出院。两天之后，新一批援助利比亚和塞拉利昂的医疗队从北京首都机场出发，奔赴疫区一线。

病毒是全人类的敌人，应对埃博拉疫情不仅是西非三国的事情，也是国际社会共同的责任。中国在当地支持并参与疫情防控工作的中国医务人员累计有近 600 名，并已向 13 个非洲国家提供了 4 轮价值约 7.5 亿元人民币的紧急援助。这是新中国成立以来卫生领域最大一次援外行动。这不仅让世界看到了中国医生的使命，也看到了中国作为负责任大国的担当。“感动中国”向抗击埃博拉病毒中国援非医疗队表达了年度致敬。

资料来源：青春励志网 http://www.7lizhi.com/lizhirenwu/13412_3.htm 2015 年 2 月 28 日

【分析提示】

结合以上阅读材料，谈谈你如何理解“实行社会主义人道主义”这一医德基本原则。

3. 全心全意为人民身心健康服务　全心全意为人民身心健康服务，这是由我国社会主义制度和卫生事业的社会主义性质所决定的，是每一个医务人员必须坚持的最高宗旨，是医学伦理学的实质和核心。

全心全意为人民身心健康服务，包含着深刻的含义。①医务人员在医疗活动中是人民的公仆和勤务员，而不应视自己为“救世主”或“恩人”，应该全心全意为人民身心健康服务；②不是为少数或某阶层的人服务，而是要为广大人民群众服务；③不是仅为人民群众的躯体健康服务，而且还要为他们的心理健康服务，以达到身心健康的统一；④服务的态度，要全心全意，不怕困难，任劳任怨；要认真负责，一丝不苟；要刻苦学习，精益求精。

要真正做到全心全意为人民身心健康服务，必须正确处理个人与病人、集体、社会的关系，把社会的、集体的和病人的利益放在首位，在保证社会集体和病人利益的前提下，实现个人利益与医疗卫生单位的集体利益、国家利益相结合。当这三者之间利益发生矛盾时，医务人员应当无条件地使个人利益服从于集体利益，个人利益服从于国家整体利益，识大体、顾大局，坚决克服个人主义和小团体主义。

二、医学伦理学的具体原则

医学伦理学的基本原则是比较概括而具有指导性的根本原则，具体运用时还要借助具体原则。医学伦理学的具体原则主要包括不伤害原则、行善原则(有利或有益原则)、自主原则、公正原则等。

(一) 不伤害原则

1. 不伤害原则的含义 在医学实践中，不伤害原则是指在诊治过程中不使病人的身心受到损伤。一般来说，凡是医疗上是必须的，或是属于医疗适应证范围所实施的诊治手段，是符合不伤害原则的。相反，如果诊治手段对病人是无益的、不必要的或者禁忌的，那么有意或无意去勉强实施，会使病人受到伤害，也就违背了不伤害原则。但不伤害原则是相对的。因为很多检查和治疗，即使符合适应证，往往也会给病人带来某些躯体上或心理上的伤害。但是，不伤害原则的真正目的不在于消除任何医疗伤害，而在于强调培养维护病人生命健康、对病人高度负责的医学伦理观念，正确对待医疗伤害现象，在医疗实践中应当防止各种可能的伤害，或将伤害降低到最低程度。

2. 不伤害原则对医务人员的基本要求 ①强化为病人利益和健康服务的动机和意识；②提供应有的最佳医疗和护理；③忠于职责、恪尽职守，千方百计防范意外伤害的出现，不给病人造成本可避免的身体上、精神上的伤害以及经济上的损失；④对有危险或伤害的诊治措施，采取“两害相权取其轻”的原则，选择最合理的诊治方案，把不可避免的伤害控制在最低限度内。

(二) 行善原则

1. 行善原则的含义 行善即做善事。行善原则是指为了病人的利益应施加的好处，或称为有利原则，包括两个层次的内容，即低层次的不伤害病人原则，高层次的为病人谋利益原则。它的内容比不伤害原则的内容更为广泛。

2. 行善原则对医务人员的要求 行善原则要求医务人员的行为对病人确有助益，而在利益与伤害共存时要权衡利害大小。具体体现在：①树立全面的利益观，既坚持以病人生命和健康为核心的客观利益，如救死扶伤、治愈、康复、节约医疗费用等，又坚持病人的主观利益，如正当心理学需求和社会学需求的满足等。②努力使病人受益，即解除由疾病引起的疼痛，预防疾病和损伤，促进健康。③使病人受益但不给病人带来太大的损害。④要求视病人的具体情况告诉病情和治疗情况。在不会对病人造成伤害的情况下，可酌情告诉病人真相；若担心病人听了病情的真相后精神崩溃，可以不告知实情。这种看似欺骗的行为是伦理学上可接受的。⑤在人体实验中，受试的病人可能并不得益，然而这种实验对其他大量的病人、对社会、对下一代有好处。但是，对参加人体实验的受试病人可能带来的危险和损害不允许采取任何疏忽的态度。

(三) 公正原则

1. 公正原则的含义 公正即公平或正义的意思。医疗上的公正是指社会上的每一个人都具有平等享受卫生资源合理或公平分配的权利，而且对卫生资源的使用和分配，也具有参与决定的权利。历代医学家都强调“博施济众”，“贫富虽殊，药施无二”，即医疗服务应公平对待。公正原则又分公正的形式原则和公正的内容原则。公正的形式原则是指对同样的人给予相同的待遇，对不同的人给予不同的待遇，也称形式的平等原则。但是，在稀有卫生资源分配时，还要考虑公正的内容原则。公正的内容原则是指依据个人的需要、能力、贡献及其在家庭中的角色地位等分配相应的负担和受益。

我国目前还处于社会主义初级阶段，现实卫生资源十分有限。因此，对于基本的医疗保健需要和非基本的医疗保健需要，我们应区别对待。国家应尽量使每个公民享受公正的基本医疗保健需要，对非基本的医疗保健需要如医疗高技术，则可以根据个人的支付能力及其他情况而定。

2. 公正的分配卫生资源 公正原则应该体

现在医疗资源的公正分配上。医疗卫生资源是指提供卫生保健所需的人力、物力、财力的总和。其分配包括宏观分配和微观分配。宏观分配是指在国家能得到的全部资源中,确定卫生保健投入占国民总支出的合理比例以及此项总投入在卫生保健内部各部门合理分配比例问题。微观分配是指由医院和医务人员针对特定病人在临床诊治中进行的分配。公正分配资源要求以公平优先、兼顾效率为基本原则,优化配置和合理利用医疗卫生资源。

我国目前卫生保健的费用投入还很有限,尚未达到发达国家的水平。要达到卫生资源宏观分配的公正,必须做到公正地分配,如城乡之间、预防与治疗之间、基础医学与临床医学之间、高精尖技术与普及性技术之间等,既要兼顾各方面的发展,又要考虑社会大众的需要。要达到卫生资源微观分配的公正,首先要根据医学标准进行筛选,然后参照社会价值标准,进行分配。

公正原则的价值主要在于协调医患关系,合理解决人民群众之间健康利益分配的基本矛盾。通过克服医疗不公正现象,由不公正到公正,由低层次的公正到高层次的公正,进而构建和完善全面覆盖、广泛受益的医疗资源分配格局。

(四)自主原则

1. 自主原则的含义及其基本要求 自主是指“自己做主”。自主原则是体现对自主的“人”的自主性的尊重,即承认“他”有权根据自己的考虑就“他”自己的事情作出合乎理性的决定,其实质是对病人自主权利的尊重和维护。

自主原则要求医务人员有义务主动提供适宜的环境和必要的条件,以保证病人充分行使自主权,尊重病人及其家属的自主决定,保证病人自主选择医生或医疗小组,并且治疗要经病人知情、同意。

自主原则只适用于能够作出理性决定的人,对非理性的行动加以干预,以保护非理性行动者不受自己行动造成的伤害,这种干预是正当的。

2. 正确处理病人自主与医生做主之间的关系 医生做主是指医务人员代替病人做主。实施时有两种类型,即全权做主和半权做主。全权做主是指在重大的医疗决策上,事先不征求病人的意见而完全由医务人员全权为病人做出决定,实施必要的诊治;半权做主是指在重大的医疗决策上,在征得病人或其家属的同意或授权下,由医务人员作出原则性决定。在强调病人的自主性的同时,绝不意味着医生放弃或者减少自己的道德责任,也绝不意味完全听命于病人的不合理或不正确的意愿和要求。

第二节 医学伦理学的规范

一、医学道德规范的含义

所谓规范就是指约定俗成或明文规定的标准。医学道德基本规范是依据医学道德基本原则制定,用以调整医疗工作中各种人际关系、评价医疗行为善恶的行为准则或具体要求,也是培养医务人员医德品质的具体标准。医学道德基本规范一般以“哪些应该做、哪些不应该做”的表述,多采用简明扼要、易于理解和接受的“戒律”“誓词”“守则”等形式,阐述医务人员的行为准则,并由国家和医疗行政管理部门颁布、实施。

二、医学道德规范的基本内容

1. 救死扶伤,忠于职守 救死扶伤,忠于职守是指医疗卫生人员应把维护人的生命,增进人类健康,积极同各种疾病作斗争当做自己最崇高的职责。这是医疗卫生事业和人民健康利益的根本要求,也是医务人员正确对待医学事业的基本准则。救死扶伤是医务人员的最高宗旨,忠于职守是医务人员应有的敬业精神。无论何时何地以及自己处于何种情况下,当遇到处于危难中的伤病员时,医务人员都要救死扶伤,忠于职守。这就要求医务人员必须明确自己所从事的职业在社会主义事业中的重要地位。

在中国的传统医学道德中,人们一直强调“医乃仁术”“医者父母心”“济世救人”。毛泽东则把“救死扶伤,实行革命的人道主义”视为医学道德的精髓所在。在国外的医学道德思想中,古希腊的《希波克拉底誓言》是倡导救死扶伤、忠于职守的典范;《日内瓦宣言》要求医务人员:“当我开始成为医务界的一个成员的时候,我要为人道服务,神圣地贡献我的一生。”我国在1991年公布的《中国医学生誓言》,要求每一位医学生“志愿献身医学”。可以说救死扶伤、忠于职守是医德规范所有内容的首要所在。

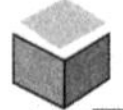

案例 2-3

不惧麻风：肖卿福

麻风病，让不少人谈而色变。而江西于都县皮防所医生肖卿福从事麻风病防治工作40多年，怀着一颗对病人的赤诚之心，连起大山与外界的希望之路，为麻风病患者托起了生命的蓝天。他当选中央电视台2014年度“感动中国”人物，荣获全国麻风战线突出贡献奖——“马海德奖”，跻身“感动赣州十大人物”…… 肖卿福成为赣南人们心中的“最美医生”之一。

1972年，20岁出头的肖卿福从赣南卫生学校毕业，被分配到于都县皮肤病防治所，得知是从事麻风病防治工作时，亲朋好友都表示反对。但是，肖卿福还是背起药箱，走进了黄麟乡安背麻风康复村。

“要治病，先得走进病人心里。”肖卿福说，要把患者当亲人，想办法消除他们的心病，取得信任，配合治疗。他经常一个人独自行走在崎岖的山路上，穿梭于村落和田垄间，一路随访病人，经常十天半个月回不了家。24小时不关机，手机随时为患者开着，随行的药箱总要放在身旁，这已成了肖卿福的习惯。他说：“经常会有病人打电话给我，诉说心中的喜怒哀乐。”在病人眼里，肖卿福就是他们最亲近的人。

有人说肖卿福傻，干麻防工作，又苦又累，不值得。但是不管别人怎么说，老肖却乐此不疲。40多年来，肖卿福独立确诊、治疗麻风病新发、复发患者300多人，实施康复矫正手术100多例，从未出现过医疗事故。肖卿福也有多次机会可以调整工作岗位，但他最终都选择了坚守。如今，已退休的肖卿福本来可以安享晚年了，他却再次选择了留下。66岁的肖卿福依然像“村长”一样守护着康复村里的麻风病患者，从早到晚，忙绿不停，从未误过对病人的治疗。2014年3月，中国麻风防治协会“麻风受累者综合康复救助示范项目”在这里启动。如今，村里办起了脐橙园、杨梅园，还种起了水稻、蔬菜，养了鱼和猪，大山中经常可以听到村民劳作时的爽朗笑声。

面对各种赞誉，肖卿福很知足，也很平淡。他说：“我只是做了一点力所能及的事，还会继续在这条路上走下去。”

资料来源：今视网《新闻中心》的《江西新闻》，news. jxgdw. com/jxx 2015年2月2日

【分析提示】

结合材料谈谈你对“救死扶伤，忠于职守”这一医德规范的理解。

2. 钻研医术，精益求精 钻研医术，精益求精不仅是实现医学科学不断进步发展的需要，而且是保障人民身心健康的需要。医学是生命攸关的科学，医疗质量的好坏，直接关系到人民群众的生命安危和千家万户的悲欢离合。古人云：“为医之道，非博不能明其理，非精不能致其约。医本治人，为之不精，反为夭折。”可见，钻研医术是何等重要。因此，医务工作者必须热爱医学科学，刻苦钻研医术，做到精益求精，细致周密，一丝不苟，诊断准确，科学治疗。在当代，随着医学科学的发展日新月异，突飞猛进，人民群众的健康需求不断提高，疾病谱在不断地变化，医学模式正在由生物学模式向生物-心理-社会医学模式转变，为了保障人民群众的身心健康，发展我国的医疗卫生事业，要求医务人员要更加努力钻研医术，勇攀医学科学高峰。

3. 尊重病人，一视同仁 尊重病人，一视同仁是自古以来提倡的传统医德。但对过去的大多数医家来说，这一思想带有理想主义色彩，因为私有制社会存在剥削和压迫，要做到这一点是很难的。而在社会主义社会，建立了以公有制为主体多种经济成分并存的生产关系，消灭了剥削和压迫，为实现尊重病人、一视同仁，提供了现实可能性。社会主义制度要求医患之间建立起真正平等的关系，医务人员要时刻尊重病人的权利、利益和人格，要处处关心病人，把解除病人痛苦，恢复病人健康作为自己的义务，要尽量帮助病人解决具体困难，对任何正当愿望和合理要求应予以尊重，在力所能及和条件许可的情况下，尽力给予满足。

对病人一视同仁是指不论病人职位高低，贫富如何，容貌美丑，城市乡村，本地外地，亲疏远近，都应平等待人。既然健康权是所有病人而不是某一部分病人的基本权利，那么医务工作者在为病人服务时就不应该只对某一部分病人热情，而疏远冷落另一部分病人。在任何环境中都应坚持不歧视、无偏见的治疗，都应提供在当地条件下经努力能够做到的治疗。把病人当做自己

的朋友、亲人、同志，设身处地体谅病人因患病的痛苦引起的烦躁和焦虑，杜绝“脸难看、话难听、事难办”和“冷、推、硬、顶”的不尊重病人的现象。

4. 文明行医，慎言守密　文明行医是社会公德的起码要求，也是医疗卫生人员应有的道德风貌。它主要体现在仪表、行为、语言等几个方面。这些表现既是自身良好素质和修养境界的体现，又是赢得患方信赖与合作，有助于病人康复的需要。语言是人们交流思想和情感的工具，医务人员良好的愿望、诚挚的关心，都要通过语言来表达。语言既能治病，也能致病，古今中外医学家都把语言作为治疗疾病的重要手段。因此，要求医务人员在接触病人，与病人交谈时语言要诚恳、亲切、温和，给病人以安慰、鼓励；态度要和蔼可亲；衣冠要整洁、大方，仪表要端庄；举止要稳重，以良好的形象来赢得病人的尊敬、信任、支持与合作。

保守医密是一条古老的医学道德规范。医务人员守密，一般要求做到两个方面：一是对病人的隐私守密。病人求医时，对医生寄予最大希望，将自己内心上和肉体上的“隐私”告诉医生。医务人员一定要为病人守密，切不可向外泄露，更不能当做笑料传播。否则，可能会导致影响病人名誉或酿成家庭纠纷等严重后果。二是对病人病情守密，如病人患有严重的疾病或不治之症，要因人而异，有的不能告知病人而只通知其家属，有的不能直接告知直系亲属而只通知病人其他亲属和所在单位领导。如果违背守密规范，病人很可能会出现精神不振甚至崩溃，严重影响治疗或加速其死亡。因此，有时医务人员“善良的谎言”恰恰是一种保护性医疗的做法。

5. 廉洁奉公，遵纪守法　医学是以维护人的生命，增进人类健康为目的，受到人们的尊重，广大医务人员必须具有与这种崇高的工作目的相适应的道德情操。治病救人是医务工作者的天职，绝不能以医疗技术作为谋取私利的手段。医务人员在任何时候都要正直廉洁，奉公守法，不徇私情，不图私利。古今中外的医学家都十分重视这一规范。

社会主义的医疗卫生人员，更要做到遵纪守法、公正廉洁，全心全意为人民的身心健康服务。这不仅是社会主义医疗卫生事业的性质所决定的，也是医务人员履行救死扶伤的神圣职责的重要保障，特别是在社会主义市场经济的条件下，医疗卫生人员更应做到清廉正直、不谋私利、遵纪守法，以自己的廉洁行为维护白衣天使的社会声誉和形象，坚持原则，维护病人的利益，自觉地抵制旧的封建残余思想和资产阶级腐朽思想的侵蚀。

6. 互尊互学，团结协作　互尊互学，团结协作是正确处理医际关系的基本准则，是坚持集体主义精神的体现。随着医学科学的现代化、社会化的迅速发展，各种新的诊治手段在临床上得到广泛运用，各专业分工越来越细，医疗活动的整体性更为突出，需要医务人员共同努力和密切协作才能有益于病人的治疗、预防和康复。一项诊治、预防、科研任务，往往需要多部门、多科室、多学科和多专业医务人员的团结协作才能完成。医务人员应当树立整体观念，顾全大局。医务人员之间、各科室之间、各兄弟单位之间应该相互尊重、相互学习、相互理解、相互支持，正确对待自己和同行中的缺点和错误，反对互不通气、互相拆台、互相推诿。不能在病人面前评论或议论其他医务人员或有意无意地贬低他人，抬高自己。更不能在病人面前谈论其他医务人员工作的缺点，以免使病人丧失对医务人员的信任和治疗信心。

第三节　医学伦理学的范畴

范畴是构成一门学科的基本概念，是人们在实践基础上对客观事物和客观现象的普遍本质的反映和概括。作为一门学科，医学伦理学也有自己的范畴，即医学道德范畴，是医德实践的总结和概括，是医务工作者医德关系和医德行为普遍本质的反映。主要指那些反映医学领域中医患之间、医务工作者之间、医务工作者及部门与社会之间一些最本质、最普遍的医德关系的基本概念。医学伦理学的基本范畴主要包括：权利、义务、情感、良心、功利、审慎、荣誉等。随着社会的发展和医学科学技术水平的不断提高，医学伦理学的基本范畴的内容会不断得到丰富和发展。

一、权　　利

（一）权利的含义

权利是指公民或法人依法行使的权力和享受的利益。医德权利是指医学道德生活中主体所拥有的正当权力和利益，主要包括两个方面的内容：一是病人在医学关系中所享有的权利；二是医务人员在医学关系中所享有的权利。

(二) 病人的权利

病人的权利是指作为一个病人“角色”,应该得以行使的权利和应享受的利益。尊重病人的权利,是医学道德的重要基础之一。

1. 平等享有医疗的权利 人类的生存权利是平等的,当人们发生疾病、生命受到威胁时,就有要求得到治疗、获取继续生存的权利,任何医务人员都无权拒绝病人的求医要求。《中华人民共和国民法通则》中规定:公民享有生命健康权。因此,求生存求健康的愿望是每个人的基本权益,是否承认和尊重病人的这一权利,是衡量医务人员道德水平高低的一个重要标准。医务人员对病人应一视同仁,要在当时、当地条件允许的范围内,尽一切的可能和努力,积极救治,保证病人权利的充分实现。任何无视病人医疗权利,将病人拒之门外,延误了抢救时机,造成病人残疾或死亡的行为,都是不道德的,是犯罪行为。

2. 知情同意的权利 在医疗过程中,病人有获得关于自己疾病的病因、危害程度、诊治手段、预后等情况的权利。医务人员在不影响治疗效果和不引起病人心理刺激的前提下,对病人讲实话。病人了解病情后,有权同意或拒绝某种诊治手段和人体实验或试验性治疗,有权自己选择医生。当病人的决定对其健康有害无益时,医务人员要进行耐心解释,争取病人知情同意配合治疗。如果病人需要手术,一定要征得病人的同意,并履行签署手术同意书后,方能施行手术。病人也有提出医疗意见并得到答复以及要求解释医疗费用等监督医疗过程的权利。国外有些国家十分重视病人知情同意的权利。例如,德国把没有获得病人知情同意的治疗行为称作“专横的治疗”,甚而构成伤害罪;英国、美国认为没有病人知情同意的治疗行为是非法的,要赔偿损失。

3. 病人有要求医务人员对其隐私和某些病情保密的权利 病人的病历及各项检查报告、资料不经本人同意不能随意公开或使用。

此外,病人还有监督自己医疗权利实现的权利,以及因病免除一定社会责任和义务的权利。

(三) 医务人员的权利

1. 医生的诊治权 医生的诊治权是法律所赋予的,也是医生最基本的权利之一。医生诊治权利获得的基本条件是经过正规培训或严格考核被有关部门认定合格。《中华人民共和国执业医师法》以法律的形式规定了医务人员的诊治权利:在注册的执业范围内,进行医学诊察、疾病检查、医学处置,出具相应的医学证明文件,选择合理的医疗、预防、保健方案。为了诊治的需要,医生有获得有关病人隐私信息的权利,医生还有对病人的隔离权,宣告病人的死亡权等。医生的诊治权是出于维护病人的健康和整个社会所赋予的,因而不受其他人的任何干涉,有受到足够尊重的权利。这种权利是由其职业的特殊性决定的,是其他职业所不具有的。

2. 医生的特殊干涉权 医生的特殊干涉权是指为了病人的个人利益或公共利益,对病人的意愿、选择或行动拒绝接受和承认,也称为医生的干涉权。干涉权可运用于下列范围:①拒绝诊治问题。病人有权拒绝治疗,但这种拒绝是有条件的。像晚期癌症病人及确诊无望医治的病人,拒绝治疗必须是在法律允许的条件下,医生讲明利害之后由病人作出的理智决定。而对于那些自杀未遂者,精神病患者及不明事理的孩子,是无权拒绝治疗的,医生对他们可运用特殊干涉权,向其提出劝告、给予制止,促使其住院并接受治疗。否则,对病人和社会都不利。②讲实情的问题。病人有权获悉有关自身疾病的诊断治疗及预后信息,医生也应对病人讲真话。但是一个后果严重的诊断被病人知道了可能会影响治疗甚至造成严重的后果,这时医生可以使用干涉权,不告诉病人或暂时隐瞒,但应向其家属讲明真相。③保密问题。病人有权要求医生为他保密,但如果这个权利的要求可能对他人和社会产生危害时,医生就要运用干涉权予以否定。否则不仅影响其配偶和家人,还要影响社会。

医务人员行使这一权力必须以维护病人的健康为前提,否则滥用医权,以医谋私都是对这一权利的歪曲,是不道德的。

二、义　　务

(一) 义务的含义

义务与权利相对。在伦理学中,义务同责任、使命、职责是具有同等意义的概念。所谓医德义务,是指医疗行为过程中,医务人员对病人、对社会所负的道德责任以及病人所负的道德责任,是道德义务在医疗实践中的具体体现。

(二) 医务人员的义务

1. 治病救人是医务人员最起码的道德义务　无论是谁，只要选择了医疗这门职业，就要在道德上承担为病人健康提供帮助的义务，这是医务人员的职业责任和道德义务，是不以任何条件为前提的。无论何时，抢救病人生命就是至高无上的命令。任何见死不救，置他人生命于不顾的行为，都是有悖于道德义务的。

2. 在工作中尽职尽责为病人服务是医务人员最基本的道德义务　我国是社会主义国家，决定了医务人员与病人的关系是服务与被服务的关系，这种服务是无条件的、全心全意的、尽职尽责的。医务人员不论在任何情况下都应满腔热忱地为病人服务，以白求恩为榜样，把为人类的身心健康服务当做自己至高无上的使命，体现在行为上就是尽职尽责地治疗病人。为了维护病人的利益，为了病人的生命，牺牲个人某些利益也在所不惜。当前，在社会主义市场经济条件下，医务人员不能见利忘义。

3. 要坚持病人利益与社会利益的统一，把为病人尽义务和为社会尽义务统一起来　医务人员夜以继日地为病人健康服务，使其迅速康复而重返工作岗位，或重返生活，为社会再作贡献。从这个意义而言，为病人尽义务与为社会尽义务是一致的。即使治疗那些离开工作岗位的离退休人员、老人等，表面上似乎仅仅是为病人尽义务，其实，家庭是社会的细胞，为一个家庭的幸福与安宁尽义务，也在间接地为社会尽义务。但是在某种情况下，也会出现一些矛盾。当遇到这些矛盾时，医务人员应立足于维护社会的、国家的利益，立足于为社会尽义务，尽量好言相劝，说服病人，努力使病人的个人要求服从于社会整体利益。

4. 发展医学科学的义务　当今医学科学成就无不凝聚前人进行科研的结晶，未来的医学科学的发展靠广大医务人员去探索、研究、创新，这是关系我国人民及至全人类的大事，作为医务工作者必然肩负起为维护人类健康、发展医学科学的义务。

(三) 病人的义务

病人在享受自己权利的同时，也要遵守就医中的道德准则，也应履行义务。

1. 尊重医务人员的职业自主权　在医疗过程中，病人及家属不得以任何借口要挟医务人员，妨碍正常的工作秩序和行为。应当尊重医务人员的人格和自尊。遇到医疗纠纷，应以事实为依据，以法律为准绳来加以解决。

2. 积极配合治疗的义务　病人作为医务人员治疗和服务的对象，应当尊重医务人员的劳动和人格，充分信任他们，积极、主动地配合治疗工作，发挥医患双方的积极性，才能获得较好的疗效。若没有病人对医务人员在思想上技术上的信任，正常的医疗活动就很难进行。当然，医务人员应以自己的正确行为取得病人的信任。病人只有在信任医务人员的基础上，才能主动配合，积极参与到医疗活动中去，才能得到尽快地康复。消极对待自己的疾病，不配合甚至拒绝治疗的病人，是对自己、对他人和对社会不负责任的表现。

3. 遵守医院各种规章制度的义务　医院的各种规章制度是保证医院正常医疗秩序、提高医疗质量的有力措施。遵守医院各种规章制度包括遵守探视制度、卫生制度、陪护制度，按时交纳医药费用的规定等，这是每个患者的义务。

三、情　　感

(一) 情感的含义及其作用

情感是人们内心世界的自然流露，是对客观事物和周围人群的一种感受反映和态度体验。通常以喜、怒、哀、乐、恐、惊等外部表情的形式表现出来。医德情感是医德品质的基本要素，是医务人员对卫生事业，对人民身心健康所持的态度。

良好的医德情感，不仅可以使患者对医务人员产生亲切感、信赖感和安全感，消除焦虑、悲观、恐惧、失望等心理障碍，增强病人战胜疾病的信心和力量，而且可以推动医务人员技术水平的不断提高。

(二) 情感的基本内容

1. 同情情感　同情感是指医务人员因病人的不幸与痛苦而引起自身情感上的共鸣，即对病人的身心受到病魔与精神的折磨所表现出的焦虑、关切与帮助，急病人所急，痛病人所痛，甚至不惜献出自己一切的博大情怀。医务人员有了同情感，才能设身处地为病人着想，才能在为病人治疗时，满腔热忱，全力以赴，体贴入微，态度和蔼，言语可亲；才能尽量选择痛苦少、效果好的治疗手段；才能置各种困难烦恼于不顾。只要一听到病人的呼唤，一见到病人，就会忘掉个人的一切，投入到紧张的抢救中。这些都是医务人员高尚的同情情感的表现。

2. 责任情感 这是指医务人员把挽救病人的生命看成是自己的崇高职责，并且上升为一种情感。这种情感是出自对医疗卫生事业的忠诚和执著追求，出自对“全心全意为人民身心健康服务”的医德义务的深刻认识和理解，是同情感基础上的升华，是高层次的情感，在道德情感中起主导作用。责任感表现出对工作、对病人、对社会高度负责的精神。在工作中恪尽职守，认真负责，一丝不苟，严谨细致，慎独自律；为了挽救病人的生命，可以置个人利益于不顾；不分上班下班，不分白天黑夜，不分节日假日，加班加点；从睡梦中被唤醒，从餐桌上被拉走，随叫随到，默默奉献。

3. 事业情感 所谓事业情感就是责任情感的上升，即把救死扶伤和实现人类进步的伟大事业和发展医学科学的事业联系起来的情感。具有事业感的人，除对病人高度负责外，还把履行医生职责与医学事业的发展，与人类健康事业的发展紧密联系起来。把本职工作看做是一种神圣的事业，是自己一生为之奋斗的目标。为了医学事业的发展，不断探索，不断追求。为了解决一个新的课题，反复实践，不辞辛劳。这是一种非常可贵的情感，一种能推动医学事业发展的情感。

4. 真诚情感 这是一种以诚恳之心待人的美好心灵的表露。有真诚情感的医务人员，能把自己融于集体之中，善待病人、善待周围的同事。处理问题、思考问题，总是顾大局、识大体，总是先人后己。工作中，团结同志，助人为乐，方便让给别人，困难留给自己。宽容忍让，谦逊诚实。待病人则更是体贴入微，如同亲人。

四、良　　心

（一）良心的含义

良心是道德情感的深化，是指一种被人们自觉意识到并隐藏于内心深处使命、职责和任务。医德良心，就是医务人员在对病人和对社会的关系上，对自己的职业行为所负有的道德责任感和自我评价能力。

良心和义务是密切联系的，如果说义务是对他人对社会应尽的道德责任，那么良心就是医德义务的内化。

（二）良心的基本内容

1. 良心要求医务人员在任何情况下都要忠实于病人的利益 医务人员的医疗行为和方法基本上由自己单独实施，并且往往是在病人不了解甚至失去知觉的情况下进行的。因而，行为正确与否、规范与否、意义大小与否，主要由医务人员单方面认可，病人一般很少有可能申诉自己的意见，更难以对其行为进行监督。这就为医务人员的道德良心提出了更高的要求，即在任何情况下都要忠于人民健康的利益。

2. 良心要求医务人员忠实于医学事业，具有为事业献身的精神 医学事业是一项发展着的事业，又是一种以救死扶伤为特殊使命的崇高事业。这就要求医务人员要有为事业作贡献的精神。

3. 良心还要求医务人员忠实于社会 始终坚持社会主义医德原则的规范，全心全意为人民身心健康服务，自觉地拒绝和抵制社会上的不正之风。

（三）良心的作用

1. 良心对医务人员在医疗行为前具有选择作用 医务人员的良心支配着医疗行为，不允许自己的行为违背自己所接受的道德观念。道德高尚的人在良心支配下，总会产生一种发自内心的要求，对行为动机进行自我检查，严肃思考。不论有无社会监督，都能选择自己对社会和病人应尽的义务和应负的责任的行为。在选择中对符合道德要求的动机给予肯定，是可行的。反之，坚决予以抵制与否定。

2. 良心对医务人员行为过程中具有监督作用 良心在医务人员的工作过程中，无时无刻不在监督着医务人员的举止行为。对符合医学道德原则，规范的情感、信念和行为，总是给予内心的支持和肯定。反之，则会予以批评、制止、纠正，避免不良行为发生，自觉保持高尚的品德。

3. 良心对医务人员医疗行为后具有评价作用 良心能够促使医务人员自觉地对自己的行为后果作出评价。当意识到自己的行为给病人带来了健康和幸福时，内心中就会感到满意和安慰，引起精神上的舒畅和喜悦；当医务人员的行为给病人带来不幸和痛苦时会受到良心的谴责而内疚、后悔、悔恨。尽管有的行为是别人不知道的，但良心的评价既是起诉者，又是公正的法官。医务人员也正是在不断的良心自我评价中自觉反省自己的行为，不断提高自身的道德修养。

五、功 利

(一) 功利的含义

所谓功利就是功效和利益,是指人们对周围世界一定对象的需要(包括精神需要和物质需要),受社会经济关系和社会发展客观规律的制约。医德中的功利,是指医务人员在履行义务,坚持病人利益第一的前提下取得的集体和社会利益以及个人的正当利益,是调整医务人员利益、集体利益和社会利益之间关系的道德准则。

功利并不与道德相悖。道德是调整个人与他人、社会之间关系的规范,归根到底是利益关系。我们提倡道德理想和道德情操,并不排斥利益。马克思主义并不反对功利主义。我们反对的是把个人利益看成是唯一现实利益的资产阶级功利主义,而主张个人利益服从集体利益,局部利益服从整体利益,眼前利益服从长远利益的无产阶级功利主义。

(二) 社会主义医德功利的基本内容

1. 在坚持把增进人们的身心健康放在首位的前提下维护医务人员个人的正当利益 医务人员和其他行业的劳动者一样,有其个人、家庭生活等方面的需要,有物质与精神方面的种种需要,这些需要并不与医学道德相悖,他们的劳动在一定意义上仍然是一种谋生的手段。医务人员依靠诚实的劳动,为人民防病治病、救死扶伤,为社会作出了贡献,我们应承认并肯定他们正当的个人利益。

2. 始终坚持把集体和社会的功利放在首位 一个有道德修养的医务人员,首先应该取得的是集体的和社会的功利,是广大人民群众的生命和健康利益。因为集体的、社会的功利是个人功利的保证。从总体上说,个人功利与集体功利是一致的,但有时也有矛盾。当有矛盾或相冲突时,就需要牺牲个人功利,维护集体功利。

3. 坚持社会主义功利的公平观 即医务人员的功利大小与多少应以对社会、集体贡献大小为依据。医务人员的医德价值在于给病人解除痛苦,维护病人的身心健康。同样,医务人员的功利多少直接取决于他们的服务态度、医疗水平和治疗效果。凡是热情服务、工作认真负责、技术精湛、医疗效果好的医务人员应得到较大功利。反之,医务人员不仅获得功利较少,还应视情节轻重给予批评或惩处。每个医务人员只有取得正当的、合理的、合法的个人功利,才能体现出社会主义功利的公正合理原则。

4. 高尚的精神生活是正确功利观的重要组成部分 人类的幸福应该是物质生活和精神生活的极大丰富,只有用健康的、高尚的精神生活指导和支配物质生活,才能真正感受到人生的意义。医务人员的精神功利主要指医务人员为病人作出了最大努力,把病人的生命从死亡线上抢救过来,为社会为人民作出了贡献,从而在自己的精神上得到极大的安慰和享受。医务人员应当把树立高尚的医德信念和远大的医德理想、全心全意为人民身心健康服务作为自己追求的目标。对于一些只讲实惠、只讲个人利益,眼睛只盯着金钱的医务人员,其思想行为是错误的,应受到批评和谴责。

六、荣 誉

(一) 荣誉的含义

荣誉是指人们履行社会义务,并对社会作出了一定贡献后,得到社会的褒奖和赞评。它与义务是分不开的,包括两个方面的含义:一是社会评价;二是个人的自我意识。这两个方面的含义是互相联系,互相影响的。

医德荣誉是指为病人身心健康贡献自己的智慧和力量并得到社会的公认和赞扬,的个人也得到良心上的满足和自我内心的欣慰。

(二) 荣誉的内容

1. 医务人员的荣誉观是以全心全意为病人身心健康服务为思想基础的 荣誉的获得在于贡献,而不在于索取。医务人员应该把自己从事的工作看做是社会主义事业的组成部分,与实现中华民族伟大复兴的中国梦紧密联系起来。医务人员以病人健康利益的获得为最大满足,社会就会对他们在为病人服务中的贡献大小为标准给予适当的评价。绝不能把履行救死扶伤的神圣职责作为猎取个人荣誉的手段,也不能把荣誉作为向领导伸手向病人索取的资本。如果一个人只想获得荣誉而不忠于职守,不想为人民的身心健康事业作出贡献,那么他是不会得到荣誉的。

2. 正确处理个人荣誉和集体荣誉的关系 个人荣誉与集体荣誉是统一的,前者是后者的体现和组成部分,后者是前者的基础和归宿。一方面,医务人员应把个人得到的荣誉归功于集体的努力,懂得“荣誉从集体来”的道理,懂得离开了集体的智慧和力量,个人的才能再大也是一事无成的,而更谈不上个人的荣誉。另一方面,集体荣誉离不开每一个医务人员的努力与所作的贡献。应鼓励每个医务人员发挥自己最大的主观能动性为集体多作贡献,为集体赢得荣誉,从中也包含着个人的荣誉。但是,医务人员要珍惜集体荣誉、同行荣誉、民族的荣誉、国家的荣誉,绝不能诋毁国家、集体和他人的荣誉。

3. 在荣誉面前应头脑清醒,谦虚谨慎 古人云:“满招损,谦受益。”荣誉仅仅是社会对医务人员辛勤劳动的一种奖励,医务人员应该把已取得的荣誉当作自己劳动取得成绩的反映和标志,当作一种鼓励和鞭策的动力,勉励自己加倍努力,为人民的健康事业作出新的贡献。在荣誉面前,切不可目空一切,居功自傲。当受到贬责时,也要头脑清醒,分析问题发生的原因,吸取教训,振作精神,取他人之长,补自身之短,加强学习,认真实践,使自己得到提高。

(三) 荣誉的作用

1. 荣誉是激励医务人员不断进取的精神力量 医务人员只有树立正确的荣誉观,才会把履行医学道德原则、规范变成内心信念和要求,并通过相应的医学道德行为表现出来,从而转化为一种力量,这种力量将催人奋进。

2. 荣誉对医务人员的行为起评价作用 荣誉实际上就是一种评价。社会舆论对医务人员行为的评价是一种无形的力量,从这种评价得到肯定与奖励,可促使医务人员继续努力,保持荣誉,更好地为病人服务。这种荣誉感一旦成为广大医务人员的共同愿望,对开创医疗工作新局面,对医务人员的精神文明建设将产生巨大力量。

七、审　　慎

(一) 审慎的含义

审慎即周密而谨慎。医学道德的审慎是指医务人员在医疗护理行为前的周密思考与行为过程中的谨慎、认真、细心的一种道德作风。审慎既体现着医务人员的内心信念和道德水准,又反映了医务人员对病人、对集体、对社会履行义务时所表现的高度责任感,对实践医学道德原则和规范的要求具有重要意义。

(二) 审慎的基本内容

1. 医务人员在医学实践的各个环节要自觉做到慎之又慎 这是医务人员必须具备的职业道德素质。在工作中要认真负责,聚精会神,一丝不苟。即使在无人监督的情况下,同样要严肃认真地按规章制度和操作规程进行工作,从而确保病人的安全和治疗效果,防止差错、事故。遇到复杂病情或紧急急救时,能既敏捷又准确,既果断又周密。

2. 医务人员的审慎是建立在较强的业务能力和技术水平以及良好的心理素质的基础之上 因此,医务人员必须不断地学习专业知识,及时掌握医学科学新知识、新进展,对技术精益求精。同时,要加强心理素质的自我培养,逐步养成敏锐的观察力,灵活的思维能力,坚定的意志和平稳的情绪。

3. 医务人员的审慎还体现在处理人际关系中 医务人员无论与病人、病人家属,还是与本科、本院的工作人员,或在社会人际间交往,都应表现文明礼貌,言语、行为举止要得体、大方、庄重。与病人或其家属沟通时,要注意语言修养和科学性、严谨性,不该讲的情况就不应该随意乱讲,不能因言语、行为的不慎给病人心理上造成任何不愉快、不安全感的影响。

(三) 审慎的作用

1. 审慎有利于医务人员养成良好的工作作风 医务人员在审慎的自律过程中可以不断地加强责任感,锻炼自己的工作作风。

2. 审慎有利于医务人员自觉钻研业务 苦练基本功,从而不断提高业务素质。

3. 审慎有利于医务人员在工作中严格要求自己 即以医学道德原则、规范修身养性,不断提高自己的精神境界、道德水平,逐步达到“慎独”的境界,真正做到全心全意为人民的健康服务。

八、诚　　信

(一) 诚信的含义及其作用

所谓诚信是指诚实、守诺、践约、无欺。诚信是中华民族的传统美德。在现代社会中,诚信具有更为重要的价值。它是个体道德的基石,是维持社会主义市场经济秩序的道德核心,是社会秩序良性运行的基础,是社会主义荣辱观的一个重要内容。弘扬诚信对于加强社会主义精神文明建设,构建社会主义和谐社会具有重要的意义和作用。

医德诚信是医学道德范畴的主要内容之一，是医务人员必须遵守的基本准则。医德诚信有助于减少医患纠纷、构建和谐的医患关系，有助于树立医务人员良好的社会形象，有助于卫生事业的可持续发展，有助于维护人类的健康。古今中外许多著名医学家都自觉地遵守以诚信为基本信条。

（二）诚信的基本内容

1. 质量诚信 患者在求医过程中，是把整个生命托付给了医生，医务人员应该努力钻研业务，通过各种途径、多种形式的学习，不断更新知识，提高技能，具有很强的责任感和敬业精神，依法执业，保障医疗质量安全有效。而工作马虎、责任心不强或物理检查不细、观察病情不及时导致的诊断不明或失误；因配错药、打错针、发错药、输错血导致的治疗失误；因不具备手术的技术和硬性条件截留病人出现手术失误或在基本常规手术中出现问题等，都是违反医德诚信要求的。

2. 价格诚信 我国现在还处于社会主义初级阶段，大多数人的收入水平不高，医务人员在给病人进行诊断和治疗的过程中，应该坚持合理的检查、用药和收费原则，既达到诊疗的目的，又为病人节约诊疗费用。医德诚信反对那种乱收费、乱检查、开大处方、滥用药的不道德行为。

3. 服务诚信 这就要求倡导一切以人为本，以病人为中心的人性化服务。具体体现在服务态度、服务理念和服务环境方面。在服务态度方面，医务人员要关爱、尊重病人，热情服务，对病人一视同仁；在服务理念方面，医务人员要树立为病人提供"温馨、便捷、优质"的服务理念；在服务环境方面，要加强行风建设。

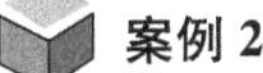

案例 2-4

医德医风公开承诺，树立医德大诚信

重庆市大渡口区医务人员医德医风公开承诺活动已全面开展，本着为全区群众提供更加优质、便捷、价廉、高效医疗服务的理念，全区医务人员公开承诺，主动接受群众监督，真正做到"能看病、好看病、看好病"。

家住春晖路附近的李婆婆告诉记者，在今年年初意外发现患上白内障，家境本不富裕的她在医护人员的关心与帮助下，走出阴霾，逐渐恢复。她向记者说道："他们是以医德在救助患者生命的好医生，这多优秀的医生应该让社会知晓。"患者们也纷纷表示，此次承诺签名，让他们看到了医院更好服务社会的决心和行动，医德医风建设使人民群众真正得实惠的举措非常好。

"有的病人家属很淳朴，"医院负责人告诉记者，"很多患者家属生怕医生不收红包，便想尽千方百计，有时候我们突然在白大褂里发现一个红包，感到很意外，于是就一个个排查，我们往往要花很长时间才能找到送红包的人。"区人民医院负责人表示，如果患者发现医生索要红包，可以通过医德医风整治投诉电话和意见箱进行投诉。对于医务人员收受红包的行为，医院采取"零容忍"态度，一经查实，坚决给予严惩。

红包不能收，这已经在医院形成了一种共同自觉遵守的纪律。"但病一定要看好！"医生们说，"医生和病人都是人，人是有感情的，与病人和谐相处，一个人除了追求物质外，还要追求一种幸福感，我们医生的幸福感就是给每一个来医院治疗的生命恢复健康，解除烦恼，这种幸福感是任何语言都无法表达出来的，也是任何物质、金钱都无法衡量的。"

"这是医务人员的责任，我们一切以治病救人为根本。从挂号、就诊、检查、治疗、手术、用药、康复等每一个环节严格把控，所有医生不开大处方，心系每一位患者。通过此举，将真情传递到患者手中，将责任牢牢印刻在医务人员心上。"区人民医院负责人说道。

资料来源：重庆市大渡口区人民政府网 http://www.ddk.gov.cn/html/zfxxgk/zfjg/bmdw/zfbm/wsj/gzdt/14/07/50982.html 2014 年 7 月 21 日

【分析提示】

结合以上材料，谈谈你对医德诚信的认识。

思 考 题

1. 什么是医学伦理学的基本原则、具体原则、基本规范及范畴？各自都有哪些内容？它们之间有何区别与联系？

2. 在当今市场经济条件下如何对待医学道德良心与诚信？

3. 根据医学伦理学道德规范的要求，如何培养自己良好的医德品质？

第三章　医患关系伦理道德

医患关系是一种社会关系，是患者与医者在医疗活动过程中所建立的相互关系。随着社会的发展，人们物质、文化水平的提高，道德观和价值观的变化以及法律意识的不断提高，医患关系从主动-被动模式向医患协商、互相尊重模式转变。学习和研究医患关系道德体系，重视医患双方的权利和义务，对保障人民的身心健康，促进我国医疗卫生事业的改革和发展，具有重要的意义。

第一节　医患关系概述

医患关系是复杂的医疗人际关系中最核心的部分。研究医患关系中的固有矛盾，把握医患关系的和谐之道，对建立和发展新型的医患关系，提高医疗服务质量，是一个非常重要的课题。

一、医患关系的含义、性质和特点

（一）医患关系的含义

医患关系是指患者在医疗过程中与医疗单位之间产生的特定医治关系，是医疗人际关系中的关键。广义的“医”是指医疗单位及其医务人员，医疗单位包括各级各类医院、乡镇卫生院、疗养院和门诊部，还包括各种诊所、卫生所、医务所等，医务人员包括各级各科医护人员及从事医疗管理、后勤服务的人员。狭义的“医”特指院方，医院全体职工的医疗活动是职务代理行为。广义的“患”是指求医者，还有与求医者有关联的家属、监护人和所在单位。有些健康人，为了预防疾病而要求体检、咨询和采取各种预防措施，也属于“患”的范围。狭义的“患”特指与医院发生医疗法律关系的就诊者。只有发生在就诊过程中的关系才可能是医患关系。

医患关系包括技术性关系和非技术性关系两大部分。技术性关系是指在医疗过程中以医务人员提供医疗技术、病人接受医疗诊治为纽带的医患之间的人际关系。非技术性关系是指求医过程中医务人员与病人及其家属之间在社会、心理、伦理、法律等诸多非技术方面形成的人际关系。技术关系是构成医患关系的核心，非技术关系是在技术关系的基础上产生或形成的。技术关系在诊疗效果中起关键性作用，而非技术关系在医疗过程中对医疗效果同样有着无形的作用。

技术性关系主要有三种：萨斯-荷伦德模式、维奇模式和布朗斯坦模式。非技术关系包括道德关系、价值关系、法律关系、文化关系和利益关系等。医患关系是人际关系，人际关系的协调需要道德原则和规范的约束，医患关系由于其信息的不对称性等特点，需要双方特别是医务人员在更高水平上对道德要求的遵守。诊疗的效果如何，医疗工作完成好坏并不完全取决于医务人员的技术水平，医患双方特别是医务人员的道德品质状况有时甚至对医疗结果和医患关系的和谐起决定性作用。所以说，医患之间的关系又是道德关系。同时，在医疗过程中，医患双方通过医疗活动本身都在实现着各自价值。对医生而言，这一点是非常明显的，医生通过自己的技术给患者提供高质量的医疗服务以期患者借此恢复健康，医生的价值即可得以实现；而患者价值的实现则必须是建立在上述活动的顺利完成，否则其价值就无法实现。所以，医患关系建立的同时也奠基了医患之间的价值关系。此外，医疗活动本身为医患双方满足各自的需要——物质利益和精神利益提供可能。对医生而言，通过医疗行为活动而从患者处获得报酬并得到自身价值实现的满足感就是医务人员的利益；对患者来说，通过医生提供服务而恢复健康就是患者的利益。故此医患关系包含着利益关系。医疗活动中的医生和患者都是一定文化中的个体，当这种关系建立时，必然形成一种文化关系，并影响着医患关系的进一步展开和医疗行为活动的结果。由此可见，医患关系不可避免也是一种文化关系。之所以说医患关系同时也是法律关系，是因为现代的医患关系不仅依靠道德调节，也越来越依赖法律的调节力量，有越来越多的医患关系中的细节被纳入了法律规范的范围之内。这一点是现代医学与传统医学不同的方面，虽然在传统医学中也存在着对医疗活动的法律形式的制约情况，但是这种现象并不普遍化，而医患关系的法制化则已是当代的普遍现象。医患关系又是法律关系，是当代社会和医学发展的产物。

（二）医患关系的性质和特点

医患关系既是一种人际关系，也是一种历史关系。医患之间建立的人际关系在社会发展的不同历史时期，所呈现于人们的及人们对其性质的认定是不一样的。从最初服务于氏族部落的巫医，到具有独立行医能力的职业者，再到失去部分独立性而成医院，承担社会功能之一部分的职业群体，医生和患者之间的关系始终处在不断变动的状态中，基于这种变动，人们对医患关系的性质也有着不同的解释。例如，将医患关系定位为信托关系或契约关系等。医患关系不是、也不等同于消费关系，从而医患关系的性质也绝不是消费关系，作为一般人际关系存在的医患关系有其特殊性，特别是特殊的道德要求。在不同的历史时期，医患关系表现出不同的特点，现代医患关系的特点有：

1. 尊重病人的理性化　随着传统的生物医学模式向现代生物、心理、社会医学模式的转变，人们已越来越认识到社会、心理、精神因素对疾病的影响。健康观念也发生了变化，现代健康观认为：健康是指在精神上、躯体上和社会上的完美状态，而不是指没有疾病和衰弱现象。现代的生物、心理、社会医学模式把病人融入社会作为一个整体，在注重研究生物因素对疾病影响的同时，也考虑其所处的社会环境、心理状态对疾病演变的影响。在医疗活动中用优质服务把尊重病人的权利与尊重病人的价值放在同等重要的地位。树立一切以病人为中心的思想，不仅体现在医疗服务模式、服务方式、工作程序、设施规范、环境设计，最后还要落实在服务效益上，以取得最佳疗效。全新的服务观反映着尊重病人的理性化及时代精神。

2. 医患关系的社会化　随着医学科学和现代社会学的发展，过去的传染病、营养不良等疾病已不再是威胁人们的主要疾病，取而代之的是心脑血管疾病、肿瘤、遗传病和心理疾病。这些疾病的共同特点是多种致病因素相互交叉复合，其中以不良的社会生活方式和心理行为受到医学界的普遍关注。这些均引起医患关系内涵扩展及医患关系的转型，致使医疗活动的对象由对某种疾病或某个病人转向对整个社会负责。医患关系中的“医”是指广大医务工作者的群体；“患”是指患者本人及家属监护者和患者单位组织，也包括社会上与致病因素有关的单位、环境和未感染疾病的健康者等，即患者群体。医患关系呈现社会化特点。

3. 医患关系的双向作用加强　随着科学技术的进步和社会的发展，人们对医学服务的需求不断提高。从有病治病、无病防病，向健康长寿、提高生命质量的方向发展。医务工作者的使命就是维护人类健康、防病治病、救死扶伤、实行人道主义。医患双方对健康、疾病的态度和目标是一致的。双方都有主动性和积极性。医者为准确地做出诊断和采取有效的治疗措施，使病人尽快康复，会主动地接触病人、尊重病人、关心病人，取得患者的支持和配合；患者为了自己的健康，愿意主动接触医生，诉说病情，提供治疗后身体感受、反应等，积极配合医生的诊断和治疗。这种“共同参与型”的医患关系模式的特点是医患双方具有双向性表达和主动性参与的倾向，能极大地调动患者与疾病斗争的积极性和主动性，这种模式的发展反映出双向作用加强的趋势。

4. 医患关系的法律规范制约　现代医学和科学技术的发展，冲击着许多伦理道德观念。传统的医患关系在很大程度上靠伦理道德约束人的行为力度是不够的。随着法制的健全，依法治国的思想逐步深入人心，人们越来越认识到用法律武器来保护医患双方权利的重要性。对医者来讲，应依照法律、法规来规范自己的医疗行为，慎用医疗职业权力，尊重病患群体权益。而对患者来讲则不讳疾忌医，主动配合医者，真实提供病情，积极参与医疗诊治工作，形成“共同参与型”的医患关系模式。

二、医患关系的历史发展

医患关系是一种以医疗职业为基础，在医疗实践活动中产生和发展的人际关系。它是一个历史范畴。在人类历史上，自从有了医疗活动就存在着医患关系，医患关系的变化和发展受到社会生产力发展水平、社会制度、社会道德观念、医学科学发展状况等多种因素的影响。

（一）不同社会形态下的医患关系

在原始社会中，生产力水平十分低下，人们共同劳动，没有剥削和压迫。人们在相互交往过程中的关系是平等、合作、互助、互利。所以，当时的医患关系是平等相处，自救互救的关系。在奴隶社会中，出现了人类历史上第一个阶级社会，医生给奴隶主治病的医患关系只能是“奴主关系”。在封建社会有专门做皇帝宫廷的御医，他们之间的关系是“仆主关系”，但也有些民间医生，他们与患者之间的关系是平等的医患关系。在资本主义社会，医生与病人基本上是赤裸裸的金钱买卖关系。人类进入社会主义社会，才真正实现“平等、团结、真诚、友爱、互助”的新型医患关系。

（二）不同医学科学发展阶段中的医患关系

由于医患关系植根于社会医疗职业，是在医疗实践活动中产生和发展的人际关系，所以，根据不同历史时期的医学发展状况及特点，我们可以把医患关系的历史发展划分为三个阶段。

1. 古代医学中的医患关系 在原始社会末期或奴隶社会的前期医、巫分离后，医生成为独立社会职业。由于当时医学科学发展水平的限制，它不可能在系统的科学实验基础上认识人体。只能靠医生长期实践的积累和思辨去认识人体和疾病。因此，古代医学基本上是经验医学。这种经验医学是一种自然哲学的医学。其医患关系主要有以下四个特点：

（1）医患关系的直接性：在古代医生为病人诊治疾病，多通过望、闻、问、切获取临床资料，然后根据临床经验和朴素的医学理论进行分析，从了解病情、进行检查到提出诊断意见、实施治疗的全过程，都是医者通过直接接触病人来完成的，诊断手段十分有限。

（2）医患关系的全面性：在朴素的唯物辩证法思想的影响下，古代的医生把人的生理与心理，人与社会环境看成是一个整体。医者为了诊断准确、治疗有效，主动地去接近病人，关心了解病人的情况。正如希波克拉底指出的，“对于医生来说，了解一个病人，比知道一个人得了什么病更重要！”

（3）医患关系的稳定性：由于古代生产力发展水平低下、交通不方便，病人择医范围很小，加上当时医学基本上没有分科或分科不细，医生对患者的诊断一般是通盘考虑、全面负责。患者往往把自己的健康需求寄托于某一位医生，所以医患关系是相对稳定的。

（4）医患关系的依赖性：古代经验医学时期的医患之间是一种双元对应关系，一是医生为了明确诊断和判断用药后的疗效，很多方面有赖于患者的叙述和主观感知；二是患者为了尽快痊愈，非常依赖医生的作用，特别是他们所敬仰、所信任的医生就更加依赖。古代医患关系的这种依赖性一般维持在病人痊愈或死亡的全过程。

2. 近代医学中的医患关系 随着社会的发展和科学技术的进步，16 世纪之后医学从自然哲学中分化出来，步入实验医学时代，形成了独立的学科体系。特别是近代医学技术的迅速发展，为系统的医学实验研究和诊治疾病提供了条件，克服了古代医学中单凭经验治病的弱点，诊疗方式逐渐置于实验科学基础上，形成了以生物学为基础的医学模式，从人的生物属性来看待健康和疾病，把医学研究对象看做是生物学的个体，而不是与各方面有联系的“人”。认为人体的任何一种疾病都可以在相应的器官、组织和细胞中找到可测量的形态改变，都能够从患者身上分离出确定的生物等因素，从而进行治疗。这些特征表明，近代医患关系同古代医患关系相比发生了深刻的变化，主要表现为三个趋势：

（1）医患关系物化趋势：在近代医学中，由于实验医学的发展，大量的物理、化学的诊断以及治疗设备被医者利用，改变了经验医学时期的诊疗方法，提高了医疗质量，使过去很多难以明确诊断的疾病得到了有效的诊断和治疗。医生在诊疗过程中逐渐对这些技术设备产生了很大的依赖性，他们往往只是简单地了解一下病人情况，就让病人进行各种检查，然后根据获得的资料和数据作综合分析，提出诊断、治疗意见。因此，医患关系被大量医疗设备及其他第三者所分离，医患双方的思想相互交流机会减少。

（2）医患关系分解趋势：医学科学的不断深入发展，从而引起医院分科和医务人员分工越来越细。对医者来讲，日益专科化，某一科室的医务人员只对属于该科的疾病或病人身体的某一系统病变有较深刻的认识，他们一般不负有掌握患者整体情况的责任。由于医院的出现，病人集中在医院治疗，表面上医患双方生活在同一空间，交往似乎密切，但实际上一个医生同时要负责几个甚至十几个病人的诊断治疗。对患者来讲，他们疾病的诊断、治疗和康复不仅仅依赖于一个医生，而是需要医生、护士、医辅人员等一批医务工作者的共同劳动才能完成，使过去那种一个医生与一个患者的稳定关系被分解，形成一个医生要接触许多患者，而一个患者的治疗需要多个医务人员共同参与的局面，从而造成医患双方的感情交往相对疏远和冷漠，医患关系出现了分解。

(3) 病人与疾病分离的趋势：以生物医学为基础的近代医学，为探讨疾病发生的生物或理化原因，要求把特定的病因从病人身上分离出来，找到某种疾病的致病因子，仅仅研究致病和治病的生物学原因。这样，医务人员从试管、显微镜下和现代各种检测的影像里，只看到血液、尿液，只见到细胞、分子的形态，把特定的病因从病人身上分离出来，舍去病人的心理、社会因素，于是医学的对象主要是疾病而不是病人，出现了病人与疾病的分离趋势。

(4) 自然人与社会人的分割趋势：近代医学注重从生物学的观点去分析、研究人，只强调人的生物属性，而忽视人的社会属性。因而，忽略了社会因素、心理因素对人体健康的影响，淡化了精神治疗和心理治疗所具有的药物不能替代的重要作用，医患关系出现了自然人与社会人的分割趋势。

3. 现代医患关系发展的趋势 随着医学科学和现代社会的发展，疾病谱和死亡谱发生了变化。过去的传染病、呼吸系统疾病、营养不良等疾病已不再是威胁人们健康的主要疾病，取而代之的已是心脑血管疾病、糖尿病、肿瘤等疾病。引发疾病的因素错综复杂，而其中与病人的心理状况、环境因素与不良的生活方式和习惯有关，并受到医学界的普遍关注。1977 年美国精神病学和内科教授恩格尔首次提出了新的医学模式，即“生物-心理-社会”医学模式。这一模式在医学观、健康观和疾病观上都形成了新的认识，它很快被医学界所接受，成为现代医学发展的重要标志，它是现代医患关系的发展趋势。其主要特点表现在：一是尊重病人的理性化；二是医患关系的社会化；三是医患关系的双向作用加强；四是医患关系的法律规范制约。(本节第一基本问题已述，此处不再重复)

案例 3-1

2007 年 11 月 21 日下午 4 时左右，北京某医院，一名孕妇因难产生命垂危被其丈夫送进医院。面对身无分文的孕妇，医院决定对其免费入院治疗，而随孕妇同来的“丈夫”却拒绝在医院的剖宫产手术同意书上签字。

在长达 3 个小时的僵持中，该男子一直对众多医生的苦苦劝告置之不理。为了让该男子签署同意手术单，甚至医院的许多病人及家属都出来相劝，一名住院的病人当场表示：如果该男子签字，则立即奖励他 1 万元钱。然而所有说服都毫无效果，医院紧急调来已经下班的神经科主任，经过询问，其精神毫无异常。该医院妇产科医生在 3 个小时的急救过程中，一方面请 110 紧急调查该孕妇的户籍，试图联系上她其他家人；一方面上报了北京市卫生系统的各级领导，得到的指示为：如果家属不签字，不得进行手术。在“违法”与“救死扶伤”的两难中，医院的几名主治医生不敢“违法”进行剖宫产手术。

当晚 7 时 20 分，22 岁的孕妇因抢救无效死亡。该男子当场大放悲声，不断地指控医生“是凶手”。

资料来源：http://health.sohu.com/20071228

【分析提示】

这是一个由互不信任的医患关系催生的极端案例，请分析造成医患关系紧张的原因是什么？

三、医患双方的权利和义务

医患权利与义务是对立统一，是相辅相成的关系。医生与患者所享有的权利和负有的义务不是自由选择的结果，而是由社会角色所决定的。首先，医患权利与义务是统一的。医生在医疗活动中行使权利时必须履行一定的义务；而患者也同样如此。如果单纯强调权利而忽视其义务，或者单纯强调义务而忽视其权利，都是不公正的。虽然医患双方各自行使权利与履行义务时，个人可以自由选择，但是医患双方各自只强调自己的权利而不履行义务，是不允许的，只有在行使权利的同时履行相应的义务，才是合理的。有些医生和患者为了促进医学科学的发展，宁愿承担义务，其行为是高尚的。医生与患者权利与义务的统一在于各自在享有权利的同时必须履行所负有的义务，而不是将权利与义务分离。其次，医生的权利与患者的义务基本是一致的。在医疗过程中，患者履行义务也就赋予了医生的权利。患者积极履行义务，不仅有利于及时诊治，维护自己的健康利益，而且也有利于医生行使权利，提高医疗质量。患者只有真正履行义务,重视建立良好的医患关系,才有助于医疗工作顺利进行。现代医学模式证明,良好的医疗效果需要医患双方共同努力。除了医生需要认真负责、真诚对待每个患者外,还需要患者对医生的信任和积极的配合,缺少任何一方的努力都会影响医疗工作开展。再次,医生义务与患者权利也是基本一致的,患者的基本权利就是医生的义务。人一旦身患疾病,就有解除疾病痛苦、维护健康的基本权利。医生面对任何患者都应提供医疗服务,尊重患者的人格和尊严,提供必要的信息,取得患者的知情同意和承认患者有监督自己医疗权利实现的权利等。患者所享有的权利实际上反映了医生在医疗过程中所负有的义务。因此,患者的医疗权也就是医生的诊治义务;患者的疾病认知和知情同意权也就是医生的解释说明的义务;患者的隐私保护权也就是医生不能把患者的个人和家庭等情况向外人泄露的义务。

权利是指公民或法人依法行驶的权利和享受的利益。义务是指个人对社会、对他人应尽的责任。在伦理道德范畴,权利与义务是对等的,它是相对义务而言。没有没有义务的权利,也没有没有权利的义务。医德范畴的权利就是医患双方在医学道德允许的范围内可以行使的权力和应享受的利益。医德义务是指医务人员、患者对服务对象、对社会应尽的责任。

(一)患者的权利

1. 平等的医疗权 平等的医疗权,一是指患者生病都应该得到及时的治疗,医务人员不得拒绝患者的医疗要求。是否承认和尊重病人这一权利,是衡量医务人员医德水平高低的一个重要标准。任何无视病人医疗权利,将病人拒之门外、延误抢救时机,造成病人残疾或死亡的行为,是不道德的,甚至是犯罪的。二是指任何人享受医疗服务的权利是平等的。在医疗服务面前,患者在人格上是平等的,医务人员不能因为患者的地位、阶级、政见、收入等不同而区别对待,对患者的疏冷、歧视,这是对患者权利的蔑视。

2. 知情同意权 通常情况下,患者要求了解自己病情的严重程度、治疗措施和疾病预后的情况,这是患者的权利。作为医务人员在不影响治疗效果和不引起患者心理刺激的前提下,应以患者能听懂的语言告知患者实情,以利于患者配合医务人员进行治疗。使患者获得实情是尊重患者自主权利的一个方面。所谓知情同意权是指因病情需要实施复杂、危险的医疗处理、试验性治疗,作人体实验的受试对象时,不管是否为了患者的利益,医务人员都必须在先详细说明的情况下,鼓励患者及其家属提出他们所想问的任何问题,并清楚地、诚实地回答他们。待病人或其家属签署书面同意书后方能实行这种医疗处理或试验。这种权利,称为知情同意权。如未取得患者知情同意即实行复杂、危险的医疗处理或人体实验,尽管医务人员的动机是好的,仍要负道德和法律责任。

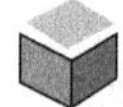

案例 3-2

知情同意的起源

"知情同意"概念起源于第二次世界大战后的纽伦堡审判。在审判后制定的《纽伦堡法典》中规定:"人类受试者的自愿同意是绝对必要的。"一般认为:知情同意原则是临床上处理医患关系的基本伦理准则之一。其基本内容是,临床医师在为病人作出诊断和治疗方案后,必须向病人提供包括诊断结论、治疗决策、病情预后及诊治费用等方面真实、充分的信息,尤其是诊疗方案的性质、作用、依据、损伤、风险、不可预测的意外及其他可供选择的诊疗方案及其利弊等信息,使病人或其家属经深思熟虑自主作出选择,并以相应方式表达其接受或拒绝此种诊疗方案的意愿和承诺。在得到患方明确承诺后,才可最终确定和实施由其确认的诊治方案。

资料来源:《健康报》2004.3.31

【分析提示】

患者享有的知情同意权的具体内容有哪些?

3. 隐私权 患者对自己生理的、心理的及其他与疾病相关的个人秘密和隐私有保密的权利。他们在诊治过程中,有权要求医务人员为之保密。医务人员在诊疗护理过程中,为了工作的需要知晓患者的有关秘密和隐私,绝不能向他人泄露张扬,也不能把有关的医疗文书(病历等)随意转给与诊治患者疾病无直接关系的其他医务人员。否则,不仅要受到道德的谴责,情节严重者,还要负法律责任。

4. 监督权 患者在求医过程中,由健康主体变为医疗客体,医务人员成为掌握患者生死命运的医疗主体。为了防止医务人员滥用权力,患者具有监督权。凡医务人员拒绝抢救患者的生命或有妨碍患者医疗权利实现的错误做法时，患者有权向上级有关部门反映情况，并通过社会舆论提出批评或谴责，要求医疗单位或医务人员改正自己的错误，解决有关问题。医务人员和医疗卫生单位不可将患者这种监督和要求不加分析地一概加以否定，不能在出现医疗差错事故之后，推卸责任、掩盖问题、蒙骗患者及其家属，更不能因患者行使监督权利，对医务人员的不道德行为提出批评意见，就利用医疗权利打击报复。

5. 疾病认知权　患者除意识不清或昏迷状态外，通常都希望能了解自己所患疾病的性质、严重程度、治疗安排和预后情况。医务人员应在不损害患者健康利益和不影响治疗开展的前提下，尽可能提供有关疾病的信息。

6. 享有合理限度的医疗自由权　此项权利包括：①有权选择医疗机构，自主选择医生。②除法律、法规规定传染病实施强制治疗以外，患者有权决定接受或不接受任何一项医疗服务。③在不违反法律、法规的前提下，患者有出院及要求转院的权利。④有权决定其遗体或器官如何使用。如果患者死亡后，其近亲属有行使此项权利。

7. 免除一定的社会责任权　疾病或多或少地影响患者的正常生理功能，从而使其承担社会责任和义务能力有所减弱。因此，患者在获得医疗机构的证明书后，有权依据病情的性质、程度和对功能影响情况，暂时或长期、主动或被动地免除相应的社会义务，免除或减轻一定的社会责任，有权获得休息和享受有关的福利。

8. 要求赔偿权　因医务人员违反规章制度、诊疗护理操作常规等构成失职行为或技术过失，直接造成患者死亡、残废或组织器官损伤导致功能障碍等严重不良后果，被认定为医疗事故的，患者及其家属有权提出经济补偿及精神赔偿的要求，并有权追究有关人员的责任。

（二）患者的义务

患者在享有上述权利的同时，必须履行一定的义务，保障医疗工作的正常开展，以对自身负责，对他人和社会负责。

1. 保持和恢复健康的义务　人一旦患病，其承担社会责任和义务的能力就将减弱，会给家庭和社会增加负担，个人也受到损失。努力减少这种损失，是每一社会成员不可推卸的责任。现代医学证明，许多疾病的产生和发展与人们的生活方式和生活习惯有直接关系。如吸烟、酗酒、暴饮暴食、生活没有规律等，都是导致疾病发生或影响健康的重要因素。因此患了病要积极治疗，更要防患于未然，建立科学的生活方式、养成良好的生活习惯、注意锻炼身体、增强抗病能力，这是包括患者在内的全体公民的义务和责任。

2. 积极配合诊疗的义务　患者有知情同意的权利，同时也有在医师指导下对治疗作出负责的决定并与医师配合认真执行诊治决定的义务。患者应自觉遵守医嘱，主动接受各种必要的治疗，积极配合医务人员进行科学的处理。如果患者在治疗过程中，未经医务人员允许，擅自中止治疗，不按医嘱规定服药或随便浪费药品，这是对自己、对社会不负责任的不道德之举。

3. 承担医药费用的义务　我国目前处于社会主义初级阶段，国家经济条件有限，不可能全部承担每个公民的医药费用。每个社会公民在患病时都有义务承担一定的医药费用，以支持医疗卫生工作的开展，拒付医药费用的行为是不允许的。

4. 支持医学科学研究的义务　医学科学的发展，离不开医学科学的研究。医务人员常需要对一些疑难疾病进行研究，以寻找预防、治疗的有效途径；还有一些疑难杂症病人死前未能明确诊断，需要死后进行尸体解剖才能明确诊断；此外新药物的使用、新疗法的推广，都需要得到患者的配合，患者有义务给予支持并参与。

5. 避免将疾病传播他人　一个人患病不单纯是个人的事，它往往与社会其他成员的健康有着密切的关联。如通过水平传播的传染病和通过垂直传播的遗传病等。对此，患者应认识到主动接受治疗，防止疾病的传播和蔓延，是自己应尽的义务。对隔离治疗措施要能理解，并积极配合进行。

6. 尊重医务人员和他们的劳动　医务人员担负着救死扶伤的重任，为患者的治疗和康复付出了辛勤的劳动，理应受到患者和社会的尊重。对医务人员人格和劳动的尊重是患者的义务。然而，在临床医疗活动中，有的患者为谋求某种私利或利益，提出不合理的要求，当遭到医务人员拒绝时，就对医务人员提出种种非难，甚至谩骂、诽谤、殴打，这是道德和法律所不容的。

7. 支持医学科学的发展　医务人员对疾病的预防、治疗及疾病的发生、发展进行科学研究，需要患者的密切配合。如新医药技术、设备的临床人体试验，需要患者作受试对象；对未能明确诊断而死亡的患者进行病理解剖，需要患者家属的支持；医学教育中医学生的教学见习和临床实习，需要患者的信任、理解和支持。这些工作都是发展医学科学的需要，是造福人类的事业，患者有义务支持。

（三）医务人员的权利

1. 医学诊查权　在医疗的全过程中，每一项医疗行为和医疗方案的决定，如对疾病的诊断、采用的诊疗措施，选择治疗方法等都属于医生权利范围，只能由医生自主决定。当然患者和家属可以参与讨论并提出意见，但不能代替医生作出决定。医生的诊治权利是不受外界任何因素干扰的，即使来自社会或者政治原因的干预，医生也有权根据患者疾病的情况自主地进行判断和处理，排除一切非医学的种种因素影响。这是维护患者的生命和健康的需要，而不是出于任何个人的目的。因此，医生的诊查权必须受到保护，这是医学职业所决定的。

医学检查和诊治是医师执业的第一位的基本权利，也是首要权利。只有通过医学诊查，了解发现患者发生了哪些病理、生理的变化，才能此作出诊断、判定，拟定相应的治疗方案、实施有效的治疗。正确的诊查取决于医患双方，患者必须要如实地、毫不隐瞒地告知医师自身的家族病史、个人疾病史、有无遗传疾病等，医师通过询问，即“望、闻、问、切、听”，对患者病状、体征再经过必要的物理学、化学、生物学、解剖学及生理学等诸多的查验作出分析判定，制订治疗方案。隐瞒病史将可能导致分析判断的错误，影响治疗方案的正确制订，对此必须强调医师对疾病查验的知情权。错误的诊断还可能来自医师的粗心大意和过于自信，缺乏对查验的细致入微，唐突地作出判断，导致治疗方案的错误，对此必须要有严格的规范。

2. 疾病调查权　疾病调查是指医师为了明确诊断，向患者进行询问、调查。调查病情起因、进展、过程、身体现状、生活习惯，有无不良行为，有无既往病史、家族史、遗传史等。由于医患的特殊关系，在医师进行调查时，患者必须将自身隐秘之事告知医师，对此，医师有依法保密义务，不允许以医疗以外无关的目的，向他人泄露患者的隐私。

3. 医学处置权　医学处置权也就是医学处理权，这是医师在执业过程中享有的一项基本权利。这一权利是医师以保证患者恢复健康或有利于疾病好转为前提，根据医学科学的原理，针对患者的疾病，提出医学处置方法和处置措施。如进行哪些检查，采用何种治疗手段，是否需要住院，是否施行手术，使用什么药物，进行何种护理，怎样控制病情的发展、恶化。

4. 宣告患者的死亡权　患者的死亡是一个生物学过程。目前对死亡的判断尚有不同意见，但是医生必须按照中国认定的死亡标准作出死亡判断。对死亡的认定是一个纯医学判断，不能加入其他价值判断。对重危和晚期癌症患者，尽管身心极度痛苦，又缺乏有效的医疗手段，应竭力减轻患者的痛苦，至于能否对患者实行安乐死，这是目前仍有争论的问题，在法律还没有赋予医生这种权利之前，绝不能贸然行事。

5. 对患者的隔离权　为了保护社会人群的健康利益和维护社会的稳定，医生有权对某些传染病患者和发作期的精神病患者等实行隔离治疗。这是由于这些病人常会对他人造成疾病的传染或伤害，影响他人的生活。医生的这一权利只能在为了维护他人健康和有利于社会稳定的情况下实施，而绝不能出于其他目的。

6. 医生的干涉权　医生的干涉权是指在特定的情况下，限制患者自主权利以达到对患者应尽责任的目的，一般又称为医生的特殊权。这一权利只有在患者自主原则与生命价值原则、有利和无害原则、社会公益原则等发生根本冲突时使用才是正确的、道德的。医生干涉权的应用范围有：①患者有权拒绝治疗，如晚期肿瘤患者或危重症患者不愿继续接受治疗时，但这种拒绝必须合乎以下条件。是理智的决定，医生已全面陈述利害与后果，符合实际的选择。倘若拒绝治疗会给患者带来严重后果或不可挽回的损失时，医生在认真解释的前提下有权进行干涉，如对临床精神病患者和自杀未遂者等患者。②进行人体实验性治疗时，如果有些实验性治疗会对一些患者导致不良后果，虽然这些患者对实验性治疗已体现了知情同意，但是患者是出于某种目的要求进行实验性治疗的，医生必须行使特殊的干涉权保护患者的健康利益。③有些患者出于某种目的而来医院诊治，如要求提供不符合事实的病情介绍和证明，提出一些与病情不符合的要求，这时医生的干涉权应在了解情况，全面分析和认识疾病的基础上才能行使，否则会侵犯患者的权利，造成医患关系的冲突。④在认知疾病预后时，患者有疾病认知权利。医生应认真负责地给予解释和说明。但是当患者了解诊治情况及预后有可能影响治疗过程或效果，甚至对患者造成不良后果时，医生不得不隐瞒病情真相，这时医生干涉权的使用是必须的，也是道德的。

（四）医务人员的义务

1. 医生对患者的义务　医生的义务是指医生应尽的责任。由于医学科学的特殊性，其义务的特点是依靠医务人员内心的信念，无条件地忠实于患者的健康利益，对患者的生命负责，不能伤害患者。医生对患者的义务有：①承担诊治的义务：医生必须用其所掌握的全部医学知识和治疗手段，尽最大努力为患者服务，这是医疗职业特点所决定的，自古至今都是一样的。医生所做的一切必须以患者的利益和健康为前提。任何非医学理由，都不能成为推卸、限制或中断对患者的治疗义务的理由。世界医学会1949年通过的《日内瓦协议法》明确规定："在我的职责和我的患者之间不允许把对宗教、国籍、种族、政党和社会党派考虑掺杂进去。"医生不能因政治观点不同、个人恩怨以及其他理由，推卸为患者诊治的义务。②解除痛苦的义务：患者的痛苦包括躯体性和精神性的痛苦。医生要用药物、手术等医疗手段努力控制躯体上的痛苦，还要以同情心理解和体贴患者，做好心理疏导，消除患者心理上的痛苦。国内外的学者认为医生对患者的全面了解是基本职责，国外有的学者提出医生应该做到"五知"，即一知患者主诉，二知患者不适，三知患者苦恼，四知患者日常生活的不便，五知患者的社会问题。医生只有全面了解患者，才能对症治疗，取得良好的效果。③解释、说明的义务：医生有义务向患者说明病情、诊断、治疗、预后等有关医疗情况。特别是在诊断措施存在或可能给病人带来不利的影响时，医生更应向病人作充分解释与说明。这种负责的、通俗的、简练的陈述，不仅是为了取得与患者的合作使医疗工作正常开展，更重要的是对患者自主权的尊重。说明的目的是为了让病人了解有关情况，而不是去增加病人的思想负担。医生绝不能迫使病人接受自己的医疗方案，推卸诊治手段可能带来伤害的责任。④医疗保密的义务：医疗保密工作一般包括两个方面：一是为病人保守秘密，在诊疗过程中，由于了解病情的需要，患者常常向医务人员提供各种隐私，对此既不能随意泄露，更不能作为谈笑资料加以宣扬，应该做到守口如瓶；二是对病人保密，在特殊情况下，为了使医疗工作顺利开展，有利于病人的治疗，对某些病人的病情及预后需要保密，有些检查为了社会的需要，也应加以保密，如对孕妇进行B超检查时，不能向孕妇透露胎儿的性别，这既是医务人员履行的义务，又是拒绝孕妇和家属不合理要求的权利。

2. 医生对社会的义务　现代医学伦理学中，医生义务的概念是传统义务概念的延伸和发展，即强调医务人员对患者尽义务的同时，又必须对社会尽义务。医生对社会的义务有：①面向社会的预防保健义务。要主动宣传普及医药卫生知识，提高人们自我保健和预防疾病的能力，支持和参与卫生防疫和环境治理活动，对整个人类社会的健康承担起义务。②提高人类生命质量的义务。建立社区医疗服务网络体系，为社区群众提供医疗保健，医学遗传咨询，家庭病床等服务；积极参加优生优育，计划免疫和提高人类健康素质的工作；重视老年人的保健和亚健康的诊治；开展认识生命与死亡的教育工作，促进社会的文明和进步。③参加社会现场急救的义务。对突发性的自然灾害以及工伤、车祸等意外事故，医务人员应立即奔赴现场，尽力抢救，以社会利益和人民的生命安危为重，绝不能推卸、躲避和耽误现场急救工作。一旦遇到烈性传染病流行，要不怕牺牲，在组织的统一安排下，奋勇奔赴疫区，积极投身防治现场和医疗第一线，努力工作。医务人员肩负着稳定社会秩序，保护人民生命安全的义务。

3. 发展医学科学事业的义务　要使医学科学事业不断发展，提高临床诊治水平，增强人体健康素质，需要医务人员刻苦钻研新理论、新技术、新操作，具有一种献身和求实的精神。医学科学的发展，关系到人的生、老、病、死，是一项非常艰巨的事业，医务人员应以执著的精神，贡献自己毕生的精力。一般来说，医生对患者和社会的义务是统一的。但是，由于利益的基点和指向不同，常存在着矛盾和冲突。如优生中的个人生育权与生命质量论的冲突，稀有医药资源的分配等，当产生矛盾时，医生必须首先进行多元利益的对比分析和优化选择，确保根本利益不受损害，多方利益合理兼顾。如若不顾一切给患者以满足，则会严重损害社会利益，此时要以社会利益为重，说服患者使个人利益能服从社会利益，努力将两者统一起来。

第二节 医患关系的基本内容及基本模式

医患关系是在医疗实践活动中表现出来的医生角色与患者角色之间特定人际关系，其内容可以归纳为技术关系和非技术关系两个方面。

一、医患关系的基本内容

医患关系以医疗职业为基础，道德为核心，并在医疗实践活动中产生与发展。医患关系分为医患技术关系和医患非技术关系。

1. 医患技术关系 是指在医疗技术活动中即实际医疗措施的决定和执行中医患双方的联系例如，让病人参加治疗方案的讨论，征求病人的意见，取得病人的同意等就是医患关系技术方面的内容。医患关系的技术方面，最基本的是表现在医疗实施过程中医患双方谁为主动，谁为被动，各自主动性大小如何。传统医患关系是医生占据主动地位，具有绝对权威；而病人完全处于被动地位，没有参与医疗实施的权利，一切听从医生的安排和处理，只能被动地接受治疗。这种类型的医患关系称为家长式的医患关系。在这种关系中，医生成了病人的“上帝”和“保护人”。“医生像父亲”“护士像母亲”的说法，从某种意义上反映了医患间的关系。从积极的方面说，医护人员应尽到慈父慈母的责任，以仁爱之心和情感关心病人的治疗和健康。从消极的方面说，未能发挥病人在医疗活动中的主观能动作用，因此是一种有缺陷的医患关系。现代医患关系又称为民主式的医患关系。这种医患关系中虽然医者仍处于主动地位，但病人不再是完全被动地接受治疗，而是医生可以听取病人的医疗意见，叙述病情和治疗的感受，配合医生参与治疗决策。从某种意义上说，民主式的医患关系重视了病人参与医疗实施的主动性，虽然这种主动作用是有限的，但比起家长式的医患关系是一个较大的进步。

2. 医患非技术关系 是指实施医疗技术过程中医生与病人相互交往而涉及的社会、伦理、法律、心理、生理方面的关系，不是医疗技术实施本身医生与病人的相互关系。我们通常所说的服务态度、医疗作风等就是这方面的内容。这是医学伦理学研究医患关系中最基本的方面。

对医务人员是否满意，病人首先评价的不一定是医生给予的诊断和治疗如何，也不一定是医务人员业务技术操作是否熟练，而是医务人员的服务态度，对病人是否认真、耐心，是否同情、热心等，这是病人及家属非常敏感的问题，往往容易引起医患纠纷，这样的事例屡见不鲜。这说明病人、家属对医务人员的评价多是从非技术方面的角度来考虑的，同时也说明了医德在医患关系中的重要性。

医患关系作为社会人际关系的一部分，自然存在着与社会其他人际关系共有的或相似的社会、心理特点，存在着人与人之间的相互尊重、信任和诚实。服务态度是一切服务性行业的共同问题，但医患关系的非技术方面也有特殊性。因为，医患关系的态度和伦理方面与医疗效果有着十分密切的关系，所以社会要求医务人员不仅要有精湛的医术，还要具备高尚的医德品质。

医患之间是一种双向关系，病人的文化修养、道德境界、心理状态也是影响良好医患关系的重要因素。但医务人员是医患关系的主导者，也是建立良好医患关系的主要责任者。

二、医患关系的基本模式

医患关系的基本类型是医疗活动中医患双方互动的基本方式。根据医患关系与诊疗过程的不同层面，可将医患关系区分为“非诊疗性的医患关系”和“诊疗性的医患关系”，即医患关系的技术方面和非技术方面的医患关系。

（一）技术性医患关系

医患技术性关系是医者和患者之间在诊疗措施的决定和执行中建立起来的行为关系。目前国际上广泛引用的医患关系的技术性方面的基本模式，是萨斯和荷伦德 1956 年提出的“萨斯—荷伦德模式”。这种模式的分类，是按照医患双方在实际的医疗措施的决定和执行中所处的地位、主动性大小而划分为三种类型。

1. 主动—被动型 这种模式的医患关系把病人置于被动地位，而医生则处于主动的主导地位。其特点是医患双方不是建立在相互作用的基础上，而是医者主动为患者做什么，患者处于被动接受的地位。这种模式只适合于对重危休克及昏迷病人、婴幼患儿、精神病人、智力严重低下者等。而对大多数患者而言，这种模式把患者在医疗活动中的主动配合和一些有参考价值的建议全部排除出去，它不仅会影响诊疗效果，而且容易导致误诊、误治和医疗事故的发生，因此，在应用时要严格把握适用条件。

2. 指导一合作型　在医疗活动中，这种模式的医患关系是依靠医生的指导，病人处于一个忠实地接受劝告和配合的地位，其特征是医生告诉患者做什么。这种类型把患者看做是有意识的人，患者在医患双方关系中有一定主动性，医患关系比较融洽。但是，这种主动性是有条件的，是以主动配合、执行医生的意志为前提的合作，医生的权威仍然起决定性作用。这种模式虽有它本身的局限性，但可以比较广泛地适用于一般病人，特别是急性病，是目前应用较为广泛的医患关系。它有助于提高诊疗效果，有利于及时纠正医疗过程中的某些差错，有利于建立融洽的医患关系。

3. 共同参与型　这种模式的医患关系，医患双方彼此具有同等的权利和主动性，并能互相配合。即医患双方共同参与诊疗措施的制定、决策和实施，是最为理想的医患关系的模式。这种医患关系的特征是医患共同参与诊治，医生诊治的方案、措施是以病人的病情和体验为依据，并以此作为完善诊治方案的基础；病人根据自身感受和治疗中的反应，向医生反馈信息，并积极提出合理化建议。

上述三种模式在特定的情况下，都是正确的、有效的。在临床实践中采用什么模式取决于两种因素：一是患者的病情、年龄、文化程度；二是医务人员综合分析能力和判断能力。在当代医疗实践中，医务人员应根据具体病人的临床特点，选择和谐医患关系的适宜模式，在尽可能地尊重患者意见的同时，应给患者以适当的指导，以达到调动医患双方的积极性，提高医疗服务质量。

（二）非技术性医患关系

非技术性医患关系是指在医疗服务过程中，医生与病人在心理、社会和伦理方面的关系，主要表现在以下几个方面。

1. 道德关系　道德性医患关系是一种固有的基本关系。它是高度文明社会中存在的一种医患关系模式，是非技术性的关系。这种关系主要责任是在医务人员方面。因此，医务人员不仅要有精湛的医疗技术，而更重要的是应具有高尚的职业道德修养。在医疗活动中，以病人为中心，在关注疾病的同时，更要注意病人的心理和社会方面因素对健康的影响。要尊重和发挥病人积极参与治疗的主动权，全心全意为病人服务。作为病人也要遵守医疗法规，尊重医务人员的人格、劳动和权利，讲究文明礼貌，积极配合医务人员开展正常的医疗活动。只有双方的共同努力，才能在彼此之间建立起一种良好的道德关系，即平等、公正、真诚、礼貌、负责、互谅的医患关系。

2. 契约关系　即指医患之间的关系是一种非法律性的有关双方责任与利益的约定。在这种关系中，医患双方感到相互之间有一些共同的利益，分享道德权利与责任，并对医疗活动中作出的各种决定负责。在医疗过程中，未经病人允许，医生不能采取重大医疗措施。病人也不期望同医生讨论所有的医疗技术细节，因此，在医疗过程中，实施一些具体的非重大的技术措施，应由医生负责决定。

3. 法律关系　医患关系之间的法律关系是指医患双方在诊疗过程中均应受到法律的保护与约束。它主要表现为：其一，医生行医资格必须得到法律的认可。医生从事医疗活动和职业自主权要受到法律的保护和监督，行医违法要追究法律责任。其二，人人享有医疗卫生权利，病人就医和医疗安全同样受到法律的保护，就医违法也要受到法律的制裁。其三，是在医疗活动中，医患双方都必须承担各自的法定责任与义务，用法律保护自己的权利，只有这样，才能保证医疗活动正常有序地开展。

4. 经济关系　自从医患关系随着医疗活动出现以来，不论社会性质有何变化，在商品经济条件下，医患关系始终表现为一种经济关系。特别是在社会主义市场经济条件下，医院从政府的保护伞下走出来，作为一种特殊的行业要在激烈竞争的市场环境中求生存、促发展。在考虑社会效益的前提下，必然要考虑经济效益。同时，医务人员所付出的劳动以及一些物化劳动作为社会总劳动的一部分，理应得到一定补偿。这样医患之间看病付费、治疗收钱的经济关系就不可避免地发生。这种关系随着市场经济体制的健全、社会保险机制的形成将更加健康有序地发展。但由于医务人员的职责是救死扶伤、治病救人，其职业道德具有一定的特殊性，所以这种特殊的劳动付出所得到的补偿不能完全等同于一般意义上的商品等价交换。

5. 文化关系 医患关系作为一种特殊的人际关系，总是在一定的文化背景条件下产生的，因而医患关系又表现为一种文化关系。在医疗活动中，医患之间能否了解和理解对方的文化背景，是影响医患交往的重要因素。由于医患双方所具有文化水平、素质修养不同，甚至在语言、宗教信仰、风俗习惯等方面存在着文化背景上的差异。因此，在医疗活动中，医务人员要十分注意自己的语言、举止和表情，并尊重病人的宗教信仰和风俗习惯，对不同文化层次，不同个性的病人，应因人而异，灵活运用不同的手势和语言艺术，亲切、准确、完全、巧妙地阐述自己的意见，通过缩小医患之间的文化差距，建立和谐、舒畅的医患关系。

总之，非技术性医患关系与技术性医患关系是互为条件，缺一不可。技术性关系是非技术性关系的基础，非技术性关系是技术性关系的保证。

第三节 影响医患关系的主要因素

在医疗活动中医患双方的目标是一致的，然而医患关系本身又是一个对立统一的矛盾体，这些矛盾包含着医患双方的主观美好愿望与医学客观现实的不一致性，医者工作实际情况与患者理想化要求不相符合等多重矛盾。它受一定的社会因素和医学科学发展影响，特别是新时期医疗市场化趋势及相关的社会保障体制迅速发展，医患关系的内涵比以前任何时期都有所扩大，尤为复杂。究其原因主要来自医者、患者、医院管理和社会四个方面。

（一）医务人员

在医疗活动中，医患关系和谐度的强弱主要取决于医者的医德境界、心理状态、医学观念等方面。

1. 医德境界不高 医患关系的好坏在很大程度上取决于医务人员医德境界的高低。具有良好医德的医务人员能够完全彻底为病人服务，时时处处把病人利益放在首位，对病人极端负责。这不仅体现在思想道德的高尚，更重要的是具有崇高医德境界的医务人员能够刻苦钻研医学科学技术，忠于职守，保证和提高医疗质量，取得病人的完全信任，使病人积极主动地配合治疗。反之，有的医务人员受拜金主义思潮的影响，医德境界低下，把医术当做商品搞交易，以权谋私，收受财物，个别人甚至发展到公开向患者及其家属索贿。有的工作责任心不强，对患者态度冷淡，不关心患者的痛苦，对一些本应自己主动完成的事情，却留给患者及其亲属去做。有的对病人接诊或抢救不及时而延误了治疗时机。有的对病人推诿拒收，造成不良后果，从而导致医患关系紧张甚至破裂。

2. 传统医学观念 在医疗实践活动中，用什么观点和方法去研究、处理人类健康与疾病问题，决定着医务工作者对人的生命、生理、病理、预防、治疗等问题的基本医学观念。固守传统生物医学模式观念的医务人员，他们把患者看成是单纯生物属性的人，认为疾病是生物学因素侵犯机体的结果。因此，他们不注重与患者进行感情交流，不注意调动病人与疾病斗争的内在潜能。认识不到心理、社会因素对疾病的影响和在治疗中的作用，看不到或不重视情感、思想、语言等因素的致病作用。因此，容易造成医患之间的误解，甚至产生矛盾。遵循现代生物-心理-社会医学模式观的医务工作者，认为医学是自然科学与社会科学相结合的科学。它不仅涉及生物科学，而且与人的思维活动、心理过程和社会生活都有密切关系。因此，在医疗实践活动中，他们既考虑生物学因素，又重视社会心理因素，经常与病人进行感情交流，充分发挥病人的主动性。持这种医学观者有利于加深医患感情，密切医患关系。

3. 不良心理状态 心理是感觉、知觉、记忆、思维、情感、意志和气质、能力、性格等心理现象的总称。随着医学模式的转变，人们已开始重视心理因素对建立良好医患关系的重要意义，实践证明，医患关系对患者机体的影响必须以心理因素为中介，医患双方良好的心理状态是建立在良好、完满的医患关系基础上的，医患间的心理相互作用，常以潜在的方式相互感染，有时会在不自觉的状态下支配着医患双方的行为。由于医者的年龄、阅历不同，所受的教育与训练程度不一，思想观念和道德修养存在着差异，他们的心理状态也不一样。在医患交往中，医者往往因为心理学意识淡薄，语言艺术欠缺，给患者造成了巨大的心理压力，损害其健康。影响医患关系的不良心态主要有以下三个方面：①恩赐心理。

他们把诊治疾患视为对患者的恩赐,这是一种传统的职业心理活动。他们把患者的就医行为看做是患者有难"求"医生,因此,往往以救世主自居,认为医患之间不是服务与被服务的关系,病人应当感恩戴德,从而导致医患关系的不平等、不和谐。②权威心理。医者把自己看成是医学知识的垄断者,认为患者是不具有医学知识或缺乏某一方面医学知识的人,在诊疗活动中,患者应当绝对服从医生,只需要按照医生的安排按时吃药打针就可以完成治疗任务,不允许患者提出任何疑义,也听不进患者对病情的反馈,把患者对医疗工作中的一些建议或意见视为对自己的不尊重、不信任,把患者置于消极被动接受治疗的地位,习惯于说一不二,绝对权威,不承认自己处于为患者服务的地位,不认可患者在医疗过程中的主体地位,从而导致患者对医者敬而远之。有的医者自视清高,目空一切,讲起话来傲慢无礼,出口伤人,破坏了和谐的医患关系。③单纯谋生心理。有部分医务人员把医学职业单纯地作为谋生手段,对病人缺乏关心、爱心、同情心。为了追求最大利润,唯利是图,以次充好,抬高药价,甚至弄虚作假,夸大病情,做一些不必要的检查,欺骗患者及其家属。甚至以某种暗示索取病人钱财等,严重损害病人利益,直接影响医患关系。

4. 自制力不强 医务人员的自制力对协调医患关系有很大影响。目前医患关系出现一些紧张状态,在很大程度上是因为医务人员缺乏自制力的结果。医务人员绝不可把在自己生活、家庭中所造成的不良心境带到诊疗工作中去。医务人员表达感情要"放"得自然,"收"得及时,要注意有节制性。特别是由于患者文化水平、道德修养、经济状况和所患疾病等多种因素的差异,都会因某一诱因表现出不同的态度。尤其是思想修养较差,文化水平较低的病人,在医务人员不能满足他们的无理需求或对治疗效果不满意时,往往会出言不逊,恶语伤人,甚至动手打人。在遇到这种突然冲击,自身感情产生强烈冲动的情况下,常常由于部分医务人员缺乏自制力,而与病人发生争执,从而导致医患关系紧张。因此,作为医务人员,遇到上述情况时,要理智地控制自己的情绪,使自己保持冷静,等待病人情绪稳定后再做解释工作。这样"冷处理"往往能把紧张气氛缓和下来,促使病人自悟,有利于改善医患关系。

5. 医疗缺陷 医疗缺陷是指医疗效果的不理想、不完满的状态。它主要包括医疗意外、医疗差错和医疗事故。医疗意外所形成的缺陷,是指在某些疾病的治疗过程中,尽管医务人员认真负责,但由于病情非常复杂而诊断处理不当,或病情急剧变化,出现意想不到的情况,甚至导致残疾、死亡,从而引起患者或社会公众的不满,最后造成医疗纠纷而诉诸法律。

(二) 患者方面

在医患关系中,虽然医务人员始终处于主导地位,但是,由于患者的心理因素、道德修养因素等多方面的原因,诱发医患矛盾,主要表现在以下几个方面:

1. 不满足心理 随着社会的进步,人们对卫生需求在不断提高,在医疗过程中,患者常常因条件限制或个人意愿得不到实现而产生不满足心理。一是患者的要求合理,但由于条件限制,不能满足患者合理要求而引起矛盾。如因床位紧张,患者不能及时住院;患者要求服用某种特效药物,但医院没有这种药物;患者要求进行某种精密仪器的特殊检查,但医院无法解决,等等。这些情况尽管医务人员耐心解释,而患者仍不能谅解,就容易造成矛盾。二是患者的要求可以满足,也可以不满足,介于两者之间。若一旦不能实现,则可能引起矛盾。例如,医务人员坚持按病情需要开药,而患者却点名开药,如果得不到满足,患者就可能指责医务人员。三是患者要求既不合理,又无法满足而引起的矛盾。如有些因交通事故所致住院的患者,小病大养,病愈不出院;有的患者要求医者给其开营养补品,出具假证明、假处方,等等。当这些不合理的要求得不到满足时,就会遭到一些患者的无理取闹,严重损害医患关系。

2. 不信任心理 有些患者只相信高年资的医生和自己熟识的医生,对其他医务人员不信任,采取回避的态度,致使医务人员产生反感心理。有的患者怀疑医生诊断处理的正确性,因而产生抵触执行医嘱的行为,不积极配合治疗,甚至影响医疗活动的正常进行。有的患者不能如实地向医生反映病情或隐私,造成诊疗措施不到位,直接影响医疗效果。

3. 道德修养差 患者的道德修养水平偏低,对医患关系有着重要影响。其主要表现为一是患者不尊重医务人员,错误地认为医务人员的工作就是服侍人，“我交钱看病，医务人员应该随时听我使唤”，稍不如意就指责、刁难、谩骂，重则无理取闹，大打出手，严重损害医务人员的自尊心和人格，影响医患之间的正常关系。二是不遵守医院的规章制度，扰乱正常的医疗秩序。具体表现为不服从医务人员的安排，就诊时不挂号、不排队或强令医务人员为其做某项检查，或点名要药，甚至个别患者损坏医院公共设备又不赔偿等。

4. 医疗行为和医疗效果的争议 患者或家属对医务人员采用的诊治手段和治疗效果有争议而引起矛盾。由于有的患者文化素养低或缺乏一定的医学知识，有的对医务人员提出的检查要求不同意，有的对某项治疗有异议，有的对某些并发症或意外情况不理解，认为这是医务人员的过失，有的危重、疑难杂病，虽经全力抢救，仍然不能挽救病人生命，最后得不到患者亲属的理解；有的患者动辄以医疗事故要挟医疗单位和医务人员，或借此拖欠医疗费用，以致影响到医院正常医疗费的收入。这些都会激化医患关系。

（三）经营管理方面

医院经营管理方面的原因，严格地说也是医务人员方面的原因。虽然不从医务人员的语言或行为中直接表现出来，但有时也是医患关系障碍的关键环节。

1. 经营思想不端正 医院经营思想不端正，主要表现为：

（1）顾此失彼：顾此失彼是指有些管理者在医疗实践活动中忽视了社会效益对社会主义事业发展，对人民健康应做的贡献，过多地强调经济效益，引发了任意提高收费标准，自行增加收费项目，做一些与病人病情无关的不必要的检查，超越患者病情需要的大处方等，以此增加医院收入，多发奖金。给患者及其家属、单位增加不必要的经济负担。

（2）急功近利：一些单位和领导认为医疗工作要适应市场经济，就得一切以经济效益为目标，以赚钱盈利为目的。只顾眼前利益，缺乏长远打算，因而他们不执行国家的有关规定和医德规范，过分强调经济效益，把创收的具体指标分配到各个科室，诱发和迫使医院的各科室设法赚钱，出现“三乱”（乱检查、乱用药、乱收费）现象。

（3）服务定位错误：有的医务人员把医疗工作抛在一边，为厂家充当药品或医疗器械推销员，搞所谓的创收。个别医院对本单位出现的医疗事故和严重不正之风，不向主管部门如实报告，又不进行处理和纠正。凡此种种，都会影响到医患关系的协调发展。

2. 管理措施不到位 管理主要是指面向医院内部的一些活动。它的主要功能或作用是按照医院特有的医疗规律对员工思想和行为进行计划、组织、管辖和协调控制的一系列活动。所谓管理措施不到位，主要表现在以下几点：

（1）管理制度不健全：医院管理中，没有按照科学管理的要求并结合本单位实际情况认真制订切实可行的规章制度，或者制度不健全，导致管理环节中的漏洞，使医患双方特别是医务人员失去了一定的约束力，造成工作秩序混乱，劳动纪律松懈，使一些基础管理不落实，给患者就诊造成很多不便，甚至出现漏诊、漏治或延误治疗等。这些现象都会引起医患关系紧张。

（2）科室布局不合理：随着医疗市场改革的不断深入和发展，病人需求发生了变化。过去医院有些科室布局以疾病为中心，整个服务缺乏科学性、合理性和系统性的医疗服务流程设置，严重降低医院运行效率，造成病人候诊时间延长或不能及时诊治或有病找不到医务人员等。

（3）医疗服务质量低：医疗服务与其他服务一样，病人购买的不是医疗产品或服务本身，而是医疗服务的最终结果。然而分工过细，环节过多可能会导致医疗服务程序烦琐、复杂，不仅降低了工作效率，而且也无形增加了病人的负担。对病人来说，医疗服务过程的质量和结果质量同样重要。

（四）社会因素方面

1. 卫生法规不健全 卫生法规是我国社会主义法制体系的重要组成部分，是各级卫生机构所遵循的法律依据。对于医疗卫生机构、医务工作者、患者和社会人群都有制约、保护作用。新中国成立以来，我国卫生部门先后制定和颁布了许多卫生法规，这些法规的实施，对于提高人民的健康水平，维护医疗卫生秩序起到了积极的作用，使我国医疗卫生服务更好地向科学化、社会化和法制化发展。但是，随着社会的进步、医学科学的发展和社会主义市场经济体制的建立，目前的卫生法规显得不够健全，存在卫生立法缓慢，法规宣传不到位等现象，显然跟不上市场经济体制发展的需要。有的人法制观念淡薄，扰乱医院正常医疗和工作秩序，严重影响了医患关系。

2. 市场经济的影响　市场经济体制的建立和发展，将价值规律引入医院运行机制中。目前的医院管理是在医疗活动各项关系尚未理顺并缺乏相应配套机制的条件下进行的，社会效益和经济效益之间产生了矛盾。医务劳动是一种复杂劳动，又是一种需付出更多时间和精力的艰苦劳动，亦是一种有关服务对象生命安危的风险劳动。因此，他们的劳动理应得到社会的充分肯定和认同，并在经济分配上尽可能体现出来。但是，由于多种因素的影响，劳动付出与收入的不协调，直接影响了医务人员的工作热情和服务态度。一些医务人员对社会上出现的分配不合理、工资收入偏低等现象没有正确的认识，单纯追求金钱和名利，以开大处方、滥收费、收红包、用昂贵药品等手段谋求多盈利、多赚钱，这些情况势必影响医患关系。

3. 旧意识、旧观念影响　在一些医者和患者中，由于受旧意识和旧观念的影响，存在着一些不良风气。如找熟人、开后门、拉关系，互相利用等。看病挂号、按序就医本是合情合理，但在医疗活动中，常常遇到不少患者找熟人、拉关系提前看病，提前做某些检查，提前住院，提前做某些手术等，影响了正常的医疗秩序，引起其他患者不满。还有一些有社会地位的患者总是想方设法表明自己的身份，以引起医务人员对他们的重视和特别照顾；个别医德修养差的医务工作者也想乘机了解患者的地位，以便互相利用，图办事方便，对那些有利可图或有地位的患者“另眼看待”，而不能一视同仁对待普通患者。另外，社会上还存在着轻视知识分子，不尊重知识分子和他们的劳动，对医务工作者尤其是对护理人员的劳动不尊重等现象，这些原因影响了医患之间的关系。

第四节　社会主义医患关系的特征及道德要求

随着社会主义市场经济体制的建立，人们的道德价值观念发生了深刻的变化。如何适应我国经济生活的深刻变革和现代医学模式的转变，构建社会主义新型的医患关系显得尤为重要。

一、社会主义医患关系的特征

1. 医患关系是一种契约关系或合同关系

契约是平等主体之间订立的有关民事权利与义务关系的协议。在协议中医患当事人的法律地位是平等的，都具有独立的人格，没有高低、从属之分，不存在命令者与被命令者、管理者与被管理者。医患相互间应平等相待，双方都应该尊重对方的人格和权利。其主动—被动型和指导—合作型犹如民商法律中的信托关系。患者由于各种原因，在生理、心理等方面承受痛苦，他们来到医院把健康与生命托付于医务人员，医生在接受患者委托后，应做到真诚相待并努力减轻患者的身心痛苦。

2. 信任是医患关系的支柱　要做到互相信任，医生取信于患者是主要的。医生应提高自身道德修养和医疗水平，热情真诚地对待患者，取信于患者；而患者对医生也应以诚相待，对医生要讲真话，认真执行各项医嘱，并与医务人员建立良好的医患关系，这样才能有利于医疗工作开展，取得良好的诊疗效果。

二、新型医患关系的道德要求

随着社会的不断发展和进步，特别是社会主义市场经济体制的建立，人们的道德价值观念发生了深刻的变化。如何适应我国经济生活的深刻变革和现代医学模式的转变，构建社会主义新型的医患关系显得尤为重要。根据我国生产力水平及社会生产关系的客观要求，我们应以社会主义医德的基本原则为指导，以法律为准绳，建立平等互尊、真诚合作、公正文明、互助友爱的社会主义新型医患关系。

1. 平等互尊　随着社会文明程度的提高和公民法律意识的增强，社会对保障和尊重医患双方权利的要求将达到一个新的水平。这就要求医患双方保持平等关系，充分发挥各自的主观能动性，科学地运用好医患关系的三种模式（即主动被动型、指导合作型、共同参与型），形成医患之间相互尊重、相互理解的关系。还要正确认识和处理好医患之间的权利与义务的关系。使医患之间平等相处，共同与疾病作斗争，增进医患关系和谐发展。医者要真正实践“尊重患者人格，维护患者权利”的社会主义医德规范，患者也应尊重医务人员所应行使的职权。医患双方都要互相尊重人格，自觉遵守社会公德，共建平等的医患关系。

2. 真诚合作　在医疗活动中医者为人民的

健康服务，患者为了身心健康而就医。医患双方需要真诚合作、共同参与、密切配合、齐心协力与危害身心健康的各种因素作斗争。因此，医者对接诊、检查、诊断到治疗的每一个环节都应认真负责，实事求是，以科学而严谨的态度对待患者。患者应从当前科学技术、诊疗设备条件的实际情况出发，积极参与各个环节的诊治，以主动合作的态度对待医务人员。只有这样，才能共同战胜疾病，恢复健康。医疗服务除了医务人员的业务技术等因素外，是否真诚地对待患者也是一个非常重要的方面。特别是现代医疗器械设备所导致医患关系的“物化”，传统生物医学模式忽略对患者的整体性认识，这些都不同程度地影响了医学科学与人道主义的融合。因此，医者必须以现代生物-心理-社会医学模式来研究临床问题，真诚负责地履行道德义务，设身处地地关心同情患者，进而建立起密切合作的医患关系。

3. 公正文明　在社会主义市场经济体制条件下，医疗市场的竞争不仅表现在医疗技术质量、医院硬件设施、医疗费用等方面，而且更表现在医疗服务质量方面。因此，医务人员要奉行公正文明的原则。一要正确评价诊疗效果，不掩饰诊治过程中的问题。二要自觉、严格地执行规范操作。三要爱护医院公共财产，不允许用医院设备、药品随意为亲朋好友提供方便。四要爱护社会卫生资源，绝不能以改善医患关系为名，开“人情处方”，以换取病人的报答。五要文明礼貌待人，医患双方只有互相尊重，才能在诊治过程中得以默契合作。六要用文明的语言来体现医务人员的道德修养，征得病人的信任。

4. 互助友爱　医患之间的互助友爱关系，是同志式真诚相处、真挚感情的表现，是社会主义道德和精神文明建设的要求，也是建立新型医患关系的必要内容。医者要文明行医，对患者要以诚相待，要满腔热情、体贴入微、耐心细致、不怕麻烦，不计较功利、不敷衍了事。患者要理解医者所处的地位、所能提供的医疗条件。明白个人需要和现实可能经常发生矛盾，会有一定距离，应该真诚地对待医者，对医务人员的劳动应充分给予肯定。只要我们人人都用真情去对待别人，人人都献出一份爱心，医患之间的互助友爱的新型关系就一定能够建立。

总之，在以人为本，以德治国的精神文明建设的推动下，一定能够建立起平等互尊、真诚合作、公正文明、互助友爱的社会主义新型医患关系。

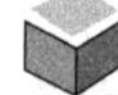

案例 3-3

【阅读提示】3 月 23 日，哈尔滨医科大学附一院，患者李某因对医生的医疗建议不满，持刀向 4 名医生行凶，致一死三伤。当晚，有网站刊登新闻后附带“读完这篇新闻后的心情”调查，6161 人参与投票，其中选择“高兴”的竟高达 4018 人，占总数的六成以上。这引发了人们对医患关系新的思考。网络调查结果可靠吗？真有六成人对医生被杀感到高兴吗？医患矛盾究竟是不是解不开的死疙瘩？在医患关系紧张的当下，媒体应该扮演什么样的角色？

一问：怎么看待六成人“高兴”？

编辑：6161 人参与投票，其中选择“高兴”的竟高达 4018 人，超六成之多。这应该怎么看？（略）

二问：医患关系真是死结吗？

编辑：网站的调查，引起了人们对医患关系的新思考。甚至有人认为，医患关系已经到了“最危险”的时候。现在的医患关系真的有这么糟糕吗？（略）

三问：媒体火上浇油了吗？

编辑：最近一段时期以来，关于医疗事故、医患关系之类的报道中，负面的事件很多，这说明什么问题？医患关系在持续恶化吗？（略）

http://www.sina.com.cn　2012 年 03 月 30 日 03:58　人民网-人民日报

【分析提示】

什么是法律关系？什么是医患关系？医患关系到底是什么法律关系？什么是医疗服务合同？

思　考　题

1. 影响医患关系的因素有哪些？

2. 医患双方的权利、义务有哪些？

3. 在医疗活动中，医务人员可以在哪些范围里行使特殊干涉权？

第四章　预防医学与环境保护的伦理道德

预防医学及环境保护是整个社会主义卫生事业的重要组成部分，是全人类共同关心的大事。随着现代工农业生产的发展和社会人口的持续增加，人们赖以生存的环境发生了或正在发生着重大变化，预防医学与环境保护所面临的研究课题越来越多，担负的任务越来越重，其道德问题也越来越突出。充分认识预防医学与环境保护道德的重要性，调整好各种道德关系，对贯彻落实"预防为主"的卫生工作方针，防病治病，保护和改善13亿人口的生存环境，造福子孙后代都具有重要而深远的意义。

第一节　预防医学伦理

预防医学的工作对象是社会人群，主要任务是预防疾病在人群中的流行，针对造成疾病流行的诸多潜在因素，采取积极的有效措施，治理、改善和优化人类的自然和社会环境，消除引起疾病发生和流行的直接和间接因素，从而发挥出巨大的社会和经济效益。预防医学道德与预防医学工作的职业特点紧密相连，作为制约人们信念和行为规范的力量，它溶化在预防医学最活跃的主体活动中。预防医学工作者要实现或达到预防医学的职业目标，必须遵循医德基本原则和规范。

一、预防医学的概念及作用

（一）预防医学的概念

预防医学是研究社会人群健康和疾病发生、发展、转归的本质与规律，探讨内外环境以及社会活动对人类健康和疾病的影响，制定预防、控制、消灭疾病发生和流行的对策，着眼于优化和改善人类生存环境，创造和维护有利于人类身心健康的最佳劳动和生活条件，增进人类健康，提高人类生命价值的科学。

（二）预防医学的地位和作用

"预防为主"是我国卫生工作的指导方针，在整个医疗卫生事业中具有重要的战略地位。积极开展预防工作，防止疾病的发生，控制疾病的蔓延，减低其病死率，减轻并发症、后遗症，提高整个人群的健康水平，是预防医学的根本宗旨。与临床医学比较起来，预防医学具有更直接、更积极、更现实的意义，它符合人类健康利益的要求，代表了医学发展的方向。

1. 预防工作关系到国家的经济建设能否顺利进行　社会主义的根本任务是发展社会生产力，改革开放和发展经济的根本目的是提高人民生活水平。到21世纪中叶，我国的经济发展要达到中等发达国家水平，实现这一宏伟蓝图，必须加快经济建设步伐。搞社会主义经济建设，需要大批身体健康的劳动者。人才是科技进步和经济社会发展最重要的资源。从对社会作用看，预防疾病比治疗疾病更重要，预防一个人不生病，比治疗一个病人所需费用要少几倍，甚至几十倍、上百倍。加强了预防工作，被保护的劳动力所创造的经济效益和由此产生的社会效益是难以估计的。这就要求预防医学工作者应该把预防工作放在促进国家经济建设的战略高度上去认识，认真学习掌握预防医学知识，更好地为社会主义经济建设服务。

2. 预防工作关系到人民的身体健康和社会生活秩序的稳定　"人人享有卫生保健"是世界卫生组织制定的全球战略目标，这既是医务人员奋斗的方向，也是广大人民群众根本利益的体现。为了保障人民的身体健康，维护社会正常的生活秩序，预防工作必须本着重在建设、贵在坚持的原则，防患于未然，任何疏忽大意，都可能给群众带来不可弥补的损失，给社会造成不良影响，甚至使人们的正常生活秩序陷入混乱。1989年2月—3月间，上海居民因食用毛蚶引起"甲型肝炎"流行，短期内生病、住院、抽血查肝病的就诊者急剧增加，"大青叶合剂""板蓝根冲剂"供应十分紧张，一时间人心惶惶，谈"肝"色变，商品流通领域受到严重冲击，正常的工作秩序和社会秩序受到很大影响。这一事实告诫我们，预防工作必须常抓不懈，切不可掉以轻心。

3. 预防工作关系到全民族生命质量的提高和子孙后代的幸福　一个国家传染病发病率的多少，人民健康水平的高低，人均寿命的长短，直接关系着全民族的生命质量。目前，世界上发现的遗传病有3000多种，我国有30余种传染病难以得到根治。近几年，某些寄生虫病在我国南方有局部流行，职业病和中毒事件屡有发生，被称作“21世纪瘟疫”的艾滋病和其他性传播疾病呈急剧上升趋势，再加上我国的经济基础薄弱，预防工作的任务还很艰巨，如果这些疾病得不到预防和控制，将对民族健康素质带来极大损害，并影响到子孙后代。所以，预防人员必须以严肃认真的态度，面对社会现实，以高度负责的精神，兢兢业业地做好预防工作，为造福子孙后代，为国家民族的强盛贡献出自己的力量。

二、预防医学道德的含义及特征

（一）预防医学道德的含义

预防医学道德是指在预防医学职业活动中，调整预防医学工作者与人群、环境、社会以及预防医学工作者之间关系的行为准则和规范。它伴随着人类的进步和预防医学的发展而逐步完善，促进着预防医学的不断发展。

预防医学道德的形成经过了一个漫长的历史过程。古代由于生产力水平和人类认识水平的低下，人们对疾病产生和迅速传播而带来的灾难不能正确解释，往往归于神灵的惩罚。在人类同自然界的抗争以及同疾病斗争的过程中，逐步积累了与疾病斗争的丰富知识，认识到人类的疾病和健康同周围环境因素有密切关系，并认识到防病的重要性。公元前2世纪，第一部较系统反映我国古代医学成就的著作《黄帝内经》中，就明确提出了“圣人不治已病而治未病”的思想。古希腊医学奠基人希波克拉底强调，医生应当关心健康人，主张在治疗上注意病人的个性特征、环境因素和生活方式对病症的影响，他还亲自参加了雅典瘟疫大流行的扑灭运动。这是医学伦理学史上早期的预防医学道德思想的反映。18世纪初，英国医生爱丁伯将那些用于加强对传染病患者进行检疫、防止公众得病的措施称为“政策医学”。20世纪初，人类在战胜鼠疫、天花、霍乱等流行病后，逐步认识到个人、家庭和社会环境对疾病控制的作用和影响，于20世纪50年代提出了一门以研究疾病预防的性质、任务、方法和规律的专门学科——预防医学。

随着社会生产和科学技术的发展，人类对致病因素的认识，逐渐扩大到整个生活环境和生产环境的各个环节。从世界各国情况看，近百年来，预防医学经历了从预防传染病到预防心血管疾病、恶性肿瘤、意外死亡为主要对象的变革。这一变革在世界范围内引起了人们的广泛关注，预防保健工作的重点必然从自然环境转到社会环境中来。与此相联系，预防医学以及相关的伦理道德观念被提到了重要位置，预防医学的道德问题，无论在深度和广度上，已经越来越深刻地显示出了它的重要性和迫切性。

（二）预防医学道德的特征

1. 预防医学道德责任的社会性 预防医学工作范围广泛，无论是农村还是城镇，无论是高山还是平原，无论是江河还是海洋，都是预防医学工作的“诊室”。各行各业，男女老少都与预防工作相关联。对全社会负责是预防医学道德的核心。它以社会、人群为出发点，探索和研究各种疾病在人群中的流行过程和分布规律，掌握环境对人群健康影响的因素，从而采取各种相应措施，改善卫生状况，增进人民健康。它要求不断提高环境质量和卫生保健服务质量，要求群体保健以及重新面向健康。这就决定了预防医学工作者要认真履行自己的社会职责，牢固树立起对人民的健康负责和对社会负责的道德观念，以维护广大人民群众利益为出发点，把社会效益放在首位，正确处理各种关系，如预防人员与受保护群体之间的关系、被监督单位和个人之间的关系、临床医务人员之间的关系，以及预防人员之间的关系等。在隔离病人、封锁疫区、卫生监督、消除环境中的有害因素等工作过程中，要时刻牢记预防工作是保护整个社会人群的，始终坚持个人利益服从集体和国家利益、局部利益服从整体利益、眼前利益服从长远利益的原则，不计较个人得失，坚定不移地做好预防工作。

2. 预防医学道德责任对象的群众性 预防医学工作者的工作对象不是面对个体病人，除了对某些传染病、地方病、流行病调查及实施隔离、消毒检疫过程的工作对象是病人外，其余皆为健康的社会人群或健康带菌者。他们一般不主动求助于预防医学工作者。而预防工作的内容与人们的工作生活环境紧密相关，其工作价值常常不易被人们所深刻理解。例如在对水源、生活区居住条件、粪便、垃圾等进行规范管理，可能会使一些人感到不便，甚至会产生不满情绪。预防人员只有争取健康群体的密切合作，才能做好工作。这就要求预防医学工作者对自己工作的前瞻性和道德责任对象的群众性的特点有充分的认识，加强道德修养，建立起对社会、对人类负责的道德责任感，工作中采取各项有力措施，宣传群众，争取群众的密切合作，使他们自觉参与预防工作，形成群防群治的优势，实现控制疾病，由治好病到不得病，由不得病到健康长寿，达到提高整个民族健康水平的目的。

3. 预防医学道德责任效果的长期性和间接性　预防医学与临床医学不同，临床医生通过治疗病人，使病人转危为安，它所产生的社会效益立竿见影，很容易得到社会的承认。而预防医学的工作对象是社会整体人群，是以根除社会人群中的各种疾病因素为根本任务，预防工作效益是长远的、潜在的，有些疾病的防治后果，甚至长时期内也难以表现出来。如天花传染病的控制，是经过预防医学工作者几个世纪的努力，在今天才实现的。正因为如此，就使一些人产生轻视预防工作，忽视预防工作的意义，给预防工作带来很大的困难。面对这种情况，预防工作者必须提高道德修养，坚持不懈地履行自己的社会职责和道德义务，积极开展卫生宣传教育，引导群众形成良好的卫生习惯，自觉树立讲卫生的观念，充分认识预防工作的重要性和迫切性，使其主动参与、支持预防工作，促进预防工作的顺利开展。

4. 医学道德行为的合作性　预防医学工作是一个系统工程，具有时间紧、任务重、要求高、难度大的特点，工作中既要研究自然环境中水、土、空气等与人体疾病的关系，也要研究社会环境中政治、经济、文化等因素对人类健康的影响；既要关心群众的日常生活，又要管好人们的生老病死。它不仅与病人接触，还要与健康人群、社会团体、行政部门等广泛交往。因此，预防工作要在社会“大卫生”观念的指导下，加强与社会各方面的联系，互通情况，密切协作，真正达到保护群众健康的目的。首先，预防医学工作者要善于协同，树立大局观念，主动向有关部门反映情况，征求群众意见，提出建议，争取他们的配合与协助，保证预防工作的全面落实；其次，有关部门和单位也应把自己执行卫生法规的情况，包括经验教训、存在问题、改进措施等，及时反馈给卫生预防部门，以便不断改进工作。随着医学科学的发展和社会的进步，预防医学所面临的研究课题越来越多，内容也更加复杂，要求预防人员要加强学习，善于协同，不断研究新情况，解决新问题，采取生物、心理、社会以及行为和生活方式的综合防治措施，把预防工作做得更好。

三、预防医学道德的原则

（一）预防为主的原则

“预防为主”的基本方针，要求预防保健人员必须树立群众观点，深入到社会人群中去，自觉把广大人民群众的利益放在首位，使“预防为主”的方针落到实处，这是预防医学的一条重要道德原则。它不仅是预防部门，而且是整个医药卫生系统、全体医务人员及广大群众都应贯彻执行的。“预防为主”体现了我国预防医学道德的最重要特点，它面向未来，着眼现实，注重预防，要求防治并重，从整体与全局的高度上、从社会与人类发展的利益上来认识和规划防治疾病、保护人民健康工作。另外，“预防为主”的方针，正视和强调自然与社会的统一，把移风易俗、除害灭病同社会的进步和国家的富强联系起来，这对于社会主义物质文明和精神文明建设的深入发展必将起到积极的促进作用。

在“预防为主”的方针指引下，全国范围内开展了除害灭病爱国卫生运动，使城乡卫生面貌发生了根本变化。天花、鼠疫、霍乱等一些烈性传染病已基本消灭，一般传染病、地方病、寄生虫病的发病率和死亡率也有了较大幅度的下降。在环境卫生、劳动卫生、食品卫生和海关检疫等方面也取得了相当大的成就。我国人口平均寿命也由新中国成立前的35岁提高到现在的70多岁，人民的健康水平和身体素质都有了很大提高。长期以来的卫生工作实践充分证明，“预防为主”是我国广大人民群众切身利益的反映，是符合医疗卫生工作客观规律的方针，是做好卫生预防工作的根本依据。

（二）对社会负责的原则

预防医学的道德特点决定了预防工作者一方面必须密切联系群众，依靠全社会的支持；另一方面在预防工作中要调整处理好各种利益关系，其中特别强调对社会负责、坚持公益，这是预防医学的道德原则。对社会负责，既是对国家的未来负责，也是对人民的健康负责。作为预防医学工作者应该在任何时候、任何情况下，都要坚持对社会负责的原则，自觉承担“人类生命工程师”的社会道德责任，协调好预防医学工作者和社会人群的关系，做到预防工作同群众工作相结合；协调好预防工作和社会工作的关系，做到移风易俗、除害灭病与发展生产力、建设现代化强国相结合；协调好预防医学工作者与临床工作者的关系，做到防治并重、预防与治疗相结合。预防医学工作者在坚持这一原则的同时还要积极宣传这一原则，使广大群众能从社会道德责任感的高度上去认清预防工作的意义，从而自觉配合做好预防工作。

（三）秉公执法的原则

贯彻执行各项卫生法规，做到秉公执法，监督国家卫生法规的执行，这既是卫生预防机构的职能，也是预防医学工作者应该坚持的一条特殊的道德原则。严格执行卫生法规，反映了人民群众的根本利益。但是，在实际工作中，往往会遇到各种各样的矛盾，是秉公执法，还是徇私枉法，是衡量预防医学工作者医德水平高低的重要标志。预防医学工作者必须要以法规、制度和条例为准绳，不畏权势，不徇私情，不谋取私利，坚持原则，秉公办事，忠实履行自己的神圣职责。对违法的单位或个人，要理直气壮地按照卫生法规处理，全心全意维护人民健康的根本利益。

四、预防医学道德的要求

（一）热爱本职，甘于奉献

预防医学工作者所从事的是较之临床医学工作者难度更大、对人体健康具有更重要意义的工作。预防医学工作者要充分认清预防医学在当今社会和医学发展中的重要地位和作用，热爱自己从事的专业，把这个专业当做自己为之终身奉献的事业，全心全意为人民的健康服务。美国爱因斯坦医学院麦克斯门教授在他的著作《后医师时代——20 世纪的医学》中，预言 21 世纪的医生将主要从事卫生保健工作，将改变现在对临床医生的概念。因此，在一定程度上可以说，医学的未来属于预防医学。预防医学道德要求预防医学工作者充分认识预防医学是一项造福于人类的崇高职业，树立光荣感和使命感，不因社会的偏见以及其他不正之风而放弃自己的工作追求。同时，预防医学工作量太宽，条件艰苦，任务烦琐，直接接触病源，有可能被传染。要求预防医学工作者除加强隔离消毒和做好自身保护外，还要有不为名、不为利的博大胸怀，树立不怕困难、甘于奉献、埋头实干、勇于牺牲的精神，无愧于“人民健康卫士”这一光荣称号。

（二）实事求是，科学严谨

实事求是不仅是科学的思想方法，而且是一切工作的根本原则和方法。预防医学工作直接关系到社会人群的健康和生命，工作稍有疏忽，将会给人民群众带来不应有的灾难。必须坚持实事求是的科学态度，严肃认真的工作作风，以科学的态度认真地对待预防工作，来不得半点的虚假和敷衍。要根据预防医学的规律及各类疾病的发生、发展和转归的规律，进行科学的预防，做好科学求实的工作，杜绝任何违背科学的形式主义。在实际工作中，必须做好监督、监测，发现疫情要按《中华人民共和国传染病防治法》的有关规定，如实、及时上报有关部门，并实事求是地认真研究，采取相应的隔离和治疗措施防止疾病的传播。在任何情况下，预防医学工作者都不能干有悖于科学和医德良心的事。

（三）晓之以理，主动服务

深入开展广泛的卫生宣传教育，是预防工作的重要内容。要求预防医学工作者首先要大力宣传党和国家的卫生工作方针、法规、政策以及不同时期的卫生中心工作，营造人人重视预防、投身防疫的社会环境气氛。其次要宣传医药卫生知识及其意义，与广大人民群众共同做好预防保健工作。预防医学工作者还要本着对人民健康高度负责的精神，主动热情地深入城乡基层，自觉上门服务，在社会各种职业群体的学习、生活和劳动环境中，开展卫生监测和监督工作，做好宣传群众、动员群众的深入细致的思想工作，以取得他们的支持和配合，把各项隐患消灭在萌芽之中。

（四）高度负责，秉公执法

由于预防医学具有广泛性、群体性的特点，它的服务对象不仅是单个病人，而且要直接面向社会群体。工作的好坏，不只是关系单个人的健康和生命安危，而是关系到千百万群众的健康和生命安危，关系到社会的稳定与正常的生产工作秩序和国家的信誉。这就要求预防医学工作者必须具有高度的责任心，时时处处对社会负责，对人民的健康负责，对人民赖以生活的环境负责。如果因预防医学工作者的疏忽而发生差错，其后果往往比临床医务人员在某个病人身上发生医疗差错所造成的损失要大得多。预防医学工作者必须对社会具有高度责任感，秉公执法。预防医学的许多工作是通过各种卫生、行政法规来体现的。新中国成立以来，党和政府为保障人民群众的身心健康，陆续颁布和修订了一系列医药卫生法规，规定了被监督地区、单位和个人在生产和生活中必须执行的准则，它是我们开展预防卫生业务工作的依据，是人民群众健康利益的体现，反映了人民群众的眼前利益和长远利益。作为预防医学工作者，必须正确认识卫生法规与职业道德的关系，把秉公执法当做自己神圣的职责。在职业活动中自觉遵守有关卫生法规，一方面，自己的检测工具、操作技术要符合卫生法规的要求。执行卫生法规中所采取的措施和手段要严格遵照卫生法规条款，不得超出法律规定的范围，以违法手段来执法。另一方面，要敢于抵制不正之风，决不徇私枉法。有的单位或个人企图通过送礼行贿等不正当手段逃避卫生法规的监督，有的单位或个人还存在着以言代法、以权代法的现象。对于这些问题，预防工作者要坚持原则、无私无畏、秉公执法，以自己的实际行动维护卫生法规的严肃性。

(五) 团结协作，服务社会

预防工作任务艰巨、工作量大、涉及面广，做好这项工作既需要被保护人群、被监督单位、被监督人的通力合作，又需要各部门、各单位的相互支持，还需要预防工作者和临床医务工作者以及有关技术人员的密切协同。为了提高预防工作的质量，预防医学工作者应该树立整体观念，正确处理方方面面的关系，做到顾全大局，服从整体，分工合作，协调行动。同时，要有足够的耐心和韧性，不厌其烦地向社会宣传预防工作的意义及其紧迫性，广泛深入地开展健康教育，引导人们居安思危，创造一个常备不懈、人人预防的社会环境。

五、预防医学一些领域中的道德

(一) 传染性疾病防治的道德

1. 传染性疾病防治的意义 传染病是由于致病性病原体如病毒、细菌、立克次体、衣原体、支原体、寄生虫等，通过各种途径引起的传染性疾病。在旧中国，传染性疾病对劳动人民所造成的危害是十分严重的，《送瘟神》诗中所描写的“万户萧疏鬼唱歌”的凄惨景象就是当时社会的真实写照。新中国成立前我国有记载的鼠疫大流行，死于该病的人数达到240万之多。新中国成立后，国家把传染病作为防治重点，从人民群众的健康出发，采取积极稳妥的有效措施，认真抓好传染性疾病的防治工作。经过多年的努力，鼠疫、天花、霍乱等传染病得到有效控制。但目前由于工业发展、交通发达、人口流动和对外交流活动不断增多，我国的传染病危害出现了持续增多的趋势，如病毒性肝炎、流行性出血热、艾滋病、非典型性肺炎等时有暴发、流行。因此，预防工作者要本着既对病人个体负责，也要对社会负责的精神，采取积极措施，切断传染途径，保护易感人群，这对于保持社会安定、促进和谐社会发展具有重要的意义。

2. 对传染性疾病防治的道德要求

(1) 积极预防，确保人民群众安全：传染性疾病的发生有很强的偶然性和突发性特点。这就要求预防医学工作者做到常备不懈，招之即来，来之能战。在疫情之前要有正确的预防措施，如开展健康教育、爱国卫生运动，对重要卫生单位要有切实可行的预防保障制度；预防医学工作者要本着对人民健康高度负责的态度，慎重周密地依据传染病的流行病学特征，确定免疫对象，做好人工免疫和计划免疫，有计划地保护易感人群；要积极地预防，依据国家的卫生法规，认真做好城乡卫生工作，如改水改厕、公害处理、环境保护以及免疫、国境检疫等工作，为人民群众的健康安全提供保障。

(2) 以法防疫，履行职责：传染性疾病的防治是一项带有强制性措施的工作，由于涉及疾病暴发、流行或传染性等特点，涉及社会的防治和社会安定等问题，所以，预防医学人员要承担重要的道德责任和法律责任。

2004年8月28日，全国人大常委会通过了新修订的《中华人民共和国传染病防治法》，新修订的传染病防治法增加了新内容，在原有的35种传染病基础上增加了2个病种。即传染性非典型性肺炎和人感染高致病性禽流感。同时还增设了一些制度，如设定传染病监测制度、完善疫情报告、通报和公布制度；完善传染病暴发、流行时的控制措施；设立专门章节规定传染病的救治工作、防治的保障制度建设等。新法明确禁止非法采血，首次就艾滋病的防治单列条款作出规定，严禁反复使用一次性医疗器具。作为预防医学工作者和所有的医务人员都应当认真贯彻新修订的传染病防治法。预防医学工作人员，要做好法定37种传染性疾病的监测工作，一旦发现疫情除及时报告外，更要做到及早发现、及早隔离治疗。卫生防疫部门要执行相关的规定，认真履行防疫职责，如到传染性疾病发生地进行调查或采取防疫措施，以最快速度、最有效的手段做好疫情的控制，防止疫病的扩散。预防医学工作人员必须以高度的道德责任心和强烈的社会公益观念，认真负责地对待疫情，做好传染性疾病的防治工作，正确依法和执法。

（3）尊重病人的人格和权利：由于传染性疾病的传染特点，在预防医学活动中要体现出对病人人格的尊重，对病人权利的尊重。在烈性传染性疾病面前，要从社会人群利益出发处理好个人利益和大多数病人利益间的关系，在尊重病人的情况下，作好疫病的隔离、消毒和积极防治。面对被隔离的病人出现的心理问题，预防医学人员要态度和蔼，尊重病人，关心病人，耐心说服，以解除病人的心理压力和不良情绪，帮助病人树立战胜疾病的信心和勇气。对一些涉及个人隐私的传染性疾病，预防医学人员要从尊重病人出发，努力做到保密，尊重病人的保密权利。对病人的尊重，既是一个人权问题，也是一个对医学的态度问题。平等、公平、公正地对待病人是医务人员道德情操的体现，是对病人人格和权利的尊重，必须认真做好。

（4）尊重科学：无私奉献对从事预防医学和传染性疾病防治工作的医务人员来说非常重要。经常与病人接触，需要深入疫病流行区工作，可能接触一些传染性疾病的带菌者或细菌病毒，这就要求预防保健工作者做到尽职尽责，尊重科学，实事求是，科学对待与传染性病人的接触，认真做好消毒隔离和自身防护工作，避免交叉感染。处理好污水和污染物品，切断传染病的传播途径，做到保证自己和他人都不要受到传染。在工作中，要不怕苦、不怕累、不怕受传染，体现出预防医学工作者高尚的思想品质和道德情操，在预防医学工作中为人民的卫生事业无私奉献。广州医学院第一附属医院呼吸疾病研究所所长、中国工程院院士钟南山同志，他在2003年暴发“非典”的危难时刻，挺身而出，要求将最重的患者送到研究所，短短几天，大量重危病人从各医院转送过来。钟南山院士身先士卒，带领医务人员夜以继日抢救病人，创下危重病人抢救成功率达87%的好成绩，并对“非典”的防治总结了“三早一合理”（早发现、早隔离、早治疗，合理使用激素）的经验，得到世界卫生组织的肯定与好评。每一位预防医学工作者都要学习钟南山院士这种勇于创新、无私奉献的精神。

（二）劳动卫生与职业病防治的道德

1. 劳动卫生与职业病防治的意义 劳动卫生与职业病防治是密切关联的两门学科。劳动卫生是指劳动者在生产劳动过程中与生产过程和生产环境中所涉及的卫生问题。主要研究生产过程、劳动组织和外界环境劳动条件的卫生问题及其对人体健康的影响。职业病则是指在生产过程中由于生产过程或生产环境中的有害因素所引起的与职业密切相关的疾病。职业病的防治是从医疗预防角度研究职业病的发生条件、发病原理、诊断及治疗、预防的一门学科。讲究劳动卫生可以预防职业病的发生，为预防职业性疾病创造良好的基础，而加强职业病的防治又可以提高劳动卫生水平，两者密切联系，他们对劳动生产和职工健康水平以及促进“两个文明”建设都具有重要意义。

2. 劳动卫生与职业病防治的医德要求

（1）认真执行《中华人民共和国劳动法》（以下简称《劳动法》）和《中华人民共和国职业病防治法》：我国预防医学的方针是“预防为主，防治结合”，这个方针对于劳动卫生与职业病防治工作具有非常重要的指导意义。随着社会的发展，国家制定了《劳动法》，使劳动保护、职业病防治从法律上得以保障，预防保健人员要认真贯彻执行，严格按照卫生标准办事，为保护生产力和提高生产率作出应有的贡献。同时为适应市场经济和工业大生产，要深入实际，对一些职业病防护不得力或不健全的企业和单位要进行定期健康检查，积极开展职业病防治工作。根据《劳动法》和卫生法规，深入开展群众性卫生工作，争取社会各方面力量的支持，这也是预防保健人员首要的道德职责。

（2）积极开展卫生监督、监测：忠实地执行国家的卫生法规，坚持维护社会主义卫生法规的尊严，保护工人的健康，保障生产的发展是劳动卫生医生义不容辞的道德责任。开展卫生监督、监测是预防保健人员的主要职责。在监督、监测工作中，不管是设计审查、竣工验收或是经常性监督、监测，劳动卫生医生时刻不能忘记保护工人健康的根本宗旨，不能违背职业道德和良心，去迁就和放纵忽视工人健康的行为。更不能受贿索贿，以权谋私。要以对工人或农民工健康利益负责的精神，对有害的生产因素细致地监测，其主要有三大类：①生产过程中产生的有害因素，如化学因素、粉尘、有毒物质等；②劳动过程中的有害因素，如使用不合理的工具等；③生产过程中的环境污染等。预防保健人员要从工人或农民工健康的根本利益出发，对监测出的问题向劳动部门、工会组织、卫生部门等提出建议和改进措施，并与之密切配合，督促检查落实，解决好存在问题，使劳动条件符合卫生学要求，切不可违背工人或农民工利益，对存在问题既不能迁就姑息，更不能搞以权谋私和受贿索贿。否则，是违反职业道德的，甚至是违法的。

(3) 探索和研究防治中的新问题：我国的劳动卫生与职业病防治工作随着医学科学的进步和社会的发展已有了很大的发展，也取得了显著的成绩。但仍跟不上现代化建设发展的需要，现在仍有些厂矿企业，特别是乡镇企业，由于忽视对劳动条件的改善，职业病患者人数出现了增加的趋势。据报道，目前，我国有毒有害企业超过1 600万家，受到职业病危害人数超过2亿。因此，除各级政府亟须重视改善劳动条件、加强劳动保护措施外，所有从事劳动卫生与职业病防治人员应积极投身到防治和研究工作中去。目前，劳动卫生与职业病防治面临许多新的问题，许多新的、未知的劳动卫生与职业病防治有待我们去探索、研究、解决。如职业病发展趋势、各种职业病的发生机理等。为此，预防保健人员要忠诚于劳动卫生与职业病防治事业，坚持以人为本，刻苦钻研，勇于创新，互相学习，深入实际，不断拓宽研究领域，为创造适应卫生要求的生产、作业环境，提高工人或农民工的健康水平和生产率，为保护工人及社会上各种人群的健康而贡献出自己的一切。

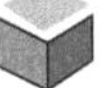

案例 4-1

针对张女士所患的抑郁症，你能为她开出什么好处方

张女士5年前获得北京某著名大学对外贸易专业的硕士学位后被一家跨国大公司录用，公司的薪水高，福利好，每年有一半的时间在国外，还有很好的休假制度。刚开始张女士对这份工作很满意。张女士端庄、美丽，待人接物恰到好处，并处处表现出白领的优越感，是典型的单身贵族，有一辆宝马跑车，在京城四环有一套150m^{2}的公寓；一年前又被提升为部门经理，年薪为80万人民币，可谓前途无量，春风得意。然而令人没有想到，不久前，张女士因患抑郁症，向公司提出了辞呈。许多人想不明白，这是为什么？原来张女士的工作和生活压力太大，她每天工作10个小时以上，没完没了的计划编制，执行情况的汇总，经常的紧急会议，一个由一个的新任务，几乎是她生活的全部，她深知工作的不易和竞争的残酷，她没有时间谈婚论嫁，没有地方向人倾诉自己的苦衷，与人的关系就是工作，表面上彬彬有礼，实则暗藏玄机，每天都这样筋疲力尽，天长日久终于失眠了，不得不靠安眠药度日，注意力经常无法集中，常常感到头晕、疲乏，精力大不如前，记忆力也不如从前，经常丢三落四，不时的遭到公司领导的批评，工作效率急剧下降。后来她去了北大人民医院，大夫告诉她，她患了比较严重的抑郁症，必须彻底改变工作习惯、放松工作，缓解压力，并配合药物治疗，不然后果极其危险。张女士试着改变，但紧张的工作节奏无法使她安静和放松，不得已，为了使抑郁症不再向坏的方向发展，她选择了辞职回家修养。

【分析提示】

针对张女士所患的抑郁症，你能为她开出什么好处方？

(三) 食品卫生监督的道德要求

食品是人类生存的必需品，在人们生活中占有非常重要的地位。食品卫生是人们普遍关注的问题。为预防病从口入，我国已制定了《中华人民共和国食品卫生法》(以下简称《食品卫生法》)。随着社会进步和人民生活水平的提高，人们对食品卫生要求越来越高，食品卫生管理也显得更为重要，预防保健人员所承担的道德责任也日益繁重，为此提出如下道德要求：

1. 普及宣传《食品卫生法》知识，履行责任　食品卫生是关系到千家万户生命安全和健康的大问题。“民以食为天”和“病从口入”的传统观念，提示我们必须重视食品卫生，以保障人民群众的身体健康。但是，食品污染会影响人们的健康，尤其对食品污染的慢性危害，并不是所有人都能充分认识的。必须通过宣传教育，向社会人群普及宣传《食品卫生法》，宣传食品卫生和营养的知识，进行食品卫生评价，定期公布食品卫生情况，提高人民群众对食品卫生的认识，动员群众人人讲卫生，防止“病从口入”，形成全社会关心食品卫生的舆论，创造良好的社会食品卫生环境。同时，要经常监督、检查，指导有关单位的饮食卫生，提高饮食行业、食品生产及销售部门对食品污染危害的认识，自觉遵守有关法律和职业道德要求，自觉不出售污染食品。负责食品卫生防疫工作的人员要明确自己的职责和义务，通过自己的职业行为体现食品卫生监督防疫人员的道德素养和道德情操。

2. 忠于职守，严格执法 坚持卫生学标准，严格执行《食品卫生法》是直接关系人民健康的重大问题。食品管理人员和预防保健人员要忠于职守，坚持原则，不畏艰险，勇于承担责任，不怕打击报复，严格按照国家颁布的《食品卫生法》进行法律和道德两个方面的监控。要把好各种卫生审查关，尤其对新建、改建、扩建的食品经营企业的选址、设计等；要确保投产食品符合无毒、无害要求，达到各项技术指标和规定的营养指标达标；要坚决禁止副食品商店、菜场、食品加工厂和食品商贩生产和销售霉烂变质或有毒食品。对不符合卫生法要求的单位或个人，不发给其卫生许可证；对不讲职业道德，违反《食品卫生法》的单位或个人，要区别情况，给予批评教育，限期停业整顿或给予罚款，情节恶劣并造成严重后果者，要追究其法律责任。在执法中，要以人民群众健康利益为重，绝不徇私枉法，决不利用手中权力谋取私利，更不能贪赃舞弊，凡一切危害人民健康的做法，都是违背职业道德的，也是法律所不允许的。

3. 现场处理，保护群众 食品卫生防疫人员，深入现场处理食品有关事件，是一项经常性的工作。面对食物中毒或其他食品危害健康的事件，首要的是保护好现场，采取有效的控制措施，保护好群众，尽最大可能减少对人民群众的危害。及时组织就医，留取样本，联系公安、司法等相关部门，现场记录、录像、录音，履行食品卫生监督行政检查手续等，为进一步处理打下基础。

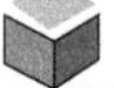

案例 4-2

提升我国居民慢性病预防素养的伦理思考

2012 年 12 月 26 日，中华人民共和国国务院新闻办公室发表《中国的医疗卫生事业》白皮书指出，中国现有确诊慢性病患者 2.6 亿人，慢性病患者导致的死亡占中国总死亡的 85%，导致的疾病负担占总疾病负担的 70%。

随着中国工业化、城镇化、老龄化进程的加快；居民慢性病患病、死亡呈现持续快速增长趋势。全国第六次人口普查结果显示，2010 年中国 60 岁及以人口占 13.26%，比 2000 年上升了 2.93 个百分点，慢性病携带人群显著增大。

一些慢性病一旦患有，目前的医疗技术水平没有办法帮助患者彻底治愈，只能缓解症状患者延缓疾病的发展。根据国内外的研究，绝大部分慢性病是可以预防的。而之前有卫生部委托中国健康教育中心调查完成的《中国居民健康素养调查问卷》显示，我国居民健康具备素养的总体水平为 6.84%，其中，慢性病预防素养最低，为 4.66%；与此同时，临床上部分医务人员过分重视慢性病治疗，忽视慢性病预防，也导致慢性防治形势不容乐观。

【分析提示】

作为医务工作者，如何提升居民的慢性病预防素养；在这个过程中，存在着那些伦理问题？

第二节 环境保护伦理

生态环境是人类赖以生存和从事生产及各种社会活动的基本条件。环境污染，特别是自然生态系统的破坏，不仅危害人民的健康，而且将会危及人类子孙后代的繁衍和发展。因此，增强环境意识，明确环境保护的道德原则，是预防医务工作者义不容辞的社会道德责任。

一、环境保护道德

1. 环境保护道德概述 环境是指为人类提供生存和发展的空间及资源的自然环境与社会环境，是直接或间接地影响人类生活与发展的各种自然和社会因素的总和。它包括自然环境和社会环境两个方面，与人类的疾病和健康以及人口素质关系极为密切。环境保护是指人们采取积极有效的措施，防止和消除人类生存环境的污染，维护生态平衡。良好的环境，有利于人类的生存、经济的发展和社会的进步。

环境保护是指保护和改善生活环境及生态环境，防治污染和消除公害，使之更适合于人类的生存和发展，以保护人体健康，促进经济发展。

环境保护道德是指人类在开发及利用和保护环境中，为保护人类的环境质量和生态平衡，为维护人类的健康和社会的发展而应遵循的社会道德。如果人类违反环境保护道德，造成环境破坏和污染，就会给人类的生存与发展带来影响和损害，甚至毁灭人类。因此，环境保护道德问题，是预防医学道德中的一个极其重要的问题。

2. 生态环境的危机　环境污染一般指由于人为的因素造成环境的物理状态或化学组成发生变化，致使环境质量恶化，扰乱了生态系统和人们的正常生产和生活条件。严重的环境污染通常包括大气污染、水体污染、土壤污染、生物污染以及噪声污染、热污染、放射性污染、电磁污染等。引起环境污染的主要物质因素是人类活动所产生的各种有害废弃物，其中主要是工业生产的“三废”(废气、废水、废物)。环境污染给人类的生存及其他生物的正常生存造成了种种影响和破坏。

生态破坏即生态环境破坏，是指人类活动直接作用于自然界所引起的破坏，如乱砍滥伐造成的森林面积减少，超载放牧引起草原退化，大面积垦殖导致土壤沙化，乱捕滥杀导致物种灭绝，破坏植被引发水土流失，等等。

目前，环境污染和生态破坏严重威胁着人体健康及人类的生存和发展，成为全社会加以关注的严重问题。预防医学工作者应从人类自身和未来出发，在处理人与自然环境的关系中坚持价值原则。既要把自然环境对整个人类的眼前利益和长远利益的结合作为衡量价值的尺度，又要对人们促进人与自然和谐发展的活动作出价值判断，义不容辞地担负起保护环境的道德责任。

二、环境保护的道德原则

人类对自然生态环境的利用、改造，必须遵守自然生态平衡规律，预见环境变化可能给人类带来的后果。在处理有关生态环境关系时，既要求人们注意当前现实的需要和可能，也要放眼未来，为子孙后代留下一个良好的生态环境，以利于人类继续生存和发展。为此，必须遵循环境保护的道德原则。

1. 尊重自然的道德原则　人类与所有生物一样，一刻也离不开自然。自然生态环境有其固有的特性和规律性。人与自然生态环境相互依存、平等互利，人类对自然生态环境的尊敬、保护，是人类对自己负责任的具体体现。人类在认识、开发、利用自然环境的同时，要尊重和保护自然环境，尊重自然环境的价值。破坏了自然生态平衡规律，人们必将受到大自然的惩罚。每个人、每个单位都不得污染环境，破坏和浪费资源。那些只强求自然环境为己服务，不尊重自然环境规律的行为，是不合乎道德要求的。

2. 整体综合的道德原则　人与大自然生态环境共同构成一个开放式的动态平衡系统，在这个大系统中每个子系统的变化，必将引起其他相关系统以至整个自然生态系统结构和功能的变化。对此，需要有一个清醒的认识。人类的活动是在系统内进行的，政府和预防医学人员在保护环境的过程中要树立整体综合的观念，从全局出发，从人类现在及将来的利益出发，遵循有关法令和规则，善于处理局部与整体、眼前与长远的关系，协调好人与自然的关系，维持生态系统的动态平衡，为人类可持续发展作出贡献。

3. 同步效应的道德原则　环境保护和经济发展是对立统一的关系。如果把发展与环境对立起来，忽视环境效益，片面追求经济效益，背离了生态环境保护道德原则，必将受到自然界的惩罚。因此，要求环境工作者与政府有关部门及人民群众必须重视伦理道德方面的要求，在具体工作中树立同步效应观点，在发展经济的同时必须兼顾环境保护，在基本建设中落实开发和保护相结合，以促进社会经济效益、社会效益和环境效益的协调发展。

4. 面向未来的道德原则　环境保护不仅与现代社会发展关系密切，而且关系到人类生存的未来。预防医学工作者要时刻提醒政府和社会有关部门提高环境保护的道德意识，本着对当代人负责、对后代负责、对全人类的现在和未来负责的态度，从未来出发，从人类健康、民族素质、国家兴亡的战略高度出发，采取一切可能采取的手段，动员全国人民提高环境保护意识，保护人类自己生存的家园，形成全方位的环保局面。

三、环境保护工作中的道德要求

保护环境是全社会、全民族的共同责任，作为以全心全意为人民身心健康服务为己任的预防医学工作者，更应义不容辞地担负起环境保护的道德责任。在工作中坚持以人为本和科学发展观的理念，自觉履行以下道德要求：

1. 提高全民族环境保护意识　长期以来，人们对环境保护与人的关系认识不足,不少单位和个人环境意识淡薄,只顾眼前的经济利益,很少辩证地看待人与自然的关系,很少去考虑由于生产所带来的环境变化可能招致的自然界对人类健康和生存的报复,只知道向环境索取,而没有认识利用环境资源与保护环境的重要关系,造成对生态环境的污染和破坏。因此,要使环境保护真正成为全民族的事业,预防医学工作者要充分认识环境保护是我国的基本国策之一,要开展广泛的宣传教育活动,教育人们在承认个人或群体正当利益的同时,也要尊重、爱护他人或其他群体的正当利益不受侵犯。提高人民群众的环境意识和环境道德观念,深刻认识保护环境有利于维护人民健康,有利于维护全人类利益,有利于造福子孙后代,使每个人都热爱大自然,成为大自然的朋友。

2. 自觉遵守和严格执行环境保护法 为了加强环境保护管理,我国制定了《中华人民共和国环境保护法》,这标志着我国环境保护已纳入法制轨道。预防医学工作者、环境保护工作人员要以身作则,自觉遵守《中华人民共和国环境保护法》及有关法规,起表率作用,对工作中涉及的各种生物、化学、物理原料以及疫苗的生产、运输、接种,传染病菌种的存放,实验动物的保护的处理,都必须严格按有关环境保护法和卫生法规办理。在污水排放、烟囱排烟、废渣的处理等过程中,应十分注意,切实采取各种环境保护措施。同时,预防医学工作者要认真履行自己的职责,严格执行环保法规,对生产性污染、放射性污染、生活污染、大气污染、食品污染等污染情况以及对人类健康的危害,要以法律为依据,进行相关处罚。然而,环境的污染对人类生存造成的危害,有时是一个潜在的长期过程,易被人们忽视,造成慢性毒害。因此,预防医学工作者要定期对有关企业进行预防性的监测,及早防止和及时治理,有效地防止"先生产后治理"这类行为的发生。特别是与人有重要关系的水体污染、土壤变化、大气污染等都要认真依法监督,限期处理和处罚。对污染物超过规定标准的单位,要勇于冲破阻力,严格执法,不徇私情,以消除污染,保护人民的健康。

3. 积极开展防治环境污染的科学研究 为了保护和改善人类生存环境,预防医学工作者在积极做好卫生保健工作的同时,要刻苦学习专业技术,深入研究环境与人类健康的关系,探索环境因素致病的规律及其防治措施,与有关部门一道,做好调查研究工作,做好环境质量的医学评价、环境监测等工作。在开展现场调查、实验研究和临床实践的基础上,修改和制定卫生标准,为卫生监测和环境质量标准提供科学依据。环保工作人员应以对人民和国家高度负责的精神,认真做好新建、扩建和改建企业的卫生环境审查;按照国家规定的有关标准,力求在企业投产前采取相应的防治措施,以减少工业"三废"的污染,要特别重视标本兼治的研究,对发达国家向我国输入"洋垃圾",也应研究对策并采取应对措施,为净化和美化我国自然生存环境尽职尽责,作出应有的贡献。

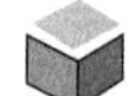

案例 4-3

阿尔贝特·史怀泽"敬畏生命"理论的核心启示

阿尔贝特·史怀泽(Albert Schweitzer,1875—1965)是当代具有广泛影响的思想家,他创立的以"敬畏生命"为核心的生命伦理学是当今世界和平运动、环保运动的重要思想资源。1915年,他置身非洲丛林,追念第一次世界大战蔑视生命的悲剧,提出了"敬畏生命"(reverence for life)的理念。并于1919年第一次公开阐述这一理念,1923年他又在《文明的哲学:文化与伦理学》一书中详细论述了"敬畏生命"的伦理思想。1952年因其"敬畏生命"理论,史怀泽获得诺贝尔和平奖。1965年史怀泽逝世后,其好友贝尔收集了他的主要论著和基本见解,出版《敬畏生命:50年来的基本论述》一书。

《敬畏生命》对于人类的思想发展和文明进步具有划时代的意义,敬畏生命理论把生命整体性作为思想的逻辑起点,指出人的存在不是孤立的,有赖于其他生命和整个世界的和谐,否定了生命的价值序列,进而将人类的伦理关怀从人扩展至所有生物和整个世界,倡导所有生命相互平等和相互尊重,倡导人类建立与万物休戚与共、生死相依的密切关系。

【分析提示】

阿尔贝特·史怀泽"敬畏生命"的理论给我们什么核心启示?

思 考 题

1. 预防医学工作的医德原则和医德要求是什么?
2. 简述传染病防治工作的医德要求。
3. 劳动卫生与职业病防治中有何医德要求?
4. 试述食品卫生管理的道德意义。
5. 简述环境保护的医德原则和医德。

第五章　中医“治未病”思想的伦理道德

自先秦百家争鸣，中国传统伦理文化的基调基本确定，对社会各层面的影响日益凸显，政治制度、经济结构、医学科技等方面无不被深深地打上伦理文化烙印。中医“治未病”思想从最初简单的防患于未然的理念，逐步发展到包涵“未病先防”“养生保健”“既病防变”“病后预防”等内容的成熟理论，依靠的是历代医学先贤大量的医学实践，然而也具有独特的东方文化气息和哲学特点，尤其是中国传统伦理文化的精华深深渗透在“治未病”思想和理论之中。本章着重介绍概述、中医“治未病”思想的含义和发展历程、中医“治未病”思想的基本原则和伦理意义、中医“治未病”思想与现代预防医学相结合等四大内容。重点掌握中医“治未病”思想的含义和发展历程、中医“治未病”思想的基本原则和伦理意义、中医“治未病”思想与现代预防医学相结合等内容。

第一节　概　　述

以城市化、工业化和人口老龄化为特征的现代社会带给人们丰富物质享受的同时，其快节奏、高负压也给人群健康带来了更多新的问题。例如就业和生活工作压力的加大、运动缺乏、不良生活习惯、不平衡膳食，引起身体机能下降，甚至出现了慢性疲劳综合征和亚健康，环境污染的加重带来的健康问题也更加突出，疾病谱和死亡谱发生着巨大的变化，新的传染病不断地产生。各种慢性病的发病率呈“井喷式”上升，已经成为危害人类健康的主要因素。2009 年卫生部发布的第四次国家卫生服务调查结果显示，全国有医生明确诊断的慢性病病例数达到 2.6 亿，高血压患者人数已突破 3.3 亿，冠心病患者约有 1000 万，2010 年，我国慢性病卫生费用占卫生总费用的 70%。调查还显示，86%的心脏病患者在发病前 10 年就有血脂、血脂异常的危险因素存在，50%的心梗患者未得到预防。然而，针对疾病的医学思想和行为，在医治疾病的同时，患病率却不断增加，医学与药物学进步的同时，医源性、药源性疾病的不断攀升，医疗费用因而也日益上涨，难以控制，造成了社会的极大负担。1996 年世界卫生组织在《迎接 21 世纪挑战》报告中指出：“21 世纪的医学，不应继续以疾病为主要研究对象，而应以人类健康作为医学研究的主要方向。”可见，21 世纪的医学将从“疾病医学”向“健康医学”发展，从重治疗向重预防保健发展，从针对病源的对抗治疗向整体调节发展。

中医药学在两千多年的实践过程中，为维护中华民族的健康做出了重大的贡献，蕴含着诸多行之有效的思想和方法，其中，被认为是中医至高境界的“治未病”，是中医健康文化的核心理念之一。“治未病”的预防思想，代表着中医学的特色和精髓，也与中国传统伦理文化息息相关，具有特殊的伦理文化背景。这个理论的实践对于提高国民健康素质、预防疾病的发生具有独特的优势，对构建和完善中国特色的医疗和保健体系具有重要的战略意义。因此，我们必须对作为中医健康文化核心的“治未病”思想加以继承与创新。

第二节　中医“治未病”思想的含义和发展历程

一、中医“治未病”思想的含义

1.“未病”的概念　《内经》中“治未病”一词出现了三次。首次出现在《素问·四气调神大论》：“是故圣人不治已病治未病，不治已乱治未乱，此之谓也。夫病已成而后药之，乱已成而后治之，譬犹渴而穿井，斗而铸锥，不亦晚乎。”人们常常把此处的“未病”理解为未得病或没有病的状态，但是这种理解与《内经》后面的描述不相符，难免有望文生义之嫌，有失偏颇。

另一处“未病”见于《素问·刺热篇》“肝热病者左颊先赤，心热病者颜先赤，脾热病者鼻先赤，肺热病者右颊先赤，肾热病者颐先赤。病虽未发，见赤色者刺之，名曰治未病。”“病虽未发”是说机体已经受到邪气的侵袭，在人体内潜伏，机体也开始发生某些变化，只是症状和临床表现并不明显，但是如果不及时采取有效的措施则有可能发展为具有明显症状和体征的疾病。因而，此处的“未病”并不是机体处于完全没有疾病的状态，而是已经感染病邪，机体的健康状况受到影响，处于疾病早期，不是完全的健康状态。至于“疾”和“病”的区别，东汉许慎的《说文解字》解释说“疾，病也”，“病，疾加也”，疾和病都是发病的状态，但疾病二字有轻重之别，病较之疾重，还指明了二者的区别在于疾的症状轻微，而病比疾含义更为广泛，“未病”应该就是“疾”的状态，尚未到“病”的程度。

第三处“未病”见于《灵枢·逆顺》“上工，刺其未生者也。其次，刺其未盛者也。其次，刺其已衰者也。……上工治未病，不治已病。”从文中的上下衔接来看，这个“治未病”属于早期治疗的概念，“未生”和“未病”同指疾病症状不明显或并未有明确的表现，而不是没有得病，主要是根据内脏疾病的五行相乘或相侮的规律，及时治疗，防止传变。

可见，“未病”的本义是已有轻微疾病而无严重疾病或无明确的症状及体征，既不是没有疾病也不是健康状态。

唐代著名医家孙思邈在《备急千金要方·养性序》中记载“善养性者，则治未病之病也，是其义也。”朱震亨在《丹溪心法》中指出“与其救疗于有疾之后，不若摄养于无疾之先。盖疾成而后药者，徒劳而已。是故已病而不治，所以为医家之法，未病而先治，所以明摄生之理。夫如是则思患而预防之者，何患之有哉此圣人不治已病治未病之意也。”明代张景岳于《类经》中对“未病”言“此承前篇而言圣人预防之道，治于未形，故用力少而成功多，以见其安不忘危也”。张景岳也认为“未病”即无病之意，“治未病”就是预防。现代许多学者综合了前辈医家的看法，认为“未病”既是无疾病，也包括疾病的萌芽阶段和未传之病，“治未病”既有养生与预防，又有早诊断、早治疗，又有既病防变，还包括病后劳复等内容。

可见，“未病”即“疾病未成”，其定义应该是“体内已有病因存在但尚未致病的人体状态”，即疾病前期，“未病”是一个相对的概念，并不全是没有病。

2. 中医“治未病”与亚健康的关系

（1）中医的健康观：世界卫生组织对“健康”的定义是“身体无疾病不虚弱，心理无障碍，良好的人际关系和适应社会生活能力”，只有当这三方面的状态都达到良好时，才是完全意义上的健康。

现代的健康定义与中医注重情志的调畅及人与社会的和谐、人与自然的和谐是相一致的。《素问·上古天真论》指出，圣人“所以能皆度百岁而动作不衰者，以其德全不危也”，可见，道德是中医健康观中的重要组成部分。中医所认识的道德有两个层面：一个是一般意义上的道德情操，另外一个则是更高层次的与自然的和谐之道。所以，“大德必德其寿”，道德修养高的人必能长寿，要修炼到高的道德境界，则必定顺应自然之道。

（2）中医“治未病”与亚健康关系密切：人体除了健康状态（第一状态）和疾病状态（第二状态）外，尚存在一种介于这二者间的状态，称为第三状态即亚健康。通常把这种“自感不爽，检查无病”的状态称为“亚健康”（也称为“灰色状态”，“第三状态”，“病前状态、亚临床期、临床前期、潜病期”等），其不仅指生理上的“隐患”，而且包括心理行为有“障碍”。人体处于“亚健康状态”的主要表现有：疲劳、食欲缺乏、头晕、注意力不集中、焦虑、抑郁、烦躁、失眠、记忆短时丧失、肌肉关节疼痛、发热、头痛、胃肠功能紊乱、易感冒、出虚汗；有时胸闷、气促、心慌等不适；有时也会出现人际关系不协调、家庭关系不和谐、性功能障碍等表现。这些身体不适如得不到及时控制而持续发展，将会造成人体免疫功能下降、内分泌系统紊乱、体内代谢功能下降、神经系统紊乱等。进一步还会出现高血压、失眠、便秘、高血脂、糖尿病、消化功能减退、心脏功能异常、精神抑郁、神经衰弱等疾病。

中医学的“未病”不等同于现代医学的“亚健康”，但二者在内容上存在着层次上的涵盖。“亚健康”状态与“未病”中的“潜病未病态”和“欲病未病态”的内涵接近，但“未病”的内涵更加丰富，外延更广泛。可以说，“亚健康”是“未病”的重要组成部分。

第一，亚健康人群是“治未病”的主要服务对象。

亚健康的定义或者其人群定位表明亚健康人群成为中医“治未病”的主要监控对象。“治未病”的服务对象分为六大类：一是关注健康的未病人群；二是体质偏颇，有疾病易患倾向者；三是自觉症状明显，但理化指标无异常者；四是理化检查指标处于临界值，但尚未达到疾病诊断标准者；五是大病或手术之后的康复者；六是慢性非传染性疾病需减缓发展，预防并发症者。后两类人群分别体现“既病防变”及“病后防复”的层面，与专科治疗有一定的交叉性，但侧重点不同，需要与专科共同进行管理。前四类人群体现“未病先防”，是“治未病”的重点服务对象，其中第二类的体质偏颇人群与第三类自觉症状明显的人群即为亚健康人群。

第二，治未病的切入点，是亚健康防治的重要思路。

亚健康防治的主要思路是改善个体的体质。体质是指个体在生命过程中，在先天禀赋和后天获得的基础上，所形成的形态结构、生理功能和心理状态等方面综合的、相对稳定的固有特征。现代体质研究关注适用性、整体性和系统性，较有代表性的分类方法主要有王琦教授的九分法：平和质、阴虚质、阳虚质、气虚质、瘀血质、痰湿质、湿热质、气郁质、特禀质，2009 年 4 月，中华中医药学会正式颁布了《中医体质分类与判定》，成为中医体质辨识规范。首都医科大学附属北京中医医院的研究显示，气虚质、湿热质与气郁质是亚健康状态形成的危险体质。杨志敏教授主持的“十一五”科技支撑计划项目“亚健康状态中医辨识与分类研究”的结题汇总数据显示亚健康状态人群中阳虚质、气虚质、阴虚质占据主要的偏颇体质人群，提示干预亚健康人群需要重点对这 3 种虚性体质人群进行调理与防治。

中医“治未病”的切入点以顺应自然规律为首要原则，强调“因人制宜”，重视人的体质，首先对其体质状态进行辨识，然后根据其体质特点权衡干预措施，通过中医中药的调整，使机体恢复到正常工作和生活状态。及时调理偏颇体质，提高健康水平和生存状态，从而实现“治未病”思想在现代社会的应用。

可见，体质是实现中医“治未病”的一个主要切入点，也是亚健康防治的重要思路。中医“治未病”，主张通过饮食、运动、精神调摄等个人养生保健方法和手段来维系人体的阴阳平衡，达到维护“精神内守，真气从之”的健康状态和“正气存内，邪不可干”的疾病预防目的。

第三，“治未病”方法是亚健康重要的干预手段。

当前，学术界关于健康的生活方式可以预防和阻止慢性疾病的观点得到证实，但对亚健康的定义及其判定标准仍缺乏共识，在生活方式干预防治亚健康方面研究成果也较少，对健康生活方式的认识相对简单，说服力不强。中医“治未病”经过几千年的发展，积累了丰富的养身保健方法和各种体质调养的方法，为亚健康的干预提供了丰富的手段，如饮食调节、情志调摄、起居养生、运动功法、经络穴位保健等，推拿、刮痧、拔罐、针灸、中药熏蒸、沐足等。

3. 中医“治未病”思想的基本内容　中医“治未病”就是“治其未生，治其未成，治其未发。”也就是采取预防或治疗手段，防止疾病发生、发展的方法。具体内容包括三个方面：“未病养生，防病于先”“已病早治，防其传变”“瘥后调摄，防其复发”。

第一，“未病养生，防病于先”。

未病先防重在于养生。养生一词最早见于《吕氏春秋·孟冬纪》“知生也者，不宜害生，养生之谓也。”所谓生，就是生命、生存、生长之意。所谓养，即保养、调养、补养之意。养生，就是指通过各种方法颐养生命、增强体质、预防疾病，从而达到延年益寿的一种医事活动。养生以传统中医理论为指导，遵循阴阳五行生化收藏之变化规律，对人体进行科学调养，保持生命健康活力。

中医养生主张因时、因地、因人而异，讲究四时阴阳，春生、夏长、秋收、冬藏，强调人要顺应自然规律，遵循阴阳法则，饮食、起居要有规律，经常参与劳作。比如，春天时候，要有一种生发之气，被发缓形，夜卧早起。冬天不能太张扬、太发散，万物处于秘藏。

中医养生包括形神共养、协调阴阳、顺应自然、饮食调养、谨慎起居、和调脏腑、通畅经络、节欲保精、益气调息、动静适宜等一系列养生原则，协调平衡是其核心思想。当一个人身体达到平衡点的时候，形体与精神维持一个比较好的状态，这时人体是最健康的，也就是“治未病”。为防止病邪对身体的侵害，人们还应该“虚邪贼风，避之有时。”

第二，“已病早治，防其传变”。

中医“治未病”非常重视对疾病的早期诊断和早期治疗。《医学源流论》：“病之始生浅，则易治；久而深入，则难治”，“故凡人少有不适，必当即调治，断不可忽为小病，以致渐深；更不可勉强支持，使病更增，以贻无穷之害。”一方面“欲病就萌，防微杜渐”，是指在疾病无明显症状之前要采取措施，治病于初始，避免症状越来越多。另一方面“已病早治，防其传变”指疾病出现后，要认识疾病的原因和机理，掌握疾病由表入里，由浅入深，由简单到复杂的发展变化规律，及时采取有效措施，争取治疗的主动权，截断疾病的发展、传变或复发，以防止疾病由浅入深，恶性或不良性变化。例如中医药在防止冠心病心衰的发生，避免糖尿病并发症的出现，以及延长肿瘤患者的生存时间、改善生活质量等方面都具有一定的优势。《金匮要略》中也有关于既病防变思想的阐述“夫治未病者，见肝之病，知肝传脾，当先实脾。”肝脏得病之后，真正的医家应该知道，肝脏疾病会累及脾脏，要采取措施保护脾脏的健康，健脾和胃的方法即是治未病。

第三，“瘥后调摄，防其复发”。

瘥后调摄，防其复发，是指疾病初愈正气尚虚，邪气留恋，机体处于不稳定状态，机体功能还没有完全恢复之时，此时机体或处于健康未病态、潜病未病态、欲病未病态，故要加强调摄，防止疾病复发。

病愈后的预防工作很容易被忽略。疾病初愈时，需要采取适当的调养方法及善后治疗，防止疾病再度发生或者把疾病传染给别人。疾病恢复期，虽然疾病的症状已经消失，但人体正气尚未复原，阴阳还没有恢复平衡的状态，身体机能还不能正常工作，即邪气未尽、正气未复、气血未定、阴阳未平，这个时候就应该予以调摄，扶助正气，调理脏腑功能，尽快地让身体功能恢复正常。痊愈后防止疾病的复发及治愈后遗症，是中医理论中的重要组成部分，向来为历代医家所重视，一直有效地指导着临床实践。

二、中医“治未病”思想的发展历程

1. 中医“治未病”思想的渊源 《韩非子·五蠹》:“上古之世，人民少而禽兽众，人民不胜禽兽虫蛇有圣人作，构木为巢，以避群害，而民悦之，使王天下，号之日有巢氏。民食果蓏蚌蛤，腥臊恶臭，而伤害腹胃，民多疾病，有圣人作，钻燧取火，以化腥臊，而民悦之，使王天下，号之日燧人氏。”这些记载可以看作是原始人类一种潜意识的预防，最早期的治未病、养生防病，是作为一种人类生存所需要的基本行为，早已经包容在人类最初为生存而斗争的活动中。人类早期的这种养生防病行为实质是一种本能的生存欲望所支配的趋利避害的活动。

“治未病”思想的理论形成于《黄帝内经》(简称《内经》，下同)，完善于《难经》。《内经》首次提出“治未病”概念，形成了未病先防，患病早治的思想，并且提出了内容丰富的养生防病的原则和方法。《难经》继承了《内经》的“治未病”理论，明确提出了防止疾病转变的思想和方法，使“治未病”理论更加具有临床实用价值。

《内经》论述了疾病的传变规律，疾病的发生不是平白无故出现的，是一个长期积累的变化过程，外邪侵犯的规律是由表入里、由浅入深，故可推知在邪气侵犯的不同阶段，有已受邪而发病者，也有未受邪但将受邪者，告诫医家要防微杜渐，在疾病尚未发生时就应该采取相应的措施除祛病根。《内经》认为，疾病的传变是一个从皮毛、肌肤、经脉到六腑、五脏的过程，应该及早的采取措施，不然等传及五脏，生命就危在旦夕了。

2. 中医“治未病”思想的发展

(1) 汉代医家张仲景对“治未病”思想加以继承和发挥:《金匾要略·脏腑经络先后病脉证》从内因和外因两个方面入手阐述对疾病的预防:“千般灾难，不越三条。一者，经络受邪，入藏腑，为内所因也。二者，四肢九窍，血脉相传，壅塞不通，为外皮肤所中也。三者，房室、金刃、虫兽所伤，以此详之，病由都尽。”为了预防疾病的发生，未病前当内养正气，外慎邪风，则疾病就不会深入至滕理。“夫人察五常，因风气而生长，风气虽能生万物，亦能害万物，如水能浮舟，亦能覆舟。若五脏元真通畅，人即安和，客气邪风，中人多死。”强调只要人的身体正气较强，五脏元真之气充实，营卫通畅，能适应自然界反常的气候变化，即使有邪气侵人，人体也不会轻易得。这些阐述说明疾病是可以预防的，也是对《内经》“正气存内，邪不可干”思想的发挥。

张仲景认为，如果人们能够非常谨慎，不让邪风违逆了经络就不会得病即使邪风侵入经络，只要尚未到达脏腑都是可以医治的，这是比较详细的早防早治思想。张仲景精通养生之道，主张通过饮食、辟邪、调神、顺天等多种方式的养生来达到防病治病、强身健体的目的。

《金医要略》继承了《内经》和《难经》既病防变的思想，并以肝为例，再次进行论述“夫治未病者，见肝之病，知肝传脾，当先实脾，四季脾王不受邪，即勿补之。中工不晓相传，见肝之病，不解实脾，惟治肝也。”强调有病尽早治疗，及时用药，以免小病酿成大患，导致沉病不起。

《伤寒论》指出“病患脉已解，而日暮微烦。以病新瘦，人强与谷，脾胃气尚弱，不能消谷，故令微烦损谷则愈。”虽然病人的症状已经消失或者减轻，但是由于病人的身体功能未完全恢复，体内正气不足，所以如果不重视饮食、起居，则病情有可能反复甚至加重。因此，愈后病人可适当用药物加以巩固，生活起居要有规律，饮食劳作应适当，这样就可以尽快彻底康复，避免疾病的复发。

(2) 汉代医家华佗对“治未病”思想的论述：华佗是我国东汉末年杰出的医学家，擅长外科手术，并发明了世界上最早的麻醉剂“麻沸散”。他在长期的医疗实践中，逐步认识到预防疾病的重要性。

华佗关于治未病的理论更多是未病养生方面的。《三国志·华佗传》记载，华佗说“人体欲得劳动，但不当使极尔。动摇则谷气得消，血脉流通，病不得生，犹如户枢不朽是也。”认为适当的运动可以促进胃肠系统的消化，促进气血流通，使身体健康而长寿。根据古代导引术，模仿五种动物的不同的形象和特有的动作特色，华佗创立了一套适宜于防病、祛病和保健的医疗体操一“五禽戏”，开创了运动健身之法，使导引之术有了规范，动作更符合科学性，直至今日仍在不断的发展变化，对现代运动医学和康复医学的形成及发展起到了重大的促进作用。

华佗重视生活规律和情志因素对人体的影响，《中藏经·论肉痹第三十六》曰“肉痹者，饮食不节，……宜节饮食，以调其脏，常起居以安其脾”，“宜节忧思以养气，慎喜怒以全真。”说明个人情绪的变化会影响人体机能，只有保持心情舒畅，减少突然的精神刺激和情志波动，才会防治疾病的发生。

(3) 唐代药王孙思邈对“治未病”思想的论述：孙思邈比较科学地将疾病分为“未病”“欲病”“已病”三个层次，“上医医未病之病，中医医欲病之病，下医医已病之病。”把消除疾病发生的可能作为医者的责任，反复告诫人们要“消未起之患，治病之疾，医之于无事之前。”他论“治未病”主要从养生防病和欲病早治着眼，认为疾病并不是无缘无故的发生，发病前会有一些症状，需要仔细观察。疾病愈后的防复，“病新瘦，未满百日，气力未平复而以房事，略无不死。”大病初愈之时，正气尚未完全恢复，如果不注意生活规律，过度地劳心、劳力，可能会导致疾病的复发。

《千金要方》记载着一整套养生延年的方法，具有极高的实用价值。“善养性者，则治未病之病，是其义也。”他认为善于养性的人可以预防疾病的发生，这就是养性之意义所在，他指出“夫养性者，欲所习以成性，性自为善，不习无不利也。性既自善，内外百病皆悉不生，祸乱灾害亦无由作，此养性之大经也。”《千金要方·养性序》“养性之道，常欲小劳，但莫大疲及强所不能堪耳……”

3. 中国传统伦理文化对中医“治未病”思想的影响　“未雨绸缪”“未晚先投宿，鸡鸣早看天”，凡事预防在先，是中国人谨遵的古训。中医“治未病”思想的形成，正是根植于中国文化的“肥沃土壤”，“治未病”的思想理念是以我国传统伦理思想文化为背景形成的。

(1)《孙子兵法》是中医“治未病”的思想理念：成书于春秋末期的《孙子兵法》指出“兵者，国之大事，死生之地，存亡之道，不可不察也”充分肯定了战争于国家的重要地位。古人对战争规律的认识和兵法的建立先于对人体生理、病理规律的认识和治则的确定。《内经》或以战事释医理，以兵法解治则，或将脏器作用比之于军政，或径直用军事用语述生理和病理现象，《内经》的书写范式也以《孙子兵法》为其先行范本之一。

中医“治未病”符合兵家有备无患的战略思想。《孙子兵法·九变篇》强调：战争的胜利不在于敌方的失误，而靠自己一方的充分准备。《灵枢·玉版》则以战事解释病理“圣人不能使化者，为之邪不可留也。故两军相当，旗帜相望，白刃陈于中野者，此非一日之谋也。能使其民，令行禁止，士卒无白刃之难者，非一日之教也，须臾之得也。夫至使身被痈疽之病，脓血之聚者，不亦离道远乎？夫痈疽之生，脓血之成也，不从天下，不从地出，积微之所生也。故圣人自治于未有形也，愚者遭其已成也。”

兵家重视先机制敌、兵贵神速，把握先机、速战速决。所谓先机制敌是指在“先知”“先谋”的基础上，在军事行动方面先人一步，步步争先，把握最佳时机从而达到陷敌于被动之苦境与克敌制胜之目的。这种思想反映在中医上即有病早治、既病防变。《温病条辨》曰“治外感如将，兵贵神速，机圆法活，去邪务尽，善后务细。盖早乎一日，则人少受一日之害。”在征象尚未表露时，预先使用下一阶段的药物，遏止病情的发展与转变。

算决胜负、力争速胜和上兵伐谋，是孙子战略决策的三条基本原则。在中医“治未病”中也有上兵伐谋、擒贼擒王的原则体现，《素问·八正神明论》说“上工救其萌芽，必先见三部九候之气，尽调不败而救之，故曰上工。下工救其已成，救其已败。”《素问·阴阳应象大论》“邪风之至，疾如风雨。故善治者治皮毛，其次治肌肤，其次治筋脉，其次治六腑，其次治五脏。治五脏者，半死半生也。”

（2）儒家学说为“治未病”思想提供伦理支持：《内经》曰：“天覆地载，万物悉备，莫贵于人。人以天地之气生，四时之法成。”《尚书·泰誓》曰：“惟天地万物父母，惟人万物之灵。”世界上最尊贵的就是人，人们的一切活动都是为了自身的发展，治疗和预防疾病都是为了人类自身的健康，其作用对象就是人。

第一，“仁”是儒家最高的道德标准和道德原则，“仁”贯穿于我国古今医疗活动始终。“仁”是孔子伦理思想体系的核心，张仲景深受儒家“仁爱”思想的影响，《伤寒杂病论》：“上以疗君亲之疾，下以救贫贱之厄，中以保身长权以养其生。”推崇在治病救人的过程中，应该不分贵贱，一视同仁。孙思邈认为“医乃仁术”，其著作都闪耀着光辉的医德思想，特别是“大医精诚”则集汉唐中医道德之大成。

第二，中和思想被广泛应用于中医“治未病”的思想和理论。孔子的中庸思想实质是执两用中，即执其两端，取其中间，中庸思想以期望事物发展达到一种平衡的状态为目的，即“中和”。作为儒家道德修身的一个根本原则，它认为人们的道德修养若能达到致中的境界，那么天地万物均能各得其所，达到和谐的境界了。《礼记·中庸》：“喜怒哀乐之未发谓之中，发而皆中节谓之和。中也者，天下之大本也，和也者，天下之达道也。”《素问·疟论》说：“有余者泻之，不足者补之。”通过损有余和补不足，使人体内环境和外环境保持在一个相对稳定的状态，即“正气存内，邪不可干。”

第三，孝道观对中医“治未病”思想的影响。孝道观是中华文化与中华伦理所特有的内容，它不仅是一种亲子之间的伦理规范，也包括宗教、医学、政治等诸多方面的文化内涵，可以说是中国儒家文化的核心观念之一。“身体发肤，受之父母，不敢毁伤，孝之始也。”孝道最基本的就是保证自己的身体不能有丝毫的损伤，因为身体肌肤毛发都是父母给予的，保持机体的完好无缺是对父母最基本的孝顺；在此思想的影响下，人们对自己的身体都是非常爱护的，通过各种方法尽量保证自己的身体免受病邪的侵袭，及时制止疾病的进一步传播和传变，这也从另一个角度强调了“治未病”的重要作用，使“治未病”思想有着肥厚的生存土壤。

（3）道家学说奠定了中医“治未病”理念的理论基础：道家伦理思想是我国古代哲学思想的瑰宝之一，作为本土文化有着三千年的历史底蕴。著名的中国科学史家李约瑟在《中国科学技术史》中强调“道家思想乃是中国的科学和技术的根本。”中医学作为中国科学技术的重要组成部分，受道家思想的影响也很大，单就医学的思想而言，就有“医乃道之绪余”之论。

第一，老庄自然恬淡虚无的无为思想对“治未病”思想具有深刻影响。道家主张道法自然，认为道先天地而生，是自然无为的，坚持柔弱胜于刚强。中医的预防理论吸收了老子这种贵柔守雌的思想，“道法自然”“清虚无为”的养生观几乎成了《内经》“恬淡虚无”的模板。庄子继承并发挥了老子的无为思想，《庄子·至乐篇》认为“天无为以之清，地无为以之宁”，这种思想表现在中医养生观中即为“守静”“保精”“和气”等思想。正如《素问·上古天真论》云：“恬淡虚无，真气从之，精神内守，病安从来”。

第二，道家的辩证法思想奠定中医“治未病”的基础。道家的辩证法思想，概括起来主要有两个观点：一个是矛盾观点，承认矛盾存在普遍性以及事物的矛盾双方在一定条件下可以相互转化。一个是事物的发展是一个从量变到质变的积累过程。

老子认为，矛盾是普遍存在，所有事物的本身具有对立的双方，《老子》第七十八章“有无相生，难易相成，长短相形，高下相倾，音声相合，前后相随，恒也”，“或损之而益，或益之而损。”《老子》第四十二章对“柔”和“强”的论述也很经典“人之生也柔弱，其死也坚强。草木之生也柔脆，其死也枯槁。故坚强者死之徒，柔弱者生之徒。是以兵强则灭，木强则折，强大处下，柔弱处上。”

老子认为万事万物都是由阴阳这两个总的矛盾组成，它们互相作用、互相冲突，不断的运动，此消彼长，共同促进事物的发展变化，“万物负阴而抱阳”，“阴阳者，气之大者也。”阐述了阴阳是相互作用的，是相互消长的，只有阴阳之间相互制约，事物才能发展变化，自然界才能生生不息。如果阴阳的统一体没有阴阳的对立和消长，就不可能得到制约和统一没有制约和统一，阴阳的对立运动也就终止了，事物便因之而消失。同时，道家认为一切事物的矛盾双在一定的条件下可以互相转化，向着对方的方向发展。老子说“祸兮福之所倚，福兮祸之所伏。”

老子初步察觉出事物从量变到质变的现象。虽然他没有把这种现象总结成为规律，但两千多年前能有此认识也是难能可贵的。老子说：“合抱之木，生于毫末；九层之台，起于累土；千里之行，始于足下。”说明无论治国、处事等都应当在未发生败乱破散祸患之前，未兆之先，脆弱之际，微小之期，防患于未然，消弭于无形，而且祸乱病患的初浅阶段，都容易得到治理。显然他已认识到本来细小的事情，发展下去会发生质的变化而成为大事，刚刚萌芽的问题容易解决，拖延下去会发生质的变化而成为难办之事的道理。所以他主张“图难于其易，为大于其细”。这些哲学思想及其在它指导下形成的疾病观、预防观，成为《内经》“治未病”理论的渊源。

第三节　中医“治未病”思想的基本原则和伦理意义

一、中医“治未病”思想的基本原则

（一）整体性原则

整体观念，是中国古代朴素唯物主义和辩证法的思想方法，认为事物内部的各个部分是互相联系不可分割的，事物与事物之间也有密切的联系，整个宇宙也是一个大的整体。中医学的整体观念是关于人体自身及人与环境、社会之间统一性、联系性的认识，它认为人体是一个有机的整体，构成人体的各个组成部分之间在结构上不可分割，在功能上相互协调、互为补充，在病理上则相互影响。同时，人体与自然界是密不可分的，自然界的变化随时影响着人体，人类在能动地适应自然和改造自然的过程中维持着正常的生命活动。这种机体自身整体性和内外环境统一性的思想即整体观念。整体观念是中国古代唯物论和辩证思想在中医学中的体现，它贯穿于中医学的生理、病理、诊法、辩证和治疗等各个方面，是中医“治未病”的基本原则，也是根本立足点和出发点。

1. 天人合一　天人关系是中国古代哲学的基本问题，天人关系实质上包括了人与自然、社会的关系。中医学根据朴素的唯物主义“天人一气”的思想，运用医学、天文学、气象学等自然科学材料，提出并论证了“人与天地相参”的天人合一观点，强调“善言天者，必有验于人”。

天人合一的观点认为，自然界是人类赖以生存的必要条件，自然界的运动变化直接或间接地影响着人体在生理和病理上的变化。他们指出，天有三阴三阳六气和五行的变化，人体也有三阴三阳六经六气和五脏之气的运动。自然界阴阳五行的运动变化，与人体五脏六腑之气的运动是相互收受通应的。所以，人体与自然界息息相通，密切相关。人类不仅能主动地适应自然，而且能主动地改造自然，从而保持健康，生存下去。

天人合一的观点是“治未病”的基本原则。《素问·宝命全形论》曰：“人以天地之气生，四时之法成。”《素问·六节脏象论》云：“天食人以五气，地食人以五味。”这些都说明人体要靠天地之气提供的物质条件而获得生存。同时，人体五脏的生理活动，必须适应四时阴阳的变化，才能与外界环境保持协调平衡。正如张景岳所说：“春应肝而养生，夏应心而养长，长夏应脾而养化，秋应肺而养收，冬应肾而养藏。”因此，人体要保持健康无病，必须维持人与自然规律的协调统一，“和于阴阳，调于四时”。

2. 形神合一　中医认为人体是一个以心为主宰，五脏为中心，通过经络、精、气、血、津液、神的作用联系脏腑、体、华、窍等形体组织的有机整体。另外，躯体状况和精神活动密切相关，各系统、各器官之间生理功能上互相联系，病理状态下相互影响。在这一有机整体中，中医特别强调“形神合一”，认为人的精神活动与人的形体密不可分，互相依存，如《灵枢·天年》所说：“血气已和，荣卫已通，五藏已成，神气舍心，魂魄毕具，乃成为人。”说明五脏气血是精神魂魄生成的物质基础，精神和肉体相合生命体才能得以存在。

一方面，躯体生理活动的异常（形的异常）可以导致精神心理的疾病（神的疾病）；另一方面，精神心理的异常（神的异常）可能造成躯体生理病变（形的病变）。现代社会的诱惑、压力、竞争等导致心身失常，已成了普遍现象。这些失常可以说是众多现代常见病的先导，也是形成“未病”状态的主导因素，积极防范，纠治这类心身失常，在“治未病”中显得尤为重要。因此，在“形神合一”的理论基础上，中医主张“治神”与“治形”并用的“心身并治”。《素问·宝命全形论》就曾指出：“一日治神，二日知养身，三日知毒药为真，四日制砭石大小，五日知脏腑血气之诊。五法俱立，各有所先。”强调了形神并治，方可祛病的重

要思想，使“治未病”的手段不仅仅局限于针药等躯体疗法，同时也包含了心理治疗，即通过调节生理机制而达到调节心理，或通过调节心理而收到治身之目的。

总之，中医认为“未病”是人与自然、社会的协调出现紊乱，而导致自身阴阳、气血、脏腑失衡的状态。从这一认识出发，“治未病”总的指导原则是以整体观念为指导，调整这种失衡状态。

（二）辨证论治原则

辨证论治，又称辨证施治，是中医认识疾病和治疗疾病的基本原则之一，包括辨证和论治两个过程。辨证即是认证识证的过程。证是对机体在疾病发展过程中某一阶段病理反映的概括，包括病变的部位、原因、性质以及邪正关系，反映这一阶段病理变化的本质。因而，证比症状更全面、更深刻、更正确地揭示疾病的本质。所谓辨证，就是根据四诊所收集的资料，通过分析、综合，辨清疾病的病因、性质、部位，以及邪正之间的关系，概括、判断为某种性质的证。论治又称施治，是根据辨证的结果，确定相应的治疗方法。辨证和论治是诊治疾病过程中相互联系的两部分。辨证是决定治疗的前提和依据，论治是治疗的手段和方法。通过论治的效果可以检验辨证的正确与否。

辨证论治是“治未病”中不可或缺的一条重要原则。“未病”状态缺乏明确诊断为“某病”的理论依据，不能算疾病，是一种还达不到器质性改变的功能性变化。因此，以具体的“形态结构学”为基础，以单纯的“生物性疾病”为研究对象，以数字化的检验资料为诊断依据的西医学很难把握“未病”状态的诊治规律。中医学辨证论治的思想和理论在“治未病”中突显了优势。中医的证是一种状态，是指在疾病发展过程中，某一阶段的病理概括，它包括病因（如风寒、风热、瘀血、痰饮、情志、饮食等）、病位（如表、里、某脏、某腑、某经、某络等）、病性（如寒、热等）和邪正关系（如虚、实等），反映了疾病发展过程中，该阶段病理变化的全面情况。由于病是指疾病的全过程，而证是反映疾病在某一特定阶段的病理变化实质，所以证比病更具体，更贴切，更具有可操作性。对于“治未病”而言，不管“未病”状态的西医学诊断能否成立，中医总能将四诊（望、闻、问、切）所收集的资料、症状和体征，通过分析、综合，进行辨证，然后根据辨证的结果，采取相应的调治方法。因此，中医能动态地研究“未病”状态的各个不同阶段，作出诊断并“对症下药”。

在“治未病”过程中，强调辨人之体质、气质，辨证之部位、属性，辨病之异同，辨病证之异同而实施防治，这一特点应贯穿于“治未病”的整个阶段。具体又分为两种：一种是“同病异治”，在同一“未病”状态中，由于“未病”发展的不同阶段，病理变化不同，所属证候不同，则防治方法不同，如同为鼓胀，属肝病传肾，当治肝防其传肾；属脾病传肾，当治脾防其传肾。另一种是“异病同治”，在不同的“未病”状态，有时可能出现相同或相近似的病理变化，因此可采取相同的方法来防治，如多种热性病恢复期，都可能有热灼津液致阴津不足之证，均可滋养阴津，以防病势复发。

二、中医“治未病”思想的伦理意义

作为我国传统医学的精华部分之一，中医“治未病”的思想注重人的整体性以及人与环境之间的整体协调，注重辨证施，强调针对不同的情况采用不同的治疗手段，反对教条的诊断用药，注重情志因素对人的健康所起的作用，倡导心身健康。它所强调的未病先防、既病防变、保健养生等内容对现代社会的发展和人类健康水平的提高具有非常重要的伦理意义。

（一）“治未病”思想是中国传统文化中忧患意识的集中体现

中国传统文化关于忧患意识的记载甚多，《周易·系辞传》说：“君子安而不忘危，存而不忘亡，治而不忘乱；是以身安而国家可保也。”孟子说“生于忧患而死于安乐”都是忧患意识的具体体现。这里忧患意识已经成为“君子”自身道德修养的重要内容。

“治未病”思想肇始于中国古代传统文化中忧患意识。居安思危则安，居安思安则危；未病思防则健，未病不防则病。“治未病”思想充分体现了传统文化居安思危的忧患意识，同时，也说明了在中国古代治国、治人理无二致。

当前医学面临着诸多忧患问题，医疗的进步无法遏制新生疾病不断诞生的势头，医源性疾病逐渐增多，老龄化社会使老年性疾病发病率增加，医疗费用大幅增加，社会负担加重，由此引发的全球医疗危机。而要解决这场危机，必须把医学发展的战略优先从“以治愈疾病为目的的高技术追求”，转向“预防疾病和损伤，维持和促进健康”，这就是在当前大力倡导中医“治未病”医学模式的伦理意义。

（二）“治未病”思想的实质是医学的最高境界

中医“治未病”思想的实质是对生命的尊爱，当人体处于“未病”状态下就应该注意防止疾病的发生，而保养生命是医学的最高境界。早在古代，人们把“治未病”的医生作为上等的医生，“治未病”是“最上之道”，也就是医学的最高境界。《内经》一百六十二篇把主张“治未病”的养生放在首要位置，是寓有深意的。明张介宾《类经附翼·医易义》说：“履霜坚冰至，贵在谨于微，此诚医学之纲领，生命之枢机也。”张氏认为“履霜坚冰至”强调“谨于微”，施之于医，则为“治未病”，并把这一思想放到“医学之纲领，生命之枢机”的高度。

医学，是科学的，更是人文的。它汇集了人类在自我认知、自我救助方面的知识、智慧与发明、发现，它研究“人”的健康与疾病，它服务于“人”的保健与治疗。医学必定是“人学”，人道主义、人本立场、人性光芒永远是医学的价值皈依与医学家的职业操守。医学的根本宗旨是人文关怀，是促进和维护人类的身心健康和生命活力。医生的职业精神专注于生命的价值和对个体自由及尊严的尊重，并处处体现在医疗实践活动中人性化的处理的方式。中医“治未病”理念充分体现了“以人为本”的人文思想。

（三）“治未病”思想显现了未来世界医学发展趋势

1. 治未病”理论深刻地体现着中医的预防医学观

第一，“治未病”理论的价值导向具有超前性。中医“治未病”思想致力于中华民族的繁衍生息，引导着人们树立正确的健康观，在现代社会具有很大的应用价值和现实意义。

第二，“治未病”理论的价值体系具有整体性。“治未病”思想与中医学理论一脉相承，也秉承了中医学整体观思想，继承着中医学的精髓，“治未病”思想将天、地、人归于一体，把人放在万物环境中进行研究，强调环境社会因素对人的健康具有不可忽视的影响。

第三，“治未病”理论的价值实现具有社会性。“治未病”理论从防患于未然出发，将疾患遏制在未发之时，既能减轻疾病对人造成的痛苦，又可以降低医疗成本，节省卫生资源，使“治未病”思想不仅仅局限于医疗这一单纯的行业，而是扩展到整个社会的宽度，更具有深刻的社会价值。

2. “治未病”对现代慢性病、亚健康的预防有很好的启示作用 当今医学界里疾病谱和死亡谱发生重大变化，以往重点防范的传染病退居第二，心脑血管疾病等慢性病症成为威胁人类健康的主要杀手，同时，抑郁症等心理性疾病也困扰着人们。慢性病是指不构成传染、具有长期积累形成疾病形态损害的总称，主要包括心脑血管疾病高血压、冠心病、脑卒中等、糖尿病、恶性肿瘤、慢性阻塞性肺部疾病慢性气管炎、肺气肿等、精神异常和精神病等一组疾病，能够引起生活质量下降、经济负担加重、致残率高、死亡率高的一系列问题。无论是在发达国家，还是在发展中国家，慢性疾病已对社会经济发展构成重大威胁。然而，在慢性疾病形成的影响因素中，生活方式行为的影响居于主导地位。只要有效改善不良的生活方式，心脏病、糖尿病、中风、癌症是可以减少的。中医“治未病”理论对当代社会预防慢性疾病有较大的启示作用。从方法上来说，“治未病”理论所倡导的许多防病御病方法都是建立在人体自身特点之上的，以期达到抵抗病邪对机体的侵袭，强身健体的目的。例如华佗所创立的五禽戏、“治未病”理论中的饮食养生方式等，这些方法对于改善当代社会中人们的生活方式有很大的借鉴意义。

“治未病”思想承袭了中医学的普遍思想，经过先人的实践与探索，构建起了一个以养生保健、未病先防为重点的理论体系，运用中医学的一些普遍疗法，诸如食疗、针灸等方式，注重人的心理变化对身体健康的影响。这种思想体系非常符合现代人“绿色健康”的意识，卫生部前部长陈竺曾说“用现代生物学手段，用中医原始和质朴的、讲究整体、注重变化为特色的治未病和辨证施治理念来研究亚健康以及慢性复杂性疾病，是东西方两种认知力量的汇聚，是现代医学向更高境界提升和发展的一种必然性趋势。”

3. “治未病”理论适应现代医学模式转变的需要 现代医学模式一般是从西医的角度而言，

是对健康和疾病现象的科学认识。人们按照唯物论和辩证法的观点和方法去观察、分析和处理有关人类的健康和疾病问题，决定着人们对人的生理、病理、心理、预防、保健、治疗等问题的基本看法。医学模式随着医学科学的发展与人类对健康需求的变化而演变，它经历了神灵主义医学模式、自然哲学医学模式、机械论的医学模式、生物医学模式，发展到现代的生物-心理-社会医学模式。

当今社会，生物学因素不再是致病的唯一原因。现代医学模式重视环境因素、生活行为方式、个体心理因素等在人类健康方面所起的作用，提倡用“社会大卫生观”指导医疗卫生事业。中医医学模式把生物因素形以及精神心理因素神放在同等重要的位置，认为两者都是疾病产生的原因。“治未病”的核心就是“防”，特别强调要达到“防”的目的，关键是要保养身体、培育正气、提高机体的抗邪能力。“治未病”思想强调身心统一的生命整体观，和人与社会、人与自然和谐统一的天人合一论，与21世纪医学目的调整的方向是完全一致。陈竺部长曾对此预见中医的整体观、辨证施治、治未病等核心思想如能得以进一步诠释和光大，将有望对新世纪的医学模式的转变以及医疗政策、医药工业、甚至整个经济领域的改革和创新带来深远的影响。

（四）弘扬“治未病”思想，发挥中医学的特色和优势

中医“治未病”是中医学的健康观，是中医学奉献给人类的健康医学模式。陈竺部长在首届“治未病”高峰论坛暨“治未病”健康工程启动仪式上指出中医“治未病”引领人类健康发展方向。“治未病”是中医保健的特色和优势，中医学蕴藏着丰富的预防思想，总结了大量的养生保健和预防疾病的方法及手段，具有鲜明的特色和显著的优势，在今天看来也极具先进性，具有唯物辩证法的思想品格。加强“治未病”研究，深刻理解和不断丰富发展其理论精髓及科学内涵，全面挖掘、系统总结长期以来我国劳动人民和历代医家积累的丰富“治未病”经验，通过实施“治未病”健康工程，大力开展“治未病”服务，对解决人类的疾病预防控制和卫生保健问题，促进中医药事业的更大发展都具有十分重要的战略意义。

第四节 中医“治未病”思想与现代预防医学相结合

一、中医“治未病”思想与现代预防医学的比较分析

“治未病”中的“治”，为治理管理的意思，即采取相应的措施，防止疾病的发生发展。“治未病”思想不仅是中医学重要的方针、原则，也是中医预防医学观的体现。

（一）中医“治未病”思想与现代预防医学的区别

1. 两者的学术背景不同 中医“治未病”与现代预防医学都是在对疾病规律深刻认识的基础上研究如何防范疾病的发生、发展的学科，但是，两者的学术背景相差甚远。

“治未病”的学术思想以中国文化为背景，是传统文化中防微杜渐、防患于未然思想在医学中的渗透。“治未病”直接出自《内经》，其理论完全脱胎于中国文化中的预防思想，《道德经》中“为之于未有，治之于未乱。”其次，“治未病”以中医学的各种理论为指导。例如中医学基本特点之一的“整体观念”就是“治未病”的指导思想。

预防医学是西医学的分支，以西方文明为背景，以现代科学技术和医学理论为指导，以实验室研究和临床验证为方式方法。随着生物医学模式的弊端日益凸显，尤其是不能满足人们对健康和群体保健的需要，要向生物-心理-社会医学模式发生转变，预防医学也随之形成。预防医学以“系统还原”为基本指导思想，分析还原的方法是它的重点，对整体性重视不足。因此，现代预防医学的研究特点多是立足部分，观察某些因素对一些人群的作用特点，从而趋利避害或者消除不利因素以适合人群健康发展的需要。

2. 两者的研究角度不同 中医“治未病”思想的角度主要投向个人及其自身体质，它认为“正气存内，邪不可干”，说明人体疾病发生的根本原因在于肌体正气的盛衰，“人为主性命者也，所以主性命者在乎人，去性命者亦在乎人”，主张个体要学会养生之道，增强自我保健意识和保健能力。虽然，“治未病”对环境也提出了改造措施，但更多地表现为顺从和适应。

现代预防医学防病健身的角度主要是外部世界，认为疾病是机体在一定条件下，受病因损害后，因自身调节紊乱而发生的异常生命活动过程。它不断从环境中寻找影响健康的因素，又不断找到对抗这些因素的方法，利用这些方法为人的健康服务。现代预防医学从"人类中心主义"出发，认为"人是现世上创造的最终目的"，自然界必须为人服务，人应该积极地研究自然，改造自然，让自然服务、服从于人。

3. 两者的研究模式不同　中医"治未病"思想着眼于个体，强调辨证施治，在预防过程中，强调辨人之体质、气质、辨证之部位属性，辨病之异同，辨病证之时相不同而实施预防，这种认识贯穿于整个预防过程。

现代预防医学以"环境人群健康"为模式，着眼于群体，从宏观上探求疾病发生发展的规律、预防疾病的策略和措施。除了研究环境对健康的影响之外，还含有针对人群进行研究特有的方法学：卫生统计学和流行病学。

4. 两者涵盖的范围不同　中医"治未病"的核心内容是："治其未生，治其未成，治其未发"，与预防医学的"三级预防"有一定的相似性。然而，"治未病"还包含"养生""防复"两个内容。张仲景把"治未病"扩展到"养生、有病早治、已病防传、病盛防危、新愈防复"五个方面。可见，"治未病"不是简单地等同预防疾病，它还包括延缓衰老、增强智力、调适心理、美容养颜、提高生活品质、促进人与自然社会的协调能力等功能。

预防医学主要是重视疾病的预防，随着医学模式的转变，现代预防医学的中心也逐渐向慢性病、心理健康疾病转移。

5. 两者的干预方式不同　中医"治未病"在整体观的指导下，侧重于整体和谐，强调针对人体自身的干预。它认为"未病"的产生与先天不足、劳逸失度、起居失常、饮食不当、情志不遂、居处不适、年老体衰等诸多因素相关，因此在防治上不能拘泥于一方一药，提倡通过饮食、运动、精神调摄等多种个人综合调理方法来维系人体的阴阳平衡、调养正气，提高机体素质及其对外界环境的适应能力，以达到预防疾病和维护"虚邪贼风，避之有时，精神内守，病安从来"的健康状态，主要有精神养生法、食养法、药膳等。"药补不如食补"，"治未病"强调个人饮食的控制，重视通过饮食调养而防治疾病，增强身体健康，包括事物的选择、合理的搭配、制作方法的考究、良好饮食习惯等，并主张根据不同的"未病"状态、不同的体质类型，在饮食中有原则地加入少量药物，如人参、鹿茸、阿胶、冬虫夏草、灵芝、枸杞、银杏、大枣等，形成药膳，从而提高饮食对个人的针对性。中医"治未病"认为针灸疗法具有运行气血，濡养周身，抵御外邪，保卫机体的作用，现代科学也证明针灸治疗能双向调节神经、内分泌、免疫等系统，并减轻肌肉的疲倦，对于一些慢性病的防发或防变，具有独特的效果。

现代预防医学在"系统还原"的"合整体观"原则指导下，始终以"疾病"为中心，三级预防着重针对某种特定（或特异性）的病因进行干预，探求疾病在人群中的发生发展规律，分析环境中致病因素对人群健康的影响，提供医学评估，并通过公共卫生措施的改良而改变群体及整个社会的生活条件，如社会营养、环境、生活方式、职业等，达到促进健康和预防疾病的目的。可见，预防医学侧重于采取社会干预方式，对个人的研究不是主要研究对象，对具体的临床手段研究较少。

由于文化背景、基本观念的差异，使得"治未病"和现代预防医学在具体干预目标和策略有不同的侧重，形成两者相映互补的特色。中医"治未病"在具体疾病的阐述和分析方面缺乏现代医学的微观精确，造成在现代医学为主导的环境下，中医被冷落和忽视。随着社会进步，人们逐渐认识到个体化方案才是防治疾病的最佳方案，对疾病的生物理化因素、社会环境因素的干预是有限的，行为心理因素可以通过人体自身的努力较大程度掌握在自己手中，中医"治未病"的广泛适应性和可操作性引起全世界的高度关注。

（二）中医"治未病"思想与现代预防医学认识的一致性

1. 两者都重视对疾病的预防，防治结合

中医学认为，疾病的发生与正邪两方面相关。邪气是各种致病因素的总称，是疾病发生的重要条件，正气是人体的机能活动和对病邪的抵抗力，以及维护健康的能力。正气强弱与否是疾病发生的内在原因和根据，"正气存内，邪不可干"。"治未病"坚持防治结合的原则，因"未病"状态的不同，在运用时又各有侧重。未病先防时，当以单纯的预防为主、针对疾病发生的生物、物理、化学、心理、社会因素采取综合性预防措施，消除致病因素，防止致病因素对人体的危害。因此，未病先防时当以增强正气，避其邪气为原则。在疾病发生发展的过程中，遵循“未病先防、既病防变、病后防复”的三级预防原则。

现代社会的诱惑、压力、竞争等导致心身功能紊乱已成为普遍现象。既病防变时，应当防治结合，做到防中有治、治中有防。预防时，不能和治疗分开，治疗时，亦不能和预防分开，此阶段的治，寓下阶段的防，下阶段的防，又为了此阶段的治。例如，伤寒邪在太阳，有传阳明之势，即治阳明以杜绝传人，同时治太阳以防止病人阳明。治心脏病，心胃相关，故治心之时，每兼治胃，以防两器官同时发病而致症状加重。病后防复时，则以防为主，兼夹治疗，强调病后慎避外邪、节饮食、适劳作的重要性。

现代预防医学同样重视对疾病的防治，主张实施疾病的三级预防，针对疾病病因采取一级预防，在疾病发生早期实施“早期发现、早期诊断、早期治疗”的二级预防，在疾病的临床期采取以促进康复、防止伤残的三级预防。

2. 两者都重视环境对人的影响 中医“治未病”的预防思想以“天人相应”“形神合一”为原则，《灵枢·岁露》曰：“人与天地相参也，与日月相应也”。中医认为，“天人一体”，人是天地的全息元，所以防病健身的关键在于顺应自然，四时养生，以保持人体与外界环境的协调平衡。

现代预防医学同样重视人与环境的关系。希波克拉底在《论风、水、地域》一文中，告诫医生必须认真考虑季节气候、城市的坐落方位、风的性质、水的质量与居民的生活方式等因素。近代以来形成的卫生学和环境医学作为宏观医学学科，更是把关注的重点放在环境和人的健康关系上，并按人类生活的各个环节分为生活环境、劳动环境、食物环境和社会环境，研究人与环境的对立统一关系。

（三）中医“治未病”思想与现代预防医学相结合的可行性

现代医学研究表明：人体内有一种自我平衡机制，患者的康复实际上就是人体内稳定机制和医生适当干预耦合的结果。这种医学理念高度关注人体的“内稳机制”，将医生和患者耦合成一个完整的诊疗自相关系统，进行合理有度地干预，以达到最佳的治疗效果。这与我国传统的“治未病”预防思想不谋而合，有异曲同工之妙，两者的契合有利于构建具有中西医结合特色的现代疾病预防保健体系，促进新形势下中医和中西医结合的共同发展。

国内外医学研究成果表明：预防疾病比治疗疾病更重要。各国的医疗保健策略正逐渐从以治病为主导向以预防为主导转变，体现了医学的价值取向从关注疾病转向关注健康，更注重人文关怀。对现代社会里越来越严重的亚健康现象，习惯于从生物学角度看待疾病个体、用实验数据来定义和分析疾病的西医而言，基本是束手无策，却可以从中医方面着手，对其进行预防、调理、保健。“治未病”与预防医学相结合成为中西医结合防治亚健康的契合点，也成为新形势下中医发展的着力点。

随着人类对疾病认识的不断深化和防治观念的不断加强，中西医在医学观念的趋同成为世界医学主流发展的基本态势，现代预防医学与古老的中医“治未病”思想在探索生命规律、共同防治疾病方面正逐渐交汇，促进世界医学的进步与发展，这无疑是人类健康长寿的福祉。

二、中医“治未病”是一项公共卫生事业的系统工程

（一）中医“治未病”思想的继承与创新

较长时期以来，在现代医学为主导的学术环境下，不少人认为中医“治未病”思想重感性轻理性，缺乏精准的实验数据支撑，曾被冷落和忽视，逐渐被淡化。随着社会的进步，人们渴望健康的欲求日益增长，逐渐认识到单纯治疗已病是远远不够的。21 世纪的医学将从“疾病医学”向“健康医学”发展，从重治疗向重预防保健发展，因此，我们必须紧跟时代步伐，对中医“治未病”思想加以继承与创新。

一方面，深入挖掘“治未病”的思想精髓，整理规范中医反映健康状态的生命指征，并沿着中医理论的轨迹，不断探寻新的更精细的机体内外健康征象，使采集手段不断现代化，并与健康状态指征的检测和中医健康状态的干预完美衔接，成为中医“治未病”一以贯之的理论内核，为构建和完善中国特色的医疗和保健体系的提供思想基础。另一方面，系统整理总结以“治未病”为核心的中医维护和促进健康的技术方法，关注现代预防医学对亚健康相关研究技术，取其精华，突出中医学特色，不断丰富和完善中医学“治未病”

思想的内涵,发挥其在亚健康状态调治中的潜在优势,形成针对不同健康状态的、个性化的健康干预标准,使其能够被不同受众广泛接受和普遍使用,开展以"人"为中心、以养生为手段、以健康为目的"治未病"实践,将中医学倡导的"治未病"思想以及丰富的养生理论、宝贵临床经验与当今预防医学、康复医学、老年医学的发展相结合,从而实现"治未病"的继承与创新。

(二) 探索"治未病"理念的中医健康管理模式

1. 健康管理的概述 健康管理是指对个体或群体的健康进行健康资料的全面检测、收集、分析、评估、预测以及提供健康咨询和指导以及对健康危险因素进行干预,促使非健康状态向健康状态转化的全过程。其宗旨是调动个体和群体以及整个社会的积极性,有效地利用有限资源来达到最大的健康效果。

健康管理的方式有几种类型:生活方式管理、需求管理、疾病管理、灾难性病伤管理、残疾管理。生活方式管理和需求管理两种形式主要的任务是改变人们的不良生活习惯、调整饮食结构、提供体能锻炼等健康保健措施和方法,以此达到减少或阻断致病因素的目的。疾病管理、灾难性病伤管理两种形式主要针对病人采用的。残疾管理是针对一些病后或意外事故导致的伤残者给予帮助和指导。

我国的健康管理事业起步较晚,目前,大多数健康管理机构主要提供以体检为主的初级服务,缺乏健康评估分析、跟踪及干预等深层次的健康服务。受生物医学模式的影响,一些健康管理模式大多停留在疾病管理方面,过于强调病机和病理对人体的影响,在实施预防干预过程中惟"指标化、量化等",虽然一定程度上能有效切断某些疾病的因果链条,却忽视了生理指标的偏差性,使得真正异常的指标、症状"躲过"了高科技检查手段,成为真正意义上的健康隐患。同时,现代健康管理缺乏对"未病之病"环节的认识和重视,其理论体系中缺乏如何从整体上调整干预的研究立足点。

健康管理的核心要素是健康监测、健康评估、健康干预,这与中医"治未病"工作的中医体质辨识、健康调养、传统疗法等内容相一致。同时,中医健康管理的概念比中医"治未病"更容易让普通民众理解,也更有利于国际交流与传播。

2. 探索"治未病"理念的中医健康管理模式 中医"治未病"思想在对人体健康或疾病本质状态的认识上,形成了较为完整的系统认识论,从整体状态上把握健康和疾病的本质,从状态上立足调理和治疗,这正是预防医学研究的盲区。因此,探讨中医的"治未病"理念在预防保健方面的自独特见解,吸取发达国家健康管理思想的精华,互补融合,形成符合我国国情的健康管理新模式成为必要。

(1) 进行中医体质辨识:北京中医药大学教授王琦的体质九分法,把人群体质分为九种基本类型:平和质、气虚质、阳虚质、阴虚质、痰湿质、湿热质、血瘀质、气郁质、特禀质,利用中医体质量表进行体质的判定。与此同时,还需要通过中医望、闻、问、切"四诊"收集患者的基本情况,主要包括望诊:神、色、形态、面色、头颅、四肢、舌质、舌苔;闻诊:声音、气味;问诊:一般情况、生活习惯、家族史、既往史、过敏史等;切诊:肌肤、手足、胸腹、脉象等。四诊结果结合体质量表进行总体评估,判定体质情况,为健康管理做好中医体质评估。

(2) 结合体质辨识结果建立疾病的风险评估:不同的体质具有不同的特点及易发疾病倾向,如痰湿质易发肥胖、高脂血症、糖尿病、高血压等,气郁质易发月经病、乳腺病等,在中医体质辨识基础上,结合现代医学的健康风险评估方法,对个体的健康状况、生活习惯、心理因素等各种影响健康的危险因素进行评价。

(3) 应用有中医药特色的健康风险干预措施:健康风险干预是通过有目的、有计划、有组织地改善个人的健康意识、生活方式和个人行为,使个人的"可变危险因素"的危险性得到控制。完整的健康风险干预措施应包括健康教育、生活干预、心理干预、社会干预、用药干预及跟踪随访等。针对不同的中医体质类型结合健康体检报告,制定健康管理计划并指导,以"治未病"理念为先导,根据个体体质情况,提供中医特色的干预方案,包括中医食疗、药膳指导、情志调节指导、生活方式指导、运动指导等,并进行简单易学中医物理治疗方法,包括穴位保健按摩方法、足浴、灸法等等。中医干预方法不仅针对病因调理,同时重视对机体整体功能状态的恢复,对于常见慢性疾病的发病过程中心理因素等,有非常好的调治方法,如"因时因人因地制宜",调整阴阳、扶正祛邪,运用综合调理的方法,消除异常、失调的病理状态，使之恢复正常的协调的生理状态，通过调整提高机体的抗病力和康复力。

(4) 建立"治未病"健康管理服务模式："治未病"健康管理服务要结合中医体质辨识及健康体检服务，建立健康管理数据库，为受检者提供健康评估及个性化的健康处方。中医"治未病"健康管理服务模式应充分利用信息化手段，并积极与现有的信息化系统相对接，建立健康档案系统，健全健康管理信息化体系与平台，提升"治未病"健康管理服务的科技水平。

(三)"治未病"是全社会共同参与的公民健康工程

治未病不单纯是医药卫生行业的任务，更不是中医药人员所能独立完成的工作，它属于公共卫生服务范畴，是国家战略层面上的系统工程，具有全民性、社会性的特点，关系到民族兴旺、社会进步和人民安居乐业。因此，治未病需要政府和全社会共同参与，是全社会共同参与的公民健康工程。

1. 国家加强行政干预力度，制定相关战略策略 政府的主导作用在公共卫生工作中是不可替代的。国家从政府层面上对中医"治未病"思想加以重视并加强行政干预力度，制定相关战略，尽快明确各级政府和部门(如卫生部门、劳动与社会保障部门、国土与环境部门、规划与发展部门等)的职责和任务，以利于各自履行其职责。例如中央政府承担制定治未病相关任务和目标的职责，地方政府负责具体组织实施，提供相关服务和监督，以满足区域内居民的卫生保健的需要。

2013 年 6 月，国家卫计委、财政部和国家中医药管理局联合发出通知，明确要求将中医"治未病"纳入基本公共卫生服务，并从 2013 年起开展老年人中医体质辨识和儿童中医调养服务。中医"治未病"已经面向全体国民，将在国家提供的基本公共卫生服务中一展所长。

2. 职能部门制定并监督实施中医"治未病"的相关具体举措 卫生行政部门依据国家相关方针政策和基本公共卫生服务规范，制定并监督实施中医"治未病"的相关具体举措。如为辖区常住人口建立统一、规范的居民健康档案；向城乡居民提供中医健康教育宣传信息和健康教育咨询服务；对高血压、糖尿病等慢性病高危人群或重点人群进行健康指导并进行登记管理等等。

当前我们国家的基本公共卫生服务中中医药项目的开展都由社区卫生服务机构完成，社区卫生服务机构是基本医疗与公共卫生的双重网底，日常开展妇儿保健、健康教育、慢性非传染性疾病管理、老年保健、残疾人康复等多项跟中医"治未病"能够直接对接的工作。中医"治未病"工作在社区卫生服务机构更接"地气"，因此，要着力打造二三级中医院与社区卫生服务机构间的"医联体"。

3. 中医药行业是"治未病"的积极参与者，大力践行"治未病" 第一，大力宣传和推广"摄生防病 "思想。建立在"治未病"基础上的养生理论、内外兼修的养生功法、适度锻炼、合理膳食、情志调理及个人卫生防护等等，对亚健康，尤其是老年病和慢性病的防治方面，有着重要的现实意义。我们应当充分利用各种传播媒体，普及中医药知识，传播养生保健方法及中医药文化，大力宣传只有健体才能防病，只有摄生才能强身的健康理念。

第二，建立突出中医特色的体质辨识中心。加强中医体质辨识，建立完善的体检资料数据库，动态观察和规范管理，定期开展随访和健康教育。定期体检内容可以包括身体疾病、心理疾病、体质辨识和亚健康状态，及时发现"疾病微征"或"隐态"，以利于早期干预。

第三，掌握规律先时而治，推广"冬病夏治、春病冬防"的经验。对于有明显季节性的疾病，常可先时而治，预防为主，往往能事半功倍，如哮喘病，往往秋冬常发，在夏季就积极预防，即所谓中医学的"冬病夏治"。对流感，过敏性鼻炎等春季多发病，则通过指导患者适当锻炼，以增强体质，采取"春病冬防"原则。

第四，开展"三因制宜"，有针对性的个性化健康管理服务。三因制宜，就是因人、因地、因时制宜。人有老幼、男女、胖瘦以及九种体质之别，地有东、西、南、北、中之分，时有一年四季之异，这些不同特点，决定了"治未病"时的"同中存异""异中存同"的必然性。"治未病"工作也必须遵循这一原则，开展有针对性的个体化措施才是治未病的终极服务方式。

21 世纪，人们对健康的渴求日益加深，越来越多的人认识到"健康才是一切财富的开始和基础"，健康观念已经从以往的消极被动治疗疾病向如今的积极主动进行预防保健转变。传统中医"治未病"必能凭借其独特的体系，悠久的历史渊源，丰富的经验而发扬光大。将中医"治未病"理念融入健康管理服务，充分发挥中医药在预防、保健、养生、康复等方面的重要作用，对发展具有中国特色的健康管理事业具有积极作用。

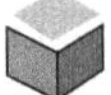

案例 5-1

《史记》记载，扁鹊医术高明，经常出入宫廷为君王治病。有一天，他巡诊去见齐桓公，经过对齐桓公面容的仔细观察，说道："我发现君王的皮肤有病。您应及时治疗，以防病情加重。"桓公不以为然地拒绝治疗。10 天以后，扁鹊第二次见桓公说："您的病到肌肉里面去了。如果不治疗，病情还会加重。"桓公仍不相信。又过了 10 天，扁鹊第三次去见桓公，看过桓公后说道："您的病已经发展到肠胃里面去了。如果不赶紧医治，病情将会恶化。"桓公还是不相信。又隔了 10 天，扁鹊第四次去见桓公。两人刚一见面，扁鹊扭头就走，齐桓公派人去问扁鹊原因，扁鹊说："一开始桓公皮肤患病，用汤药清洗、火热灸敷容易治愈；稍后他的病到了肌肉里面，用针刺术可以攻克；后来桓公的病患至肠胃，服草药汤剂还有疗效。可是目前他的病已入骨髓，人间医术就无能为力了。得这种病的人能否保住性命，生杀大权在阎王爷手中。"5 天过后，桓公浑身疼痛难忍。他主动要求找扁鹊来治病，可扁鹊已逃往秦国，桓公后悔莫及，挣扎着在痛苦中死去。

【分析提示】

1. 上述故事说明什么道理？

2. 为什么齐桓公对扁鹊给的四次劝告置之不理？生活中有这样的现象吗？

思考题

1. 何谓中医"治未病"思想？包含哪些内容？

2. 试述中医"治未病"思想的文化底蕴和伦理意义。

3. 如何认识中医"治未病"思想与现代预防医学结合是可行的？

第六章　临床诊治伦理道德

临床诊治伦理是指在临床诊疗工作中协调人与人关系的具体行为规范的总和。是医务人员在临床诊疗工作中必须遵循的一定道德原则。在临床诊治过程中，医务人员的专业技术水平和道德素养，直接关系到能否以正确的诊断和恰当的治疗，为病人解除病痛，促进病人早日康复。因此，临床医务人员，不仅应具备精湛的医疗技术水平，还要根据临床诊治的特点，自觉遵守临床诊治的道德原则和具体道德要求。

第一节　临床诊治中的伦理

在临床诊治工作中，医务人员的道德水平直接影响到正确的选择诊断、治疗手段及制定符合病人利益的最佳诊治方案。医务人员在诊治工作中，除了遵守医德基本原则和规范外，必须根据诊治工作的特点，遵守相应的具体道德要求。

一、临床诊治道德的含义、特点

（一）临床诊治道德的含义

临床诊治道德是指在临床实践中协调患者与医务人员、患者与医院各级各类人员、患者与社会、患者与家庭关系的行为规范的总和。它是医学伦理学的一般原则和规范在临床实践中的具体运用，是公平合理地调整医患利益关系的基本准则。良好的临床诊治道德，是诊治实施的重要保证。

（二）临床诊治工作的道德特点

1. 既要关注疾病，又要重视病人　在生物医学模式的指导下，医务人员对疾病开展了大量的实验研究，从而促进了医学技术的迅速发展和医务人员诊治水平的提高，改善和提高了人们健康水平，使平均寿命延长。但是，生命医学模式只关注病人的局部病灶而忽视了人的整体，只重视疾病的病理而忽视了病人的心理、社会因素，促使了医务人员技术主义的滋长而忽视了与病人情感沟通和交流。现代医学模式要求医务人员在诊治疾病时应以病人为中心，既关注疾病又重视病人的整体。为此，医务人员必须更新知识，培养与人沟通、交际的等能力，不断加强医德修养，适应现代医学模式的要求。

2. 既要发挥医务人员的主导性，又要调动病人的主体性　在诊治疾病的过程中，医务人员处于主导地位，病人是服务的主体，只有两者密切联系配合才能取得良好的诊治效果。医务人员掌握诊治疾病的知识，具有解决病人问题的能力和经验，因此必须发挥其主导作用，不能丧失原则由病人摆布。但是，医务人员发挥主导性有赖于病人的主动配合和支持，需要病人的参与。因此，医务人员不可抱着绝对权威的心理，不能有家长作风而把病人置于消极被动的地位，否则会影响诊治规则的顺利进行，甚至会发生误诊、漏诊和差错事故，从而酿成纠纷。

3. 既要维护患者的利益，又要兼顾社会公益　患者利益至上，一切为了病人的利益是医务人员诊治疾病的出发点和归宿点，是取得最佳诊治效果的重要保证。因此，医务人员在诊治疾病过程中：第一，要尊重病人的知情同意和知情选择权利，并在科学和条件允许的范围内尽力保证病人自主性的实现，当病人选择对自身弊多利少的诊治方案时，医务人员应该出于高度的负责精神，耐心说服病人选择弊少利多的诊治方案。第二，要坚持一视同仁地对待各种病人，特别是对精神病人、残疾病人、老年病人、婴幼儿病人等也要像对待其他病人一样，甚至需要更多的同情心和关心。对待病人不能以有无酬谢而区别对待，对因病态心理支配有过激行为的病人也应有容忍力，并以自己的深厚感情温暖人的痛苦心灵。第三，发现有损害患者利益的现象要敢于抵制、批评，随时保护病人的生命和健康。

一般来说，在诊治过程中患者的利益和社会公益是一致的。但是，有时候两者在某些病人身上也会出现矛盾，如有限卫生资源的分配、传染病的隔离、计划生育措施的实施等。在卫生资源短缺的情况下，先满足谁？满足某个病人会不会危及广大病人的利益？医务人员要正确掌握这种分配权力。同时，说服那些为了社会公益而必须牺牲个人利益的患者或其家属，并使患者的利益损失降低到最低限度。同样，对传染病人的隔离而使个体活动受到限制，对计划外怀孕实施计划生育手术而使个体的生育不能得到满足，上述这些矛盾的妥善解决都是对社会公益负责的表现。所以，从整体上讲，某些患者个体利益得不到满足是为了社会公益是符合道德要求的。

4. 既要开展躯体疾病服务，又要开展心理和社会服务 在疾病的诊断过程中，既要注意生物因素的作用，也不能忽视心理、社会因素对疾病的影响；既要做出躯体疾病的诊断，又要注意心理、社会的诊断。在疾病治疗过程中，既要注意药物、手术、营养等方面的治疗，又不要忽视心理治疗和社会支持。总之，在诊治疾病的过程中，医务人员应提供全面服务。为此，医院必须深化改革，医院和病房的规章制度要更多地考虑病人的需要，方便病人，减轻病人的负担，提高工作效率等，做到及时、准确、安全、有效地诊治疾病，促进病人尽快全面康复。

二、临床诊治道德的原则

临床各专业的实践活动主要包括诊断、治疗两个联系和统一的过程，诊断是医生对病人所患疾病的认识和作出的判断，而治疗则是在诊断的基础上采取的减轻病人痛苦和促进病人康复的措施。在诊治过程中，医德同医术一样贯穿始终。医务人员在临床诊治工作中要认真贯彻以下六项医学道德原则。

（一）病人健康利益第一原则

病人健康利益第一原则是临床诊治工作中最基本的原则。以人为本，以病人为中心，努力使病人早日恢复健康是临床工作的出发点和归宿。所以，医务人员在诊治工作中必须做到一切为了病人，一切方便病人，一切服务于病人，始终把病人的利益放在首位。首先，在临床诊治工作中要维护病人的医疗权利。我国民法细则中规定：公民享有生命与健康的权利。任何病人都有享受医疗的权利，医务人员不得以任何借口拒绝病人的合理医疗要求。其次，在临床诊治过程中，要一视同仁地对待每个病人。无论是什么病人，都要平等相待，给予同样的关心体贴。再次，在诊治过程中，对有损害病人利益和不尊重病人的现象要敢于抵制和批评，随时维护病人的生命和健康。

（二）最优化原则

最优化原则是指在诊疗中制定以最小的代价获得最大效果的决策，也称最佳方案原则。最佳方案原则要求医生在进行临床思维和诊疗实践过程中，根据病人的实际情况，因人、因病、因时、因地而异，制定不同的诊治方案，既要考虑近期效果，又要考虑远期效果；既考虑正作用，又考虑副作用；既考虑身体承受能力，又考虑经济承受能力。在保证诊疗效果的前提下，在医疗技术允许的范围内，选择痛苦最小、疗效最佳、安全最好、消耗最少的方案。

1. 痛苦最小 在保证治疗效果的前提下，采用的诊疗措施应尽可能减轻病人的痛苦，包括疼痛、精力消耗等。有些不宜普遍使用的特殊检查和治疗，只能在必需的并有安全保护措施的情况下才能使用。

2. 疗效最佳 即诊疗效果从当时医学科学发展的水平来看是最好的，或在当时当地的客观条件下是最佳的疗效；从诊断上来看花费最少，能够尽快明确患者疾病的病因、病理、病程的诊断方法为最佳方案；从治疗方面来看，能迅速控制病情发展，促进病变消退、进而促进病人身心全面康复的治疗措施为最佳效果。

3. 安全最好 随着现代科学技术的发展，诊疗技术水平有了很大的提高，然而技术的二重性使诊疗手段的应用有可能给病人造成一定的损害，因此在制定诊疗方案时要尽可能体现有利无害原则，选择对病人有最好安全保障的方案。对于必须使用但又有一定伤害或危险的诊疗手段，应尽力使伤害减少到最低程度，保证病人的安全。

4. 消耗最少 消耗最少指患者因诊治疾病而支出的经费和社会医药资源的消耗要最少，选择诊疗手段或方案时，在保证疗效最好、安全最佳的基础上应考虑资源的消耗，如果代价太大，对患者和社会都不利，让患者进行不必要的检查，开与治病无关的药物，巧立名目有意增加病人及其家属的经济负担以及增加社会资源的耗费都是错误的。

（三）知情同意原则

知情同意原则是指医务人员要为病人配合诊治提供足够信息（如诊治方案、预后及可能出现的危害等），让病人在权衡利弊后，对医务人员所拟订的方案做出同意或否定的决定。在得到病人明确同意后，才能确定和实施诊治方案。卫生部 1981 年 10 月 18 日制定的《医院工作人员守则和道德要求》中要求：医生应该尊重病人的人格、意志和权利。凡对病人进行检查、治疗和研究，都应事先对病人解释清楚(包括预期检查效果、可能发生的危险和采取的防护措施等)，征得病人或其亲属同意和自愿，不能把自己的决定强加于病人。在病人或其亲属拒绝医生的正确意见时，要耐心说服动员，除了特殊情况(如紧急抢救、病人神志不清、无家属到场等)外，一般不应由医生单方面决定采取某种诊治措施。在医疗工作中，医务人员还要正确对待代理知情同意问题。代理知情同意的合理性和必要性取决于下列条件之一：病人与代理人意见完全一致，代理人受病人委托代行知情同意权；特殊病人(如婴幼儿病人、智残病人、精神病人、休克病人等)因本人不能行使知情同意权，而由其家属或其他合适的代理人代行此权。在我国，知情同意权代理被选择的先后顺序为：家属—亲属—单位同事—负责医生以外的其他医务人员。代理人必须有行为能力，能够理智判断问题，与病人无利益或情感上的冲突，能够真正代表病人的利益。

(四) 身心统一原则

身心统一原则是指医务人员在诊治过程中把病人作为一个身心统一的整体。现代医学模式要求医务人员在诊治工作中由以疾病为中心转向以病人为中心。因为病人是生理、病理、心理的统一体。因此，医务人员在诊治疾病的过程中，要做到既关注疾病，又重视病人；既要开展躯体疾病服务，又要开展心理服务。为此，医务人员除掌握医学专业知识外，还需要学习医学伦理学、医学心理学和医学社会学等多方面的知识，并掌握对疾病的心理和社会分析方法，以促进病人的身心整体康复。

(五) 生命神圣与生命质量及生命价值统一原则

长期以来，人们传统的观念是把生命神圣绝对化，即认为生命具有至高无上的价值。在这种观念的支配下，医务人员总是不惜代价地诊治病人，不顾及病人的生命质量和生命价值。当今，人们认识到生命质量和生命价值关系到家庭幸福、民族兴衰和人类的命运。为此，医务人员在诊治过程中，在尊重病人的生命神圣的前提下，必须同时兼顾到病人的生命质量和生命价值，坚持这三者相结合的辩证统一原则。

(六) 协同一致原则

协同一致原则是指在诊治过程中医务人员之间、专业相互之间和科室相互之间的有关临床各科室、各类医务人员必须通力协作、密切配合和团结一致，共同为病人的康复而努力。由于现代医学发展迅速，医疗技术的专业化越来越高，各科和同一科室专业的分工越来越细，但病人作为一个整体，需要各学科和各专业之间的医务人员互相配合，才能使病人达到最佳疗效。因此，要避免和防止医务人员之间出现互不通气、互相推诿和互相拆台的现象，以免给病人的诊治带来困难和不良后果。

第二节 临床诊断中的伦理

疾病的临床诊断是医生通过采集病史、体格检查和各种辅助检查措施收集病人的病情资料，然后将资料进行整理和归纳后，从而做出对病人所患疾病的概括性判断的过程。较简单的疾病通过医生询问病史和体格检查即可确诊，但较为复杂的疾病则需要医生与医技人员的密切协作，进行必要的辅助检查才能确诊。有些疑难疾病往往需要边对症治疗边反复检查和观察，甚至通过试验性治疗和手术探查才能进一步确诊。疾病临床诊断的道德要求，贯穿于询问病史、体格检查和辅助检查的各个环节的始终。

(一) 询问病史的道德要求

询问病史是医生通过与病人、其家属或有关人员的交谈，了解疾病的发生和发展的过程、治疗情况以及病人既往的健康状况等，它是获得病人病情的首要环节，也是疾病诊断的主要依据之一。因此，能否取得真实可靠、准确全面的病史及症状资料，关系到下一步的检查、治疗和护理措施的制定。

在询问病史过程中，医生应遵循以下道德要求：

1. 举止端庄，态度和蔼 在医疗活动中，病人首先感受到的是医务人员的仪表、举止、态度等外在表现。因此，医务人员应以端庄的举止、和蔼的态度、整洁的衣着、饱满的情绪出现在病人面前，这样可以使病人产生依赖感和亲切感，使紧张的心理得以缓解，有利于倾诉病情和与疾病有关的隐私，从而获得详细、可靠的病史资料。反之，不讲卫生，不修边幅，敞襟散发，举止轻浮，表情傲慢，容易使病人产生不安全感、不信任感或心理压抑情绪，不愿意畅所欲言，从而难以获得需要的资料，影响对疾病的诊断,甚至造成漏诊或误诊。

2. 全神贯注,语言得当 询问病史时,医务人员应精神集中、态度亲切冷静,使病人乐于接受询问,以便迅速、准确地掌握病情。相反,医生询问病史时无精打采,它事干扰过多和漫无边际的反复提问,使病人产生不快;询问病史时,医务人员的语言应通俗易懂,因为大部分患者的医学知识不多,若过多使用专业性太强的医学术语,会使病人难以理解;有的医务人员说话生硬、粗鲁,常常导致病人反感,这些都会影响病史资料的收集,有时甚至发生医患纠纷。

3. 耐心倾听,正确引导 病人是疾病的亲身体验者,他们的主诉常常能真实地反映疾病演变过程的因果关系,提供认识疾病特征性的资料。不仅如此,某些疾病,病人主观先于生理检验指标的变化。因此,病人诉说的主观体验,对于早期诊断很有意义。医务人员应耐心倾听,并随时点头以示领悟,不要轻易打断病人的陈述或显得不耐烦。有些资料虽是生活经历,但从中可能分析出病人的心理、社会因素与疾病的关系;有些病人为忧虑或隐私困扰,通过宣泄,既可缓解紧张情绪又有利于找到疾病的原因。但是,询问病史时往往时间有限,如果病人诉说离题太远,医生可以引导病人转到对疾病陈述上来或抓住关键的问题询问,避免机械地听和记。但是,医生应避免暗示或诱导病人提供希望出现的资料,否则将使问诊走向斜路,造成误诊或漏诊。

4. 辨别资料,去伪存真 医生对询问病史过程中收集的资料,要边问、边思考、边分析。询问病史的过程实际上是一个去粗取精、去伪存真、由此及彼、由表及里的分析思考过程,医生对所收集到的资料要善于辨别和思考。

(二) 体格检查的道德要求

体格检查是医生运用自己的感官(眼、耳、鼻、手)或借助于简单的诊断工具(如听诊器、血压计、体温表、叩诊锤等)对病人身体进行检查的方法。体格检查是诊断的重要环节。在询问病史的基础上,进行有目的的系统的体检,既可证实病史资料,又可发现尚未表现出明显症状的体征,这对作出正确诊断非常重要。

在体检中,医生应遵循以下道德要求:

1. 全面检查,认真细致 医生在体检中,应按一定的先后顺序逐一地进行系统的检查,不放过任何疑点,尤其是重点部位要反复进行检查,因为病人的病情总是在不断变化和发展。必要的重复可以帮助医生及时发现体征的变化及新体征的出现,以便补充修正诊断,采取相应的治疗措施。对于模棱两可的体征,应该请上级医生核查,以免因经验和技术不足造成漏诊。对于急重、危重病人,有时为了不延误抢救时机,可以扼要择重检查,但也应做到尽职尽责、一丝不苟,待病情好转以后,再进行补充检查。切忌由于医生的主观片面、粗枝大叶、草率行事造成误诊或漏诊。

2. 关心体贴,减少痛苦 病人疾病缠身、心烦体虚和焦虑恐惧,需要医生关心体贴、减少痛苦。因此,医生在体检中,要根据病情选择舒适的体位,注意寒冷季节的保暖,对痛苦较大的病人要边检查边安慰。同时,检查时动作要敏捷、手法要轻柔,敏感的部位可用语言转移病人的注意力,不要长时间检查一个部位和让病人频繁的改变体位,更不能粗暴操作增加病人的痛苦。

3. 尊重病人,心正无私 尊重病人,心正无私就是要求医生在体格检查中思想要集中,根据专业界限依次暴露和检查所需的部位,医生在检查异性、畸形病人时要持尊重态度。如男性医生检查女性病人一定要有第三者在场。给畸形或有生理缺陷的病人体检时,不能有任何歧视或感叹的话语或表情,并要注意保护病人隐私。对不合作或拒绝检查的病人,应做好说服工作后再行检查,医生如果强行检查不愿合作的病人,是不符合医学道德要求的,也是法律所禁止的。

(三) 辅助检查的道德要求

辅助检查是诊断疾病的重要组成部分,它包括实验室检查和特殊检查。现代科学技术的发展使应用医学技术工程异军突起,扩大了人们的视野,提高了人们认识疾病的能力。如内窥镜可以发现胃肠黏膜病变,并且可以取材病检进行定性诊断;CT、磁共振、超声设备的应用,可以早期、准确、有效地发现占位性病变的部位、大小、形态等。同时,辅助检查也可以发现一些亚临床疾病的存在,如甲种胎儿蛋白的测定,可以在临床症状出现前较早地发现肝癌的存在。

但是,辅助检查绝不能滥用,更不能夸大其检查结果对临床诊断的决定性意义。因为,疾病是一个连续变化的过程,辅助检查往往是间断进行的,它只能反应疾病某一瞬间的状态,不能对病人进行整体观察。因此,在辅助检查过程中一定要考虑它的局限性，应结合病史和体征综合分析，才能得出正确的结论。

辅助检查中，临床医生应遵循以下道德要求：

1. 慎重考虑，确定项目 正确合理地选择辅助检查项目是最基本的道德要求。根据问诊、体格检查、慎重的理性思维而产生的推断是正确选择辅助检查项目的主要依据。不得开展与病史或体征无关的辅助检查，更不能应病人的要求做无关的检查。在确保辅助检查的针对性和有效性的前提下，根据由易到难的原则，尽可能减轻病人痛苦及经济负担。若简单检查能解决问题，就不应做复杂的检查和有损伤的检查；一两项检查能说明问题的，就不应做更多的检查。既要避免怕麻烦、图省事而不做收费便宜的如大小便等辅助检查的失职行为，又要避免出于经济利益的考虑而进行与疾病无关的检查。

2. 知情同意，尽职尽责 在确定了辅助检查的项目以后，医生应向病人或家属讲清楚检查的目的和意义，在其理解并表示同意以后再行检查，特别是对一些比较复杂、费用昂贵或危险性较大的检查，更应该得到病人的理解和同意。有些病人对某些检查，如腰穿、骨穿、内窥镜等，因惧怕痛苦而加以拒绝。如果这些检查是必需的，医生应耐心细致地向病人解释和规劝，以便能够尽早地确定诊断和治疗方案，绝不能害怕麻烦而任其自然，对病人不负责任。

3. 综合分析，防止片面 辅助检查是临床诊断的辅助手段，其结果也只是参考性的。医生必须将辅助检查的结果同病史、体检资料一起综合分析，才能作出正确诊断。如果片面夸大辅助检查在诊断中的价值，就会发生诊断错误。

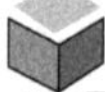

案例 6-1

从前几家医院错误诊断引起的思考

患者，男，11 岁。4 个月前，左眼被足球击伤，当时无视力减退，几天后左眼视物模糊，视力日减。曾先后到几家医院诊治，视力检查：右 1.2，左 0.6（试眼镜不能矫正）。有的医生诊断为左眼外伤性视网膜震荡后遗症，并告知患者说，眼病不好治，视力可能继续下降；有的医生检查眼底正常，未下结论。口服过皮质激素、血管扩张药，肌注过维生素等，但左眼视力继续下降，由 0.6 降到 0.4。由外地来到就诊医院时，查视力：左眼视力已降到 0.2，眼部正常。经详询病史，根据其特点，结合眼部检查无阳性体征，该院医生确诊为“左视心身眼病”。经语言激励、暗示，辅以针刺左合谷穴治疗后，查视力：左 1.0，右 1.2。复诊时，以同样方法继续治疗，左眼视力恢复到 1.2。

【分析提示】

本病例患者在接受前几家医院诊断的结果是令人遗憾的，其错误表现在哪里？属于什么性质？

第三节 临床治疗中的伦理

在正确诊断的基础上，正确的治疗方案是解除疾病、恢复健康的关键环节。临床上治疗效果如何，一方面依靠医疗技术行为的合理性，另一方面依靠医务人员道德行为的合理性，才能实现医疗目的，使疗效达到最佳效果。因此，医务人员应遵守各种治疗中的医德要求，不断提高医疗技术水平，以便使各项治疗措施取得最佳效果。

临床疾病的治疗有药物治疗、手术治疗、心理治疗和康复治疗等。

一、药物治疗的道德要求

药物是医务人员治疗疾病的重要手段，它不仅能控制疾病的发生和发展，而且能调整人体的抗病能力。然而任何药物都有双重效应，既有治疗作用，又有轻重不等的毒副反应，即使是维生素、氧气这些身体必需的物质，如果过量也可能导致严重的疾病。因此，医务人员在药物治疗中应该遵守道德要求，发挥药物的治疗作用，防止用药不当或用药错误给病人造成危害。

在药物治疗中，临床医生应遵循以下道德要求：

1. 钻研药理，谨慎用药 医务人员必须加强药理知识的学习，熟悉各种药物的性能、适应证和不良反应，以便能运用自如。在临床治疗中，医务人员应根据病人的个体差异和疾病的种类、病程的不同，使用不同的药物和剂量，将药物的使用控制在安全有效的范围。对诊断不明的患者切忌滥用药物，以免掩盖症状延误病情。在不得已使用毒性较大的药物时，应严密观察和询问病人的主观感觉，并定期检查，一旦发现异常症状，立即停用该药并采取相应措施。临床用药中不仅要看到药物的近期疗效，还需注意药物的远期效果。例如长期大剂量使用广谱抗生素、激素及贵重药物，可能使患者得益于一时，但其长期利益蒙受损失，造成菌群失调、二重感染，引发高血压、糖尿病、继发感染等，不利于患者的健康。因此，医生在用药中既要考虑患者的暂时利益，挽救他们的生命，恢复他们的健康，又要注意到患者的长远利益，以提高他们的健康水平，确保生命质量。

2. 秉公处方，智开药源 处方权是人民给予医生防病治病的一项基本权利。医生在治疗疾病时应秉公处方，根据病情的需要开药，决不可滥用手中的权力，以药谋私，收受贿赂。医生能否正确行使药物的分配权，是衡量医务人员医德水平的重要标志。在当前和今后相当长的时间内，由于卫生经费紧缺，医药资源不足，医生在开处方时，必须正视医药卫生现实中的矛盾，从全体人民群众防病治病的需要出发，坚持不开人情方、大处方，能用廉价药治好的，就不开贵重药。不能单纯为了追求本单位的经济利益而随便开进口药、滋补药以及与治疗无关的药物。对昂贵、紧俏的药品要严格管理，使有限的医药资源发挥最大的治疗效果。

3. 关注心理效应，提高药物疗效 临床用药中，除了考虑药物的药理作用外，还要重视其心理效应。譬如有的医生给感冒患者开“APC”药，就比其他医师开的“复方阿司匹林”治疗效果好，这就是药物心理效应起作用的结果。医生服务态度好，专心听取病人述说病史，认真详细为病人作体格检查，病人对他充分信任，对他所处方的药物感觉良好，就能增加药物的生理效应。反之，有的病人病史尚未说完，医生已把药开好了，促使病人对医生不信任，对所处方的药物反感，这就会使药物的生理效应大大减少，甚至病人不敢服药而出现不遵医嘱行为。因此，医务人员应注意自己的言行举止与道德情操，给病人好的印象，使病人信任自己，让病人在良好的心境下接受治疗。药物的心理效应还与药物的药色、药味、商标、药厂、药物的声誉等因素有关，这些因素使病人对药物产生信任，这是发挥心理效应的重要方面。

4. 坚持查对制度，严防事故发生 药剂人员接到医生的处方后，应进行认真审查，如发现处方中的药物不当或有误，应及时与医生联系更正。如果处方正确，对配好的药物还要经过“三查三对”，确保无误后，方能发给病人，并向其说明使用方法。对于住院病人，护士在执行医嘱时，要坚持“三查七对”（三查：摆药后查，服药、注射处置时查，服药、注射处置后查；七对：对床号、对姓名、对药名、对剂量、对浓度、对时间、对用法）制度。总之，用药治疗必须认真细致，小心谨慎，以防用药差错事故的发生。

二、手术治疗的道德要求

手术治疗是指运用手术方法的一些诊断和治疗方面的操作过程。手术方法可以救人活命，如手术实施失当，轻则增加病人痛苦，重则致病人残废，甚至死亡。因此，对参与外科手术的各类各级医务人员，应该遵循以下特殊的道德要求：

（一）选择手术治疗的道德要求

1. 确定手术是必须的 在手术前医务人员必须确定手术在当时的医疗条件下对病人是最理想的治疗方法，凡有其他治疗法优于手术治疗、可做可不做的手术或病人病情需要手术但不具备手术条件都不应实施手术治疗，不严格掌握手术适应证，甚至想通过手术来“练习手艺”都是违背病人根本利益和道德要求的。

2. 手术方案是最佳的 手术方式的选择（包括麻醉方式的选择）必须安全有效。医生应本着对病人高度负责的精神从病人的利益出发，全面考虑病人的病情、手术的预期疗效和可能产生的远期影响（如手术后并发症），全面分析，反复比较，选择最为安全可靠、对病人损伤最小、痛苦最少而又能最大限度实现手术目的的最佳治疗方案。

3. 必须做到知情同意 手术一旦确定，医务人员必须客观地向病人及其家属（或监护人）介绍手术的必要性、手术方式、可能发生的不良情况或意外等，让其充分理解并自主地作出手术与否的决定。在知情同意的前提下，履行书面协议的签字手续。知情同意是医务人员对病人或其家属自主权利的尊重，也表明病人及其家属对医务人员的信任和对手术风险的理解和承担。医务人员不能在病人或其家属尚未知情同意的情况下，擅自对病人进行手术；也不能因个人的目的哄骗病人接受手术。但是对昏迷病人在其家属无法联系的情况下，医务人员出于高度责任感，在没有病人或其家属知情同意下的手术是符合医德要求的。

（二）对手术医生的道德要求

1. 不滥施或争抢手术 施行手术必须是治疗疾病的需要，医生绝不能为了操练手艺动员或迫使不该施行手术治疗的病人承担手术，增加病人的痛苦；医生也不能不顾自己的技术水平和病人的利益而争抢自己不能胜任的手术，这些都是很不道德的。

2. 不垄断或推卸手术 为了维护自己的权威和声望，以保证手术质量为由，有意垄断一些难度相对较大的手术，对一些关键性的技术和经验进行保密，以达到技术控制的目的，这就妨碍了人才的培养，对医疗事业的发展极为不利。有的医生把某些自己能做但存在一定风险的手术推给他人去做，甚至推给不宜做该手术的医生去做，回避风险；有的医生对技术操作简单的手术厌恶冷淡，找理由躲避手术，这些推卸手术的行为和做法都是极不道德，对病人极端不负责任的。

3. 不忽视术后诊查和处理 手术医生不能忽视术后对病人的诊查和处理，因为病人的许多重要病情变化，如出血、血栓、局部积液、感染化脓以及其他一些并发症常常都在术后发生，只有重视术后诊查，及时发现问题并妥善处理，才能保证手术的真正成功。有的手术医生错误地认为手术结束即万事大吉，忽视术后观察、处理，致使造成严重的后果。

三、危重病人抢救中的道德要求

危重病人的抢救，是临床治疗的一项重点工作，也是现代医学研究的一个重要课题。危重病人抢救的效果如何，不仅取决于抢救人员的抢救技术，而且同抢救人员的道德水平有着极为密切的关系。

1. 争分夺秒，不失时机 危重病人病情紧急、变化很快，如心脏骤停、脑出血等，医务人员必须要有“时间就是生命”的观念，争分夺秒、全力以赴地奋力抢救。如果延误了时间，也就失掉了抢救的时机，就会造成生命危险。

2. 勇担风险，果断抢救 危重病人病情紧急、病情复杂，常常有很大的风险出现。医务人员在风险面前需要十分慎重，尽量选择安全有效、风险小、损伤小的医疗方案。但也要有勇于承担风险精神，某些危重病人不抢救必死无疑，抢救虽有一定的风险，但也存在一线希望，这种情况下医务人员要积极采取措施，敏捷、果断地进行抢救，否则就会贻误治疗时机。

3. 协同配合，吃苦耐劳 危重病人病情复杂，诊疗困难，抢救中往往需要多专业科室的团结协作。凡遇需要多专业科室抢救的疾病或外伤时，应由首诊科室负责，其他有关的科室随叫随到，协同配合，互相支持。专业科室应派知识面广、技术高、临床经验丰富的人员参加抢救工作。危重病人有时需夜以继日地长时间抢救，因此，医务人员要有吃大苦耐大劳、连续作战的精神，始终如一地救死扶伤。

四、心理治疗和辅助治疗中的道德要求

心理治疗又称精神治疗，是用心理学的理论和技术治疗病人情绪障碍与矫正行为的方法。心理治疗不但是心理性疾病的主要疗法，也是对躯体疾病综合治疗中的一种辅助治疗，它适应现代医学模式要求，有利于病人的整体康复。在心理治疗中，医务人员应遵循以下道德要求：

1. 掌握运用心理知识，耐心细致开导病人 心理治疗有独特的理论体系和治疗技巧，它是用心理学理论和方法，通过医患语言和非语言的沟通，改变病人的认知、情绪和行为，以达到消除症状、防治疾病并改善社会生活能力、提高生活质量。因此，医务人员只有掌握了心理治疗的知识，才能在诊治中取得较好的效果。如果只依靠一些常识，如给普通人做思想工作那样的施以鼓励和安慰，那是把心理治疗简单化了，达不到治疗的目的，甚至会发生错误导向。这是不符合道德要求的。

2. 感受病人痛苦，治疗心态诚恳 要心理治疗的病人在心理上都有种种难以摆脱的不适和困扰。因此，医务人员对病人态度要诚恳，要耐心倾听病人的诉说，理解病人的感受和情感，认真分析病人倾诉苦恼的来龙去脉，在此基础上找出其症结所在，通过耐心地解释和鼓励，使病人改变原来的态度和看法，逐渐接受现实和摆脱困境，培养新的适应能力，从而达到帮助病人治疗的目的。如果医务人员对病人冷淡、态度粗暴、语言不当，不仅会加重病人痛苦，而且可能产生医源性心理障碍。

3. 情绪健康稳定，真挚影响病人 在心理

治疗中，医务人员的自身基本观点、态度必须健康、正常，要有愉快、稳定的情绪，这样才能真挚影响和帮助病人，以达到改善病人情绪的目的。反之，如果医务人员的观点、态度错误或不正确，就有可能促使病人病情加重。因此，从事心理治疗的医务人员要具有健康稳定的心理状态，否则不宜或暂时不宜从事心理治疗工作。

4. 尊重病人隐私，保守病人秘密　病人向心理医生倾诉的资料，特别是秘密或隐私，不能随便张扬，甚至对病人的父母、配偶也要保密，否则会失去病人的信任，使心理治疗难以继续下去。但医务人员发现病人有自伤或伤害他人的念头时，可以转告家人或他人，这是出于保护病人或他人生命的目的，是符合道德要求的。

五、康复治疗的道德要求

康复治疗是康复医学的重要内容，其服务对象主要是各种因伤、病导致人体功能障碍或丧失的各种残疾人。它通过物理疗法、言语矫治、心理治疗等功能恢复训练的方法和康复工程等代偿或重建的技术，使残疾人的功能恢复到最大限度，提高其生活质量。

在康复治疗中，医务人员应遵循以下道德要求：

1. 理解与同情　不论是先天或后天疾病或外伤等导致的功能障碍或功能丧失，都会给病人带来很大程度甚至终身的损失，他们除了躯体的创伤，还伴有孤独、自卑、悲观失望等心理的痛苦。因此，在康复治疗中，医务人员要理解、同情和尊重他们，要用高尚的道德情操去唤起病人战胜疾病的乐观情绪，调剂其大脑及整个神经系统的功能，并充分发挥肌体的潜能，使之更有效地适应外界环境和增强与疾病作斗争的抵抗能力。

2. 关怀与帮助　残疾人由于行动不便，有的生活难以自理，因此在康复治疗中，医务人员要关心和鼓励他们，增强他们重返社会的信心与毅力，使他们从被动治疗转为主动治疗，以达到康复治疗的目的。

3. 联系与协作　人体功能的康复，需要多学科的知识和多学科的医务人员、工程技术人员、社会工作者、特殊教育工作者等人员的共同参与和努力。因此，在康复治疗中，康复科医务人员除了必须扩大自身的知识面外，还要与各种人员密切联系，加强协作，避免发生脱节。出现矛盾要及时解决，共同为达到病人的康复目标而尽心尽力。

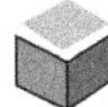

案例 6-2

高尚的医德修养在此起了大作用

患者，男性，23 岁，确诊为再生障碍性贫血而住入某医院。患者认为“再生障碍”是不治之症而拒绝一切治疗措施，甚至摔碎注射器。医务人员始终保持积极、耐心、和蔼的态度，一方面反复开导，讲解有关知识，陈述利害关系；一方面精心治疗并护理，获取病人信任。终于在赢得病人主动配合的条件下，通过中西医结合治疗，使病人好转出院。这个病人出院至今已生存 20 余年，并建立了幸福的家庭。

【分析提示】

结合本例分析医生高尚的医德修养对患者战胜疾病产生的影响。

案例 6-3

医院及医生应该承担什么责任

女演员，25 岁，主诉右侧乳房有硬结块，到某医院就诊，经活体组织检查证实为乳腺癌。医生告诉病人：“要尽早切除右侧乳房。”同时对患者的父亲说：“必须做右侧乳房全切和周围淋巴结廓清术。”在取得病人及其父亲同意后，收病人住院，按预定计划手术。医生为了慎重，手术过程中对左侧乳房也做了活体组织切片，用迅速冰冻法检查，认定为“乳腺瘤性肿瘤，伴有腺体增生”，将来有癌变的危险。为了病人的安全，所以给左右两侧乳房都做了切除术。术后，病人及其家属提出，医生在没有经病人同意情况下，切除了左侧乳房，给病人精神上造成巨大压力，要求医院及医生对此负责，并赔偿损失。

【分析提示】

根据病例实情进行伦理道德分析，医院及医生应该承担什么责任？

第四节　有关专科诊治中的伦理

临床相关专科诊治，主要包括：急诊诊治、医技科室、口腔科诊治等。

一、急诊诊治中的道德要求

由于外伤、车祸、灾害、急性疾病的情况时

有发生，急救医学作为一门新兴的学科已逐步建立和不断加强。急救病人因病情紧急、危重，急需在最短的时间内以最有效的措施防止病人机体遭受更为严重的损害，缓解急性发作的症状，即时解除病人的痛苦。急症病人的抢救成功率不仅取决于参加抢救的医务人员的专业水平，还取决于医务人员高尚的医德水平。

1. 充分的急救准备 急诊的特点就是病情紧急，因此，急救医疗部门及其人员随时都应做好急救准备。医疗仪器、器械、药品等要配备齐全，专人负责，不能出现急救时缺这少那、东拼西凑的情况；担负急救任务的医务工作者必须具有扎实过硬的基本功，对静脉穿刺、气管插管、心内注射、心脏复苏、急症开胸等技术都应熟练牢固地掌握；急救医务人员绝不能有丝毫麻痹懈怠的思想，必须坚守岗位，不能擅离职守，做好急救的各种准备工作，养成细致、敏捷、果断的作风，以便应付各种突发的病变，保证病人的抢救成功。

2. 高度的责任感 急诊抢救工作以“急”为特征，因为急症、重症、险症病人的病情瞬息万变，预后难测，若不迅速急救，就会危及病人生命或造成严重后遗症，譬如脑出血、脑外伤所致颅压增高引起的脑疝和脑缺氧的、心肌梗死的、气管异物等急症的抢救，必须分秒必争、全力以赴。医务工作者必须牢固树立“时间就是生命”的观念，立即行动，救病人于危急之中；遇到急救任务应毫不考虑个人利益、得失，患得患失、犹豫不决，或借口推辞、敷衍应付，以致延误良机，是极不道德的行为。抢救的目的是挽救病人生命，因此绝不能做样子、走过场，或把病人当做活标本“练手艺”。

3. 严谨的工作作风 急症抢救工作不仅要求医务人员对患者要满腔热忱，而且还要有严肃的科学态度和求实精神，严格遵守抢救的各种规章制度和操作规程，在抢救中急而不慌，忙而不乱，一切诊查和治疗都根据病情需要而有条不紊地进行。同时在抢救中要谨慎小心，切忌疏忽大意。对病人的各种症状的发现和判断要敏锐、准确，不放过任何一个可疑症状，发现问题后要一丝不苟地妥善解决。

二、口腔科诊治中的道德要求

临床口腔医学主要包括口腔内科学、口腔矫形学及口腔颌面外科学。口腔学与内科、外科、骨科、儿科等既有很多较为明显的区别，又有紧密的相互联系。所以口腔科医务人员不仅要自觉遵守共同道德要求，还应具有口腔医疗需要的良好医德素养。

（一）口腔科工作的特点

口腔科同临床其他科的医疗活动相比，它具有以下特点：

1. 脑力与体力相结合的程度高 在诊治口腔疾病的工作中，口腔医务人员既要有本学科扎实的基础理论和丰富的临床实践经验，同时还需要消耗较大的体能。所以脑力与体力密切结合是口腔科诊治工作的特点。为此，要求口腔科医务人员不仅要具有扎实的专业基础知识和精湛的医术，还应具有良好的身体素质，才能适应口腔科医疗工作。

2. 知识-技术密集型强 从事口腔科临床工作的医务人员，要把医学基础理论和本专业知识有机地结合，同时，要不断掌握新的知识。另外，无论义齿的镶制，还是牙体牙髓的治疗、畸形牙的矫正，都应具有熟练和严格的技术操作要求，要善于运用各种诊治器械和多种材料开展治疗工作。这是口腔“知识-技术密集”的主要特点之一，这个特点决定了对口腔医务人员的技术、医德的特殊要求。

3. 诊治技术和审美标准要求高 根据口腔解剖的特点，牙齿内血管、神经细密，内部结构复杂，因而口腔医务人员要具备心灵手巧、精雕细刻的技术，要做到一丝不苟，使病人感到舒适，经久耐用又美观，以满足患者治愈和审美的要求，这才体现口腔科医务人员对工作高度负责的精神。

（二）口腔科的道德要求

根据口腔科的特点，对口腔科医务人员的道德要求有以下三点：

1. 要勇于和善于实践 临床医学有很强的实践性，口腔科工作的特点决定了它对实践的要求更高，口腔医生要具有丰富的实践经验，就要在长期的临床诊治工作中锻炼和培养专业的技能和一双精巧的手。具体地说，在给病人手术治疗时，要严格按照操作程序要求进行，集中精力，专心致志并就着病人的体位而变换自己的姿势，有时连续几个小时，时而侧身时而转身，需付出艰辛的劳动。若遇到年幼和老年病人更增加难度。因此，要发扬不怕苦和累的精神，大胆实践，这是口腔医务人员的成才之路，也是对口腔医务人员的道德要求。

2. 努力掌握新理论和新技术 从事口腔临

床工作的医务人员，必须努力掌握多方面知识和技术，如材料科学、无机化学、制剂学、药理学、口腔微生物学等，同时要熟练掌握诊治口腔疾病中的每一项特定的技术，特别随着医学科学迅速发展，都需要口腔科医务人员勤奋钻研业务知识，努力掌握新理论和新技术，及时了解国内外口腔医学新的进展，要结合实际引进先进技术并加以创新。如如何从诸多材料中进行选择，以求最佳疗效；在正畸治疗中选择的金属材料要符合治疗最优化原则等。为此，要求口腔科医务人员要勤奋学习，刻苦钻研，不要满足于现状，才能更好地掌握新知识和新技术，做到知识广博，医术精湛，这是新时期对口腔科医务人员的职业道德要求。

3. 在安全和美观上下工夫 口腔内科的龋齿病、牙周病在口腔疾病中占大多数，由于治疗中多数使用牙钻等器械，这都会给病人带来不同程度的疼痛、振感和机械噪声，使病人产生一定的恐惧心理和不安全感。针对这一情况，口腔科医务人员对病人首先要具有同情心，态度和蔼，进行耐心解释，以消除病人的紧张情绪和恐惧心理。在治疗中，要严格执行消毒制度和操作规程，避免造成感染和任何医疗差错事故的发生。另外，口腔颌面是人体最明显的部位，人的仪表、风度、举止等，很多与面容有关，面貌的美观与颌面的协调有着密切相关。因此，口腔医生除能够及时有效解除病痛外，还须考虑病人的美观要求，做到细刻精雕。如在颌面脓肿切开时就应考虑选择能使脓肿消退后，切口愈合颌面部不留明显瘢痕的方案，以免影响病人面容的美观。从道德上要求，不仅解除患者病痛，恢复正常功能，还要满足病人审美的心理要求，这是口腔科医务人员的双重任务，也是口腔医务人员的道德责任。

三、医技科室的道德要求

随着医学科学的发展、先进仪器的研制、先进技术的采用，工作已成为临床诊疗工作的重要组成部分。它在疾病的诊断、病因的确定、病情的判断和疗效的观察等方面均有重要的作用。所以掌握医技道德是提高临床诊疗质量的保证。

1. 对患者有利原则 对疾病的诊断，无论是哪一个系统的，都应以病史和物理检查为基础，在此基础上再考虑有无必要进行技术诊断，以及怎样有选择、有步骤地进行技术诊断，不能撒网式的盲目检查，更不能为追求经济利益或其他个人目的而让患者做不必要的检查，应选择无害的检查和便宜的检查，力求做到安全无害、痛苦最小、耗费最低。譬如对肝脏占位病变的鉴别诊断，应当首选B超，不一定非先作CT不可，对怀疑为肺癌的患者更不应该先作CT，一般普通的X线诸种检查法就可以明确。

2. 诊断结果具有可靠性原则 技术诊断结果的正确与否，对临床的进一步诊治有重大影响。在临床诊疗实践中由于技术诊断不认真，检查结果不可靠，从而影响病人治疗的例子屡见不鲜。因此，从事技术诊断的医务工作者必须以认真负责的态度对待每一项检查，务求结果可靠。结果的可靠性除了要受设备的性能、操作者的业务水平、病变的复杂程度等多种因素的影响外，在很大程度上更要受到医务工作者医德医风的影响，因为是否严格执行规章制度和操作规程，是否保证仪器设备处于最佳状态，都关系到检查的可靠性。从事技术诊断的工作人员应努力保证结果的可靠性，不能有“大概”“差不多”的马虎作风，更不能有弄虚作假、欺骗患者的行为。

3. 安全防护原则 有些技术诊断检查，对患者虽然必要，但如果操作者没有安全防护的意识，不能降低检查的副作用，就有可能给患者和其他人群的健康造成不利影响。因此，要求技术诊断科室及其医务工作者都应当把应用、防护、环境保护等环节统一起来。

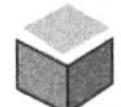

案例 6-4

“站在家人的各个角度去关心病人，用‘心’去接诊”

北京五洲女子医院妇科首席专家李蔚范教授提倡：“全面治疗疾病，真正做到生理-心理-社会的全方位结合。”

治疗疾病不能只是头痛医头，脚痛医脚。李蔚范教授曾遇到一位恶性肿瘤卵巢癌病人，这位病人比较特殊，是一位肿瘤并发症患者，因为她同时患有肝功能异常。凭借多年的经验，在全面了解该病人的身体、心理、既往史和家庭情况后，李蔚范教授自己亲自为这位患者请到了北京军区总医院的另一个肝病方面的专家，对患者进行了联合会诊，并对其进行了全面诊断、检查和治疗，联合用药，在肿瘤患者中，这位患者手术后是恢复较好的一位。迄今为止，已过17个年头，李蔚范教授与这位患者一直还保持紧密的联系，互相传送着亲切的问候。

李蔚范教授说："作为医生，治病救人是我们的天职，从选择了这门职业开始的那一天，我们就选择了付出。面对病人，我们不仅是在为她治疗一种疾病，同时，要站在病人的角度、站在亲朋好友的角度，全方位去关心和关注病人，在诊治的全过程，用'心'去关心她，爱护她，病人不能解决的事情，要尽量帮忙为她们去解决。只要用'心'去接诊，病魔将望而却步！"

资料来源：北京五洲女子医院内刊《奢华健康》杂志 http://www.bjwzfh.com，2007 年 6 月 6 日 12:08

【分析提示】

通过案例介绍，你从北京五洲女子医院妇科首席专家李蔚范教授的医德境界得到什么启示？

第五节　农村卫生工作中的伦理

农村卫生工作是我国卫生事业的重要组成部分，是卫生改革和发展的战略重点。为了实现新世纪人人享有卫生保健的战略目标，必须加强农村卫生建设，而其中农村卫生队伍的建设是首位。农村卫生队伍建设，除了业务技术素质的培养和提高外，还应注重职业道德的建设，以提高农村卫生工作者的医德水平，促进农村医疗卫生事业的发展。农村卫生工作道德要求主要有：

1. 具有献身农村卫生事业的精神　由于农村卫生资源的有限性和农村卫生工作的艰巨性，农村卫生人员不仅工作辛苦，而且物质生活艰苦、精神生活贫乏，子女上学困难，甚至连住房和工资也无保障。因此要求农村卫生工作者长期为"三农"即农村、农业、农民服务的思想，具有"苦我一个人，幸福千万家"的奉献精神，成为农民"看得见、养得起、信得过、用得上"的好医生。模范乡村医生王根裕、杨勤书等扎根农村、献身农村卫生事业的事迹，就体现了他们热爱农村卫生事业和献身农村卫生事业的精神，这是高尚的医德。

2. 不怕艰难，认真为农民服务　由于农村的特殊环境，要求乡村医生不论白天黑夜、严寒酷暑、山高路陡、农忙农闲等，都要不畏艰难、不辞劳苦地送医送药，竭尽全力为农民病人服务。对待患病的乡民，要像对待自己的亲人一样，怀有深厚的同情心，态度要和蔼，语言要亲切富有同情心，服务要周到。同时，对待工作要严肃认真，一丝不苟，准确无误。只有这样，农民才会把他们认为是自己的医生。农村卫生工作者对任何乡民都要同等对待，同样认真负责。乡村医生必须一视同仁，廉洁无私，特别是在市场经济的大潮中，要发扬救死扶伤的人道主义精神，不能光顾自己利益，不顾病人死活。那种巧设名目、乱收费用、挪用公款、制作不合格的中草药制剂、经营伪劣药品等行为，都是应当视为受到谴责的不道德甚至是违法的行为。

3. 坚持预防为主、防治结合的原则　作为农村卫生工作者，一定要坚持预防为主、防治结合的原则，必须善于对农村的常见病、多发病、地方病进行诊治，做到"小病不出村，大病及时送"，同时还应重视疾病的预防，做到防治结合，预防为主。定期下乡串村宣传普及医药卫生常识，宣传和贯彻计划生育政策和环境保护政策。宣传饮食卫生、劳动卫生常识；开展爱国卫生运动，减少疾病的发生。总之，只有坚持贯彻预防为主、防治结合的原则，才能确保广大农民的健康，实现联合国提出的新世纪人人享有较好卫生保健的任务。

4. 知识更新，博采众长　作为农村医务工作者，由于条件的局限，更要刻苦学习，不断更新知识，接受新的知识，学习新的技术。通过短训班、函授班、医药知识讲座等途径，不断更新和充实医药学的知识。只有刻苦学习，博采众长，才能不断提高防病治病的技能，为农民解决更多疾病的问题，同时也为我国医学事业的发展作出较大的贡献。

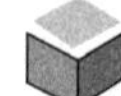

案例 6-5

西林县新型农村合作医疗救助工作解民忧

"太谢谢你们了，医治我这顽症共花费 4.2333 万元，现在得到补助 3.5842 万元，真不知怎么感谢你们。"近日，西林县那佐苗族乡弄汪村弄同屯 61 岁的农乜论在该县新型农村合作医疗管理中心签字领取大病救助补偿金时，紧紧握着工作人员的手说。

今年以来，该县民政部门社会救助工作以"为民服务、以民为本、为民解困"为宗旨，充分发挥民政部门职能，不断推进社会救助工作新局面。

城乡低保补差水平普遍提高。该县前两季度共发放低保金 1592.65 万元。其中，城镇低保对象 1126 户 2040 人，发放低保金 326.1 万元，每人每月保障标准为 300 元，月人均补差 270 元；农村低保对象 16102 户 25323 人，发放低保金 1266.55 万元，每人每月保障标准为 100 元，月人均补差 84 元。

农村五保供养建设稳步推进。该县五保户 488 人供养工作得到落实，供养标准大幅度提高，其中集中供养 127 人，每人每月 350 元；分散供养 361 人，每人每月 180 元和 30 斤大米。1 至 6 月，共发放五保供养资金 61.57 万元。今年新建五保村项目落户该县古障镇者夯村者夯屯(联合五保村)，并完成工程招投标工作。

城乡医疗救助效果显著提高。今年上半年，该县共发放大病救助资金 189.54 万元同时，出台《西林县困难群众临时生活救助办法》，对困难群众实施临时生活救助，对困难群众实施临时生活救助 35 人次，发放救助金 2.1 万元。

自然灾害应急救助扎实推进。该县共 21 万元投救灾资金，解决受灾群众的生活问题，共救助受暴风灾害人口 2186 人，农作物受灾面积 360 公顷，倒塌房屋 16 户 48 间。(马国林)

www.gx.xinhuanet.com　2013 年 10 月 03 日 17:29:10 星期四　来源广西西林县宣传部

【分析提示】

请结合本案西林县新型农村合作医疗救助工作的显著成效实例，谈谈你的感受。

案例 6-6

社保“内鬼”现形记——摘自“重庆市巫山县严查侵占‘新农合’资金系列案件纪实”

重庆市巫山县是国家级贫困县，新型农村合作医疗(简称“新农合”)资金尤为当地农民倚重。然而，却有人将“黑手”伸向了农民的“救命钱”，疯狂侵吞“新农合”资金。让贪官们意想不到的是，一张法网早已悄然拉开。巫山县对全县“新农合”资金展开的“拉网式”检查，一举清查出违规套取、贪污“新农合”资金共计 240 余万元。清查中，文某等 7 名社保系统的“内鬼”相继现出原形。

社保所长“不打自招”

2012 年 4 月，重庆市巫山县审计局在社会保障资金审计过程中发现，该县一些社保所的资金管理疑点重重，甚至存在个别社保所干部骗取“新农合”资金等问题。

线索报到县纪委后，县委常委、县纪委书记金烽愤怒不已：“农民的‘救命钱’也敢动？必须查个水落石出！”

随后，经过大量的走访调查和分析，巫峡镇社保所原所长邓某第一个进入了办案人员的视野。办案人员很快掌握了此人为了完成上级下达的农民“入保”任务，垫资套取大量“新农合”资金的线索。

就在办案人员准备找邓某谈话的时候，听到风声的邓某把得到的赃款退回，并主动向办案人员交代了自己伙同他人侵吞“新农合”资金的事实。

邓某告诉办案人员，每年的“新农合”资金中，每个参保人员除了自己缴纳 20% 的资金外，由财政投入 80%。一些农民外出打工，几年也不会动用“新农合”资金看病，而这恰好给了邓某等“有心人”套取资金的机会。

2010 年 12 月，邓某和该所职工肖某等 4 人串通巫峡镇社区卫生院院长程某、会计黎某，共同出资 42 万元，再由巫峡镇社保所出资 3.8 万元，来垫付巫峡镇 2011 年“新农合”门诊费，采取伪造《“新农合”门诊费补偿登记表》《“新农合”村卫生室补偿费用结算审批单》等方式，非法骗取国家“新农合”资金 88 万余元。除去本金 45.8 万元，邓某等 7 人共同私分了 30 万元，余下的资金作为镇社保所工作经费。

——来源：中国纪检监察报 发布时间：2013-09-05 08:30　作者胡卫东

【分析提示】

从重庆市巫山县严查侵占“新农合”资金案例中，你如何看待农村卫生工作的道德问题？

思 考 题

1. 简述临床诊治中的道德原则。
2. 试述询问病史、体格检查和辅助检查中的道德要求。
3. 试述药物治疗中的道德要求。
4. 心理治疗中的道德要求是什么？
5. 急诊科的道德要求是什么？
6. 口腔科诊治的道德要求是什么？
7. 试述对农村卫生人员的道德要求。

第七章　特定人群治疗工作中的伦理道德

特定人群是指具有特定的生理和心理特点，或处于特定的环境中，容易受到各种有害因素的侵袭，患病率较高的某些人群。由于特定人群的生理和心理的特殊性及其疾病的特殊性，要求医务人员在对待特定人群时，除了要遵守医学道德的基本原则和一般医德规范外，还必须根据其特点，遵循一些特殊的医德规范。本章将分别就部分特定病种和特定人群在诊治过程中的道德要求进行论述。

第一节　特定病种诊治工作中的道德要求

病人的特殊性使得诊治工作量大而且更加复杂，技术难度要求更高，责任心要求更强。了解特殊诊疗道德准则，对维护患者的利益，协调医患关系具有重要意义。

一、性病诊治中的道德要求

性病是指由外生殖器等性行为或类似性行为接触作为主要传播方式所引起的一类疾病的总称。性病主要包括淋病、梅毒等一类疾病。性病是一类比较特殊的疾病，不仅牵涉到一些病人及病人家属的隐私，而且会对社会的卫生保健带来极大的影响。

(一) 性病和艾滋病病人的特点

1. 性病和艾滋病是一种传染性强、对社会有较大危害的疾病　性病主要包括淋病、梅毒等一类疾病，其病原体都具有很强的传染性，而且主要是通过不洁的性行为传播的。由于人的性行为本身带有隐蔽性，加上当事人大都缺少卫生保健常识，导致性病的传播也带有隐蔽性。所以，性病不仅对个人，而且对家庭和社会都会带来很不利的影响。

2. 性病和艾滋病病人的心理压力大　性病和艾滋病的发生大多数与不道德行为有关，往往要承受周围舆论的谴责，有的人甚至要受到法律的处罚。性病和艾滋病病人大都有自卑、敏感、多疑、内疚和自责等心态，进而导致就诊时一拖再拖，诉说病情时闪烁其词，或者谎话连篇；少数被动受害的性病患者也可能出现情绪激动，这些心态和行为都有可能影响检查和治疗。

3. 治疗不能得到保证　由于性病和艾滋病患者要承受一定的社会压力和心理压力，还由于性病和艾滋病的治疗本身需要一定的时间，所以，相当一部分人要么不愿意去正规医院，而在那些无正式行医执照、地下开业的诊所就诊，要么不能有始有终地进行治疗，影响疗效。这一切都有可能导致误诊、误治、加重病情，增加后期的治疗难度，同时可能给社会带来更多的危害。

(二) 性病和艾滋病防治的道德要求

多数性病是由不洁性交引起，它的发生往往涉及患者性生活的隐私，有些医务人员在性病诊治工作中存在着歧视性病及艾滋病患者的倾向，不注意替患者保密，这给患者造成很大的精神压力，于是，很多患者讳疾忌医，宁愿求助于“江湖郎中”，也不愿到正规医疗机构就诊。结果，患者得不到正规治疗，贻误病情，而且传染源不能及时有效地控制也影响了性病、艾滋病的防治工作。因此，医务人员对待性病和艾滋病病毒感染者及艾滋病病人时，除了遵循一般的医德要求外，还应遵循如下的伦理道德：

1. 关心、尊重、不歧视患者　大多数性病、艾滋病病人对疾病知识知之甚少，染上性病后既担心治不好，又担心留下后遗症；有些人还担心别人知道会影响到自己的声誉、工作，甚至家庭，往往出现自卑、恐慌、焦虑和自责的心理。这就要求医务人员本着对患者、对社会负责的态度，对这些患者要一视同仁，不仅要尊重他们的人格，不歧视他们，而且要热情，帮助他们消除心理顾虑，使他们积极配合治疗。

2. 严肃对待，为病人保密　在性病及艾滋病诊治中，医务人员处于优势，病人处于被动、依从的地位。医务人员心理是平静的，病人则处于疑惑、恐惧等状态中，医务人员要注意保护患者的名誉和隐私，法律规定每个人都享有隐私权。从事性病和艾滋病防治的医务人员，不得向无关人员泄露有关信息，防止社会歧视。但医务人员尊重患者的这种权利，既要照顾患者的利益，又要兼顾社会公益。

3. 对所有的患者一视同仁，提供高质量的治疗和护理 人们习惯于将性病和艾滋病患者及病毒感染者分为两大类：一类是“无辜的受害者”，如因卖血、输血等方式染上艾滋病病毒的人；另一类是因吸毒和性乱染上病毒的人。社会往往对前一类人表示同情和帮助，对后一类人则表示歧视和憎恨，这种态度是不适当的。作为医生，不管这些患者的价值观和生活方式如何，疾病的性质和感染的原因如何，应该对他们一视同仁，尊重他们的人格，提供高质量的治疗和护理。

4. 对性病和艾滋病病人进行宣传教育 主要是进行性病、艾滋病传播和防治的教育，此外，还应进行道德教育和心理干预。对艾滋病患者的教育包括：①防止悲观绝望的教育。教育的内容要给感染者树立生活的希望和信心，使其了解潜伏期可达10年以上（从感染到死亡一般2—20年不等），只要坚持及时就医，遵守医嘱，定期复查，就有可能长期保持健康，延迟发病。②防止自暴自弃的教育：让感染者知道艾滋病病毒亚型多、毒株变易多，不同的毒株毒力不同，受感染后并非再也不必害怕第二次艾滋病病毒感染，而是需要防止受另一亚型或毒力更强的艾滋病病毒株感染，或其他性病的合并感染，以免加重病情。为此，仍然需要洁身自爱和采取预防艾滋病病毒传播的措施。③防止艾滋病病毒传播的法制教育。④ 进一步保护配偶或性伴侣不受艾滋病病毒感染的教育。⑤动员配偶或性伴侣接受艾滋病病毒抗体检测及家属不歧视并照顾好艾滋病病毒感染者和病人的教育。⑥女性艾滋病病毒感染者避免怀孕，已经怀孕的坚持用药，生产后不用母乳喂养以免垂直传播的教育。⑦正确对待可能来自各方面的歧视的教育。

5. 及时报告疫情，防止传染 为了对社会公众的健康负责，医务人员发现性病及艾滋病病情后，应按规定填写疫情报告卡，报告传染源和疫情。

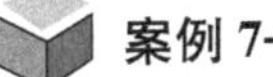
案例 7-1

艾滋病的传播途径

研究证实，HIV可以通过性接触、血液和垂直传播等三种途径而传播。

①性接触传播：异性性接触、同性性接触和双性性接触是AIDS传播的最常见方式。全球的艾滋病病毒感染大约75%是通过性接触传播的。男性同性恋和男女之间的性接触以及双性恋均可相互传染。肛交是最危险的性接触传播途径。②血液及血制品传染：HIV可通过输血、不规范单采血浆、使用HIV感染的血液制品以及医疗器械等传播。HIV通过血液及血制品传播具有很高的传播概率，几乎达到100%，输血的感染与受血量、受血者的年龄有密切关系。静脉注射毒品者共用被HIV污染的注射器，亦为传播AIDS的重要途径。AIDS病毒感染者的组织、器官的血液、淋巴细胞中都带有艾滋病病毒。已发现由于器官移植感染艾滋病病毒的例子。③垂直传播（母婴传播）：绝大多数儿童HIV感染者和艾滋病病人是经垂直传播而感染的。有研究表明，HIV感染的孕妇，其婴儿受感染的比例约为15%—50%。HIV感染或患艾滋病的妇女，可以使胎儿在宫内感染，婴儿在分娩期或通过母乳喂养感染HIV。儿童艾滋病发病急，进展快，病死率极高。已经证明，HIV可经过血液、血液制品、精液和阴道分泌物、乳汁传播，而经唾液、粪便等途径传播的可能性还有待研究。一般性社会接触，如握手、拥抱、共餐、共用毛巾等生活用品在同一办公室工作等不会传播HIV。

资料来源：http://www.wjskin.org/AIDS.htm

【分析提示】

对HIV感染者和艾滋病病人，你持何态度？艾滋病的传播途径有哪些？

二、精神疾病防治中的道德

精神病医学上定义为多种原因（遗传、生物、社会、心理等因素）引起的认知、情感、意志、行为等精神活动不同程度障碍为临床表现的一类疾病。随着医学模式由“生物医学模式”向“生理-心理-社会医学模式”的转变，对精神医学的认识也不断深化。现在精神医学的范畴也在不断拓宽，主要包括以下几类：第一类，重性精神病，即狭义的“精神病”。这是一类由于人体内外各种原因，引起大脑功能严重障碍，表现出思维、情感、行为的紊乱，精神活动不能正确反映客观现实，不能很好地适应外界环境；不能正常地生活、学习和工作，有时具有危害社会、他人和自身的行为，对自己的精神障碍缺乏自知力。第二类，轻性精神病。这是由于各种原因主要是社会心理因素引起的神经精神活动过程（兴奋和抑制）的平衡失调，并未严重到精神活动紊乱，对社会和自身没有危害性，并且具有自知力。第三类，精神发育迟滞。这是由于先天或后天大脑组织受损、发育障碍，主要表现为不同程度的智能低下。严重者称白痴，中度者称痴愚，轻度者称愚鲁。第四类，人格异常。这是在先天遗传背景的基础上或在后天的环境、教育和疾病的影响下的人格发育畸形，偏离正常。主要表现为性格的极端性、情绪的极不稳定性、意志行为的破坏性和不可克制性。第五类，心身疾病，又称心理生理障碍。这是由于社会心理因素作为重要病因而导致的躯体疾病。由于社会认识上的原因，这一类疾病虽然与精神因素密切相关，但目前尚未纳入精神医学的范畴。

近几十年来，由于社会的发展使竞争加剧，对人员的素质要求提高，从而使人们的精神负担加重；由于工业化带来的环境污染对人们精神健康的损害，由于都市化导致的人们生活方式的改变，紧张和快节奏的生活增加了人们的精神压力；由于开放社会不同价值观的冲撞带给人们的不适应，如此等等，致使精神疾病的患病率呈上升趋势。以重性精神病为例，患病率在 20 世纪 50 年代是 1%—3%，到 80 年代就上升到 10%。我国目前有 1500 多万精神病病人。根据国际上评价多类疾病的总体负担指标，精神疾病在我国疾病总负担排名中居首位，占我国疾病总负担的 20%。已经远远超过了心脑血管、呼吸系统及恶性肿瘤等疾患造成的负担。根据预测，进入 21 世纪后我国各类精神卫生问题将更加突出。

（一）精神疾病的特殊性

1. 精神疾病的特点 各种精神病、精神发育不全、病态人格等的患者，常缺乏自知力和反省能力，他们大多不知道自己正在患某种精神疾病，因而对检查、诊断和治疗非常反感，甚至拒绝。

精神疾病中的各种神经病（又名神经官能症）及部分精神病患者常在病前遭受各种不良因素的刺激而起病，这些患者需要医务工作者在给予医学治疗的同时，还要作长期耐心细致的心理治疗工作，甚至包括精神病患者的恢复期也需要作过细的心理治疗工作，因此，对医务人员的道德要求非常高。

由于精神病患者大多缺乏自知力和自制力，他们的思想感情、言语和行为，常超出一般社会的道德规范和法律要求，有时还可能出现自伤，毁物、伤人，甚至殴打医务工作者，引起社会一般人群的不理解甚至歧视。

精神病人缺乏自我保护能力，在某些危险因素面前，不能自我保护而导致不幸。有的患者甚至不能自己照料生活，在患病期间常需要亲人及医务工作者的妥善照顾和精心护理。

2. 精神病患者比其他病患者有更多的不幸 精神病人的异常言行，常招致别人的不理解和歧视，因而在社会上常遭受围观、戏弄、侮辱，疏远甚至被打骂。部分人群由于缺乏精神病的知识，因而不能正确地对待精神病人，有时可能采取极不人道的手段治疗精神病人，如长期关禁，用足镣手铐限制病人的活动，用恐吓、威胁、饥饿、寒冷、喂食污物等办法来管理患者，使精神病患者的身心遭受了极大的摧残。

精神病患者在患病期间，由于病态的驱使常发生自身伤害、毁物、伤人等行为，当病情缓解后，又常后悔莫及，陷入痛苦之中。由于精神病（特别是内因性精神病）的特殊性，在疾病治疗后回到社会、生活、家庭中去时，常会遭遇到歧视和不公平的对待，因而导致恢复期间患者的苦恼、忧虑和委屈，部分精神病患者在病愈后，可能遭受到失恋或者离婚的痛苦，也可能遇到就业的困难。

3. 精神病诊治的特殊性 诊断精神病需要收集病史，这种病史不同于一般的疾病的病史，精神病病史是通过患者亲属，或者其他社会人士提供，也包括查阅病人在患病期间的手稿和书信日记等资料。由于精神病人的自知力差，不可能像其他疾病的患者一样向医务人员主诉自己的病史，只有依靠以上间接资料来提供病史。所以，收集病人的有关资料显得尤其重要。根据客观的病史资料和细致的了解观察，做出正确的诊断，对医务人员来说是一件非常慎重的工作。因为一旦精神病的诊断确定（特别是精神分裂症、情感性精神病、精神发育不全、病态人格等），将会使病人在恋爱、婚姻、家庭、社会等方面承受多种压力，有时甚至关系到病人是否应该负法律责任。

对精神病的治疗包括封闭性的住院条件、电疗、药物治疗和精神外科治疗等，这类治疗均可使病人有不适感或有一定的副作用。近几十年中广泛使用的药物治疗在很大程度上改善了对精神疾病的疗效，即使这样，药物治疗还存在使病人感到不适的副作用。因此，在确定治疗方案时，医务人员应该根据病人的具体情况，认真考虑，慎重选择。由于精神病人在发病期间没有自知力和自制力，常需要在相对封闭的看管条件下进行治疗，治疗又带有一定的强迫性。所以，医务人员的良好职业道德素养和高度负责精神显得尤其重要。

从医德的角度来评价精神病人的治疗手段的好坏，主要看医务人员的动机是否从有利于病人恢复健康出发，其效果是否确实能够治愈或改善精神病人的病态状况。在这个前提下，精神科医务人员在针对每位病人病情选择治疗手段时，应该选择疗效最佳、副作用最小的治疗方案，力争治愈或缓解病情，最大限度的解除病人的痛苦，使病人重返生活、社会岗位。精神病人最大的痛苦是精神病态对他们的折磨，以及部分社会成员对他们的歧视。尊重精神病患者的人格，帮助他们摆脱精神病态、恢复正常人的生活，劝导社会人群对他们的尊重和爱护，是医务人员应尽的道德义务和责任。

（二）精神病防治的道德原则

如何对待精神病病人，在很长一段时间里，由于医学本身的落后和人们对精神疾病的不理解，精神病患者一直被认为是“魔鬼附体”“神的惩罚”，因而遭到歧视、打骂、侮辱、虐待、遗弃或任其自生自灭。直到今天，少数落后地区和部分人群中还存在着类似的错误观点。在西方，18世纪法国大革命以后，法国医生比奈尔首先提出“精神病人绝不是罪人，绝不应该惩罚他们，而必须给以人道的待遇”，第一个倡导要以人道主义来对待精神病人。从而使一些长期被关押和监禁在阴暗潮湿的牢穴中的病人迁入到空气清新、阳光充足的病房里，使精神病人的待遇有所改变，西方有人称此举是“精神病的第一次革命”。1778年Chiarugi提出：“把精神错乱的人作为一个人来尊重，是我们最高的道德责任和医疗义务。”此后，随着社会的进步和医学的发展，人们逐渐认识到，精神病同样是一种疾病，和其他疾病一样有其自身的变化发展规律，精神病人也是人，而且是病人，需要得到良好的医疗服务和社会卫生保健服务，更需要得到人格上的尊重。从此，如何对待精神病患者的道德问题也逐渐引起人们的重视。1977年第六届世界精神病学大会一致通过了针对精神病患者的伦理原则《夏威夷宣言》，宣言十分强调知情同意的治疗原则，指出：“精神科医生应遵循公认的科学、道德和社会公益原则，尽最大努力为病人的切身利益服务。病人与精神病科医生的治疗关系建立在彼此同意的基础上……不能对病人进行违反其本意的治疗，除非在病人病重不能表达自己的意愿及对旁人构成威胁的情况下，施以强迫治疗，但必须考虑病人的切身利益。且在一段适应的时间以后，再取得同意，只要有可能，就应该取得病人或亲属的同意。”等。从此以后，《夏威夷宣言》就一直作为西方医学界对待精神病人的道德准则。在我国，建国以后对待精神病人逐渐采取人道主义的态度，认为精神病大多是精神因素所致，所以需要精神安慰和精神治疗，更需要把他们当作人加以尊重。我国著名神经精神病学家粟宗华说：“内外科病人的病史是用笔墨写的，精神病患者的病史是用血和泪写的。”1958年在南京召开的第一次精神病防治工作会议上，通过了《精神病工作常规制度》，对若干道德原则作了规定。1981年和1982年召开了两次医德学术会议，也对精神病患者治疗的道德问题进行了探讨。会议号召全社会都要同情、尊重精神病患者。入世后的中国，各个方面都要与国际标准接轨，我国精神科医生在结合我国国情的前提下，也应遵循《夏威夷宣言》。

精神科工作的特点是，精神科的诊疗对象是精神病病人，精神病病人的主要临床表现是其行为不能遵循人的正常心理活动规律，不能正确反映客观现实。因此，精神科工作有其特殊性：①配合诊治的困难性。精神病人自知力差，不能像其他疾病的病人能自诉病史，而是通过病人家属或其他人员来获取有关信息、资料。病人自律力、判断力差，不能配合治疗。②病人管理的复杂性。精神病人发病期间常有言行怪僻、举止异样等表现，有时还会出现伤人、自伤、毁物、影响正常秩序等情况。有的病人不能料理日常生活和自我保护。③精神病病人治疗的特殊性。精神病病人发病期间主要依靠药物治疗，也需要心理、社会等治疗措施。但因发病机理尚不清楚，在痊愈后的病人中其病情的复发率仍比较高。

（三）精神科医务人员应遵循的特殊道德要求

1. 尊重病人的人格和权利 一个人的精神伤残后果比躯体伤残更为悲惨，不仅无法学习和工作，生活不能自理，而且由于病态意识的支配，导致行为紊乱和冲动，影响家庭和他人的安宁。在过去很长一段时间里，人们一直认为精神病人是“魔鬼缠身”“神的惩罚”，因而遭到歧视、虐待、遗弃甚至惨遭迫害致死。即使在今天，仍有部分社会成员在围观、嘲笑、歧视精神病人及其家属。作为精神科医务人员应该理解精神病人，不能有任何歧视和耻笑。要自觉尊重精神病人的人格，把病人当做人而且是更痛苦的人给予关怀、帮助和体贴。当遇到病人因发病而发生冲突时，应克制忍让，做到打不还手，骂不还口，要以人道主义的深切同情、高尚的道德情操服务病人。

2. 慎重诊断，恰当治疗 精神科医务人员对精神病的诊断要慎重，必须完整地收集与病人有关的病史、病症资料、检查结果，认真仔细地进行精神检查，以免错误地给病人戴上“精神病”的帽子，使病人无故承受各种精神压力和接受不恰当的治疗。目前，在精神病治疗方法上有药物治疗、电抽搐治疗、胰岛素休克治疗、外科手术疗法、行为疗法、衰竭疗法等，他们都或多或少带有一定强制性，也存在一定的毒副作用。从伦理学角度讲，对精神病人的治疗要权衡治疗前后的利弊得失。

3. 重视防护，确保安全 面对有些精神病人难以控制自己的行为，尤其是狂躁型病人时常冲动伴有暴力行为时，为了避免发生意外，医务人员必要时可采取强迫治疗或行为控制等措施约束病人。《夏威夷宣言》指出：“除非病人因病重不能表达自己的意愿，或对旁人构成严重威胁。在此情况下，可以也应该以强迫治疗，但必须考虑病人的切身利益。”这样做，无论对病人或对他人、社会都是有利的，因而也是道德的。但要确保精神病人的人身安全。

4. 正确对待异性病人 某些精神病人由于精神失控，易产生性冲动和“钟情妄想”。对此，精神科医务人员必须自尊自爱，正确对待异性病人，抵制性诱惑，不得出现使病人产生性错觉、性误解的言行表现。决不能玩弄、取笑或蔑视病人。男医生对女病人的治疗检查，必须有女医务人员协助，作妇科检查一般应请女医师代作。若医务人员利用病人精神错乱之际，调戏、奸污女病人，除受到道德强烈谴责外，还将受到法律的严厉制裁。

5. 严格执行医德守密规定 精神病人发病期间，往往会产生一些不良的言行，一旦病情好转，得知自己的失态会无地自容，可能会发生意外。因此，医务人员要严格执行医德守密规定，对于病人的病态表现、病史资料，以及生活或隐情，无论对病人或他人都要保密。注意不让任何无关人员随便调阅病人的病史记录资料，也不要随意谈论病人的病情。同时，医务人员自身情况对病人也要绝对保密，以免造成不必要的纠缠麻烦。

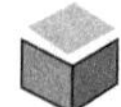

案例 7-2

心理疾病十大社会诱因

①超负荷的工作压力。在社会整体节奏迅速加快的同时，都市白领群体更是被高强度的工作压力所困。他们中的很多人长期处于高度紧张的状态下，且常常得不到及时的调适，久而久之便会产生焦虑不安、精神抑郁等症状，重则诱发心理障碍或精神疾病。②感情与家庭的变故。失恋无疑是很痛苦的情感体验，失恋的一方会因对感情的难以割舍而痛苦不已，失落感会加重心理失衡的程度，有些人因此产生心理障碍甚至是不理性的过激行为，给对方和自己造成难以弥补的伤害。同样，离婚后的受损方，尤其是女性，往往经受不住这种变故的打击，造成心理伤害。③对网络的依赖心理。适当上网是有益的，但每天用大量时间上网，或上一些不健康的网站，极可能诱发上网人群的心理疾病。如长期上网聊天、游戏、网恋，极可能使上网者因长期处于虚拟状态而影响其正常的认知、情感和心理定位，严重者甚至会发生人格分裂。④生活贫困加重心理压力。这一群体主要是下岗职工和高校的贫困生。由于一些下岗职工观念一时难以转换，因而形成“高不成、低不就”的尴尬局面。在心理压力与生活压力的双重作用下，极易导致心理疾患，甚至造成家庭破裂。对于迈入高等学府的有些贫困生而言，一方面是经济状况的窘迫，一方面是虚荣心的作祟，这种现实会加剧矛盾心理，使这些贫困

生心理疾患的概率增高。⑤急功近利的心理倾向。⑥学习任务过于繁重。⑦过分宠爱独生子女。在溺爱中长大的孩子，除了养成任性、自私等不良习性之外，还常常表现为性格孤僻、耐挫力差、社交恐惧甚至有暴力倾向。⑧投资受损后无法承受。近年来，人们的投资意识不断增强，如买股票、买彩票、买房子、做生意等等。当长期的投入没有得到期望的回报或资本严重亏损时，难免造成人们心理失衡。强烈的挫败感、情绪的剧烈波动、巨额资金的流失，极可能摧垮一个人的心理防线，有的人甚至因此而轻生。⑨难以适应社会发展。这种不适应包括很多方面：对社会的不公平现象看不惯，又因自己无力改变现状而郁闷、烦躁；对单位里的分配不均看不惯，为自己的报酬偏低而愤愤不平；因信仰的苍白而产生失落感、无归属感；因个人技能与现代化的差距而焦急、无奈等等。上述这些可导致人们产生"心病"。⑩老年人缺乏精神关爱。

资料来源：《生活时报》2005.12.28

【分析提示】

你会给自己减压吗？

三、传染病诊治中的道德要求

传染病是指由病源性细菌、病毒、立克次体和寄生虫等引起的，能在人与人、动物与动物或人与动物之间相互传播的一类疾病。

传染病是一种能够通过多种介质和途径进行传播，并对人群健康产生严重危害的疾病。传染科是对传染性疾病进行诊断和治疗的临床科室。由于传染病传播面广、传播速度快、对社会人群的危害大，所以，与外界相对隔离的传染科工作对社会的卫生保健状况有着重要的影响。

（一）传染病的特点

1. 传染性 各种传染病均由特异的病原体，如病毒、细菌、寄生虫等引起。这些病原体可通过一定的途径传染给他人，而且可以迅速蔓延，在人群中流行，对人的生命和健康威胁极大。每一个传染病患者自身都是传染源，其唾液、分泌物、排泄物、使用过的物品等都可能带上病原体，人们一旦与之接触，就有被感染的危险，因此，传染科的工作具有一定的风险性。

2. 规律性 传染病的发生、发展与恢复有一定的规律性。一般传染病都可分为潜伏期、前驱期、发病期等几个阶段，各期临床表现都有其不同的特点，传染程度也常各不相同。所以要求传染科医务人员熟练掌握疾病各期的特点，以便尽快明确诊断，给予及时有效的治疗。

3. 传染科病人常有各种心理负担 由于传染病本身的特点，加之治疗过程中的隔离措施等，社会人群一般都会采取回避措施，甚至害怕与传染病病人接触的局面，造成传染病患者心理压力较大，心态错综复杂。一方面由于传染病的侵袭造成婚姻、家庭及个人生活的不幸，常使患者陷入消极悲观的心境之中；另一方面由于被迫隔离治疗，使他们远离亲友、家庭，易产生孤独、空虚、惧怯等消极情绪。这些不良心态又可能会进一步加重病情的发展。

（二）传染病诊治工作中的道德要求

1. 重视消毒隔离 为了使病人尽快康复，保护易感人群，控制传染病流行，切断传染病的传播途径，传染科医务人员应主动建议医院建立严格的预防医院内感染的管理制度，负责本单位的消毒监测和技术培训工作，建立和完善消毒、隔离制度，预防院内交叉感染。树立对自身、病人和他人负责的高度责任心，强化无菌意识和预防观念，严格执行各类传染病规定的消毒隔离制度。对病室环境、病人随带物品、病人的分泌物及排泄物、病人用过的医疗器具都应严格消毒灭菌，妥善处理；对隔离期内的病人应讲明道理，严格执行隔离制度，防止交叉感染和疾病的扩散。在执行有关制度中，既要严格认真，又要向病人及其家属讲清道理，使他们能给予积极的配合。

2. 强化社会预防保健意识 由于传染病具有传染性、流行性等特点，对社会的危害较大，所以医务人员在治疗病人个体的过程中要不断强化社会预防保健意识，本着既要对病人个体负责，也要对社会负责的精神，发现疫情或传染源应及时向卫生防疫部门报告，并采取积极的预防措施予以配合。同时，还要利用各种时机和形式，向病人、病人家属和社会开展传染病的预防保健教育，以提高全民的预防保健意识。

3. 要有不怕苦、不怕累、勇于献身的高尚道德情操 在传染科工作的医务人员工作辛苦，受传染的危险性也较大。然而,传染科工作的好坏不仅关系到病人的健康利益,而且也关系到广大社会人群的健康利益。在这样一种特殊的工作环境和重要的社会责任面前,不仅要求医务人员应具备无私奉献、忠于职守、全心全意为病人服务的人道主义精神,还要求医务人员不畏艰苦和风险,热爱本职工作,充分尊重和体谅传染病患者,给他们以人道主义的关怀和温暖,帮助他们消除思想顾虑和不良情绪,保持心理平衡,同时要积极采取有效措施和手段,及时治疗疾病,促进病人康复。医务人员在诊治某些甲类和乙类的传染病时,其自身常会受到感染,甚至危及生命。医务人员在明知有风险,偏向风险行的敬业精神是高尚道德的体现,传染病科医务人员勇于献身的精神,在 2003 年 SARS 病毒的防治工作中获得了政府和社会的高度赞扬。

4. 严格疫情报告制度 医院一旦确诊病人是传染病患者和疑似患者,必须在规定的时限内向卫生防疫机构报告。对甲类传染病和乙类传染病中的艾滋病、肺炭病、SARS 病患者或疑似患者,城镇应于 6 小时内,农村于 12 小时内,以最快的通信方式向发病地区的卫生防机构报告,并同时报出疫情报告卡。对乙类的其他传染病和丙类传染病患者和疑似患者城镇应在 12 小时内,农村于 24 小时内,向发病地的卫生防疫机构报出传染病报告卡。传染病科医务人员是法定的责任报告人,任何人不得隐瞒、漏报、谎报,任何授意隐瞒、谎报疫情的事件都是道德所不允许的。

5. 科学防治 不断探索传染病的流行与传播,常受到致病源、环境、自然和人体生理、心理条件的变化而变化的影响。医务人员要不断探索其变化着的规律,用当代科学技术探索其发生、发展和防治的各种方法和措施。在 2003 年 SARS 病的防治中,有不少医务人员夜以继日地在寻找新的防治药物和诊治方法,有的医务人员还在自己身上用病人血清做治疗 SARS 感染的试验。

第二节 特定人群诊治工作中的道德要求

妇产科病人、儿科病人、老年病人及残疾病人属于特定人群。这类特定人群在生理和心理上的特殊性,使其在医疗服务上有特定的要求,也对医务人员的道德素质提出了特殊的要求。

一、妇产科诊治工作中的道德要求

(一) 妇产科病人的特点

妇产科的服务对象都是女性,妇女的生理、病理和心理与男子不同。妇产科工作已从单纯的妇女疾病诊治扩展到围产期保健和妇女终身保健,计划生育和优生优育等领域。妇产科病人的病变部位都在生殖系统,由于患病部位特殊以及受我国传统道德观念的影响,病人对自己的病情难以启齿,不愿坦率无遗地吐露真情,往往形成害羞、压抑和恐惧等特殊心理。

(二) 妇产科病人的特殊心理

1. 害羞心理 性征发育异常,未婚怀孕,已婚妇女因病引起的性生活异常及不育症等,常使病人在就诊时感到难于启齿,尤其在男医生面前表现更为明显。由于这种害羞心理,有时患者不愿坦率说出真情,甚至拒绝妇科检查,给诊治工作带来困难。因此,要求医务人员能体谅病人的心理,理解和同情其处境,尊重其人格,讲清尽早诊治的必要性,使她们感到亲切、体贴、值得信赖,乐意配合医务人员做好必要的检查。医务人员在检查时态度要严肃,切忌粗鲁、轻浮,不得与病人或其他人员玩笑嬉闹,更不能有淫思邪念。总之,医务人员要以自己的实际行动,解除患者的害羞心理,以便能顺利进行诊治活动。

2. 压抑心理 由于女性患者患病部位和我国传统观念的影响,妇产科病人多不愿在众人场合诉说自己的病情,尤其是未婚怀孕和诱奸受害的患者,因怕别人评论讥笑,怕名誉不好,常有隐瞒的情况,有的连自己的亲人也不肯告诉。因此,此类病人心理常处于压抑状态,甚至发生身心疾病。所以,医务人员对这类病人的病史、病情及个人隐私必须注意保密。对妇女中的某些病况,应根据患者本人的意愿,不能随便泄露给她们的恋人、丈夫和家属,以保护她们的名誉。否则,会因医务人员的不慎,造成夫妻或家庭的不和。有的医务人员对未婚怀孕者的态度冷漠、歧视或讽刺挖苦,以粗暴的操作进行惩罚,使她们身心受到创伤,甚至酿成悲剧,这是违背医德原则的。医务人员不应对哭叫的临产妇女给予训斥。另外不孕症妇女会受到家庭、社会偏见的遭遇。由于有的产妇因没有满足家族生男的要求，使妇女产生压抑心理。因此，医务人员必须改善服务态度，努力医治不孕症，以保护妇女的身心健康。

3. 恐惧心理　和其他科患者相比，妇产科患者担心疾病对健康、家庭和社会带来的不良影响更多，如担心性生活障碍引起丈夫的不满，担心怀孕后胎儿畸形、胎位异常、早产、难产、分娩时疼痛或发生意外，担心因生育问题引起婆媳不和，等等。这些恐惧心理会进一步影响妇女疾病的康复，孕妇的病患还可能影响到胎儿的生长发育，或导致难产和产后出血增多，等等。B. N 兹德拉沃梅斯洛夫认为，分娩疼痛的病人，在治疗疼痛的基础上，对她们进行语言暗示，可以获得百分之九十以上的效果。因此，医务人员应注意对患者的精神安慰，关心和体贴患者的痛苦，尽可能满足患者的合理需求，使她们对医务人员有信赖感。特别是对待产妇，切不可动辄训斥或不理睬她们的要求，也不能因缺乏耐心，轻率地予以剖宫产或者采取一些违反分娩自然规律的干预措施，导致难以预料的后果，这都是道德责任感不强的表现，应当予以杜绝。

（三）妇产科诊治中的道德要求

1. 要有不怕苦、脏、累的献身精神　妇产科工作，特别是产科，产妇分娩季节性强，昼夜之间分娩也很不平衡，造成医护工作上的忙闲不均。加之产科病床周转快、夜班多，医务人员经常不能按时就餐和休息。另外，产妇分娩时羊水、出血、大便以及新生儿窒息时口对口的呼吸抢救，产后恶露的观察等，都是医务人员经常接触的。因此，要求医务人员必须具有不怕脏、不怕累、不怕辛苦、不计工时、全心全意为病人服务的献身精神。

2. 要有冷静、果断、敏捷的工作作风　妇女妊娠后，全身器官都因负担加重而发生变化。妊娠或分娩时，任何器官的功能不全或患有慢性疾病，随时都有可能发生异常或意外，如妊娠并发心脏病发生心力衰竭，过期妊娠突然胎心不好等。即使正常孕妇，也可因妊娠或分娩的变化发生意外，如羊水栓塞、子宫破裂、DIC 等。产科病人变化急剧的特点，不但使产科急诊多，而且容易使诊治工作措手不及。因此，要求医务人员对孕妇做好产前保健，积极而又慎重地及早处理或预防综合征；产前要对孕妇做好全面检查，对其可能发生的情况做好充分估计，并事先认真做好预防准备。一旦发生紧急情况或意外，要冷静地、准确地作出判断，果断地选择处理方案，积极、敏捷地进行应急处理，做到忙而不乱。任何犹豫不决或拖拉作风，都可能造成难以挽回的严重后果。

3. 尊重病人，同情体贴　医务人员必须尊重就诊妇女的人格，不能强迫她做一些不愿接受的检查。对于必须要做的检查项目，要做耐心解释工作，在征得同意后方可进行。对临产妇分娩时因疼痛引发哭叫者不应予以训斥，应注意用语言暗示，进行精神安慰。但不能轻率地予以剖宫产或者采取一些违反自然分娩规律的干预措施，以免发生难以预料的后果。

4. 严肃认真，真诚耐心　妇产科医生对待病人要和蔼可亲，举止端庄文雅，礼貌待人。不能在无遮掩的地方或人多的地方给病人检查身体。在检查时，动作要轻柔，做到耐心、细致，避免重复检查。做妇科检查时，态度必须严肃，不能轻浮讥笑，如男医生做妇科检查时，须有女医务人员在场。确实需要做妇科检查，必须征求本人同意。给非婚妊娠者流产时，不能刁难、挖苦或故意粗暴操作，还要保护其名誉。

5. 保守医密隐私，实施计划生育　对于妇产科病人的隐私和秘密，医务人员应遵循医德保密的要求，不能轻易向其他人泄露。但要处理好为病人保密和对社会负责的关系。当围产期保健与国家的计划生育和优生优育政策发生矛盾时，应以国家和社会的利益为重。

6. 审慎治疗，高度负责　妇产科医生在给病人用药时，应注意所用药物对病人生理和体征的影响。能引起女性男性化的激素类制剂，应尽可能避免使用。确因必须使用，事前要向病人及其家属讲明药物的不良反应，并尊重病人的意愿。对孕妇用药应非常谨慎，要考虑到药物对胎儿的影响问题，避免使用对胎儿有致畸作用的药物。接生中要仔细检查胎盘、胎膜是否完整以及会阴裂伤等情况。对产妇施行剖宫产手术，要严格掌握适应证，要尽最大努力减少对母子的损伤，保障产妇的安全分娩。给妇产科病人做手术治疗，首先要严格掌握手术指征，其次在手术方式选择上既要考虑治疗目的，又要照顾到病人术后的性生活与生育功能。特别是切除子宫、卵巢，要持严肃慎重的态度，并征得病人及其丈夫或家长的同意。

二、儿科诊治工作中的道德要求

(一) 儿科病人的特点

患儿都缺乏独立生活的能力,需要父母或大人的照料。在患病期间,更需要亲人的温暖和体贴。由于婴幼儿不会自诉病情,年长儿虽能自诉,但限于理解力和表达能力差,不能完整、准确地诉说发病过程的细节和症状,给儿科的诊治工作增加了难度。同时,儿科疾病一般都有发病急、病情变化快的特点,如能及时给予恰当处理,往往可以立即转危为安,若拖延治疗或误诊误治,不仅增加患儿的痛苦,甚至可能危及生命。

(二) 儿科病人的特殊心理

患儿在家有父母的照顾、体贴和家庭的温暖,但患病住院后,面对生疏的医院环境、陌生的医务人员和疾病所引起的痛苦,会产生紧张、孤独和恐惧的心理。这种心理的外在表现是有的大哭大闹;有的哭不做声而眼泪汪汪;有的忧郁、怪僻、不合群;有的与医务人员不合作,甚至拒食和治疗;有的则吵闹着要求回家或自行逃跑等。因此,要求医务人员态度和蔼、说话温和、表情亲切地对待他们;医护人员要像父母一样接近他们,了解他们的生活习惯和爱好,做好心理护理。如对不懂事的婴幼儿,要安排一些时间抱一抱,在床边和他们玩玩,逐渐和他们建立感情,以改善和患病孩子的关系,消除他们的生疏感,使其尽快适应新的环境;对已经懂事的孩子,除了治疗以外,要丰富他们的生活内容,如讲故事、做游戏,收看适合他们心理的电视节目,以及做美工、看书等,满足儿童的心理需要;对有缺陷或病态行为的患儿要给予同样的关心、爱护和同情;在诊治中,有些孩子即使不合作,也不要过多的责备,要耐心说服,要恳切地、不厌其烦地多加安慰,在家长配合下让其树立信心。另外,还要关心患儿的生活与医疗,特别要照顾患儿的饮食起居,衣着冷暖、大小便、清洁卫生和服药,尽可能减轻他们的病痛和不适,注意他们的安全,使其在病房同样能感到家庭般的温暖。

(三) 儿科病人诊治工作中的道德要求

1. 勤于观察,耐心检查 由于儿科病人不能与医务人员很好配合,不能主动与医务人员沟通情况,病情变化也不易被及时发现,这就要求医务人员经常巡视病房,勤观察、细检查,耐心细致地比较患儿精神状态等变化情况,及时分析处理,以防范漏诊、误诊的发生。给患儿做体格检查,要善于转移其注意力,不拘泥常规,先易后难,做到针对、细致、轻快、准确。尤其在对患儿管腔器官进行器械检查和治疗时,一定要谨慎细致、动作轻柔。

2. 认真负责,治病育人 我国的儿童尤其是独生子女在家中已成了几代人生活的"重心",一旦小儿患病,家长就非常着急、紧张和担忧。儿科医务人员首先要有高度负责的精神,充分理解患儿家长的心情,积极采取有效的诊治措施,及时解除患儿的痛苦,使家长安心。切忌粗心大意,不按规章制度和操作规程办事。其次要注意儿童的身心特点,在采取任何诊治措施时,不仅要考虑近期效果,更要考虑远期效应。在用药物等治疗时,必须权衡利弊,为患儿的健康成长着想。儿科医务人员要自觉承担治病育人责任,各方面给予无微不至的关照,包括适时与患儿玩耍,以取得亲近与信任。儿童的好奇心、模仿力强,应耐心进行疏导,切忌哄骗威吓,以防患儿染上说谎不诚实的品行。

3. 严格消毒管理,防止交叉感染 由于儿童较成人易感传染性疾病,尤其在患病后更是如此。因此,儿科医务人员在门诊要做好预诊和分诊工作;在病房要对传染病患儿做好隔离工作;对新生儿、体弱的患儿、免疫功能低下者等,要做好保护性隔离工作,不要让患儿到处乱走,随便串病房,严格执行好探视制度。要严肃认真执行卫生清洁、消毒制度和各项操作规程,以达到卫生标准和无菌操作要求。

三、老年病人诊治工作中的道德

(一) 老年病的特点

1. 生理特点 老年人由于器官、组织、细胞的自然老化,生理功能减退,大多数生理指标比正常人差或出现异常,机体抵抗力下降,发病率增加,且易患多系统疾病和退行性疾病。患病时,病情变化快而不稳定,其严重程度常与主诉及症状不一致。同时,由于老年人生理功能的衰退,机体正常与不正常的界限也比较模糊,这给检查、诊断和治疗带来了难度。

2. 心理特点　老年人除了生理上的正常衰老外，心理上也有着很大变化，包括：①感知觉减退。如敏感度降低，听力衰退，一般来说老年人听力减退较早。由于听力的衰退，常常出现听力失真而影响与外界信息的交流。②记忆力下降。相对而言，老人的机械记忆能力下降更明显，而意义记忆较好。近期记忆的保存效果差，远期记忆的保存效果较好。因此，老年人的记忆力下降主要不是储存衰退，而是难以提取。③智力改变。总的来看，老年人解决问题的能力随着年龄增长而下降，逻辑推理能力比青年人差，思维能力也有所下降，因此，老年人捕捉信息及使用信息都显得很笨拙，解决问题的灵活性也受到影响。④情绪改变。老年人情绪体验的强度和持久性随年龄的增长而提高，因而其情绪趋向不稳定，常表现为易兴奋、激怒、喜唠叨和与人争论，一旦烈火般情绪发生后又需较长时间才能平静下来。⑤人格特征的变化。由于年龄而造成的人格特征改变主要有对身体舒适的兴趣增大，常感到孤独、寂寞、焦虑、猜疑心、嫉妒心加重，变得保守，好发牢骚，好回忆往事，性情顽固，等等。

（二）老年人病的特征

据报道，威胁我国老年人的疾病顺位是：脑血管疾病、心血管疾病、感染性疾病以及各种肿瘤、癌症。老年人常见多发病是：老年性白内障、高血压、冠心病、慢性支气管炎、脑血管疾病、心血管疾病、老年耳聋、前列腺肥大、糖尿病、老年精神障碍及各种癌症。

由于老年人的细胞、组织与器官在形态功能上随着年龄增大而引起一系列退行性变化，从而导致全身各个系统的功能逐步下降，使老年人体内环境处于相对的不稳定状态和失去平衡的边缘。即使是健康的老年人，实际上也都存在或多或少的潜在的功能不全。因此，老年人的疾病就表现出与青壮年不同的特征。

1. 不典型性　老年人由于敏感性差、耐受性强，因而疾病症状极不典型，其患病程度与症状不呈正相关。如发生消化道穿孔、腹膜炎后，腹肌紧张仍然不十分明显。长期患病的老年人对所患疾病具有一定的耐受性和适应能力，因而病理改变程度与临床表现之间没有明显的关系。如果对老年人疾病不加倍警惕，就易于误诊、漏诊，带来很大的危害。

2. 多样性　老年人常同时患有多种疾病。进入老年期后，各种脏器组织先后发生病变，抵抗能力差，患病时常为多系统疾病同时存在，即使是一个系统也可多个脏器发生病变，因此，临床表现复杂，症状多样化，既可能一病多症，也可以一症多病，而且同一种疾病在不同的老年人身上差异又很大。据国内资料统计，在住院老年人中，同时有3－4种疾病患者占半数以上。

3. 病程长　老年人起病一般缓慢，病因往往不易查清，病初症状常不显著，不易与一般生理性老化相区分。同时由于衰老的缘故，恢复能力较弱，病程往往延续，经过治疗康复速度也较慢。

4. 用药容易发生副作用　老年人由于肝肾功能减退，在药物动力学上与年轻人不同，容易发生副作用。因此，对老年人用药要特别慎重，在用药时必须考虑到吸收、代谢、排泄、血中浓度等问题。

（三）老年病人诊治工作中的道德要求

1. 理解尊重老人，服务周到细致　尊敬老人是中华民族的传统美德，老年人特别希望受到人们的尊敬。很多老年病人有情绪不稳定、好发议论、爱提意见的特点。这就要求医务人员理解老年人，从言谈举止各个方面注意尊重老年人，虚心诚恳地对待他们提出的意见和建议，尽可能地满足其合理要求。即使病人意见不正确或对医务人员有误解，医务人员也应抱理解和宽容的态度，耐心地听他们述说，不厌其烦地回答询问，反复认真地解释说明。此外，由于老年人生理功能衰退，行动多有不便，因此要求医务人员在就诊、检查、治疗等方面尽可能给予方便和帮助，给予全面周到细致的服务。

2. 诊断治疗严谨审慎　由于老年人病程长，病情变化多且复杂，身心耐受性较差，所以医务人员在为他们选择医疗手段和制订治疗方案时，应以高度负责的精神审慎从事，切不可粗心大意。要在确定治疗目标以后，多设计几种治疗方案，从中选出疗效最好、价格和风险最小的方案加以实施，同时要征得病人和家属的同意和支持。

3. 加强心理保健，指导老年养生　患病的老年人的心理常常以悲观、恐惧、抑郁和孤独居多，因此，医务人员要了解老年人特别是老年患者的心理特征，重视对老年人的心理卫生保健。

要认真仔细地观察老年患者的情绪和行为变化，如发现心理问题，应积极寻找对策。例如，对悲观失望者要给以安慰鼓励、启发引导；对性情孤僻者要经常进行交流、促膝谈心；对心有疑虑者要耐心解释、诚恳相待；对心情烦躁不安者要耐心劝导；对一般咨询无效者要请精神科医生或心理医生会诊治疗。总之，要以良好的医德医风，高超的医疗技术和周到的服务使老年病人产生亲切感、舒适感、安全感和信任感。另外，由于老年人自身调节功能差，所以，得病容易治愈难。因此在一定意义上，防病比治病更重要。医务人员在进行诊疗的同时，要主动做好预防老年疾病的发生和流行的宣传工作，做到医教结合，让老年人懂得自我保健的重要性及其方法。

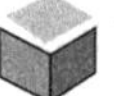

案例 7-3

人口老龄化是指老年人在总人口中的相对比例上升，按国际通行的标准，60 岁以上的老年人口或 65 岁以上的老年人口在总人口中的比例超过 10%和 7%，即可看做是达到了人口老龄化。我国 2003 年，60 岁以上的老年人口占总人口的比重就已经达到了 11%，人口的老龄化问题将很快成为中国面临的前所未有的新挑战。我国人口老龄化的发展趋势，呈现以下五个特征：

①人口绝对值为世界之最。我国老年人人口目前已接近 1.41 亿，成为全世界老年人人口最多的国家，占世界老年人总数的 1/5，占亚洲老年人人口的 1/2。②人口老龄化发展速度快，来势猛。我国由于计划生育政策和人口预期寿命的延长，底部老龄化与顶部老龄化同时“夹击”，人口老龄化的速度发展很快，我国人口年龄结构从成年型进入老年型仅用了 18 年左右的时间，与发达国家相比，速度十分惊人。法国完成这一过程用了 115 年，瑞典用了 85 年，美国用了 60 年，英国用了 45 年，最短的日本也用了 25 年。③人口未富先老，对经济压力很大。发达国家的人口是先富后老，我国是未富先老。我国在 2000 年时人均国内生产总值才达 856 美元，属于刚刚迈过最低收入门槛的中等收入国家，使得中国成为世界上人均寿命最长的低收入国家之一，人口老龄化对经济的压力很大。④老年人人口在区域分布上不均衡。在东部经济发达地区和大中城市，人口已经进入老龄化阶段。而在中西部地区，人口老龄化的程度低于东部。⑤老龄人口高龄化趋势十分明显。我国高龄老年人口以每年 5.4%的速度增长，高龄人口已从 1990 年的 800 万增长到 2000 年的 1100 万，到 2020 年将达到 2780 万。高龄人口丧偶和患病的概率高，高龄女性多于男性，高龄老人生活自理能力差。因此他们不仅需要经济上的供养，而且需要生活上的照料。

资料来源：http://www.tyrkw.com/show

【分析提示】

面对我国人口老龄化的趋势，你认为应该如何完善我国的社会保障制度？

四、残疾人保健康复的道德要求

残疾人，是指在心理、生理、人体结构上，某种组织、功能丧失或者不正常，全部或部分丧失以正常方式从事某种活动能力的人。残疾人包括听力语言残疾、视力残疾、肢体残疾、智力残疾和精神残疾共五类。

正是适应残疾人康复的需要，第二次世界大战后，发展了康复医学。1968 年世界卫生组织给康复医学下的定义是：“经过医学的、社会的、教育的、职业的综合训练，尽最大的可能使伤残者的功能恢复到最好水平。”20 世纪 70 年代以后，首先由于残疾人的数量增多；其次社会经济与人类文明的不断发展使社会对残疾人问题日益重视，残疾人本身也要求维护自身权益、提高生活质量；再次随着现代科学技术的发展，越来越多的高新技术成果被引进康复医学领域，为康复医学的评定和治疗提供了新仪器、新技术，促进了康复医学的发展。因此，康复医学的发展非常迅速。狭义的“康复”指康复医学，即为了康复的目的而应用的有关功能障碍的预防、诊断评定、治疗和训练的一门学科。广义的“康复”指全面康复，包括医学康复、教育康复、职业康复和社会康复。

（一）残疾人的保健康复工作特点

1. 协调性 当代康复医学要求的全面康复

(包括医疗康复、教育康复、职业康复和社会康复),需要全社会的共同努力,需要医务工作者、工程技术人员、特种教育工作者、社会工作者、家属以及各级领导的共同协调。只有这样才能使残疾人的保健康复工作更有成效。

2. 连续性 伤残者的保健康复是一个慢性、长期的过程,不能寄希望于住在医院完全达到康复。因此,除了短期的住院治疗外,出院后还需要继续康复治疗,包括门诊治疗、社区治疗、家庭病床治疗和家庭康复指导等。

3. 整体性 残疾人的保健康复除了尽力恢复身体功能外,还包括消除其心理障碍的心理康复,改善心理状态,使之适应社会生活和提高生活质量。

(二)残疾人保健康复中的道德要求

1. 同情与尊重 伤残人致残的原因大致分为两类:一是先天性残疾,如先天性耳聋、智力发育不全等;二是后天因疾病、创伤、烧伤、意外事故所致的伤残。伤残者特别是后天伤残者,他们遭受的是意外的严重的挫折,这种挫折不但躯体痛苦,而且心理更加痛苦,往往出现焦虑、抑郁、恐惧、痛恨、愤怒、烦躁不安等情绪反应,继而出现孤独和自卑,甚至导致人格障碍和神经症。所以医护人员应该同情和尊重他们,增强他们生活的信心和勇气,使之密切配合,达到最大限度的康复。

2. 体贴与帮助 伤残者多数生活不能完全自理,因此医护人员应该有针对性地体贴与帮助,使其感到温暖和慰藉,增强康复的信心。

3. 耐心与尽责 残疾人比一般人医护难度大,相对住院时间长,显效缓慢,因此,医护人员应该耐心尽责地对待康复对象。

思考题

1. 性病和艾滋病病人的特点是什么?
2. 精神病病人的主要特点是什么?
3. 妇产科诊治中的道德要求有哪些?
4. 残疾人的保健康复工作有什么特点?
5. 妇产科、儿科诊治中的道德要求各是什么?
6. 老年病诊治中的道德要求是什么?

第八章　临床护理伦理道德

临床护理工作是整个医疗卫生工作的重要组成部分，其质量高低不仅受到护士专业知识和技术水平的影响，还受到护士道德水平的影响。护理人员的道德水平如何，关系到能否协调医生、护士、病人三者的关系，直接影响着医疗质量。因此，加强护理职业道德的研究和教育，对于提高护理工作者的道德修养具有重要意义。

第一节　护理与护理道德

一、护　　理

自有人类以来就有护理，护理是人们谋求生存的本能和需要。但是19世纪之前，世界各国都没有护理专业，直到英国护士、欧美近代护理学和护士教育创始人之一南丁格尔（Florence Nightingale，1820—1910）在19世纪中叶开创了护理专业，护理学才成为一门科学、一种专业。

护理原意为哺育小儿，后扩展为保育儿童，照顾老人、病人和虚弱者。随着社会经济、文化、科技及医学卫生事业的发展，护理的概念和内涵也因其理论研究和临床实践的发展，而逐步从简单的“照料、照顾”向纵深方向扩展和延伸。1980年美国护理学会将护理定义为：“护理是诊断和处理人类对现存的或潜在的健康问题的反应。”1993年，我国卫生部颁布的《护士管理办法》中规定了护士作为护理专业技术人员，在执业中“应当正确执行医嘱，观察病人的身心状况，对病人进行科学的护理”，同时，“护士有承担预防保健工作、宣传防病治病知识、进行康复指导、开展健康教育、提供卫生咨询的义务。”从中可以看到护理工作对象已经由医院里的少数患者逐步扩大到全社会的人群，护理工作的重心不再仅仅是疾病，还担负心理、社会保健的任务。

其实，随着现代护理学的发展以及医学模式向生物-心理-社会模式的转变，护理事业和护理科学已经由附属专业向独立学科发展，护理模式也由功能制护理、责任制护理向整体护理转变，护理工作范围已经由单纯的对疾患防治的护理扩大到卫生预防、医疗保健、临终关怀、心理护理等在内的系统护理，护理的范围和对象不断地扩大，由医院扩大到社区，由以疾病为中心的护理转向以人的健康为中心的全面护理。近十多年来，新的医疗、监护技术和设备不断涌现，护理事业更是得到长足的发展。现在护理的目标是在尊重人的需要和权利的基础上，通过“促进健康，预防疾病，恢复健康，减轻痛苦”来提高人的生命质量。所以，护理不仅是维护和促进个体健康水平，更重要的是面向家庭、社区，为提高整个人类健康水平发挥应有的作用。

二、护理道德

与此相适应，护理道德的内涵和外延正相应地向着更深入、更广泛的范畴发展，研究内容已从调整护理人员个体的人际关系，扩展到护理事业与全社会的关系，扩展到参与社区预防、保健和康复等各个方面关系的协调。

护理道德是一种职业道德，是指规范护理人员和护理行为的伦理准则。它包含两方面的含义：一是护理人员在履行职责过程中应具备的道德素质；二是调整护理实践过程中各种人际关系的道德要求。

护理工作内容杂、任务多、责任重大，护理患者的技术条件对护理质量固然重要，但如何充分运用技术并尽职尽责地为患者服务，则取决于护理人员的道德水平。在临床护理实践中，护理人员在许多情况下都是单独进行护理操作，有些工作难以规定确切的量作为检查衡量的可测指标，这就需要护理人员具有崇高的道德责任感。道德责任不是哪种外力分派或强加的，它是以护理人员的内心信念为驱动力，并贯穿于一切护理活动的始终，是对患者自觉地负责任。有了这种道德责任感，可以修正鄙薄护理工作的观念，避免玩忽职守事故的发生；有了这种道德责任感的驱动，护理人员将会认真钻研和掌握技术，严格执行规章制度，善于把掌握的科学技术最有效地运用于护理实践，千方百计地治病救人，科学地实施护理保障，力争取得最佳效果；有了这种道德责任感，护理人员将会忠于职守，服务周到，不仅可以使病人保持良好的心理状态和积极乐观的情绪，而且能提高疗效，促使病情的好转。因此，护理道德是完成护理工作、提高护理质量的重要保证。

三、护理道德规范

1. 热爱本职，尽职尽责 护理工作是平凡而崇高的，是医疗工作不可缺少的重要组成部分，护理质量直接关系到患者的生命安危和诊治效果。因此，护士应像南丁格尔那样积极献身于护理事业。即使在工作中遇到患者指责或不理解、不配合，也不冲动、不怠慢；即使在个人生活中遇到不幸或不愉快，也必须全身心地投入，严格执行医嘱，严谨审慎，准确无误，使护理工作日臻完善。对待每个患者，护士都应该全力以赴，一心赴救，使每个患者都能摆脱不良因素的干扰，身心都能全方位地接受诊治护理，从而尽早恢复健康。

2. 尊重患者，保守秘密 尊重患者，以患者为中心，这是临床护理活动中最基本的道德原则。因此，在护理工作中护理人员对待患者都要一视同仁，从患者的生命价值和人格尊严出发，不应有任何忽视或歧视某些患者生命的现象，实行革命的人道主义，开展护理工作。认真听取患者的意见，充分调动患者参与护理过程，使患者不仅仅局限在准确叙述病情、疗效和各种反应的被动地位，而是能对护理方案提出认可或修正意见，并积极参加护理计划的实施。同时，在任何时候、任何情况下，护理人员都不可以把自己的意志强加于患者，不能侮辱患者，不能损害患者的名誉，更不能随便泄漏患者的隐私。

3. 刻苦钻研，团结协作 现代科学技术迅猛发展，新的护理技术和知识不断涌现，因此要成为一名优秀的护理人员必须认真学习先进的护理经验和技术。只有掌握先进的护理技术和知识，同时拥有丰富的临床实践经验，才能更好地为患者服务。而这些知识、技术和经验的取得离不开护士的认真学习、刻苦钻研。一项医疗活动的完成是医务人员通力合作的结果，因此，作为医务人员中的一员，护士之间，护士与医生、其他医务人员之间要相互尊重，互相支持，团结协作，共同完成工作。

4. 语言文明，举止端庄 语言可以治病，也可以致病，其机制是通过情绪反应这个中介作用实现的。护士要避免使用冷淡、粗鲁、尖刻等伤害性语言，提倡使用礼貌性语言、安慰性语言、解释性语言、暗示性语言、保护性语言、治疗性语言，激励患者战胜疾病。人们常把护士视为“白衣天使”，护士的职业形象是“心灵美”和“仪表美”的统一体，是生命的守护神。护士的职业形象和品格应当是仪态高雅大方、衣着整齐美观、待人和蔼可亲、举止端庄稳重、技术精益求精、遇事果断镇定、反应迅速机敏、精力充沛饱满、做事善始善终、意志坚忍不拔，使人一见而生亲切、信赖之心。

四、护理道德的实质

国际护理学会 1973 年修订的《国际护理学会护士守则》中规定，护理人员的职责为：“增进健康、预防疾病、恢复健康、减轻痛苦。”从具体任务来看，这四方面的内容归结为一点，就是维护患者的尊严和保持人的完整性。护理工作面对“社会的人”，不论其肤色深浅、年龄大小、职位高低等差异，尊重人是第一位的，要尊重患者的权利、民族风俗、生活习惯等，对患者有关情况进行保密。护理人员提供的是健康服务，体现的是革命人道主义，其职业道德的实质就是“尊重人的生命，尊重人的尊严，尊重人的权利”。

第二节 基础护理与整体护理的道德要求

护理工作是技术性、道德性、社会性很强的工作。护理人员在临床诊疗护理活动中各有分工，但无论从事何种具体护理工作，护理人员都必须遵守临床诊疗护理活动中的基本道德原则。接下来，本节及第三节和第四节都将对临床护理工作中不同领域和不同群体的护理道德进行论述。

一、基础护理的特点及道德要求

基础护理道德是护理人员在进行基础护理过程中应遵循的行为准则和规范。护理人员在进行基础护理时，应重视自己的道德修养，把自身的护理道德修养作为做好基础护理的内在驱动力。

（一）基础护理的特点

基础护理主要包括观察病情、监测病人的生命体征和生理信息，满足病人的身心需要，开展生活护理、精神护理、消毒隔离和技术操作。此外，还要填写一些有关患者情况的各种护理表格。基础护理的宗旨是为病人创造一个接受治疗的最佳身心状态。其特点表现如下：

1. 经常性与周期性 基础护理是为不同科

别的各种患者提供安全和适合于治疗及康复的环境，提供基本的个人卫生护理，解除疼痛、不适和避免伤害，保证足够睡眠，维护合理的营养与正常的排泄，辅助检查和采集标本，给予心理护理和咨询，执行药物及其他治疗，观察病情，监测生命体征及做好各种护理记录等。基础护理的各项工作都带有经常性和周期性的特点，可以用常规或制度的形式固定下来。

2. 整体性和协调性 基础护理是整体医疗工作的一部分。护理人员在为患者提供医疗、休养环境的同时，还承担着为基本的诊疗工作提供必要的物质条件和技术协作的任务。如医生需要使用的一般器械、敷料、仪器设备等，大都由护理人员支领、保管、消毒备用。医疗计划与医嘱的落实，有的是医生操作、护士配合，但大多数则是护士单独执行，医护彼此间必须相互配合，协调一致，彼此监督，方能完成医疗任务。另外，基础护理还对护际间、护患间、护士与各科室间的关系起着协调作用。

3. 科学性和普及性 基础护理工作的内容既平凡、琐碎，又有很强的科学性。因为人在患病的过程中，由于不同的致病因素和疾病本身的特性，使病体的功能活动、生化代谢、形态结构等方面都可能发生某种程度的变化，这些变化又可导致生理需要和生活上的变化。因此，在护理上特别要求护士必须运用所学过的医学理论知识和护理学知识来精心护理病人，向病人和家属宣传怎样认识疾病、怎样维护病人健康的知识，以满足患者生理、心理的需要，保障病人生命健康或使病人早日康复。

(二) 基础护理的道德要求

1. 热爱护理事业，恪尽职守 医疗行为的对象是人，不管是出于什么原因既然加入到了护理职业队伍中来，每一个护理人员都应该充分认识到基础护理对患者生命和康复的重要意义。因此，护理人员首先要热爱护理事业，自愿献身护理事业。不能因为护理工作的三班倒制度和脏、苦、累等原因而对护理工作挑三拣四，以致影响到护理工作的正常开展。

2. 严格遵守操作规程，严防差错 基础护理工作的质量直接影响着患者的生命和健康，因此护理人员必须仔细、周密、审慎地对待每项工作，防止出现任何差错，严格执行“三查七对”制度和各项操作规程。不放过任何疑点，时刻把病人的安全放在心上。已有很多血的教训说明，严格遵守治疗护理的操作规程和医院各项规章制度，是提高护理质量、防止医疗差错事故的有力保证。

3. 严密观察，热情服务 严密观察是护理人员履行自己道德责任的重要手段，而热情服务是建立良好护患关系的有效途径。患者的一些细微变化，可能会影响到患者的生命。

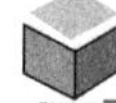

案例 8-1

1981 年 8 月初，患者许某颅脑手术后已经拆线，一天患者午睡后发现枕头上潮湿，告诉了一位年轻护士，这位护士想当然地以为是患者因天热出汗而造成的，便只是把枕头翻了过来，未做任何细致检查。而当一位老护士知道后，立即去仔细观察患者的头部，并用酒精棉球轻轻揩擦头皮，终于发现了有一个针尖那么小的微孔在渗液，她断定是颅内压增高、脑脊液渗出造成的，立即报告了医生。医生随即采用腰椎穿刺减压和脱水等治疗措施，患者一周后痊愈出院。

上述事例表明，缺乏责任感的护理人员是不可能及时发现病情的。因此，护理人员必须做到细致、耐心和热情。护士的热情有利于消除患者心理隔阂，有利于护患之间的相互交流、相互沟通，进而及时发现病情的细微变化。

二、整体护理的特点及道德要求

整体护理道德是指相对应于整体护理工作模式的道德要求。整体护理是以病人为中心，以现代护理观为指导，以护理程序为核心，将护理临床业务和护理管理各个环节系统化的护理工作模式。

(一) 整体护理的特点和意义

1. 整体护理的特点 整体护理有别于传统护理的特点是按照护理程序工作方法，为病人解决问题。所谓护理程序是为了达到护理目的，即为增进或维护患者的健康而制定和进行的一系列的护理活动。整体护理以现代护理观念为指导，以护理程序为核心，以独立地为服务对象解决健康问题为目标，系统性与整体性协调统一的护理工作模式。其内容包括：护理管理、护士职责与评价、标准护理计划、标准教育计划。各种护理文件书写及护理品质保证等皆以护理程序为框架，环环相扣，整体协调一致，以确保护理服务水平的全面提高。整体护理强调以护理程序为核心或基础，是因为护理程序的运用不仅体现在护士的临床服务中，而且贯穿于全部护理工作，特别是在护理管理中的实施，其作用特别巨大。换句话说，护理程序就是护士的基本行为方式，是经过临床验证的、解决健康问题的科学护理方法，它是充分体现护士运用评估、诊断、计划、实施、评价的工作程序来实施整体护理的科学方法。

2. 整体护理的意义 在于科学地运用护理程序为病人解决问题，使护理工作摆脱了过去长期以来只靠医嘱加常规的被动工作局面，变被动护理为主动护理。这种护理，能真正体现护理是以“人”为中心，也能真正发挥护士所学的护理专业知识，还能促使护士不断学习，更能体现护士的自身价值，从而稳定护理队伍。整体护理明确了护理工作的方向和目标。护士每天都在为病人解决问题，若每一项护理工作都依据护理程序的科学方法去进行，就会改变护士的被动工作局面，最大限度地发挥护士的潜能和创造性，使她们以科学的态度将护理工作的重点引到研究、改进、实施、发展护理专业本身上来，进而突出护理的科学性与独立性，把中国护理事业引入科学发展的轨道。这对营造护理专业学术气氛、发展护理专业队伍、完善学科体系、促进我国护理整体水平的提高等，都将具有现实而深远的意义。

（二）整体护理的道德要求

1. 整体意识，协调统一 整体意识指在护理管理、护理服务质量和护理队伍的建设上要有整体观念。它要求护理人员树立整体护理观，视护理对象为生物的、心理的、社会的、发展的人，从病人身心、社会文化的需要出发，去考虑病人的健康问题及护理措施，去解决病人的实际需要。整体护理中要求护理表格的书写及护理品质的评价与保证等均要以护理程序为框架，协调一致。由于解决任何一个护理问题都需要多种专门知识和技能及多科室的相互合作，所以，护理人员必须协调一致地施护于患者，使之产生最佳的护理效果。

2. 勇挑重担，积极主动 整体护理以护理程序为基础，这就使护理工作摆脱了过去多年来靠医嘱加常规的被动局面，护理人员的主动性、积极性和潜能得到充分发挥。每当护理人员开始一天的工作时，首先要思考的是患者的健康问题，今天要解决患者的哪些健康问题，还有哪些问题需要解决，以及如何解决，等等。因此，护理人员就会自觉地运用护理程序的科学方法对患者进行系统的评估—诊断—计划—执行—评价，如此循环，直到患者的健康问题得到解决。可见，护理人员不再是被动地、单纯地执行医嘱和简单地完成护理操作，而是更全面、更系统地了解患者的整体情况，也像医生一样独立地承担起为患者解决问题的责任。整体护理要求每一位护理人员都要对患者全面负责，有目标、有计划、有分工、系统地进行护理工作，在对患者的病情、文化程度、生活习惯、社会地位、心理状况等深入了解的基础上，对患者的身心健康实施全面的、系统的、整体的护理。护理人员要积极、主动地运用护理程序的科学方法承担起为患者解决问题的责任，针对患者病情制定出确实可行的护理计划，并执行计划，及时评价整体护理的实施，使护理职能不断扩展和延伸，整体护理对护士的要求越来越高，护理人员必须积极主动，勇挑重担。

3. 周密分析，认识差异 现代医学模式指导下的医学研究成果表明，心理、社会因素能够引起疾病并影响疾病的转归。很多疾病的发生或加重，既有物理、化学、生物等因素参与，也有心理、社会因素的参与。因此，整体护理要求护理人员要对影响患者健康的诸因素进行认真具体的比较分析，然后，对患者健康问题作出评估，找出反映患者病因、病情、病态、护理等方面的差异，制定出相应解决健康问题的护理计划并及时对病人实施身心整体护理。人是一个与外界环境通过输入、输出、反馈等生理机制不断发生联系和作用的开放系统，整体护理的程序本身也是一个开放系统。通过输入问题—解决问题—求取平衡—出现新问题—再解决问题—再平衡，实现恢复和保持患者健康的目的。这就需要护理人员认真分析调查收集来的信息、资料，抓住主要矛盾，有的放矢地进行护理工作。在整体护理中，护理人员要认真分析患者的不同情况及各自的基本需要，制定并付诸实施有利于每个患者康复的合理的护理计划，使整体护理更具有针对性和可行性。

4. 勇于开拓，不断进取 整体护理的宗旨是以人的健康为中心，不断提高人们的健康水平。开展整体护理是我国临床护理改革的“突破口”，是与国际先进护理模式接轨的正确途径。系统地贯彻护理程序，是使我国护理走向现代化的基础，也是护理学理论的新发展。整体护理不仅扩大了护理学的范围，也丰富了护理学的内容。在整体护理过程中，始终贯穿着以护理对象为中心，以满足护理对象的需要为基础，以解决护理健康问题为根本目的的指导思想。因此，它要求护士必须不断充实和扩大自己的知识领域，变平面型的知识结构为立体型的知识结构；要求护理人员必须以锲而不舍的钻研精神和坚忍不拔的毅力，刻苦学习护理专业及相关学科知识和技能，在注重知识的积累和更新的同时，不断加强护理道德的修养，勇于改革和创新。

第三节　门诊护理与急诊护理的道德要求

门诊与急诊医疗护理和医院护理服务分别在门诊与住院过程中进行，医疗与护理紧密结合在一起。门诊、急诊护理道德是护理道德的重要部分。

一、门诊护理的特点与道德要求

门诊是医院面向社会的窗口，是医院工作的第一线，医护人员应提供优质的服务，使病人得到及时的诊断和治疗。

（一）门诊护理的特点

1. 管理任务重　普通门诊是防治常见病、多发病的窗口，是患者就医最集中的地方。一些医院每天接待患者高达数千人，并且还有许多陪伴者，这就造成门诊拥挤、嘈杂。为了保证患者有序地就诊，满足病人及时得到正确的诊断和有效治疗的需要，为了缩短病人的候诊时间，护理人员既要做好分诊、检诊、巡诊，还要指引病人去化验、功能检查、取药、注射和处置各项具体工作，门诊的管理任务就显得特别重。

2. 预防交叉感染难度大　门诊人流量大，患者比较集中，急性、慢性传染病病人及其带菌者在就诊前难以及时鉴别和隔离，他们在就诊期间往往与健康人混杂在一起，极易造成交叉感染，因而预防难度很大。

3. 针对性和服务性强　门诊是各种疾病患者汇集的场所，病人的病情不同，这就要求护理人员提供有针对性的医疗保健服务。从另一个角度看，门诊护理虽然也有治疗工作，但大多的是服务性的工作，如初诊患者不熟悉医院的环境和工作，需要护理人员做好就诊指导，而对复诊患者则需要了解其疾病治疗情况及其心理状态，做好心理疏导，增强其战胜疾病的信心。

（二）门诊护理的道德要求

1. 热情关怀、高度负责　门诊患者因病痛、心理紧张等，加上对医院环境和制度的不熟悉及拥挤、嘈杂等情况，更加重了心理负担。尽管患者的病种、病情不同，但他们都有一个共同的心愿，就是希望得到医护人员热情的关怀，尽早解除病痛恢复健康。因此，门诊护理人员要充分理解、同情患者，主动热情地帮助患者就诊。

2. 作风严谨、按章操作　在治疗护理中，门诊护理人员必须尊重科学，实事求是，作风严谨，准确无误，严密观察治疗护理中的微小变化。如皮试反应可疑，就要十分谨慎，不能有任何粗心大意。要严格执行查对制度和消毒隔离制度。对可疑病情或治疗反应意外，绝不能轻易放过，要让患者留察直至确认无事。

3. 环境优美、安静舒适　保持门诊环境优美、安静和舒适，可使患者心理稳定，提高诊疗护理效果。护理人员应将环境管理作为门诊护理道德要求，使门诊科室整洁化、门诊秩序规范化，以利于提高门诊医疗护理质量。

二、急诊护理的特点与道德要求

急诊是医院诊治急症病人的场所，是医院门诊前线的尖兵。急诊科医护人员的任务是做好急诊和急救工作。

（一）急诊护理的特点

1. 随机性强，必须常备不懈　急诊病人发病虽然也有一些规律，但从总体上说，急诊病人的就诊时间、人数、病种、病情危重程度等都难以预料，需要急诊护理人员处于常备不懈的状态，包括思想上、业务上、急救设备和抢救药品的保障上，随时都能很好应付任何情况下的急救需要。

2. 时间性强，必须一心赴救　急诊病人病情紧急，变化快，而且有的病人已神志不清、自我意识模糊或意识障碍，既不能详细提供病史，又不允许按部就班地进行体格检查，需要立刻投入抢救。对此，急诊护理必须突出一个“急”字，争分夺秒，全力以赴。因为赢得了时间，就赢得了生命。

3. 病情多变，主动性强　急诊病人发病急，病情变化迅速，往往涉及多系统、多器官、多学科。因此，首先要求急诊护理人员首先要有准确的鉴别力，及时通知有关科室的医生进行诊治与抢救。其次在医生未到之前，除做好必要的抢救准备工作外，还要严密监护、细心观察病情的微小变化，为医生诊断、治疗提供可靠的依据。对某些病情十分紧急的病人，需要护理人员主动予以处置，以免耽误时机，丧失抢救机会。

（二）急诊护理的道德要求

急诊护理人员必须具有救死扶伤的高尚道德品质、熟练的急救技术和丰富的临床护理经验，“急而不躁”“忙而不乱”的工作作风。

1. 要有时间紧迫感　急诊护士应树立“时间就是生命”的观念。做到急患者所急，争分夺秒，有条不紊，全力以赴，尽力缩短接诊时间，救人于危急之中。急诊室护理人员要以冷静、敏捷、果断的作风，配合医生抢救患者。

2. 要有深厚的同情心　急诊多为突发病，患者痛苦不堪、生命垂危、心理紧张。护理人员要理解同情患者的痛苦，尤其对自杀、意外伤害的患者不能埋怨或责怪，而应以最佳的抢救护理方案进行救治，争取最佳疗效。

3. 要有高度的责任感　急诊护士要从患者利益出发，不失时机地处理急症患者。如及时给氧、洗胃、人工呼吸、胸外按摩、止血、输液、保留排泄物送化验等，并详细、准确地做好抢救记录。对可疑患者要及时报告医院总值班，对因交通事故或打架斗殴致伤的患者，护理人员应真实地反映病情，并以正确的态度对待他们。

三、ICU 护理的特点及护理道德要求

ICU 即重症加强护理病房，英文全称是 Intensive Care Unit。重症医学监护是随着医疗护理专业的发展、新型医疗设备的诞生和医院管理体制的改进而出现的一种集现代化医疗护理技术为一体的医疗组织管理形式。ICU 把危重病人集中起来，在人力、物力和技术上给予最佳保障，以期得到良好的救治效果。

（一）ICU 病人护理的特点

危重病人是指随时可能发生生命危险的病人。危重病人的特点可用急、重、险、危四字来概括。急：指病情危急，来势猛，变化快。重：指病情严重、有些神志不清或意识模糊。险：指病情危险，死亡率高。危：指生命垂危，危在旦夕，甚至不可逆转。因此，必须对危重病人随时注意观察病情的变化，及时地作出处置，并将严密观察的结果和治疗经过，详细记录于护理记录单上，以供医生作诊疗参考和采取相应的抢救措施。

（二）ICU 护理的道德要求

1. 果断与审慎　危重病人的病情瞬息万变，护士应当机立断地采取应急措施，否则就会延误抢救时机。但是，果断并不意味着武断而贸然行事，应做到胆大心细。果断与审慎相结合才能取得良好的效果。对于已度过危险期的病人，也不能掉以轻心，仍然需要细心地观察病情变化，主动预防并发症或病情复发，避免前功尽弃。

2. 敏捷与严谨　抢救危重病人时，护士必须具有“时间就是生命”的意识，敏捷地采取救护措施，稍有疏忽就会失去抢救时机。同时要求护士不怕苦、脏、累，有连续作战的精神，不管白天、黑夜，不管有无人监督，都能使病人得到最佳的护理。在争分夺秒的同时还要做到小心谨慎，一丝不苟，切不可惊慌忙乱、马虎从事。绝不能因为时间紧就随意违反规章制度和操作规程，否则会造成严重后果。

3. 机警与冷静　危重病人的病情复杂多变，危险情况可能突然发生。在护理过程中，要求护士严阵以待、细致观察，机警发现病情变化，并冷静地投入应变行动，以使病人转危为安。

4. 理解与任怨　危重病人往往因缺乏心理准备而心理负担较重，病人家属也常有急躁、忧虑心理。有时病人或其家属可能对护士进行无端指责，甚至无理取闹。此时，要求护士在繁忙的工作中，以克制的态度，谅解病人及其家属的心情和行为，耐心说服，不使矛盾激化。同时仍要热情、主动、任劳任怨地做好护理工作，相信最终总会得到病人和其家属的理解。

第四节　特殊群体的护理道德要求

特殊护理指对各种特殊疾病患者的护理，如对精神病患者、老年病患者、传染病患者等的护理。负责特殊疾病治疗的科室在服务对象和服务方法上与其他科室不同，因此在护理工作中除应遵循护理道德基本原则外，对特殊病人的护理

具有特殊的道德要求。

一、精神病患者的护理特点及道德要求

(一)精神科工作的特点

精神病是指以人的精神活动障碍为主要表现的一类疾病,有其自身的特殊性。精神病以患者精神活动的失调或紊乱为主要表现,其最大的特点就是病人人格障碍或缺乏自知能力和自控能力,表现在护理方面则是:

1. 配合诊治护理的困难性 精神病患者的病因、症状、体征与其他疾病患者完全不相同,有其突出特点。各种精神病患者因精神发育不全或精神分裂、错乱,自知能力差,诉说病情不准、不全或不会,他们多不知道自己正患精神病,因而对诊断检查和治疗合作困难,甚至会因非常反感而拒绝检查、治疗和护理。

2. 病房护理管理的复杂性 由于精神病患者在发病期间缺乏自知能力和自制能力,其思想、感情和行为常常超出一般人的行为习惯和规范,言行怪僻,举止异常,有时出现伤人、自伤、毁物,甚至殴打医护人员的情况。有的患者生活不能自理和缺乏自我保护意识,这些都使病房护理管理更加复杂。

3. 治疗护理效果的反复性 对精神病患者,在发病期间应主要施以药物治疗,以控制病情的发展。待症状缓解、稳定后,药物治疗应逐渐减量并辅以心理治疗和护理,逐步使疾病痊愈。但由于目前对精神病的发病机制尚不清楚,精神病的复发率仍比较高,有的患者甚至终身不愈,因此在治疗和护理上如何增进疗效并避免药物的毒副反应,仍是摆在医护人员面前的一个难题。护理人员只有具备较全面的专业知识、较高的道德情操、较丰富的护理经验和良好的身心素质才能应对这些困难。

(二)精神病患者的护理道德要求

如何对待精神疾病患者,是护理中的一个特殊问题。精神科工作的特点决定了护理精神病患者的难度,不仅需要护理人员具有较高的护理技巧,而且需要具有高尚的护理道德情操。在精神科工作的护理人员除履行一般道德义务外,还要遵循精神病诊治护理中的特殊道德要求。

1. 尊重患者 尊重患者的人格和权利,对护理精神病患者具有特别重要的意义。1977 年第六届世界精神病学大会一致通过的《夏威夷宣言》指出:“把精神错乱的人作为一个人来尊重,是我们最高的道德责任和医疗义务。”一个人患了病是极其不幸的事,而患上精神病尤其不幸。一个人精神伤残的后果,要比躯体伤残更为悲惨,不仅无法学习和工作,甚至因病态而致丧失人格。我国著名的神经精神病学家粟宗华教授说过:“内外科病人的病史是用笔墨写的,精神病患者的病史是用血和泪写的。”这反映了老一辈精神病学工作者对精神病患者的不幸和痛苦的深刻理解。由于疾病,精神病患者往往丧失理智,有时甚至做出“亲者痛”的事情,尤其值得人们同情和关照。因此,护理人员应该理解他们,不能歧视、耻笑他们,要像对待其他患者一样尊重他们的人格。对患者合理、正当的要求,应尽力予以满足;对确实不能满足的要求,要耐心解释,讲清道理,不哄骗患者。要正确执行约束保护措施,不轻易地约束患者,除非病情和治疗的需要。要绝对保护患者的一切正当权益不受侵犯。

2. 保守秘密 由于诊疗护理的需要,医务人员常常需要详细地了解精神病患者的社会、家族、家庭状况、婚姻状况、个人生活经历、兴趣爱好及患病后的各种病态观念和行为。护理人员对患者的信息和资料,特别是病史、病情、家族史、个人生活经历等均要保密,不能向外人谈及或随意提供,也不能作为谈话的笑料,否则会伤害患者的自尊心,影响治疗效果,还会导致甚至激化护患矛盾,引发严重的后果。另外,医务人员的家庭住址、医务人员间的意见分歧及医院内部的事情也要对患者保密,以免引起不必要的麻烦。至于医护人员为了明确诊断和治疗护理的目的,相互提供和讨论患者的病情则是完全必要的,不属于保密范围。

3. 恪守慎独 精神病患者由于思维和情感紊乱,精神活动失常,不能正确地反映客观事物,甚至有些患者不能对自己的行为负责,也不能对医护人员的行为给予恰当的评价。还有些患者生活不能自理,温饱不知,需要护理人员主动关心。鉴于上述情况,护理人员必须做到恪守慎独,自觉、准确及时完成好护理任务。那种以为精神病患者“糊涂”,临床护理中少做点或做错了也没关系的想法是极为错误的,是缺乏道德责任感的表现,我们应坚决摒弃。

4. 正直无私 一些精神病患者由于精神失常,易产生“钟情妄想”,所以护理人员在接触异性

患者时，态度要自然、端正、稳重、亲疏适度，不可过分殷勤或有轻浮表现，要时刻保持自重、自尊。对来院就诊患者的财物要认真清查、保管，并向其家属交代清楚，不能利用患者价值观念上的紊乱，向患者索取财物，获取不该得的物质利益。有些精神病患者受幻觉、妄想的支配，时常可能发生冲动、伤人或毁物的行为。护理人员的良好服务得不到理解的情况也时有发生。例如，有的护理人员好心相劝患者吃饭、吃药，反而引起患者的暴怒，认为饭中“有毒”，药是“毒药”，并认为护理人员参与迫害他，因而发生追打护理人员或摔东西的行为。面对上述情况，护理人员要时刻提醒自己，他(她)是患者，其言行是病态，非正常人所为，要冷静对待，做到打不还手，骂不还口，以宽大的胸怀善待患者，这才是正直无私的道德境界。

5. 保证安全 加强病房巡视，保证患者安全，这是精神科护理的重要内容之一。特别是对于那些有自伤、自杀企图及伤人毁物行为的患者，要加强监护，严格病房的安全制度管理，定期巡视，巡回护理，妥善收捡刀、剪、绳、带以及玻璃制品等危险品，以免造成安全隐患。护理人员要了解每个患者的病情、心理活动和情绪的变化，注意观察，加强防范，杜绝隐患。有些处于恢复期的患者对未来的前途悲观失望，有些对今后的工作、学习、家庭生活缺乏信心，对此就要多做心理护理，开导、鼓励他们，帮助他们树立战胜疾病的信心。对精神病患者，在治疗护理方法的选择上，应从伦理观点出发，总的原则应该是：能施温和无副作用的心理治疗的，则尽量不用药物治疗；能用药物治疗的，则尽量不用昏迷、电抽搐、外科治疗。但是面对某些精神病患者拒不服药而又无法控制其自杀、施暴行为时，使用电休克治疗就是合理的、人道的，因为这是为了确保患者、他人和治疗护理工作的安全。《夏威夷宣言》指出：“除非病人因病重不能表达自己的意愿，或对旁人构成严重威胁，在此情况下，可以也应该施以强迫治疗，但必须考虑患者的切身利益。”对于实施治疗、胰岛素治疗及进行手术治疗的患者，要尽量缩小或避免毒副作用与并发症的发生。护理工作者在整个治疗过程中，要注意观察和护理，以防发生意外。

二、老年患者的护理特点及道德要求

随着经济的发展和生物学的进步，人类的寿命逐渐延长，人口老化是社会发展的必然趋势。2015 年世界卫生组织宣布全球人口平均寿命为 71 岁，其中女性 73 岁，男性 68 岁，而中国人口平均寿命为男性 74 岁，女性 77 岁。一般而言，当一个国家或地区 60 岁以上人口比例达到或超过总人口数 10%，或者 65 岁以上人口达到或超过总人口数的 7%时，即为“老人型国家”。2010 年我国人口普查结果显示，2011 年 65 岁及以上人口总数占总人口比重为 9.1%，显然我国已属于“老人型国家”。而且根据《2013 中国人类发展报告》的预测，到 2030 年，我国 65 岁及以上的老年人口占全国总人口的比重将提高到 18.2%左右。因此，随着人口老龄化的加快，老年人保健问题越来越受到人们的关注，老年患者的护理及护理道德也越趋重要。

(一) 老年患者的护理特点

1. 病情复杂，护理任务重 老年病人在生理、心理诸方面都处于衰退阶段，发病率高，并发症多，恢复缓慢，容易留下各种后遗症。据最新统计数字，老年病人常见病依次为高血压、冠心病、肺炎、慢性支气管炎、胆石症、前列腺肥大、痛风、急性胆囊炎、胃癌、股骨颈骨折、糖尿病、肿瘤、心血管疾病等。其中死亡率最高的是肿瘤、心血管疾病和肺炎。老年人病情复杂，病情具有多科疾病的临床表现，护理任务重。从某种意义说，老年病人的护理比治疗任务更繁重。

2. 病情多变，护理难度大 老年人患病后，体质更加虚弱，抵抗力迅速下降，由一种疾病可能引起多种疾病，复杂多变，确诊难。有些老年人患病后记忆力明显减退，对于自己的身体不适主诉不清，甚至对于疼痛的感觉也不敏感，造成症状和体征不典型，易误诊。还有些老年患者自理能力差，心理固执不易合作。可见，老年病人护理难度大。

3. 疑虑多，心理护理要求高 老年人大多阅历丰富，经历坎坷，心理活动复杂。当老年病人来院就诊时，经常表现出精神过度紧张，顾虑重重，忧郁、焦虑，甚至惊恐不安。由于行动不便，心理上常常处于痛苦不堪的状态。老年病人的如上表现，给心理护理提出了更高的要求，从这种意义上说，老年病人的心理护理比躯体护理更为重要。

(二) 老年患者的护理道德要求

1. 真诚尊重，高度关怀 老年患者一般都自尊心较强，患病后，由一个独立自主、自己能支配自己行为的健康人，突然转变为住院后受医院、病房规章制度约束及医护人员指挥的病人。这种角色的改变，必然引起心理上的失衡。对接触最多的护理人员的态度、言行反应十分敏感。因此，护理人员更要尊重、理解他们，对他们提出的各种建议和要求，要耐心倾听，认真对待，能做到的尽可能予以满足，限于条件暂时做不到或根本做不到的也应予以诚恳的解释和说明，求得共识或谅解。

2. 明察秋毫，审慎护理 由于老年人组织器官衰老、功能退化、感觉迟钝，所以老年疾病具有非典型性、复合性、多因素性等特点。护理诊治时，不能按图索骥，必须明察秋毫，审慎地做出合理的护理诊治。护理人员必须勤奋学习，细心分析，独立思考，善于判断，力求护理诊断准确无误，及时解除病人的痛苦，赢得病人的信任。

3. 护教结合，指导养身 老年人患病后，由于自身调节功能差，常引起连锁反应，导致恶性循环。老年人患的疾病多为器质性疾病，除药物治疗外，试图用人工调整来打破这种恶性循环是比较困难的，真可谓得病容易祛病难。防病优于治病，护理人员在进行临床诊疗护理的同时，要主动预防老年疾病的发生，做好健康教育工作，指导老年人养身防病的知识和方法，搞好护教结合。

4. 了解家庭背景，共创敬老环境 当老年人从工作岗位上退下来之后，其主要的生活范围是家庭。这时他们会产生"失落感"和"孤独感"，尤其是患病后，失落感与孤独感会更强化。作为护理人员一方面要用自己的热情关怀去温暖老人的心，使他们感到晚年生活有意义，感到自身价值所在，提高身心素养、增进健康。另一方面还要了解患者家庭成员彼此间的关系和老人在家庭中的地位等，调动家庭成员共同照护好老人的积极性。

三、妇产科、儿科护理的特点及道德要求

妇幼患者的护理包括对妇女和儿童患者的护理。妇女、儿童占我国人口约 2/3，他们的身心健康关系到家庭的和睦、幸福及社会的稳定。从事妇幼护理工作的护理人员，应当加强自身道德修养。

（一）妇产科护理特点及道德要求

妇产科护理不仅关系到广大妇女的健康，而且影响到子孙后代，从事妇产科护理的人员应重视自己的职业道德及修养。

1. 妇产科护理工作的特点

（1）服务对象的特定：妇产科的服务对象都是女性，妇女的生理、心理、病理等都与男性不同，她们在社会中的活动与男性也有着一定的差异。

（2）心理状态的特殊：妇产科病人的病多发生在生殖系统，由于部位特殊和一些人受封建意识的影响，病人对自己的病情感到羞涩，心理活动异常，常表现为害羞心理、压抑心理和恐惧心理。

（3）特定的工作性质：妇产科工作涉及两代人，关系到家庭的幸福和种族的繁衍。在护理过程中，如打针、发药等，不仅要注意到对母亲副作用的大小，而且还要考虑到对胎儿是否有害。一般情况下，应是母亲与胎儿并重。

2. 妇产科护理的道德要求

（1）要有不怕苦、脏、累的献身精神：妇产科工作，特别是产科，产妇分娩时间无明显的规律性，无论是白天黑夜还是节假日，随时都会有新生儿的降世。而产科病床较之其他病床周转快、工作量大，护理人员夜班多，常常不能按时就餐和休息。另外，产妇分娩时羊水、出血、大小便以及新生儿窒息时口对口的呼吸抢救、产生恶露的观察等，都是护理人员经常接触到并需要做谨慎处理的。因此，护理人员具备不怕脏、不怕累、不怕苦的献身精神是极为重要的，是做好妇产科护理工作的先决条件。

（2）要以深厚的同情心，做好心理护理：妇产科病人由于内分泌的变化，疾病、妊娠、手术等都会出现一些特有的心理变化和心理需要。因此，做好妇产科病人的心理护理，在一定意义上说，比做躯体护理更重要。首先，面对有害羞心理的病人，作为护理人员，要深深体谅她们这种心理，理解和同情其处境，尊重其人格。包括未婚先孕者及性病患者，都不能强迫她们做不愿做的检查。对必须做的检查项目，要耐心解释说明以求得理解与合作，切忌粗鲁、态度生硬。要有意保护非婚妊娠而做人工流产的妇女名誉，那种故意刁难、挖苦或操作粗暴的做法是护理道德所不兼容的。其次，面对妇产科病人压抑的心理，护理人员必须对其病史、病情及个人隐私，予以严格保密，甚至不泄漏给她们的恋人、丈夫和家属。否则，因护理人员不慎，可能造成他们夫妻和家庭的不和。据心理学家分析，导致妇产科患者产生压抑心理的因素是多方面的，除患者自身

外还有外界条件的影响，如哭叫的临产妇受到护理人员的训斥，不孕妇女受到家庭、社会偏见的歧视，产妇没有满足家庭生男孩的要求，受丈夫和婆母的虐待等，都可使妇女产生压抑心理。因此，护理人员一方面要改善服务态度，使患者感到亲切、体贴、值得信赖，排除压抑感，能敞开心扉愿与护理人员交流。另一方面护理人员有责任同病人的家庭、社会一道破除旧的传统观念，以保护妇女的身心健康。再次，面对有恐惧心理的患者，护理人员要注意对其进行精神、心理上的安慰，关心和体贴患者，解除不必要的思想负担。尤其对待产妇，切不可动辄训斥或不理睬她们的要求，也不能因缺乏耐心，轻率地采取一些违反分娩自然规律的干预措施，否则，就可能造成难产或无法预料的并发症。总之，护理人员要做好心理护理，关心、体贴病人，有的放矢地进行心理咨询服务。

（3）要有严密观察、果断处置的护理作风：在护理工作中，观察的项目内容多，变化快，要求的标准高。护理人员要不怕麻烦，观察仔细、全面。特别是产科疾病有变化急剧的特点，如妊娠合并心脏病突然发生心力衰竭，过期妊娠突然胎心音异常、前置胎盘和胎盘早剥突然大出血、高龄孕妇综合征、先兆子痫突然发生抽搐、分娩时突然发生羊水栓塞、臀位突然发生脐带脱垂等。护理人员对有上述病症病人除严密观察外，还必须同时做好各方面抢救准备，防止意外发生时措手不及。对分娩的妇女也要观察仔细，若发现异常，马上报告并及时处置。如双胎、死胎、羊水过多、妊娠中毒症、胎盘早剥、前置胎盘、滞产等。产后容易出血，若麻痹大意，观察不仔细、处理不及时，亦将危及患者生命。因此，无论产前、产中、产后，均要密切观察。

（4）要有对病人、家庭、社会的高度责任感：妇产科护理质量的优劣，除关系到患者本人的生命安危外，还直接涉及婴儿的身心健康素质及生命安全。因此，妇产科诊断、治疗和护理都必须十分谨慎，任何疏忽、拖延和处理不当，都会给母婴、家庭及社会带来不良影响。对于性器官疾病的处置与护理要持非常慎重的态度，避免因为疏忽造成患者某种功能的损伤，特别要充分考虑到患者的性功能、生育功能及体形的预后，尽量做到既清除病痛，又保全功能；既要考虑生理治疗，又要考虑心理因素和夫妇关系问题。

（二）儿科护理的特点与道德要求

1. 儿科护理工作的特点

（1）护理内容复杂、难度大：儿科护理不仅要为患儿进行技术护理、心理护理，而更多的还有生活护理。因患儿缺乏自理能力，需要护理人员关心，帮助他们的饮食、起居、卫生和服药等。患儿因自控能力差，不能控制自己的行为，对护理人员的治疗护理常不能配合，甚至哭喊叫骂，给护理工作带来很大的困难。加之小儿处于生长发育阶段，患儿的中枢神经系统、肾功能、酶系统、免疫功能尚不健全，对疾病的抵抗力低，接触医护操作的耐受力差，使护理手段的选择范围受限。患儿不能表达或不能准确表达自己的症状，不能及时诉说治疗反应，这也增加了护理的难度。

（2）预防交叉感染的任务艰巨：由于幼儿的细胞免疫和体液免疫均较成人差，易患传染性疾病，患病后尤为突出。因此，护理人员必须严格遵守消毒隔离制度，预防交叉感染。在门诊的护理人员必须对患儿进行预诊和分诊，在病房必须对传染病患儿严格地进行隔离，要耐心地说服，不让患儿间相互来往。还要严格规定探视、陪住制度，认真执行卫生清洁与消毒制度及操作规程等。

2. 儿科护理中的道德要求　儿童是祖国的未来和希望，爱护儿童是我国传统的美德之一。儿科护理人员应遵守儿科护理道德。

（1）体贴入微，治病育儿：儿科护理人员应热爱、关心体贴儿童。患儿年龄幼小，患病已是十分痛苦难受，再加上生疏的医院环境和陌生的医护人员，更加剧了患儿的痛苦、紧张和恐惧心理，有的是大哭大闹，有的是抑郁怪僻、不合群，与医护人员不合作，甚至拒绝治疗护理等。因此，要求护理人员态度要和蔼，说话温和、表情亲切地对待他们，做好心理护理。对已懂事的患儿，要多关心他们的学习、生活和疾病，尊重他们，平等相待，尽量了解他们的生活习惯和爱好，做好心理护理，使患儿像在家里一样感受到长辈给予的照顾、体贴；要安排时间与孩子一起玩耍，经常抱抱小患儿，以消除生疏感，使患儿愿意接近；要尽量满足他们身体上的和心理上的合理要求；对于生理上有缺陷的患儿，更要给予同情和尊重，不要奚落取笑他们，避免伤害其自尊心。儿童正处于长身体、长知识的发育阶段，他们好奇心、模仿力极强，但对护理人员的语言和行为缺乏监督、评价能力。因此，护理人员一方面要对患儿进行精心护理，另一方面还要注意对患儿的影响教育。对哭闹、不合作的孩子，也不能进行哄骗、吓唬，以免患儿染上说谎、不诚实的习惯。

(2) 细致观察，审慎从事：儿科病人的特点，给护理观察提出了较高的要求。在巡视病房和护理操作时，要求护理人员观察病情的细微变化，包括患儿的精神状态、体温、脉搏、呼吸、吸吮、大小便及啼哭的声音，因为这些项目的异常往往是病情变化的先兆。同时，对观察结果进行全面分析，作出准确判断后及时报告医生进行处理，为医生的诊治提供快捷、可靠的依据，为抢救危重患儿赢得时间。因新生儿完全不能用语言表达自己的喜、怒、哀、乐，因此，对新生儿的观察更要谨慎、仔细。

(3) 认真负责，为患儿终身着想：在我国，由于一对夫妇多数只生一个孩子，独生子女成了全家的“重点保护对象”，一个患儿牵动几代人的心。因此，护理人员要自觉意识到自己肩上责任的重大，在治疗和护理过程中，不仅要考虑近期效应，更应考虑远期效果，优质施护，并采取一切防护措施，防止并发症和任何毒副作用。由于患儿对药物敏感，儿科用药剂量要十分精确，当发现有模糊不清或数量、用法不准等疑问时，要及时核对，绝不能因用药不当给患儿带来终身痛苦，甚至致残、致死。

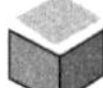

案例 8-2

解放军第 261 医院精神病科
总护士长蔡红霞事迹

蔡红霞 17 岁参加工作，已经 32 年坚守在精神病临床护理一线，2013 年荣获第 44 界国际南丁格尔奖。无数的光环背后有着不为人知的故事。蔡彤霞的头上、胳臂上、手上大大小小的伤疤清楚可见。这是病人给她留下的纪念。一次，蔡彤霞正给一名拒食病人喂饭，身后的一位患者忽然冲过来，把蔡彤霞的头向桌面猛烈撞击，使她昏了过往。在其他医护职员的救助后，她昏睡了 3 天。不但如此，蔡彤霞帮助病人打饭时，曾被一名患狂躁症的女病人一脚踹在肚子上；给病人喂药时被吐一脸的口水；被男病人冷不丁抱起来亲吻……说起这些，她没有丝毫的怨恨和心酸。为正确把握精神疾病药物的副作用，蔡彤霞曾不顾自己白细胞长时间偏低，以身试药，亲身体验病人在服药后困乏、头昏、心慌、乏力等感受。第一次服药后，她便因药物不良反应重重摔下台阶。30 多年来，蔡彤霞把大部分精力都投向了工作，只有两次在校学习时放寒假回家过年，其余除夕夜都是在病房中度过的。在她看来，精神病患者因病失往家庭，成为社会负担，医护职员关心爱惜他们，既是对生命健康负责，也是对社会应尽的一份责任。她心怀大爱，视患如亲，精心护理精神病患者累计 3 万余人，时间最长的一名达 25 年。蔡彤霞对护理工作的酷爱不但体现在她对精神病患者的爱心、耐心和同情心上，更体现在其丰富的知识和高深的技术上。她积极探索的“快乐康复疗法”，创建全军首个精神病专科医院工娱治疗中心，使 7000 余名患者康复出院。她主持参与军队医疗成果奖 8 项，发表论文 26 篇，参与 9 部专著编写，主编 82 万字《现代精神疾病护理学》，填补了全军精神疾病护理学专著空白。

蔡红霞经常做一个梦：梦见病人跑了。2013 年参加全国人大会议期间，她又梦见一名病人逃离病房，惊醒后一夜睡不着。同一宿舍的女代表说，是否是你们精神压力太大了。“我说压力肯定有，但做梦的真正缘由应当是，病人总在我们心中。”蔡彤霞以此表达着自己的职业信念。

【分析提示】

作为一名护士，蔡红霞的身上体现了什么精神？

思 考 题

1. 护理道德规范的内容有哪些？
2. 基础护理的特点和道德要求有哪些？
3. 整体护理的道德要求有哪些？
4. 精神科、妇幼与老年人护理的道德要求有哪些？

第九章　药事伦理道德

药物是人类向疾病作斗争的武器。药物可以治病，也可致病，甚至致命，直接关系到广大人民群众的生死安危和健康幸福。药事是指与药品的安全、有效、经济、合理、方便等相关的药品研究与开发、制造、采购、储藏、营销、运输、服务、使用等一系列活动。药事伦理是指从事上述工作所应具备的职业道德。在药品的研制、生产、销售和使用的任何一个环节中出现问题，都将严重威胁人民的生命健康。而目前医药行业存在的各种各样的弊端，(诸如一些药品监督管理中的漏洞、药品研制中的虚假浮夸、药品生产中的质量问题、药品销售中的假冒伪劣和价格虚高等问题泛滥成灾。)已严重地败坏了社会风气，损害了人民群众的利益。因此，在当前的形势下，加强药事伦理教育和宣传，是极为必要和刻不容缓的。

第一节　药品监督伦理

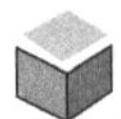

案例 9-1

刺五加注射液污染引起的严重不良事件

2008 年 10 月 5 日，云南省红河州第四人民医院使用黑龙江省某药业公司刺五加注射液后发生严重不良事件。经查，这是一起由药品污染引起的严重不良事件。某药业公司生产的刺五加注射液部分药品在流通环节被雨水浸泡，使药品受到细菌污染，后被更换包装标签并销售。某药业公司包装标签管理松散，质量意识淡薄，提供包装标签说明书给销售人员在厂外重新贴签包装。

2008 年 10 月 6 日，国家食药监管局接到云南省食药监管局报告，云南省红河州 6 名患者使用了标示为黑龙江省某药业公司生产的两批刺五加注射液（批号：2007122721、2007121511，规格：100ml/瓶）出现严重不良反应，其中有 3 例死亡。

【分析提示】

本案中刺五加注射液污染引起的严重不良事件给你什么思考？

药品监督管理是指各级药品监督管理行政部门依法对药品从研制生产到销售使用各个环节进行监督管理的工作。药品监督管理的最高机构是国家食品药品监督管理局，主管全国药品监督管理工作，各级人民政府所设药品监督管理机构负责所辖范围内的药品监督管理工作。加强药品监督管理工作的道德建设是当前医药卫生改革与发展中的一项重要内容。

一、药品监督管理工作的任务

探讨药品监督管理的道德问题，需要了解药品的特点和药品监督管理工作的任务，这是药品监督管理工作的道德要求。

(一) 药品的特点

根据《药品管理法》第 102 条第 1 款的规定，药品是指“用于预防、治疗、诊断人的疾病，有目的地调节人的生理机能并规定有适应证或者功能主治、用法和用量的物质，包括中药材、中药饮片、中成药、化学原料药及其制剂、抗生素、生化药品、放射性药品、血清、疫苗、血液制品和诊断药品等。”从以上定义可以看出，药品除了具有一般商品的特性之外，还具有以下特性：

第一，有效性。药品的有效性，是指在规定的适应证、用法和用量的条件下，能满足预防、治疗、诊断人的疾病，有目的地调节人的生理机能的要求。有效性是药品的固有特性，没有有效性就不能称为药品。

第二，安全性。药品的安全性，是指按规定的适应证和用法、用量使用药品后，人体产生毒副反应的程度。大多数药品均有不同程度的毒副反应。因此只有在有效性大于毒副反应、或可解除缓解毒副作用的情况下，才使用某种药。

第三，专用性。药品的专用性，是指药品必须是在一定的条件下使用的，患者使用药品需遵医嘱或按说明执行，对症下药，只有在医生指导下合理用药，才能达到防病治病的目的。

第四，时效性。药品的时效性，是指药品只有在有效期限内使用，才能发挥药品的作用。超过有效期使用，不仅达不到防病治病的目的，还会引起中毒症状等不良反应。

第五，非选择性。药品的非选择性，是指患者在使用药品时，很多时候是被动选择的，对于药品的生产厂家、质量、规格、疗效等不完全了解甚至一无所知，并且绝大多数患者的药品知识也非常有限，因此用药基本是按照医师或药师的建议用药，是被动的选择。

以上特性决定了药品比一般商品更需要加强监管，以确保人民的身体健康和生命安全。

（二）药品监督管理工作的任务

药品监督管理是国家和地方药品监督管理部门根据法律授予的权利，负责对药品（包括中药材、中药饮片、中成药、化学原料药及其制剂、抗生素、生化药品、生物制品、诊断药品、放射性药品、麻醉药品、毒性药品、精神药品、医疗器械、卫生材料、医药包装材料等）的研究、生产、流通、使用进行行政监督和技术监督。其主要职责是：

第一，贯彻执行国家关于药品、医疗器械管理工作的法律、法规；起草药品、医疗器械管理的法规、规章并监督实施。

第二，贯彻实施国家药品法定标准，组织制订审核药品标准并监督实施；审核注册新药、仿制药品、进口药品、中药保护品种；监督实施处方药与非处方药的分类管理；监督实施药品（医疗器械）不良反应（事件）、药物滥用的监测及药品再评价：淘汰工作；指导临床试验、临床药理基地建设；组织实施中药品种保护制度和药品行政保护制度。

第三，依法对医疗器械的监督管理，组织实施医疗器械生产质量管理规范。

第四，监督实施药品、医疗器械的研究、生产、流通、使用和中药材种植、医疗机构制剂、药物非临床研究、药物临床试验的质量管理规范并组织认证工作；依法核发药品、医疗器械、药品包装材料生产、经营和医疗机构制剂许可证。

第五，监督检验生产、经营和医疗机构的药品、医疗器械质量，定期发布药品、医疗器械质量公告；依法查处制售假劣药品、医疗器械的违法行为和责任人；监督管理中药材集贸市场。

第六，依法核准药品和医疗器械产品广告，指导药品、医疗器械检验机构的业务工作。

第七，依法监督管理放射性药品、麻醉药品、医疗用毒性药品、精神药品及特种药械。

第八，负责实施执业药师注册和管理，协助有关部门做好执业药师资格考试工作。

二、药品监督管理的伦理意义

由于药品监督管理是贯穿于药品从研制生产到销售使用的全过程，因此加强药品监督管理伦理建设的意义十分重大。

1. 提高医药行业的管理水平 药品监督管理工作，是药品监督管理行政部门代表国家和地方政府执行有关药品法律法规的一项重要的基础性工作，也是保证药品质量的一道坚强防线。在贯彻国家诸如《药品管理法》《药品生产质量管理规范》(GMD)、《药品经营管理规范》(GSP)等法律法规的过程中，如果药品监督管理人员能够严格执法、坚守职责、秉公办事、严于律己，那么就将在很大程度上促进医药行业各单位、各部门在生产经营等各环节的严格管理，对于提高整个医药行业的管理水平有着积极的作用。因此，加强对药品监督管理人员的职业道德教育，通过药品监督管理人员的严格执法和行为示范，从而提高整个医药行业的管理水平。

2. 促进医药行业的健康发展 追求利益的最大化，是企业的目标。但企业在追求经济利益的过程中，其行为必须符合社会的道德要求，同时企业还应承担一定的社会责任。医药企业作为与民生密切相关的行业，更应承担较多的社会责任，遵守社会道德规范。然而在我国当前商品经济的大潮中，不少企业在经济利益的驱动下，不惜采用各种手段，甚至是损害人民利益的方式追求经济效益，导致了一系列问题的出现，如药物研制中的虚假浮夸、药品生产中的质量问题、药品销售中的假冒伪劣和价格虚高等问题时有发生。针对此种问题，利用法律法规规范医药行业的行为，是促进医药行业健康发展的基础。因此，药品监督管理人员要认真履行自己的职责，高度负责，严格管理，以促进医药行业的健康发展。如果药品监督管理人员敷衍了事、玩忽职守甚至营私舞弊，那么，医药行业的健康发展就失去保障，人民的身体健康和生命安全就要受到威胁。

三、药品监督瞥理的道德要求

药品监督管理包括行政监督和技术监督。药品监督业务属于行政性工作，药品检验业务属于技术性工作。由于行政性工作和技术性工作的内容和性质不同，就有药政人员和检验人员两种不同的药品监督管理的道德要求。

（一）药政人员的道德要求

1、严格执法，忠于职守　药政人员是代表国家执行药品监督管理的专职人员，肩负着执法的重任，是保证药品质量的坚强卫士。因此，药政人员在工作中必须严格执法，忠于国家和人民所赋予的职责，对企业和个人违反国家药品管理法规，违反药品生产经营管理规范，制售假药、劣药等违法、违纪行为，要坚决抵制，以维护国家和人民群众的利益。

2. 坚持原则，秉公无私　由于药政人员掌握着执法的权利，在工作中就必然会面临各种考验，如强权的压力和物质的诱惑。一些单位和个人为了自身的利益，会利用各种手段和关系来威逼利诱药政人员。在强权、人情、物质利益面前，药政人员稍有退让，就会给国家和人民带来巨大的损失。因此，药品的监督管理要求药改人员必须坚持原则，秉公无私。任何徇私舞弊、贪赃枉法、牺牲国家和人民利益的行为，都是药政人员职业道德所不允许的行为，也必将受到严厉的惩罚。

3. 认真细致，严防疏漏　药品监督管理是一项复杂而又细致的工作。要确保药品的质量，从生产到销售，再到药品的使用和处置，都需要药政人员认真负责，严格把关。任何一个环节的疏漏，都可能威胁到人民的身体健康和生命安全。因此，药政人员要本着对国家对人民的高度负责的态度，认真做好每一项工作，确保患者使用的药品是安全有效的，尽量避免药品给患者身体带来的负面影响，让医药事业真正造福于人类。

（二）药品检验人员的道德要求

1. 严格检验，切实保证药品质量　《药品管理法》第二章第十条规定"除中药饮片的炮制外，药品必须按照国家药品标准和国务院药品监督管理部门批准的生产工艺进行生产，生产记录必须完整准确。""中药饮片必须按照国家药品标准炮制；国家药品标准没有规定的，必须按照省、自治区、直辖市人民政府药品监督管理部门制定的炮制规范炮制。"这些规定表明，药品检验是有严格标准的，药品检验人员必须按照国家标准或地方标准进行药品检验。药品标准属于强制性标准，是国家对药品质量规格和检验方法所做的技术规定。药品检验人员能否严格按照标准进行检验至关重要。因此，药品检验人员在检验中，要一丝不苟，严格按照药品标准进行检验，不得有丝毫马虎和放松，确保流向市场的每一种药品都是经过严格检验的合格产品。

2. 勤学苦练，不断提高技术水平　药品是成分复杂的产品，技术含量高，检验难度大，没有扎实的业务功底是无法胜任该项工作的。尤其是在科学技术飞速发展的今天，各种新技术运用于药品研制，新药品不断出现，用传统方法进行某些新药品的检验，就难以得出准确和科学的结论。如在药用酒精挥发性杂质的测定中，通常所采用的常规气相色谱法进行分离存在许多缺点，而采用新的方法，通过程序升温用气相色谱法测定，既省时又难确。因此，药品检验人员要勤学苦练，熟练掌握业务知识和技能，不断学习和钻研药品检验新技术，这样才能保证药品检验工作的质量，减少和杜绝因技术水平而导致的差错和失误，真正做到公正执法。

3. 清正廉洁，坚决抵制不正之风　药品检验人员在工作中，势必有人因利益驱使而托人情、走后门，甚至利用强权威逼利诱，希望药品检验人员网开一面，为某些不合格产品的生产销售提供方便。药品检验人员应时刻牢记自己的神圣职责，坚持原则，清正廉洁，不徇私情，不畏强权，坚决抵制不正之风。发现质量问题，要向被检验单位提出意见和改进方案，并及时上报药品监督管理部门，坚决防止不合格产品流向市场坑害人民群众。

第二节　药物研制、生产、经营中的伦理

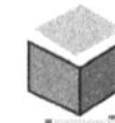

案例 9-2

据齐齐哈尔市药监部门调查，"齐二药"用有毒化工原料"二甘醇"冒充药用辅料"丙二醇"，有毒原料进厂后，验收、检验人员都进行了检查，但结果都是"合格"。化验室11名工作人员，竟无一人会进行图谱分析操作，而这本是药品原料检验员的最基本素质，结果假原料就在检验员的眼皮底下顺利"过关"。据"齐二药"一些职工反映，在获得GMP的合法外衣之后，业主为追求利益，让60%的老职工下岗，大量雇佣临时工。许多招聘的临时工既没学习、培训，对于药品原

材料的使用也十分随意。

——引自《瞭望》新闻周刊 2006 年 12 月 20 日。

【分析提示】

请结合上述案例对药品监督管理部门、药品生产经营企业进行伦理分析。

一、药物研制的道德要求

(一)药物研制的道德意义

1. 药物研制是维护人民身体健康的重要保证 药物研制成果是重要的生产力,它可以通过生产实践由可能的生产力转化为现实的生产力。人是社会生产力中最积极、最活跃的因素。由于人群的经济、身体、精神等状况不同,部分人难免患上疾病。绝大部分的病人要使用药物进行治疗。因此,药物质量的好坏、使用是否合理,关系到病人健康乃至生命安危,关系到能否为社会提供更多的合格劳动力。病人早日恢复健康能减少缺勤缺课,增加国民收入,提高人的质量,也减少国家救济残疾人的开支。根据调查,当前医生所开的处方中,除大部分药物是属必要的之外,有相当一部分药物是不必要的浪费,甚至有毒副作用。有人指出,病人在增加另一种药物时,其不利作用出现的机会可以增加一倍以上。这些不合理用药,不仅导致病人的病程延长,甚至还造成对个人和社会的严重危害。医药研究人员通过药物研制开发出物美价廉的药物资源,就能满足民众防病治病的需要,确保人人享有健康,保护生产力和发展生产力。

2. 药物研制是促进医学发展的巨大动力 改革开放以来,我国科学技术发展迅猛。医学事业同样如此,现在微循环、中医中药、生命伦理学、癌症防治、SARS 和 AIDS 的防治,已经取得重大成果。然而,据统计,每年有关药物评价的论文约有 30 万篇。如此众多的药物及其性能和疗效,医务人员难以系统的了解,有时过分强调有利的一面,而忽视了毒副反应危害的另一面。再加上药物的多用、滥用和误用,医疗事故屡有发生,这已经引起临床医务人员的严重关注。现代药理学、药化学、药效学等边缘学科知识的掌握和应用,在临床治疗中已提到日程上来。这必将促进医、药重新结合,相互学习,互通情报,取长补短,共同解决药物治疗中的问题,从而促进医学的发展。

3. 药物研制是保持社会稳定的重要因素 药品是一种特殊商品,它的研制关系到病人的身体健康。使用得当,能为人民造福;如管理失控,则可能给社会带来危害。如有些发达国家常利用药物进行自杀、谋杀及滥用麻醉药物,给社会制造很多不稳定的因素。据统计,美国 1976 年全国发生中毒事故人数约 100 万人,其中 4000 人死亡,约占 0.025%,死亡者中有 50%以上是 5 岁以下的儿童误服成人的药物或杀虫剂等。我国要求医院药剂人员在调配处方时,必须认真审查核对,对毒、麻、剧药实行专人管理、专人开方,限制数量,因而大大减少了药品的流失,对减少社会不稳定因素起到了积极的作用。

4. 药物研制有利于促进医药研究人员的全面发展 没有稳定就没有和谐,没有稳定也就没有发展,稳定是社会和谐和发展的前提。但稳定并不是目的,我们是要通过稳定的经济发展为社会和谐创造条件,满足人民防病治病的需要,进而实现人的全面发展,这才是目的。医药研究人员在新药研制过程中表现的科学精神,为人民解除疾病痛苦的高度负责精神,严谨求实、团结协作和勇于创新的优良作风,会使自己在实践中锻炼成为全面发展的医药研究工作者。

(二)药物研制的道德责任

1. 要树立勇攀医药科学高峰的远大理想 我国的药学发展与防病治病的现实需要很不适应,与世界先进水平相比仍有一定的差距。药物研究工作者应牢记自己崇高的道德责任,要树立远大的理想,勇攀医药科学高峰,为促进我国新医药、新药学的发展而努力奋斗。要完成这一重大的历史使命,药物研究工作者要不断加强自己的道德修养,树立起全心全意为人民身心健康服务的世界观、人生观、道德观,在药物研制中能做到不畏艰苦、刻苦钻研、实事求是、勇于创新、协同攻关。这是药物研究工作者的道德境界。

2. 要养成严谨求实的工作作风 任何药品,在批量生产、投放市场、用于临床前,都要经过研究阶段。药品研究的成熟程度,关系到千百万人的生命安全与子孙后代的健康。药物研究工作者在药品研制的各个环节,必须建立在科学的基础上,实验设计要周密,实验过程中观察记录要仔细,实验资料要完整,报告要真实,对成果鉴定一定要认真负责、实事求是。在药物研制过程中,必须首先进行大量的限期的动物试验。在药物大规模用来治疗病人之前，还应该进行对照的临床试验。如果试验的危险性较大，或害大于利的，应及时修改试验方案。这是药物研究工作者的道德责任。

二、药物生产的道德要求

药物是用来防病治病的，是医疗过程中必不可少的主要武器。能否保证药品的有效性、安全性，关系到每一个医疗方案的正确实施，也直接关系到每一位患者生命的有效治疗和健康。因此，确保药物生产的质量，首先要认真贯彻执行《中华人民共和国药品管理法》和按有关规定严格管理，卫生行政和药政药检等部门要加强检查监督，同时要加强对药物生产人员进行职业道德教育，增强药物生产人员的道德责任感。

1. 明确药物生产目的，端正经营思想　药品是用于防病治病的，国家制定一定的生产计划以避免由于生产过量而导致的积压、霉变或过期失效所造成医药资源的浪费。如果某些药品生产过少或不生产，则又可能导致药品短缺，影响医疗、防疫和卫生保健工作的需要。因此，生产单位应严格执行上级下达的生产计划指标，按时按量完成各种药品的生产任务。要切实做好职工的思想教育工作，使他们明确生产的目的，端正经营思想，要把国家和人民群众利益放在首位，正确贯彻微利原则，及时完成指令性计划指标，减少药品生产的盲目性。特别强调的是不能单纯考虑经济效益，更不能“一切向钱看”，要把社会效益放在首位。那种不按国家计划生产，哪些药赚钱多就多生产，哪些药赚钱少就少生产或不生产的思想和行为都是与社会主义道德相违背的。

2. 搞好文明生产，切实保证药品质量　只有具备生产药品条件的药厂，才可批准生产药品。设备简陋和条件差的药厂，必须改进和更新，以尽快达到应具备的条件。由于药物制剂直接用于人体，关系人的生命，因此，必须提高制剂厂的文明生产水平，切实保证制剂的质量。厂房和生产车间要保持整洁。生产制剂和原料药的精制、包装工序应设有必要的保暖、通风、降温及“五防”（防尘、防污染、防蚊蝇、防虫鼠、防异物混入）的设施。生产无菌制剂的车间，必须符合无菌操作要求。要健全质量监督体系和有关规章制度，对不合格的原料、辅料绝对不能投产。药品质量检验人员应忠于职守，秉公办事，以对人民高度负责的科学态度和实事求是的精神认真做好药品检验工作，以切实保证药品质量。

3. 加强药品管理，抵制不正之风　从药厂厂长到车间主任、班组长，要认真履行自己的职责，加强管理，尤其是易燃、易爆、腐蚀、有毒等材料，要有专门的存放地，防止流失和意外发生，要注意防潮、通风，以免霉变影响药效。在卫生管理方面，要定期对工作人员进行健康检查，凡患有传染疾病的人员不能从事药品生产。药厂全体人员要发扬艰苦奋斗的光荣传统，注意节约，勤俭办厂，每一道工序要按规定要求完成。但不能为了节约，便随意以伪充真、偷工减料、粗制滥造。对药品宣传要实事求是，不能夸大。凡在报刊、广播电视上进行宣传的各种药物宣传品，要上报省、市卫生主管部门批准。不允许单纯在包装上做文章，也不准用生活用品包装或随药附送生活用品等进行诱购，更不得以回扣手段推销假冒伪劣药品。

三、药物经营的道德要求

（一）药物经营道德的含义和意义

药物经营道德是在药物经营过程中调整药品生产、销售、消费三者关系，调整药物经营者与社会之间关系的行为规范的准则。明确药物经营道德，加强药物经营人员的道德素养，对改善经营态度，提高服务质量，保证人民用药的供应和安全，加强社会主义精神文明建设，都具有十分重要意义。

（二）药物经营的特点

1. 药物商品的特殊性　药物作为商品进入市场，但药物不同于一般商品，而是一种特殊商品。药物商品特殊性：首先是用来防病治病，为人民的健康服务。其次是药物具有两面性。任何药既对一定的疾病有治疗作用，这是对人有好处的一面；但药物对人体也产生一定副作用，这是对人不利的一面。药物用于人体，如使用得当，就能起到防病治病的作用；如果使用不当，失之管理就起不到应有的作用，甚至会危及人们的健康和生命。再次是具有很强的专用性，不能随便使用。药物不是食品，不能随便食用，要有病才能使用，而且要对症用药，才能收到良好效果。药不对症，胡乱用药，对人不但无益，反而有害。药物既是商品也是治疗的药品，所以药物经营道德也有两重性，即商业道德和医药道德。

“人命至重，有贵千金”，人最宝贵的是生命。由于药物直接用于人体，与人的健康和生命直接相关，因此药物经营人员在营销时，必须把人民的健康和安全放在第一位。

2. 药物质量的重要性 药品比一般商品具有更严格的质量要求。一般商品可以根据质量的优劣,划分为一级品、二级品、三级品或正品、副品、等外品,根据按质论价的原则,确定相应的价格,残次品可以作为商品在市场上降价销售。由于价格与使用价值联系,按质论价,所以经营这类商品是合乎道德的。药品则不同,质量只有合格与不合格品之分。药品经营单位或个人只能依照国家《药品管理法》的有关规定收售合格的产品,对于不利于人民身心健康的不合格药品,不能降等、降价经营,即使带来的利润再高,也不能收购或销售。这就要求药品经营人员首先必须坚持"质量第一"的原则,把人的健康、安全摆在首位,药品经有关部门检验合格后才能销售。任何人不能见利忘义,转手倒卖质次、霉变、淘汰或伪劣药品以牟取暴利,危害人民的健康和安全。有的单位或个人则在收购中不负责任,不注意质量检验,购进伪劣药品加以销售,这些都是对人民的身心健康不负责任的表现,不仅违反了医药道德和商业道德,而且触犯了国家医药管理法规,应受到道德谴责和法律的制裁。

3. 药物经营企业的两重性 药物经营企业既是社会主义经济事业,又是社会主义福利事业。它不仅要一般销售人员坚持应有的商业道德准则,而且必须牢固树立全心全意为人民健康服务的道德宗旨。由于药物经营具有两重性,企业在经营过程中,一方面要考虑赢利,另一方面要考虑防病治病。药物经营必须保持储备,以适应突然发生的疫情、灾情、中毒抢救治疗的需要。同时,在一般情况下,药物经营的社会主义福利事业的性质还要求其经营宗旨是微利,在特殊情况下,为了疫情治病的需要,则不讲利润、不计成本、不惜代价,赔钱也要送药上门,确保供应。这就要求药物经营人员在处理与消费者的关系时,具有更加无私的品德和顾全大局的风格。药物经营的特殊性和重要地位要求我们不仅依靠行政的、法律的、经济的手段来保证经营活动的顺利进行,而且要通过道德的力量、社会的舆论来启迪、激励药物经营人员,使他们自觉用道德规范来约束自己的行为,做好药物购销工作;用道德来调整药物经营活动中的各种人际关系,从而促进生产和流通的发展,努力为人民健康作贡献。

(三) 药物营销的道德要求

1. 满足需要,保证质量 一是按需收购,社会所需药品的质量能否得到充分的保证,主要看收购工作做得如何。为了满足临床医疗和人民群众卫生保健的需要,药品经销单位要认真负责地制订周密的计划,切实做好药品采购工作。做到所供药品品种、规格齐全、数量充裕、质量保证、供应及时,注意做好边远山区、农村和厂矿企业医疗单位的药品供应。对市场紧缺的药品,要设法及时解决,只能药等人,不能人等药。要牢固树立医药为医疗、科研和生产单位服务的思想。经营内部要坚持一级为二级,二级为三级,批发为零售服务。小规格药品优先保证零售,地方病用药优先保证,病区、灾情、疫情用药优先供应。实行电话要货和预约服务,建立缺货登记簿,将每日缺药的品种和需要单位登记下来,经常反馈脱销、短缺药品信息。短缺药品到货后,及时通知登记单位和个人。对特殊需要、特殊规格的药品,组织专项进货,或者陪同需用单位专项采购,以保急需。

二是看质选购,不能"隔山买牛",单凭经验办事,或马虎从事。收购人员要做到眼勤、手勤、腿勤、不辞劳苦,深入到生产现场,如工厂车间、商业仓库、药材种植场等,亲自看样品、问质量,防止伪劣和不合格药品进入销售市场,欺骗群众,坑害顾客。要争取深入工厂现场察看配方、用料、制作、包装。货到后,配合商品保管人员按质量要求验收入库。只有这样严肃认真,才能使那些投机取巧的生产者和经营者无计可施,从根本上维护消费者的利益。

三是合理收购,保护药物资源和自然环境维护生态平衡。收购药品除按需按质收购外,还要合理收购。药品大部分是来自大自然的动植物、矿物及物理、化学加工提取的合成品,药品资源来源有限,尤其是动植物来源。为了使药品原材料得到长期供应,保护药源,收购药品时要坚持合理收购,不能为了赚钱和一时之利而大量收购,标价竞相掠夺,导致乱采滥挖,致使药品资源枯竭甚至灭绝。因此药品经营的单位或个人要自觉执行国家有关保护药材资源的法规、政令,履行自己的道德义务,保护药材资源,维护人民健康,造福子孙后代。

2. 谨慎出售,服务周到 谨慎出售,保证人民用药安全有效是药品销售人员重要的道德责任。药品经营企业和药品零售单位在销售中要谨慎小心,必须采取切实的措施,避免售错药的现象。要配备责任心强、与所经营的药品相适应的药学技术人员,负责药品的检验工作,以保证售出药品的质量。在出售药品时，要严格执行规章制度，专心致志，小心仔细，反复核对，确保操作准确无误。发放麻醉药品、精神药品、毒性药品和危险药品时不得擅自更改或代用。对有配伍禁忌或超剂量的处方，应当特别慎重，拒绝调配，必要时须经处方医生更正或重新签字，方可调配，切忌错发错卖。如发现错发售出，要主动向领导报告，采取应急措施，迅速追回，防止事故发生。过期失效、霉蛀变质和国家明令禁止使用的以及质量可疑的药品不能出售。

服务周到，保证人民用药安心是药品销售人员重要的道德要求。顾客是药品销售的中介者或直接消费者，药品经营企业或药品商店，应针对顾客可能遇到的困难和不便，制定多种服务措施，方便顾客，顾客提出合理要求，应尽量满足。在售药过程中，还应主动向购药者耐心介绍药品的性能、用途、用法、剂量、禁忌和注意事项，以免错用。要关心顾客，以高度的社会责任心，体察病人、顾客神情，了解用药的目的，以防不安全因素出现。药品中的成药，要贴上商标和使用说明；原药、饮片则分品种包装贴上标签，在配方检药时要核对后方能发出，并在药袋注明使用方法。

3. 一视同仁，买卖公平　对顾客一视同仁，公平交易，这是要求药品经营人员认真避免对顾客、对病人亲疏有别，厚此薄彼。无论是对领导还是群众、熟人还是生人、城市人还是农村人、本地人还是外地人、成人还是小孩，都能一样对待、一样热情、一样周到，使顾客感到温暖、方便满意，绝不能徇私情、开后门、优亲厚友、以貌取人、看人打发。药品经营人员要廉洁自好、一尘不沾，不能搞“近水楼台先得月”。在销售中买卖公平、价格统一、童叟无欺。这是要求药品购销部门和零售药店，严格执行统一价格标准，做到货真价实，不以假充真，以劣充优；不抬级抬价，不变相涨价；不搞“人情价”“关系价”。在出售中药要称准量足，任何克扣顾客、欺骗顾客、损害顾客利益的思想行为都是损人利己的不道德行为。要树立全心全意为人民服务的思想品德，反对见利忘义、乘人之危、借机发财等的不良现象。

4. 忠于职守，文明礼貌　经营人员在药品经营中应忠于职守、坚持原则、秉公办事、抵制不正之风、廉洁自律，决不利用工作之便谋取私利。有些药品生产经销部门，利用药品购销之机不惜“馈赠”生活用品，甚至采取拿回扣、送现金的做法，行贿受贿。这种见利忘义、行贿受贿、损公肥私的行为，腐蚀一部分干部、职工，败坏了社会风气，坑害了病人。这是既违背了道德又违反了法律，是十分可恶的行为。

药品对外经营也必须遵循维护国家利益和人道主义的原则。进口药品要严格把关，防止疗效不确、有不良反应、副作用大等危害人民健康的药品入境。出口药品不能冲击国内需要，应先国内后国外，坚持质量第一、优质优价，保护国家声誉；对国内已明令不生产或已停止销售的药品，也要本着人道主义精神，不组织出口，即使外商提出要货，卫生部门也应主动说明药品情况，以防损害别国人民的健康和安全。

药品经营人员应讲究文明经商，礼貌待客。经营场所要保持清洁卫生，药品存放要整齐美观，防止污染。经营人员工作时间，衣着要整洁、举止要文雅；不谈笑打闹，不东倒西歪，有失尊严；不办私事，不冷眼看人，品头论足；对顾客要尊重，要有礼貌，不和顾客吵闹。交谈中，要使用礼貌语言。要注意“您”字当头，“请”字在前，“好”字达意。如果自己在工作中服务欠周到，顾客不够满意，就说声“对不起，请原谅”。交易完毕，一定要和顾客道别，说声“再见”。对买药的病人要使用关切、同情的语言。病人由于生病带来的痛苦，一般情绪不好，经营人员用语更应柔和谨慎，有不能满足顾客渴求的地方应加以解释，即使病人发火也应体谅，切勿和病人争吵，“得理让三分”。语言是否文明礼貌，决不单纯是语言艺术问题，它也是营业人员心灵的反映。营销人员只有加强自身的道德修养，使自己有一个美好的心灵，才能自觉使用文明礼貌的语言，热情待客，文明经销。遵纪守法，也是药品经营人员必须具备的基本道德，经营药品，必须遵守国家各项法规政令，守法经营，按章纳税，不坑害顾客。

5. 广告宣传，实事求是　药品的广告宣传，必须实事求是。因此，必须遵守以下的道德要求：

（1）正确利用药品广告，提高“两个效益”。药品广告是通过广播、电视、报纸、杂志等媒体向广大医药人员和人民大众传播药品信息、介绍药品知识、促进药品营销的一种手段。药品经营者为了使顾客了解他们生产什么药品，把药品成分、功能和使用方法、注意事项等通过媒体介绍给顾客、用户，增强客户的信任感，从而促进药品的营销，增加企业的经济效益和社会效益。

（2）积极慎重，服务社会。药品经营者为了提高其企业的经济效益和社会效益，常常通过广播、电视、出版物、标牌等媒体来沟通产、供、销三方面情况，促进营销。广告宣传的功能一是传递信息，引导消费；二是介绍药品，满足人们的需求；三是扩大药品影响，促进经营的手段。广告是药品销售的开路先锋，通过科学的、多种形式的宣传，使更多的医疗单位和病人了解更多的药品，增强他们对药品的选择性和灵活性。同时，通过对药品的种类、用途、功效、副作用等各方面知识的宣传说明，使他们能更合理、安全地用药，这无疑是有利于防病治病的。积极做好药品广告宣传，对促进医药为人民健康服务有一定积极作用。但是，在如何进行广告宣传的问题上，某些生产、经营单位个人有忽视道德的倾向，给人民、给社会带来不利的影响。所以药品广告经营者对药品广告宣传，既要积极又须谨慎，要以对社会负责的态度自觉履行道德义务。

药品广告宣传是严肃而慎重的事，不仅注重经济效益，更要注意社会效益。要对病人负责，谨慎从事，因为药品关系到人体的安危。一方面，药品是专门用来防病治病的，它的性质具有二重性，使用具有专门性，疗效具有差异性，不同于一般商品，因此对它的宣传必须更严肃、更谨慎。另一方面，药品广告宣传很容易使人们受到影响，更容易吸引顾客，因此对药品广告宣传要正确对待。就医务人员来说，由于现代医学发展迅速，药品生产品种繁多，医务人员知识的局限，致使他们在治病用药方面有时带有一定的盲目性；就病人来说，他们患病在身，有切身之痛，由于受到疾病的折磨甚至死亡的威胁，也盼望有一种特效药根除自己的病痛或挽救自己的生命。常言道："病急乱投医。"所以不管是医生还是病人，都可能发生盲目用药的情况。这就要求进行药品广告宣传时注意到这一特点，处理好经济效益与社会效益的关系。在向社会销售药品的同时，热情介绍正确使用药品的知识，指导人们合理购药、正确用药、安全用药。而要做到这一点，就需要药品广告宣传人员具有高度的社会责任心和社会主义人道主义精神，把广告宣传和人民的健康、生命的安危联系起来。否则，假如药品经营人员缺乏道德，只顾赚钱，而不顾他人死活，就可能给人民的健康带来损失，甚至危害生命。

（3）严肃认真，文明守法。药品广告宣传不仅影响药品的经营和使用，而且还影响社会精神文明建设。广告宣传面向社会，传播面广、影响面大。它的目的、态度如何？内容如何？推销什么商品，使用什么语言？采用什么形式？真实还是虚假？等，都会给人们的思想和社会风气造成一定的影响。如果广告宣传严肃认真、真实可信、文明健康，则可以使人们对我们的宣传增加信任感，收到良好的效果。如果药品广告宣传也渗透着拜金主义、利己主义、弄虚作假的恶劣思想作风，就会使人们对我们医药卫生工作、宣传工作，乃至整个社会风气留下不好的印象，产生消极的作用。目前，有些广告宣传虚假，画面和语言庸俗，对社会造成了不良后果，败坏了医药道德。要改变这种现象，除了加强社会主义法制建设外，还必须加强社会主义医药道德教育，使人们从心里认识到医药广告宣传的严肃性，自觉坚持对社会、对病人负责，搞好药品广告宣传，为人民造福。

鉴于药品广告宣传的严肃性，国家制定了《中华人民共和国药品管理法》《中华人民共和国药品广告管理办法》等一系列的法规、条例和办法严加管理。药品经营企业和职工，应恪守职业道德，自觉认真学习、遵守、执行这些法令、条例和办法。同时要对那些违反国家法规的行为，轻者则说服批评教育，重者则依法严肃处理。药品宣传不论采取什么形式，包括刊登、播放、散发、张贴等，都必须根据国务院卫生行政部门或者省、自治区、直辖市卫生行政部门批准的药品说明书和有关资料进行宣传。广告、宣传稿件应依法送审获准，取得广告宣传批文号后才能使用。药品广告宣传是一件很严肃的事情，按现行规定，对未经批准生产的药品、临床试用及试生产药品、麻醉药品、毒性药品、精神药品、放射性药品、临床发现有新的严重不良反应的药品，不得进行广告宣传。对药品质量下降，企业停产、停业整顿或被吊销《中华人民共和国药品生产企业许可证》《中华人民共和国药品经营企业许可证》的药品，应立即停止广告宣传。伪造批准文号或盗用他人批准文号和注册商标进行宣传也是违法的和不道德的。药品广告，不得侵害别的厂家企业或个人的利益，不能压低别人，抬高自己。此外，进行商品广告宣传还须注意对社会精神文明建设的影响，各种广告宣传载体上的画面用语要健康积极、文明礼貌，要防止广告画面和语言低级庸俗。如不注意这些，不仅起不到应有的宣传效果，而且还会污染社会风气。至于在广告中不尊重他人肖像权、损伤他人人格、侵害他人合法权益是不道德的，也是法律所不许可的。好的广告宣传，不仅促进商品的营销，而且也促进社会主义精神文明建设。

(4) 实事求是，尊重科学。实事求是，尊重科学，是药品广告宣传道德的核心，也是广告宣传的生命。只有广告宣传的内容与药品本身实际相一致，才能使用药者根据具体情况正确合理地使用药物，让人体得到最有效、最安全的防治。药品广告宣传，首先，要坚持内容科学真实，如实宣传。不能虚构、编造事实，也不能违背科学性，吹嘘夸大，滥用各种赞美之词，胡乱吹捧。有的广告抓住人们医病心切或追求健康、安全等社会心理，使用各种诱人词句，欺骗购药者，这是极不道德的。夸大药品宣传危害性很大，容易使病患者不能正确、准确使用药品，甚至误用药品，以致延误病情，危害健康。尤其是对那些质量不好或不稳定的药品进行夸大宣传，更是害人不浅。所以要求对药品的宣传，要实事求是，恰到好处。如果新研制出的药品，治疗效果确实很好，加强扩大宣传，对人民也是有好处的。这样做的目的是让顾客、用户了解药品，让药品更好更快地造福于人类，同时又通过顾客的使用来检验自己的经营信誉，是必要的，并不违反广告宣传的道德，而是实事求是精神的表现。其次，药品广告宣传要尊重科学。广告宣传内容要准确无误，符合科学原理，公开的统计数字要通过严格、科学的计算，样本要达到规定的标准。表达用语要肯定，不得含糊其辞。广告宣传还应注意全面性、实用性。要把药品有关疗效的主要试验数据，如成分、毒性、药理、功能、主治、用法、用量、禁忌、用药后预计可能出现的毒副反应，以及价格等项内容，毫无遗漏地在广告或说明书中介绍给临床医生或患者。有的广告宣传品或说明书只讲药品的疗效等有利于销售的内容，而不讲药品的毒副反应、禁忌、用法、用量等安全性和服务性的内容，这不利于用户掌握药品的全面情况，准确、有效地使用药物，是缺乏药品经营道德的表现。因此，药品广告宣传道德要求做到真实性、准确性、科学性，不夸大、不搞假、不侵权，依法广告，全心全意为人民服务，为医药卫生事业作出贡献。

第三节 医院制剂工作中的伦理

医院药剂工作是医院药学中的重要内容。医院药剂工作主要包括医院药品的采购、医院药品的制剂、医院药品的保管、医院药品的调剂、医院药学服务等工作，是与临床用药密切结合的环节。随着药学事业的发展和国家医疗卫生制度的改革，今后药师将对临床用药产生深刻影响，对药物治疗方案、用药合理性、不良反应直接提供建议。医院药学工作人员与医生护士人员一样，同样需要具备良好的道德素养，不仅要承担对患者的义务，还要承担对国家、对社会的责任。

一、药剂科职业的道德要求

1. 全心全意服务患者 药是防病、治病、诊病的武器之一，药剂人员是以药品为武器维护人民健康的卫士。病人就医取药，乃为解除身心之病。作为掌握医药武器的药剂人员，应当急病人之所急，想病人之所想，帮助患者之所需要，及时地、保质保量地为病人提供所必需的药品，并且不计较个人在这一过程的得失。

2. 严格执行药剂制度 在调配处方、配制制剂过程中，应当对病人生命安危极端负责。严格执行配方和投料过程的查对制度，对毒、麻、剧药及儿科用药，更应仔细、准确，防止差错、事故发生。执行药剂工作制度尤其贵在自觉，要做有人检查和无人检查一个样，在独立工作中确保药品的质量和数量。任何草率从事，都将造成病人的痛苦，以至生命的危险。

3. 高度重视技术更新 为了不断提高药品质量，研制更多更好的新药品和新剂型，首先必须刻苦钻研药学技术，重视吸取别人的新经验、新理论和善于总结自己的实践经验和教训。同时要注意克服和防止似懂非懂、满足现状、因循守旧、固执己见的不良思想和行为。要发扬学术民主、尊重同行、互相学习、互相取长补短、不耻互问，不断提高全科人员的学术和技术水平。

4. 正确处理"己他"关系 社会主义分配原则，主张实行"按劳分配""多劳多得""优质服务有奖"的公平原则。要坚持从病人利益出发，反对以职权谋私利和拿手中的药品做交易，不倒买倒卖药品、药材，不粗制滥造药品，不出售伪劣和失效药品，坚决反对趁病人之危勒索病人，不乱抬药价，把社会效益放在首位。

5. 文明开展药事服务 药学道德是社会主义文明建设的一部分。药学职业道德，要求药剂人员必须坚持文明办药事。首先，坚持按医生处方发药，并同时重视处方药品配伍、用量和"自费药"的监督，及时发现和纠正其中的错误，不发"人情药"和"违纪方"。其次，不搞变换包装和扩大推销、专购、专制有特殊包装的药品。以包装品来吸引“患者”买药，是不文明的，而且是违反职业道德的表现。再次，坚决反对利用出售药品作为条件，将自制滋补药品、家用电器、化妆用品、食品当作药品销售的不正之风，这与药学职业道德是背道而驰的。

二、医院制剂过程的道德要求

1. 严格执行制剂规范 医院生产制剂，首先必须经上级卫生行政部门批准，并发给《制剂许可证》方可进行生产。在制剂生产中，必须按照《中国药典》规定的质量标准选用原料和辅料。如配制中药制剂，其原料应当经过中药品种鉴定、净选，并除去非药用杂物，方可采用。其次对不合规格或规格不明的原料，不任意使用。那种照顾所谓“关系”，从中捞取回扣，任意放宽规格要求，是违背职业道德的。至于以化工原料充作医药原料，不仅违背道德原则，且为法律所不容。

每种制剂制成之后，必须实行质样检测，以保证制剂使用安全、有效。凡经过检验不符合医用标准者，就不应当用于防病治病。

2. 努力落实操作规程 卫生行政部门制定制剂技术操作规程，是制剂科学技术的具体化。每一种制剂投料、加工、成型、包装等各个工序，都应按照《国家制定的相关规程》进行操作，任何偷工减料、粗制滥造，都会影响制剂质量，从而影响临床疗效。如果这种不合质量规格的制剂用于防病治病，就会影响防病治病的效果，从而有损于人体健康或增加病人不应有的痛苦。

在制剂技术操作过程中，承担制剂的药学人员应当严格卫生保护，保持个人和制剂场所的清洁。在制剂室内一切不讲卫生、纪律松懈、秩序混乱的行为，都将影响制剂质量，从而影响制剂药物效果，都是不符合职业道德的行为。

3. 正确处理制剂“三废” 在制剂过程必然会出现一些废水、废气、废料。如果不能正确处理，就不可避免地要污染环境，损害制剂场地的周围人群的审美要求和身体健康，同时又反过来污染制剂环境，影响制剂质量。

4. 切实做好制剂质检 制剂是否符合质量标准，不是凭主观臆测或肉眼观察就能明确的，它必须通过科学方法的检测。承担制剂质量检测的药剂人员，必须以高度负责、一丝不苟的工作精神，按照药品质量检测技术操作规程，准确无误的实验检测，并实事求是地报告检测结果，决不能用“大概”“可能”印象来发报、制剂质量合格证明书，更不允许以自己的药检职权谋取私利，伪造制剂质量合格证明书。

5. 科学使用设备原料 制剂和药检所用的设备和原料都是国家或群体的宝贵财产，以最小的损耗，获得最大的效益是制剂室必须遵守的一个重要道德原则。一些重要仪器应当实行“四专两定制度”，即专室装置、专台置放、专人使用、专人保管，定期检查、定期保养以保持良好的性能状态。制剂投料前，必须经过科学的处理设计，原料投放的品种和数量都应经精确的计算，以免或多或少影响制剂质量，造成浪费。

三、配方、调剂的道德要求

1. 体贴病人 配方、调剂工作是直接为病人服务的，药学人员道德素养的好坏，关系到药剂工作的信誉，它对患者常有的药物心理效应，具有不可忽视的激发作用。因为患者在肉体上遭受疾病的折磨，担心他的疾病能否有治，不能治的后果如何，在精神上往往思虑重重，负担较重。在这种情况下，药学人员首先应有高度的同情心，对病人体贴入微，急患者之所急，想患者之所想，帮患者之所需。尽量为患者提供满意的药剂服务，使其精神愉快，保持良好的精神状态。为此，药学人员的时间观念要强，尽量缩短发药时间，减轻患者痛苦。体贴病人还表现在文明配发药品方面，对待病人亲切热情，说话和气，介绍药物性质和服法时语言准确，不以貌取人，对各类患者一视同仁。特别是对一些文化程度较低和弱智病人更应主动热情，细心交代药物用法及注意事项，以防发生差错。只有药学人员用自己的真诚和热情使病人建立起亲切感、信赖感、安全感和愉悦感，才会提高药物的心理效应。

2. 严谨审方 处方是临床医师辨证（病）论治的记录和医院药剂科（药房）调配用药的依据。药学人员从对医师开方及患者服用药安全有效负责出发，必须以严谨细致的工作态度对处方详细审查。首先要彻底了解处方内容，详细审查病人姓名、性别、年龄、药物名称、剂量等是否符合规定要求，分析药物是否适合取药患者年龄、性别的应用，剂量是否准确，推敲处方中有否存配伍禁忌和不合理用药的现象，特别要核对剂量是否有误。如发现问题应立即与医师联系，问明原因，商定解决办法，决不可随意处理。

中药调剂时的处方审查，除与西药处方相同外，还应审查是新方还是旧方，若是旧方必须向取药人询问服药人姓名，查对处方日期、医师姓名等，以防拿错药方而发生误服药品的事故。特别要审查处方剂量是否过大，有无“相反”“相畏”及“含毒”药品，凡有“相反”“相畏”情况时，只有请医师重签名或盖章后方可调剂。要仔细审查联合用药的大处方。当前联合用药的现象比较突出，用药者在强化药品治病效果，实际上可能起到事与愿违的不良后果。如调查某医院联合用药近 60 000 张门诊处方，其中有药物配伍禁忌作用者占 4.2%；住院处方 1300 张中，发生药物配伍禁忌作用者占 19.6%。具体表现是药物配伍后，产生药理的、物理的及化学的作用，使药物疗效降低、消失乃至产生有害物质。如果药学人员不能严肃认真地审查出来加以防止，将会给患者带来难以挽回的损失。因此，应以一丝不苟的精神，严谨细致的态度来审查处方，保证配方、调剂的药物质量安全有效，绝不能马虎从事，不认真核对处方。

3. 合理计价 计价必须按照国家规定价格计算，不得任意估价和改价。特别是目前大部分药品价格上浮或下降，在没有接到政府正式通知以前，不得擅自提价和变相涨价，更不能把近期内可提价的药品囤积起来等待涨价，而不出售给病人，让病人舍近求远。也不许将已降价药品仍以原价出售，这种只图经济效益，不顾病人疾苦的行为是违背药学职业道德的。

4. 准确调配 配方、调剂是将药物直接给患者的主要环节，调配中剂量要准确，中药调剂不能“一手抓”，凭经验“天女散花”。特别是毒剧药更应仔细称量，煎药时方法和服法等均应有明确区别和注明，如先煎、包煎、冲服等。化学药品的配方时，也应按医生所嘱的药名、剂量和药量给药，写明用法，不许随意更改药名和剂量，以免发生用药事故。在调配完后，应全面复核一遍，确无漏配、错配方可发出。药学人员只有对患者高度认真负责的精神，才能保证调配的药品准确无误，尽快解除患者的痛苦。否则药学人员粗心大意，私自更改用药，将会造成用药事故。

5. 秉公办事 医院药剂科（药房）是管钱管物的部门，一定要坚持医疗原则，富贵不能淫，廉洁奉公，不为名利所诱惑。处处秉公办事，一切从患者利益出发，全心全意为患者服务，反对以职权为资本，拿药品做交易，将贵重紧俏药品做人情、走后门的恶劣作风。杜绝讨好上级、熟人，照顾亲友，不论病情，乱给补药；杜绝将奶粉、面粉混匀加入少量维生素粉，当高级补品发出及将果子露当做婴儿补品发出等不道德的做法。更不允许乘人之危，进行违法乱纪活动。一旦发生上述弊端，将会造成用药不当，后患无穷。如药学人员为亲友、熟人、上级，不遵医嘱配发给“好药”“新药”和贵重药品，不论病情如何，几大素一齐上，结果使用药者耐菌株增多，大批患者产生耐药性、抗药性，菌群失调，实际上是对患者不负责任。

6. 讲究效益 当前经济改革正在深入发展，医院在实行技术经济承包制后，有的单位不顾病人的实际需要，片面追求经济效益，造成了极坏的社会影响，虽然增加了科室收入，却使国家和企事业单位医疗费用大幅度上升，同时加重了自费病人的经济负担，对整个社会的经济效益不是提高了，而是降低了。社会主义药学道德要求医院药剂科（药房）的一切经营活动不能以赚钱为目的，必须时刻不忘以防病、治病，保护劳动力，提高整个民族的健康水平为己任。这是区别社会主义药学事业与资本主义药学事业的症结所在。当经济效益与社会效益发生矛盾时，经济效益应服从社会效益。药剂人员任何时候都应把社会效益放在首位，应该在提高社会效益的基础上提高经济效益。为此，要树立正确的效益观，把提高药品质量、保证医疗需要、改善服务态度作为提高社会效益的主要目标。依靠优质服务取信于患者，扩大药物品种，满足患者用药的需要，才能提高合理的经济效益。

7. 关注用药 随着医药科学的日益发展，药事活动的扩大和发展，医院的药学工作已经远远超出原来供应、调剂、制剂等范畴。医院就是为人防病治病，药学知识只有密切联系临床，切实解决好为病人用药的需要，为防病治病服务，才能发挥药学知识的作用。因此，应该做到努力钻研业务，技术精益求精，积极主动地为临床医师提供药学情报资料，组织有关药物知识、药学进展、新药介绍的讲座，推荐国内外药品使用情况及国际上临床药学发展动态，为临床实践、提高医疗质量服务。

8. 关爱同事 在同事关系上的道德要求，归纳起来说，就是“关心党和群众比关心个人为重，关心他人比关心自己为重”。一方面同事之间要相互尊重，相互关心，相互爱护和帮助；另一方面又不能在是非、善恶的重大原则问题上相互迁就，闹自由主义，搞江湖义气，损害党和群众的利益。药学人员在配方、调剂工作中，与医生、同行有着密切的同事关系，也应遵循上述道德要求处理。与医师之间，都是为了患者的利益，要相互配合，加强团结，工作不推诿、拆台、制造难题。对违反规定，乱开人情方、大处方，滥用药品的情况，既要耐心规劝，又要坚持原则拒绝发药。对有配伍禁忌、不良相互作用的处方应及时同医生联系，诚恳协商，避免药源性疾病的发生。工作中相互学习，互通临床治疗用药情况及提出合理化建议。不断提供新药物、新制剂、新协定处方的情报，尊重同行，尊师爱徒，相互支持，加强协作，维护整体利益。不应当文人相轻，互不服气，封锁技术，抬高自己，或借工作之便刁难别人，对同行的成就妒忌，差错冷嘲热讽，幸灾乐祸。只有如此，药学人员才能搞好同事关系，团结协作，在为患者服务的岗位上作出伟大的成绩来。

四、医院药物采购的道德要求

医院药品采购人员应自觉遵守以下道德要求：

1. 积极主动，及时提供药物信息 药房所拥有的药品是为医院临床和科研配方服务的。药品采购者的职业道德责任应为治疗病人着想，为医疗提供方便，自觉迅速提供各种配方和药物产品的信息。一是工厂生产的西药（含国内国外）和中成药的信息；二是药农生产的中药材和采集的中草药的信息。随着医学和药学的不断发展，医药产品也不断增加。能将这些信息迅速介绍和推荐给药剂科和各临床科室，这就有利于增加医生用药的选择余地，对症下药，准确处方，也有利于病人的康复。否则，一个药品采购者对药物的新产品新信息漠不关心，不能及时提供药物生产的新信息，就不是一个合格的药品采购者，也不是符合药品采购职业道德的行为。

2. 认真负责，竭力满足用药需要 药品是治疗疾病的物质基础。没有必要的药品，不能达到治疗的目的；药品不全，也不能有好的治疗效果。药品采购者高尚的职业道德应体现在认真贯彻医院的方针、政策和措施，主动积极地通过各种渠道，配方情报，配合临床，保证药品需求。第一，过去资料，以月份、季度、年度各种药品的实际购进和消耗数字为依据。第二，掌握各种用药的动态，摸清各科的用药情况及其规律。第三，与有关医师经常保持联系，各医生用药不完全一致，要随时了解他们的用药情况。第四，注意当地的常见病、多发病的发病率，以及季节性疾病的用药问题。药品采购者有职业道德责任感，掌握好用药的规律，才能有预见有计划地采购药品，满足用药需要。

3. 认真仔细，严格检查药品质量 药品质量的好坏对于治疗疾病的效果有着极为密切的联系。伪劣药品不但不能治疗疾病，反而会导致疾病的加重，或引起其他疾病，严重者，会危及病人的生命。因此，药品采购者采购药品时，要从以下几方面仔细检查。第一，看是否有卫生药政部门的批准文号，防止伪造药品。没有批准文号的药品，不得购进。有批准文号的药品，还要根据药物学知识和经验判断名称和实物是否相符，防止以假冒真。对中药材还要经过有经验的药工人员负责验收。第二，药品成分和规格是否符合要求，防止以劣充优。有的药品成分不全，或比例不当，没有治疗作用，就不能购买。第三，是否有变质和虫蛀现象。对于易风化、吸湿、挥发及需防止异物污染的药品，应注意瓶口是否密封；对于遇光易变质的药品，应检查是否贮于遮光容器内，中药材应检查是否霉变或被虫蛀等。第四，检查生产日期和有效期，防止药品过期。第五，是否有混装现象，防止误用药品。总之，药品采购者要有对病人负责的精神，要对所有购进的药品进行严格检查，对不同性质的药品要不厌其烦地作认真鉴定，不能有半点疏忽。否则，就是对病人不负责任的表现，是医药职业道德所不容许的。

4. 精心计算，节约经费开支 药品采购者的职业活动中不能离开经济活动，要加强对药品的计划预算和经费支出的计划预算。药品采购者应考虑国家、医院、病人三者的利益，为国家为医院节约开支，为患者减轻经济负担。在计划购进药品时，要根据资金的多少和周转情况，作好安排；在要进行经费预算时，必须根据药品的需要量，以满足药品需要为原则。要统筹兼顾，把有限资金用在合理购买药品中，服从治疗的需要。药品采购者还要定期清点医院库存的药品，并作出相应的补充购药计划。

在采购药品中，要多了解市场行情，尽力采购质好价廉的药品，以减轻病人的负担。只有这样，才能体现出药品采购人员的高尚职业道德。有的医院药品采购人员为了照顾关系户，或贪图私利，不惜购买高出一般价格的药品，这就严重损害了患者的利益，违反了药品采购道德。

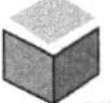

案例 9-3

国家药监局高官落马调查

2006年12月28日,原国家食品药品监督管理局局长郑筱萸因涉嫌收受贿赂,被中纪委双规。

郑筱萸在2005年6月22日被免去国家药监局局长、党组书记职务,此后仅半个月,药监局原医疗器械司司长郝和平因涉嫌受贿被刑拘;2006年1月12日,原药品注册司司长曹文庄被立案调查,一同"落马"的还有药品注册司化学药品处处长卢爱英、国家药典委员会常务副秘书长王国荣。

大失颜面的"形象工程"

郑在任内曾经致力于推进GMP(药品生产质量管理规范)认证制度,以此作为自己的"形象工程"。但2006年"齐二药""奥美定""欣弗"等重大医疗事件却让这个"形象工程"大失颜面,该业内人士认为,这是药监局在郑筱萸任职期间遗留的药品审批、注册及医疗器械等环节等诸多问题的总爆发。

换汤不换"药"

2002年开始,中国药品施行"地方标准升国家标准"的政策,只有符合国家标准才能生产,这就意味着绝大多数药品要重新到药监局申报审批,而所有的审批都需要曹文庄、卢爱英、王国荣3个人的签字。

按照当时"地标升国标"的程序,医药厂家应该把材料先交给省药监局,经过核实签字盖章后送至国家地标办,国家地标办处理完毕送到国家药典委员会,进行专家论证后,由秘书长(当时是王国荣)签字后送至药监局注册司的化学药品处(当时卢爱英为处长)或中药处,经过检验合格后送至药监局注册司司长处(当时曹文庄为司长)签字,审批才能最终通过。

据有关人士透露,新药审批需要的资料,正常人2个小时是看不完的,更不用说去辨别其真伪、科学性了。在美国,一个新药,从研制出来到可以批量生产,进入市场,需要7年的时间。2004年美国FDA仅受理了148种新药申请,而SFDA却共受理了10009种。与此相对应的另一组数字是:2003—2005年审批下来的化学药自主知识产权品牌仅有212个,其中真正的化学实体却仅有17个,加上中药22个,这个比例只有总药品数量的0.39%。剩下99.6%的可谓是换汤不换"药",以"新药"的身份、翻倍的价格上市,却都通过了药品注册部门的审批。

链条断在何处?

一位药监系统的工作人员在接受采访时却对外界种种说法并不认可。她表示,问题不在于一万种药通过了审批,而是为什么会有一万种药要改头换面去争取这个审批?如果药厂好好的可以卖药赚钱,何必要在规格、剂量、包装上花费心思,还要花钱去跑审批?她认为,一些药厂是为了赚取新药的暴利,也有一些是迫于无奈的,"这是一个恶性的循环。"

据记者了解,目前新药行业的商业贿赂主要集中在医院和医生拿回扣,并不在药品流通主渠道。价格的制定是在发改委,卫生部门推行招标采购,总是把最低价压得很低,药厂为了赚钱。只好把药翻新。

有业内人士向记者表示:"药监系统1998年成立后,很多人实际上并没有专业的知识背景,在推行过程中难免出问题,这的确是GMP认证中客观存在的。但是我也知道,很多地方的领导为了自己的政绩,会给药监局施加压力,要求让一些不大合格的药厂通过,因为这里面是关系到地方经济税收,还有大量的企业职工就业问题。"

——引自《南方日报》.2007年1月7日A05版。

【分析提示】

请结合上述案例阐述加强药事伦理建设的重要性和迫切性。

思 考 题

1. 什么是药事?什么是药事伦理?什么是药品监督管理?
2. 药物研制的道德意义是什么?
3. 药物生产的道德要求是什么?
4. 简述药物经营的道德要求。
5. 简述医院药物制剂的道德要求。
6. 试述药物调剂的道德要求。
7. 试述药物采购的道德要求。

第十章 生命伦理道德

21世纪是生命科学的时代，生命伦理学的发展来自新医疗科技的使用和引发的伦理争议。生命伦理学，是对涉及人的生命和健康行为实践中的道德问题进行综合研究的一门应用伦理学科。“生命伦理学所探讨的是人类及动物生命、生活、生存修养的道德抉择问题；它并非超越时空的道德教训，而是无逃于天地之间的伦理反思与实践。”（钮则诚．生命教育——伦理与科学[M].）。

伴随着科学家在人类辅助生育技术、人类胚胎干细胞研究技术、器官移植技术等领域的突破和进展，生命伦理研究越来越受到世界各国的重视。人类辅助生殖技术不断更新和突破，人工授精、体外受精、无性生殖使人工生育衍生出许多生育伦理问题，如代孕母亲所涉及的交易和剥削行为、婴儿被视为制造出售的商品、谁是婴儿的合法父母、试管婴儿移植前基因筛检或基因改造等按未来父母需求而订造的婴儿等。器官移植是当今世界医学走向高科技的重要标志，由于器官移植技术本身的复杂性，接受移植的人本身要承担巨大的风险，包括移植失败的可能性和抗排斥性等巨大的不良反应。

本章从人类辅助生殖技术、胚胎干细胞研究、器官移植、临终关怀、安乐死等具体热点问题进行论述，旨在提高医务工作者的生命伦理意识和职业道德素质。

第一节 人类辅助生殖技术伦理

人类辅助生殖技术是利用现代医学手段代替自然的人类生殖过程。应用这种技术手段，生育不再是自发的偶然事件，而成为人类可以控制和利用的必然过程。现阶段人类辅助生殖技术主要包括三种基本形式：人工授精、体外授精和无性生殖。现代辅助生殖技术把过去不可想象的事变成现实，以辅助生育技术代替自然生殖过程，表明人类在崇高的生殖机能面前实现了能动的技术干预，打破了传统的生殖观念。

一、人类辅助生殖技术及其伦理原则

（一）人类辅助生殖技术及其基本形式

1. 什么是人类辅助生殖技术 自然生殖是通过性交，输卵管受精后自然植入子宫，并在子宫内妊娠等过程来实现的。人类辅助生殖技术则是指由于不孕症的需要，以现代医疗科技知识为基础，运用现代医疗技术手段，采用人工的方法代替自然的人类生殖过程。

2. 人类辅助生殖技术的基本形式 现阶段人类辅助生殖技术主要包括三种基本形式：人工授精（artificial insemination，AI）、体外授精（in vitro fertilization，IVF）和无性生殖（cloning）。前两种形式又统称为辅助生育技术或助孕技术。

（1）人工授精：人工授精是用人工方法将精子注入子宫腔内，以达到受孕目的的一种生殖技术，它与传统的生育方式的主要区别在于，它不是通过正常性交达成母体受孕，而是以人工技术干预、操纵了自然生殖过程。这一技术主要用于解决丈夫不育症引起的问题。在精液的质量有保证和授精的时间把握得当的情况下，成功率很高。

人工授精是由美国医生 R. L. Dulensen 于 1890 年成功地应用于临床。1953 年，美国 J. K. Sherman 首次利用干冰冷冻人类精子，并进行冷冻精液人工授精，这项技术获得了成功。随后，他又成功地突破了精子贮存的技术难题，开创了人工授精的新时代。20 世纪 80 年代以后，精子库在一些国家相继建立，这为人工授精的开展创造了良好的条件。目前，全世界人工授精诞生的子女已经达 100 多万人。

人工授精技术不仅可以解决男性不育问题，而且某些不宜生育的遗传病男性患者，如血友病、囊泡状纤维化、镰刀形红细胞贫血病等患者，或既成事实的近亲结婚者，可以通过使用这种技术得到健康的后代。这有助于解决由于各种不育症而引起夫妇在心理、家庭和社会等方面的一

系列问题。目前，世界上人工授精已相当普遍。据估计，美国每年约有 5000－10 000 名人工授精的婴儿诞生。在我国至少已有 20 个省市陆续开展了人工授精的临床研究和应用。

人工授精按照精子来源不同，可以分为两类：同源人工授精和异源人工授精。同源人工授精，即使用丈夫的精液(AIH)，它用于男子生理、心理困难，不能通过性交授精或患精子缺少症的人。异源人工授精，即使用供体的精液(AID)，用于丈夫根本不能生育，患有遗传病、传染病或精子缺乏。

随着人工授精成功率的提高，人工授精需求量也越来越大，据统计，目前全世界通过人工授精所生的孩子已不下百万之众。这就必定要涉及设立人类精子库的问题，人类精子库的设立正是为了满足日益增多的人工授精需求。

(2) 体外授精：体外授精主要用于解决妇女的不育问题。生育的前提是受精，在自然生殖过程中，受精是在输卵管实现的，体外授精技术是指用人工方法将卵子与精子在体外培养皿中授精，待受精卵发育至第一阶段而植入子宫内着床、发育和分娩的一种生育技术，俗称“试管婴儿”。

人工体外授精和胚胎移植技术于 1978 年 7 月 25 日在英国获得成功，并且诞生了世界上第一位“试管婴儿”，此后该技术在全世界范围获得展开。我国大陆首例试管婴儿诞生于 1988 年 3 月 10 日，并随后进行技术创新，特别是近几年来，我国辅助生殖中心已增加到 100 多个。

试管婴儿和所有婴儿一样都是父母爱情的结晶，只不过试管婴儿是借助了现代科技的手段，从目前大量试管婴儿的统计情况看，他们在男女比例方面基本平衡，智力发育等各方面情况与一般婴儿无任何差别，遗传性缺陷发生的比例低于一般人群。当然，体外授精也涉及大量伦理道德问题，不少问题是人工授精的扩大，有些则是人工授精没有碰到的，如代孕母亲问题。

(3) 无性生殖：人工授精、体外授精这两种生殖技术均限于有性生殖，不同的只是授精方式、授精地点、授精环境和胚胎移植方面的差别，用人工手段代替了自然程序。无性生殖，也称为克隆，则是指通过无性繁育方式，产生遗传性状与母本非常相似的“后代”。因此克隆也简称为复制(replication，duplication)。

克隆技术是指体细胞核移植——体外胚胎发育技术，即将体细胞的细胞核替代卵细胞核，然后在实验条件下发育为胚胎。自 1997 年克隆羊“多莉”诞生以来，各国相继报道了动物克隆实验的新成果，特别是最近美国某公司宣布克隆出转基因牛、转基因猴。上述情况清楚展示了克隆物种日趋高级化、克隆技术日益深化的趋势。在实现了灵长类动物的克隆之后，最终的克隆对象很可能是人类自身。从克隆羊到克隆猴的相继成功，意味着距“克隆人”仅有一步之遥。

现代人类辅助生殖技术把过去不可想象的事变成现实，以辅助生育技术代替自然生殖过程，表明人类在崇高的生殖机能面前实现了能动的技术干预，打破了传统的生殖观念。但是生殖技术的目的可以是个人的(如解决不育)，也可以是社会的(如优生)，可能是正当的，也可能是不正当的。因此，人类辅助生殖技术在广泛应用于解决不孕症夫妇的生育问题的同时，其所涉及的伦理道德问题逐渐引起社会的重视。要求从事该专业的人员及其有关人员包括医学、社会学、法律界的各类人员，提高对生命伦理道德的重视，做到以生命之重为基本，努力探索，逐渐形成符合我国国情的操作规范，并通过一系列法律的制定，以保证人类辅助生殖技术真正造福于人类社会。

(二) 人类辅助生殖技术的伦理原则

1. 严格控制的原则 实施人类辅助生殖技术，必须严格控制适应证，即必须符合不育、不孕、不能自然生育等适用的指征，不能任意扩大实施范围。实施人类辅助生殖技术，必须严格确保手术安全，对受术者要进行全面体检，只有在检查正常的情况下，才能实施手术。实施人类辅助生殖技术，必须严格控制供精者的质量关。

采用人类辅助生殖技术的目的之一就是为了优生优育，提高生命质量。因此必须选择具备下列条件的供精者：第一，发育正常，身体素质好，没有遗传疾病家庭史；第二，没有不良的生活习惯和行为；第三，精子数量和质量正常；第四，考虑血型、智力水平、外貌等因素。人类辅助生殖技术必须用以服务于计划生育和优生优育，严防滥施 AI、IVF 及克隆技术。卫计委 2003 年下发的 76 号文件中规定，1 名供精者的精子最多只能提供给 5 名妇女受孕。

2. 自愿原则 人类辅助生殖技术的应用要坚持夫妻双方完全自愿的原则。尊重受术者的意愿，即坚持供、受双方或夫妻双方的意愿，并向提供该项技术的部门提出书面申请，否则不予受理。

3. 知情同意原则 对于异源人工授精者，必须让供精者知情同意，绝不能采取欺骗、强制的手段获取精液。无论是人工授精还是体外授精，都必须在夫妇双方知情的前提下进行。医务人员对要求实施辅助生殖技术且符合适应证的夫妇，必须让其了解实施该技术的程序、成功的可能性和风险以及接受随访的必要性等事宜，并签署知情同意书。医务人员对捐赠精子、卵子、胚胎者，必须告知其有关权利和义务，包括捐赠是无偿的、健康检查的必要性以及不能追问受者与出生后代的信息等情况，并签署知情同意书。

4. 互盲和保密原则 为了保护各方参与者的利益，凡是利用捐赠精子、卵子、胚胎实施的辅助生殖技术，捐赠者与受方夫妇、出生后代须保持互盲，参与操作的医务人员与捐赠者也必须保持互盲。同时，要求医疗机构和医务人员必须对捐赠者和受者的有关信息进行保密，不得对任何人透露授精事实。

5. 严格管制克隆技术，谨慎对待胚胎克隆，禁止人的人工无性繁殖 胚胎克隆实验在许多国家是被立法禁止的，但是也有一些国家包括我们国家，对待胚胎实验采取严格管理下的谨慎支持态度，它的重要前提在于：这个胚胎必须是治疗不育症反复多余的和自愿捐献的；胚胎实验只能在胚胎发育 14 天内进行；胚胎实验只能以治疗人类疾病为目的的治疗性克隆研究。

6. 维护社会公益的原则 医务人员禁止对单身妇女实施辅助生育技术。医务人员禁止实施非医学需要的性别选择。医务人员禁止实施代孕技术、禁止实施胚胎赠送，也就是说，不孕不育症患者如果想通过“借腹生子”要个孩子，即使夫妻双方和代孕者都同意，医院也不允许做这样的胚胎植入手术。

7. 严防商品化的原则 医疗机构和医务人员对要求实施辅助生育技术的夫妇，要严格掌握适应证，不能受经济利益驱动而应用于有可能自然生殖的夫妇。供精、供卵、供胚胎应以捐赠助人为目的，禁止买卖。但是可以给予捐赠者必要的误工、交通和医疗补助。对实施辅助生殖技术后剩余的胚胎，由胚胎所有者决定如何处理，但禁止买卖。严禁人类精子商业化。

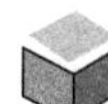

案例 10-1

我国人工授精技术获得重大突破

浙江台州 34 岁的王某，因其丈夫患少、弱、畸形精子症，婚后九年未孕。上海长征医院采用体外精子激活技术，并行宫腔内人工授精治疗，最近，王某生下一个健康活泼的男婴。

长征医院是我国最早采用人工授精技术治疗不孕症的医院之一。目前在治疗少、弱、畸形精子不孕症方面又取得长足进展。多年来，经这家医院治疗的患者不少做了爸爸妈妈。人工授精成功率从原来的 20% 左右上升到目前的 34%，处于国内领先水平。

我国人工授精技术的开拓者之一、长征医院妇产科副教授罗建华说：我国人工授精技术的新突破表现在：让卵子和精子在体外受精的试管婴儿技术也有了新的发展。目前我国北京、广州、上海等地已有上百个生殖医学中心开展试管婴儿的研究和试管婴儿技术的临床应用，已出生的试管婴儿近万例。试管婴儿技术的新突破，使不少医学中心能成功控制某些伴性遗传性疾病婴儿的出生。如夫妻双方有一方是血友病，生下的男婴也很可能是血友病，严重者可威胁生命。而采用试管婴儿技术，就可在胚胎移植前抽取少量胚胎细胞进行胚胎性别鉴定，有效阻止伴性遗传疾病的婴儿出生，以减少父母的痛苦。这也是演进性优生学的措施之一。

梗阻型无精子症患者，过去一直认为是终生不育。随着我国第二代试管婴儿技术，即卵细胞浆内单精子注射技术的兴起，广州、北京、济南等地的医务人员从睾丸中抽取精子细胞进行体外受精，使得梗阻型无精子症不育患者的生育也已成为可能。据了解，上海妇产科医院与美国合资的一个医疗中心，在这方面的研究达到了国际水平。第一代试管婴儿技术将卵子与精子在体外受精，必须有较多数量的精子才有可能成功。而上海这个医疗中心采用第二代试管婴儿技术，只需从睾丸中抽取到单个精子注射到卵细胞浆内就可受孕，目前已治疗 250 多例，其中 40%的患者当了爸爸。而过去，梗阻型无精子症患者要想当爸爸，必须借用他人的精子。由于这一技术的先进性，美国、日本、越南、韩国等海外患者都纷纷前来上海寻医。

资料来源：《我国人工授精技术获得重大突破》

http://www.sh.xinhuanet.com/zhuanti/shenhong/beijing01.htm2012-08-23

【分析提示】

简述人工授精的分类，阐述人工授精的伦理问题主要产生于哪一类，为什么？

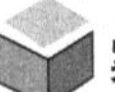

案例 10-2

揭秘印度代孕新娘：代孕一次 8000 美元胜过终生劳作

印度某代孕工厂生意异常火爆，来自全国各地的夫妇慕名前来做人钱交易，也有的不远万里带着宝宝赶到当地看望其代孕母亲。对于很多印度女人来说，代孕俨然成为了一种谋生手段，尽管在印度做代孕并不是什么光彩的事情，但仍有很多女性前仆后继，代孕一次可获得 7500 美元的酬金，甚至比她们辛苦劳作一生赚得都要多。在位于印度阿南德市中心的阿坎克斯哈不孕不育医院，每年都接待数百名来自世界各地的客户。

现代医学一个奇特现象"男人假分娩综合征"指妻子怀孕时，丈夫也会显露出腰背酸痛，体重增加等怀孕症状。但这主要是男性心理上的病态失调现象。俄罗斯《真理报》曾报道过，科学家称也许已经到了正式宣布"男人也可以怀孕"的时候了。英国试管受精领域的主流科学家罗伯特称他所掌握的科学技术已经能够让人类胚胎在男人的腹腔中发育生长，怀孕的男子将必须通过剖宫产手术来产下胎儿。瑞典一位医学教授也认为，在现代"男人怀孕"是一个绝对可能做到的医学现象，他甚至相信可以将女性的子宫移植到男人的身体内。但也有妇产科专家指出，以现代的科技程度来看，男人怀孕的可能性仍然微乎其微并且十分危险。代孕妈妈为契约母亲提供一种集物理、化学、生物等活动于一体的复杂的服务。这项服务交付标的物婴儿为目的。契约母亲负有支付酬金的义务。酬金不仅包括租借子宫的租金、代孕服务的佣金，更包括买受婴儿的费用她们之间的债权债务关系包含有多个合同：租赁合同、服务合同以及买卖合同。

代孕妈妈是指妇女由于多种原因而不能怀孕，取其卵子与其丈夫的精子进行体外授精，再将胚泡移植到别的正常女性的子宫腔内继续发育成胎儿的一种技术。到目前为止，代孕母亲的出现也常常产生一些伦理方面的问题。按常理来说，怀孕的女性应是婴儿的母亲，但以科学的角度来说，怀孕女性的子宫仅是胚胎发育需要的"土壤"环境，因此在人的情感方面就会使人产生困惑。代孕母亲在技术上来说是没有任何困难的，但由于人是感情复杂的动物，因而在实施时应慎重。

资料来源：《揭秘印度代孕新娘》

http://www.qh.xinhuanet.com/2015-02/16/c_1114390434.htm2015-02-16

【分析提示】

1."男人怀孕生子"这一事听起来令人难以置信，然而确实有变性男子结婚后在医学辅助生殖技术的帮助下怀孕的事实，对此事实你怎么看？

2. 代孕现象涉及哪些伦理问题？

二、胚胎干细胞研究的伦理原则

(一) 胚胎干细胞研究的概念和现状

1. 胚胎干细胞研究的概念 干细胞(stem cells)是在生命的生长发育中起"主干"作用的原始细胞，它是具有自我更新、高度增殖和多向分化潜能的细胞群体。按照干细胞的分化潜能大小可分为：全能干细胞、多能干细胞和专能干细胞三类。第一类，全能干细胞(totipotent stem cells)，存在于早期胚胎中，具有发育成人类所有细胞类型的潜能，取一个全能干细胞植入子宫，就可以生长发育成一个完整的个体。第二类，多能干细胞(pluripotent stem cells)，它是由全能干细胞进一步分化形成，存在于晚期胚胎、脐血和成人骨髓等之中，具有发育成多种细胞的潜能，如发育成骨髓造血干细胞、神经干细胞等。第三类,专能干细胞(unipotent stem cells),它是由多能干细胞进一步分化而来,它存在于成体的组织器官中,具有发育成人类一种或密切相关的两种细胞类型细胞的潜能。

胚胎干细胞(embryonic stem cell,ES)是胚胎或原生殖细胞经体外分化抑制培养而筛选出的具有发育全能性的细胞,可以进行体外培养、扩增、转化和筛选,又可以分化为包括生殖细胞在内的各种组织,易于进行基因改造操作,能够形成嵌合体动物从而成为联系细胞和个体之间的桥梁。

2. 胚胎干细胞研究的现状 干细胞研究对人类健康存在着巨大的潜在价值,已成为生命科学界的热点问题。目前干细胞研究的热点主要表现在胚胎干细胞的分离、体外培养和建系、体外定位整合外源基因的研究、胚胎干细胞与正常细胞嵌合体在体外重建胚胎的研究等。人类胚胎干细胞的体外建系获得成功和成体干细胞的可塑性的发现,是干细胞领域具有里程碑意义的两大进展。

1998年美国《科学》杂志披露两项与干细胞有关的科研成果。一项是威斯康星大学的汤姆森教授从不孕症夫妇捐赠的多余胚胎中提取了干细胞,通过体外培养基进行培养,建立了人类胚胎干细胞系,解决了人类早期对输卵管的依赖性,以及在体外繁殖并继续保持其未分化状态。另一项是霍普金斯大学的吉尔哈特教授从胎儿尸体的原始生殖组织中分离出胚胎生殖细胞,建立了与胚胎干细胞功能相似的多能干细胞系。同年年底,美国《纽约时报》报道了马萨诸塞州的科学家使用类似复制多莉羊的技术,将人的体细胞核与牛的卵子融合,创造出了一个混种胚胎,并从中提出了干细胞。2001年,德国媒体报道,罗斯托克和杜塞尔多夫两地的科学家成功地从骨髓中培育出心脏细胞。此后,人类干细胞的培养扩增、诱导分化等都取得突破性进展。目前,利用人或动物的干细胞移植治疗糖尿病、帕金森综合征等疾病,已在动物模型取得一定治疗效果。利用胚胎干细胞分化成组织工程用的组织器官也取得令人振奋的进展。2004年2月《科学》杂志报道,汉城国立大学和美国密歇根州立大学等机构合作,从卵丘细胞内提取出细胞核,然后将其植入去除了细胞核的同一位妇女的卵细胞内,成功地克隆出人类早期胚胎,并从中提取出胚胎干细胞。这些新学科和新技术向干细胞研究与应用的渗透,使我们有望揭示干细胞维持自我更新的分子基础、其跨细胞谱系或跨胚层多向分化的调控机制以及哪些基因决定着体细胞的"基因重编程"等一系列更深层的问题,从而使组织或器官的修复和替代这一"梦想"最终成为现实。

我国的综合性干细胞研究虽然刚刚起步,但已和世界水平取得了同步发展。例如,由北京大学医学部等组建的北京大学干细胞研究中心,在用于临床的干细胞研究方面正取得突破性进展。目前正在建立非病毒转化的角膜干细胞体外培养体系,并已着手建立人胚胎干细胞系以及包含人体各种组织的成体干细胞库,在以干细胞技术治疗肝病、糖尿病等方面已取得了初步突破。此外,还将把同样前沿的物理学"光钳"技术和纳米技术等应用到干细胞研究中去。中国军事医学科学院的研究人员发现了"人胚胎干细胞分泌素"。人胚胎干细胞分泌已被证实的功效有:刺激骨髓造血;刺激红细胞增生,可用于再生障碍性贫血的治疗;刺激白细胞再生,可综合提高人体免疫力,可望用于艾滋病的治疗;可以改善脑组织代谢功能,加快脑血管意外后遗症的恢复等。

胚胎干细胞研究最重要的意义体现在临床上,它有可能成为今后细胞替代疗法和基因治疗的主角。如果我们把病人的体细胞核转移术(SCNT)与供体的去核卵细胞相结合,并重新激活以建立胚胎多能干细胞系,再进行体外培养并诱导分化成血液细胞、胰腺细胞、神经细胞、心肌细胞等,那么这些细胞可用来治疗白血病、糖尿病、心肌病、帕金森综合征、老年痴呆、脑中风、脊椎受损、烧伤等。干细胞系是发现新基因和基因功能研究的有效手段,是哺育动物胚胎发育、分化与遗传等研究的理想模型。可以说,用于临床的干细胞研究,在我国正受到广泛的重视,多家著名医疗和药物研究机构涉足其间,由于干细胞研究的关键技术只是在最近三年才取得重大突破,我国干细胞研究和发达国家相比差距还不是很大,干细胞生物工程成了我国与西方国家"起跑点"最接近的重大科学领域,相信在不久的将来,完全有可能走在世界前列。

(二)胚胎干细胞研究的伦理原则

胚胎干细胞研究的伦理问题主要集中在干细胞的来源上。人类胚胎干细胞主要有三个具体来源：第一，胚胎干细胞(ES)从人工授精中捐献的多余胚胎中获取；第二，胚胎生殖细胞(EG)从死亡尸体的原始生殖组织分离出来；第三，从体细胞核转移术(SCNT)所创造的胚胎中分离所得。在这三种来源中，科学家们把目光重点集中在体细胞的复制上，因为前胚胎多能干细胞最有利于经诱导分化后为医疗服务。但是这又造成了新的问题：能否为了研究的目的而制造胚胎，利用后将其毁坏或再植入子宫继续发育？这就关系到早期胚胎是否具有人的价值和权利，毁坏胚胎是否就是杀人。而胚胎分离和培养干细胞的实验还未被广泛接受，其根本问题在于胚胎是不是人，胚胎是否具备“道德人格”和“道德地位”，在这个核心问题上存在着一些看法和伦理道德的争议。

尽管国际上对胚胎干细胞研究存在着激烈的争论，但我们认为在人类胚胎实验的过程中要坚持理性的态度，应遵循以下基本伦理原则：

1. 以科学发展和社会进步为目的，尊重生命价值　人类胚胎实验的目的，是为了从基因调控的层面去探索胚胎发育的奥秘。这不仅是为了治疗不育症，还可以从基因诊断和基因质量的角度去探索医疗卫生的新方法，为人类健康服务。

2. 知情同意、保密、安全有效　在干细胞的来源方面，按照国际惯例，应允许使用流产或人工流产的胚胎组织和体外授精成功后剩余的冰冻胚胎。尽力避免使用人工制造胎儿的技术，大力发展和建设干细胞系。获取胚胎应遵循知情同意和恪守秘密的原则。只允许对发育到14天内的囊胚进行研究，不允许将胚胎重新植入子宫，不能将人类胚胎干细胞用于非治疗途径的研究，不能将人类生殖细胞与动物生殖细胞相结合。

3. 防止胚胎干细胞商品化　人类胚胎是无价的，我们应极为尊重。不以金钱为劝诱而获取胚胎；不承诺给捐献者提供医疗好处；不承诺捐献者从他们的胚胎中分离ES细胞用以捐献指定的病人；明确表明研究中使用的胚胎绝不移植入子宫内。

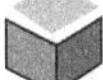
案例 10-3

中国在干细胞领域的后发优势

一是受宗教影响较小。客观上讲，我国在干细胞领域与西方国家的差距较其他领域小，受宗教影响也较小，而西方国家对此问题受宗教文化影响，其发展受到一定阻碍。如果能抓住机遇，加大干细胞领域的科研投入，创造良好的科研氛围，我国有望成为干细胞生物技术的领先国家，这就给中国提供了一个发展良机。

二是公众接受程度较高。基督教在我国的影响相对较弱，基本没有因为宗教信仰而反对干细胞生物技术的问题，问卷调查结果显示，我国公众对人类干细胞研究，特别是基础研究，表现出较强的接受度。我国是世界上人口数量最多的国家，人胚胎和其他研究材料资源相对丰富。这两个条件使中国成为人类干细胞研究较理想的场所——研究环境宽松，研究材料丰富。

三是国家宏观政策支持。近年来，我国政府将干细胞工程产品产业化项目列为“十五”期间国家重点发展的高新技术产业，干细胞科研工作在国内再掀热潮。

我国虽禁止生殖性克隆，但已宣布支持治疗性克隆和胚胎干细胞研究，并且正在制定相关的管理规范。相对于发达国家因诸多因素不得不放慢这方面研究的步伐，如果我国在已有的研究基础上，能创造良好的研究环境，抓住机遇，发挥优势，可迅速推动我国干细胞研究的发展。

2011年时任卫生部部长的陈竺曾指出，干细胞研究是当前重要的科学研究前沿。干细胞具有全能性，有自我更新、分化为各种有功能的组织细胞器官的潜力，其中的奥秘是生命科学界乃至整个科学界关注的焦点。目前，中国在干细胞研究领域处于一个非常好的机遇期，我们要进一步发现机遇，创造机遇，尊重科学规律，遵守科学伦理，努力推进中国的干细胞研究工作。

资料来源：《中国干细胞研究与产业化现状分析》http://blog.sina.com.cn/s/blog_ba820fe701014xun.html2011-04-17

【分析提示】

如何看待我国在干细胞领域的发展优势？

第二节　器官移植伦理

器官移植是当今世界医学走向高科技的重

要标志，特别是近三十年来，随着器官移植向广度和深度的发展以及显微外科术的提高、免疫抑制剂的改进，大量在过去难以治愈的器官衰竭患者重新获得了生命与健康。然而，由于器官移植的逐渐增多，许多问题已经日益尖锐地摆在人们面前，并对传统的伦理观念构成了重大挑战。器官移植活动要朝合理化的方向发展，首先要求生命科学家和医生承担起相应的道德责任。

一、器官移植的含义及其分类

（一）器官移植的含义

器官移植无疑是20世纪最为重要的医学成就之一。自1954年肾脏移植在美国波士顿获得成功以来，人类已经在人体上移植的器官除了有肾脏、肝脏、心脏、胰脏等器官外，还包括组织移植和细胞移植。现在，医生也可以移植甲状腺、胸膜、角膜、小肠、皮肤、脂肪、肌腱、血管、淋巴管、肝细胞、神经细胞等。抽象地说，器官移植是指为了治疗疾病而将健康的器官、组织或细胞移植给急需的病人。被摘除的器官的身体称为供体，接受器官移植的身体称为受体。具体地说，器官移植是指先摘除病人的一个器官或组织，而代之以另外一个人或尸体的正常器官或组织，或代之以动物的器官组织与细胞。

（二）器官移植的分类

根据不同的区分标准，我们可以把器官移植分为不同的类型。根据移植的器官是否可以再生，可以分为可再生器官移植和不可再生器官移植。前者如血液、骨髓、皮肤等移植，后者如肾脏、肝脏、心脏、胰脏等器官移植。

根据供体与受体之间的关系，器官移植可以分为自体移植与异体移植。所谓自体移植是指，当移植器官的供体与受体是同一人时而展开的移植手术。目前，医学界采用这种方法主要是为了修复或重建人体的受损部分。如断肢再植时，病人采用自身器官进行，不需从别的个体身上摘除器官，因而是一种伦理争议最少的方法。医生为治疗烧伤病人而将该病人某个部位的正常皮膜移植到烧伤部位也是一种自体移植。所谓异体移植是指将一个个体身上的器官移植到另一个个体身上。异体移植的供体器官通常来自活人的自愿捐献或来自尸体。

根据器官来源的物种不同，可以分为同种移植与异种移植。所谓同种移植是指将人类的器官移植给病人。所谓异种移植是指将其他动物的器官移植给病人。如将黑猩猩或狒狒的肾脏、肝脏、心脏等器官移植给病人。

上面三种类型中，自体移植的潜在风险最小。异体异种移植过程中，受体对异体器官和组织的排斥较强，移植的风险较大，所带来的伦理问题也较严峻。

二、器官移植的历史发展

器官移植曾经是人类的古老梦想。无论是东方还是西方，历史上都有过置换器官的神话。在西方，《创世纪》中描述上帝如何用亚当的肋骨创造夏娃的故事；在东方，也有医生给两个病人做交换心脏手术的传说。

尽管人类产生器官移植的想法和传说源远流长，但是从18世纪开始，才陆续有了器官移植实验的零星记录，并都限于动物实验。到了19世纪，由于乙醚麻醉方法和外科无菌操作技术的发明和广泛使用，首先使得皮肤和角膜移植逐步应用于临床，同时也开展了肌腱、神经、软骨、甲状腺等组织器官的移植实验。不过，由于当时没有发现血型的不同以及相互的排斥性和相容性，器官移植实验都以失败告终。正如英国学者兰姆(David Lamb)指出，“20世纪之前的器官移植都是处于想象和神秘的气氛之中的。”

真正的器官移植时代的到来是人类这20世纪取得了一系列生物医学技术成就之后才成为可能。1902年，美国医生卡雷尔(A. Carrel)首次报告了“三线缝合法”的血管吻合技术，一举解决了器官移植中重建供血的技术问题，攻克了器官移植的一大难关。同年，奥地利医生乌尔曼(E. Ullman)将一只狗的肾脏移植到另一只狗身上，但因免疫系统的排斥问题没有成功。这是人类最早移植肾脏的记录。1954年，美国医生默雷(J. E. Murray)首次成功地实施了同卵双生姐妹间的肾脏移植，接受移植的病人活了8年。这是世界上第一例以生者作为供体所进行的肾移植，开创了人类器官移植的新时代。

肾脏移植的成功，标志着器官移植进入了临床应用阶段，也推动了其他器官移植的发展。1963年，人体内单个重要器官的移植首先在肝脏手术中取得成功。美国的斯塔泽尔(T. E. Starzel)进行了首例肝脏移植，但病人仅活了2天。随着80年代抗排斥药物的改进,到90年代,肝脏移植的成功率不断提升,全世界肝脏移植已超过14 000例。这一技术的发展,同时也带来了人类有可能出卖肝脏的问题。

此后,肺移植、胰腺移植、心脏移植等技术都在积极地开展。自从1987年美国医学家首次成功地同时移植心脏和胰腺两个器官后,移植技术已由单器官向多器官联合移植发展。多器官移植的发展,有可能使器官移植向全身移植的方向发展。全身移植,又称为大脑移植,俗称换头术,即将一个人的大脑移植到另一个人的身体上,但因大脑是意识的器官,决定着一个人的属性、性格和气质,因此这项移植意味着是将供体所有器官移植到受体上。20世纪60年代,苏联科学家首次进行了狗的“全头移植”,1970年美国的怀特教授将猴脑移植到另一只猴身上。

我国的器官移植起步晚,但发展较快,自20世纪70年代初至今共涉及28种以上的器官移植,几乎与人体各大系统中大部分主要器官的疾病都有关系,是器官移植技术在器官应用种类上最广泛的国家之一,有些项目甚至达到了国际先进水平。

器官移植技术的发展,无疑给那些患者,尤其是绝症患者带来了福音。但是,由于器官移植技术本身的复杂性,接受移植的人本身要承担巨大的风险,包括移植失败的可能性和抗排斥性等巨大的副作用。由于器官移植所需要的器官资源的短缺,涉及资源的分配;由于器官移植技术的发展,会引发新的更为尖锐的伦理矛盾,尤其是脑移植所带来的人的身份和属性的确定难题,等,所有这些问题都给生命伦理提供了新的思维空间。正如英国学者兰姆指出:“器官移植的历史,一方面是科学技术的成就史,另一方面也是一部道德焦虑和冷峻的道德思考史。”

三、器官移植的伦理原则

器官移植是当今世界医学走向高科技的重要标志,特别是近年来,随着器官移植向广度和深度的发展,大量在过去难以治愈的器官衰竭患者重新获得了生命和健康。但是,这种现代新兴技术也引发了伦理道德领域的冲突与碰撞。诸如,器官需求与供给的矛盾、公共政策的器官资源的分配矛盾、医生如何处理与供体以及供体家属之间关系的矛盾等无时不在困扰着器官移植的整个发展过程。为了确保充分发挥器官移植在征服疾病、造福人类健康方面的作用,规定严格的伦理原则无疑是必要的。

(一)知情同意原则

美国医学会根据世界医学协会《赫尔辛基宣言》的精神制定的器官移植伦理原则,在一定程度上反映了医学人道主义的伦理价值观,强调在器官移植的临床应用过程中,必须保持医生对病人健康的关心与尊重,体现供者与受者之间生命权利的平等,真正做到知情同意。

首先,在器官移植手术中,应遵循受体的知情同意原则。器官移植在挽救人生命,给病人带来生的希望和福音的同时,也给病人带来巨大的痛苦和副作用。手术中的风险、感染的风险以及抗排斥药物的反应作用等问题都有可能是病人难以承受的。医学界也可能出于自身利益的考虑,负责器官移植手术的医生忽视器官移植的风险,甚至向受者隐瞒移植的风险、失败的概率及其副作用,夸大移植成功的概率。特别是在一个受教育程度普遍不高以及对医学知识缺乏了解的社会里,病人对医疗活动通常不太了解,执行手术的医生更应尊重病人的知情权利。

其次,在器官采集手术中,应遵循供体的知情同意原则。器官移植涉及供体、供体家属和医生三方之间的关系。供体是其身体及其器官的所有人,因此器官的摘除必须取得供体的有效同意。在活体供体接受摘除器官手术之前,医生有责任告知捐献器官的目的、器官摘除过程的危险、器官摘除以后对其身体造成的影响等。

供体的家属与供体之间存在法律、社会关系,心理以及血缘等方面的紧密联系。在器官采集的过程中,应尊重供体家属的意见。即使有供体的同意,在器官摘除手术之前,往往也要签署供者家属的意见;而如果供者是尸体,死者生前又没有留下是否捐献的意愿表达,则家属的同意是至关重要的。未成年人以及其他无民事行为能力的人,不能独立做出有效的同意。按照法律规定,他们的捐献意愿应由其监护人作出。但是,由于监护人的同意有可能不是基于无行为能力人的最佳利益,而是基于别的考虑,如对急需器官的另一子女的怜爱,所以监护人代表无民事行为能力人的同意还得经过另一标准的审核,即供体的最佳利益。

(二)生命平等原则

生命不仅具有工具价值而且具有内在的固

有价值。中国人的人命关天的观念蕴涵了生命的神圣性观念。正因为如此,对生命的尊重才成为检验一切价值体系合理性的最终尺度。

从生命伦理的角度出发,基于人的生命的平等性和人的天赋平等权利,任何人都有接受同等治疗的权利,即任何人成为器官移植受体的机会是均等的。但是,由于器官供应的严重短缺,为了极度匮乏的器官资源得到有效的利用,我们就不得不考虑对器官移植的病人进行筛选,选择最合适的受体,以达到资源的最有效利用。

活体捐献者作为供体时也需要考虑生命平等的基本原则。这一原则不允许以健康人的器官去替换另一人的器官,器官移植所需要的从供体摘除器官的手术不能给供体带来不合理的生命危险。因此,活体提供器官的一个最基本的伦理原则是不能危及供体的生命。只有人体中可以再生的组织和不可再生的双组织器官中的一个才允许捐献给需要做移植手术的病人。例如骨髓和肾脏,前者是可以再生的,自愿捐献骨髓不会引起伦理争议,由于移植骨髓是根治白血病的唯一手段,建立骨髓库并发动广大社会成员出于仁爱之心进行自愿捐献是十分重要的。然而,对于肾脏的捐献我们应持更理性的态度,除非万不得已,我们不应过多鼓励活体肾脏的捐献。肾脏作为双器官,只要两个肾都健康,摘除其中一个之后并不影响原有的生理功能,对捐献者的健康也没有威胁,不会因此而导致残废。但是,对捐献者的潜在影响毕竟是存在的。如果捐献者的另一只肾出了问题,那就无异于给捐献者宣判“死刑”,除非他(她)也接受肾脏移植手术。

(三)公正原则

总体包括以下几方面:

首先,对移植器官的医疗费用要核算公正。病人和医务人员的关系在某种程度上是一种从属与依赖的关系。病人为了康复,常愿付出一定的代价接受器官移植的实验,这就涉及受体和医学科研人员双方的负担和收益的公平分配的伦理问题。按照美国著名伦理学家约翰·罗尔斯的表述:“所有的社会价值——自由和机会、收入和财富、自尊的基础,都要平等地分配,除非对其中的一种价值和所有价值的一种不平等分配合乎每一个人的利益。”既然如此,每个社会成员都应平等地享有公共资源医治疾病的权利。但是,因为公共医疗费用有限,而器官移植费用(包括手术费用、抗排斥药物的费用、后续治疗费等)极其昂贵,如果器官移植占用了大量的公共开支,比如影响其他社会成员医治急需诊治的疾病,影响全社会的疾病预防。因此,越是资源短缺的国家,越是不得不让病人更多地承担器官移植的费用,否则,对其他社会成员就不公正。

其次,对受体的选择要体现公平的伦理标准。在几个人同时等候移植同一类型的器官,而供应的器官只有一个时,我们应该遵循什么标准才能体现对受体的选择的公平性。这是从事器官移植工作的医生和管理人员经常面临的、并感到困惑的问题。假如10个心脏病患者等待心脏移植,但是可供移植的心脏只有一个,医院方面不得不面对一个残酷的现实:只能选择一个病人进行移植手术,其他病人很有可能在等待中绝望地死去。从某种意义上讲,对病人的选择过程在类似情况下就变成了决定谁生谁死的过程,我们该按照怎样的标准或原则来选择病人呢?如果根据市场供求关系来解决这个问题,势必会导致谁出钱最多就给谁优先安排移植手术的结果,这显然会把器官移植引向商品化的发展道路,导致天价手术费用,从而违背医疗这一特殊行业的根本宗旨。如果根据病人、家属、朋友等社会关系乃至医院医生的人情来安排优先顺序,显然有悖社会的公正原则。如果根据病人登记的时间先后顺序来安排移植手术,但是从医学的客观标准而言,先登记的人未必是适合做器官移植的人。因此,我们也无法仅仅依靠先来后到的顺序去安排器官移植。

目前,国际上比较普遍的做法是遵循医学标准进行操作,即首先考虑等待器官移植的病人的适应证和禁忌证。在移植时首先要排除有禁忌证的人,充分考虑器官移植的病人的适应证。但是,这种完全由医生来决定受体的医学标准,遭到伦理学家的质疑,医生是否有能力公平地选择病人?是否会更容易导致混乱无序和滥用?例如根据1998年美国的一项研究,年收入在35 000美元的家庭与年收入在20 000美元的家庭相比,前者的成员比后者得到的器官移植的机会多30%,男子接受移植的机会比女子多3倍;白人的机会比黑人多2倍,以至于有人将器官资源的分配称作医生的“最肮脏的伎俩”。

美国医学伦理委员会制定的卫生资源合理分配的若干准则体现了伦理标准。它包括照顾性原则(照顾病人过去对社会的贡献)、前瞻性原则(即考虑病人未来对社会的贡献)、家庭角色原则(即考虑病人在家庭中的地位和所承担的责任)、科研价值原则(即考虑有科研价值的病人优先于一般的病人)、余年寿命原则(即考虑移植后病人生命质量和预期寿命)和社会行为原则(即有不良嗜好和不良行为的人接受移植的机会应受限制)。这些原则体现了一定的公平性,然而仔细分析,我们会发现这些原则大多基于伦理学的功利主义而导出的,即只从社会利益的角度考虑,选择受体的移植机会。如社会价值,有的人对社会的贡献比别人大,似乎应该优先;有的人对他周围人更为重要,理应优先;一个哺育期的母亲似乎优先于没有子女的妇女;某个社会地位举足轻重的人也应该比一个普通劳动者优先。然而,这同医德的一视同仁、公平原则和平等观念相互冲突。况且,判断社会价值在一个具体问题的比较上往往又是十分困难的,甚至是主观的。如一个医生、一个工程师、一个军事指挥官、一个企业经理,如何判断他们的社会价值高低呢?每个人在生死面前是否具有同等的权利呢?

在器官资源分配的问题上,1986 年国际移植学会发布了以下准则,即所捐赠的器官给予最适合移植的病人;绝不浪费可供使用的器官,应成立区域性或全国性的器官分配网络,做到公平合理的分配;分配器官必须经由国家或地区的器官分配网安排;分配器官的优先顺序,不能受政治、机构或对某团体偏爱的影响;参与器官移植的外科与内科医生不应在本地、本国或国际上从事宣传;从事移植的外科医生或其他小组成员不可以直接或间接地从事牵涉买卖器官或任何使自己或所属医院获益的行为。

总之,尽管受体的身体状况、移植成功的可能性等离不开医生根据医学标准的判断,但是纯医学标准作为唯一的标准是行不通的,医学标准与伦理标准必须结合,注重这些标准的综合应用。从功利主义的观点分析,病例的选择原则应着眼于科学发展及手术成功的远景因素,如同一脏器移植给年轻人比移植给一个老人,无论从成功的相对因素、预期寿命的因素,还是将来的贡献潜力来讲都大得多,所以道德标准是无可非议的。从人道主义观点分析,只能由医学标准来选择移植对象,用非医学的因素挑选手术对象不符合平等原则。我们的态度应该是动机与效果的统一。承认功利,绝对的平等行不通,也不一味地反对人道主义。因此,受体选择的标准是多方面的,它取决于这个国家或社会通行的伦理道德规范和价值。

案例 10-4

世界上首例“换头手术”引发争议

《聊斋志异》中有这样一个故事,妙手神医陆判官给书生朱尔旦先是换了一个心脏,令其文思大进考中举人,而后,当书生提到妻子不美时,陆判官为朱妻换上了一颗美人头。换头这一贯穿古今中外的科幻设定,如今可能成为事实,据外媒报道,一名身患霍夫曼肌肉萎缩症的俄罗斯男子欲将自己的“头”交给一名意大利临床医生,以移植一副健康的身体,进行世界上首起“换头术”。

卡纳维洛是意大利都灵高级神经协调组的临床医生,今年 2 月,他在《国际外科神经学》期刊刊登了一篇综述目前脑移植技术的文章,称现在技术已可以实现“换头”。虽然这项手术在理论技术上可以实现,但因缺乏客观的实验室数据,还是存在很大的风险。脑部移植到目前为止也只有小鼠实验,即使是他们所做的小鼠实验,也只进行了短期的观察,没有长期的观察,而到现在,也尚未有做猪、猴等更高级动物的实验。免疫系统的排斥性反应还是要长期观察才能出现的,术后不会很快出现。中枢神经的恢复,也很有可能使得病人瘫痪。

资料来源:《新京报》

http://sc.sina.com.cn/news/z/2015-04-10/detail-iavxeafs5009266.shtml　2015-04-10

【分析提示】

“换头手术”是否有违伦理,造出科学怪人?

第三节　临终关怀与安乐死

临终关怀是 20 世纪 60 年代以后兴起的一种新型医疗设施和卫生保健服务,英文名称为“Hospice”。临终关怀的兴起,反映了现代医学模式的转变,反映了医疗卫生事业多层次、多渠道的发展及全社会参与的趋势,也反映了人类物质文明和精神文明的巨大进步。安乐死是人对自身价值的一种追求。当一个人丧失了主体意识后,就失去了人的价值和生命价值。维持一个毫无意义的生命，已失去了社会的意义，安乐死就成为必然。“安乐死”的提出是人类社会的一次勇敢的反传统的实践，是否接受“尊严死亡的权利”是极其复杂、极其重要的课题。对临终关怀与安乐死进行伦理学分析是有必要和具有重大意义的。

一、临终关怀伦理

（一）临终关怀的含义及其发展

1. 临终关怀的含义　“临终关怀(hospice)”一词来源于拉丁文 Hospes，它的原来含义是“人们之间的相互照顾”。现引申其意，医学上应用此词是指一套组织化的医护方案，帮助那些暂停于人生路途最后一站的临终病人。临终病人一般是由于疾病或意外事故而造成人体主要器官的生理功能趋于衰竭，现代医学技术已治愈无望、生命活动已趋向终结的状态并濒临死亡的病人。

现代意义上的临终关怀是一种“特殊服务”，即是指对临终病人及其家属所提供的一系列立体化的社会卫生保健服务，包括医疗、护理、心理、伦理和社会等方面，其目的是使临终病人的生命质量得到提高，能够在舒适和安宁中走完人生的最后历程，并使家属得到慰藉和居丧照顾。

2. 临终关怀的发展　现代临终关怀医院的创始人是英国的桑德斯(D. C. Saunders)博士。1967 年，她与许多热心奉献的人士经过多方筹措在伦敦创办了世界上第一家临终关怀机构——圣克里斯多弗临终关怀医院，这家慈善机构依靠多种捐助而成立，其目的是为临终病人创造一种舒适、安宁的环境和气氛，进行善终前、善终后的良好服务，让老年人安心地回归大自然。由于临终关怀既不加速、也不延缓死亡，充分体现了医学人道主义的精神，因而在世界上“点燃了临终关怀运动的灯塔”。1974 年美国也组织了类似的医院。据不完全统计，1992 年世界上已有 40 多个国家和地区建立了、或正在筹建临终关怀机构，其中英国已发展到 273 所，美国有 2000 余所。日本在 1981 年建立起第一所临终关怀机构，一年后就发展到 11 所。此外，在加拿大、澳大利亚、荷兰、瑞士、法国、印度，中国的香港、台湾地区也陆续设置了类似机构。

与国外相比，我国开展临终关怀工作起步较晚。1988 年 10 月，天津医学院组建了我国第一家临终关怀研究中心，标志我国临终关怀事业迈出了实质性的一步。同年，上海诞生了我国第一家临终关怀医院——南汇护理院。1991 年北京松堂临终关怀医院开始接待临终患者。1998 年在李嘉诚基金会的捐助下，汕头大学医学院第一附属医院成立了首家“全国宁养医疗服务计划”的宁养院。此后，在北京、天津、上海、江西、广西等地建立了共 20 所宁养院。截至 2001 年 7 月 26 日，共有 2 181 位晚期癌症病人接受了宁养服务，有力推动了我国临终关怀事业的发展。

尽管临终关怀在我国起步较晚，临终关怀的讨论也比安乐死晚。然而，随着社会的进步和医学技术的发展，临终关怀服务将得到社会、政府更多的关注和支持，以及公众的理解和欢迎。医学的发展需要临终关怀，同样社会也需要临终关怀，临终关怀已经成为社会文明的一个重要标志。

（二）临终关怀的伦理意义

临终关怀是对临终者全方位地实行人道主义的一种服务措施。从其发展的历程来看，无不彰显了其特殊的伦理意义，具体表现在以下方面：

1. 临终关怀是医学人道主义的具体升华　长期以来，医院是救死扶伤的场所，以维护人的生命和促进人类健康为宗旨。但是，对于一些无法救治的临终病人，即使送往医院也只是痛苦生命的延长，不能得到更多的关心和照顾。临终关怀事业，不以延长病人的痛苦生命为目标，而主要是满足临终病人和其家属在生理、心理、伦理和社会等方面的需要。在临终关怀的阶段，医务工作从医疗功能转换为整体性照护，从治疗性转换为舒适性服务，服务的对象也由“病”转移到人。细致地进行躯体护理，尽量减轻病人肉体上的痛苦。例如，对病人采用止痛剂，控制疼痛；搞好口腔护理，保持口腔卫生；采用各种形式，增强病人的食欲，以保证必要的营养和水分；及时吸出呼吸道分泌物，保持呼吸道畅通；对垂危病人要细心观察，不放弃最后的抢救机会。因此，临终关怀是人道主义在医学领域内的具体升华。

2. 临终关怀体现了人类对生命尊严的终极关怀　生老病死，这是一个客观的自然过程，谁也无法避免和逃脱。在对待生老病死的各个阶段，过去人们比较重视生而忽视死，对于死很少给予关注和研究。当代死亡理论，肯定了死亡的价值，坦然地接受死亡，死得安详、舒适、无痛苦、有尊严，这是人们对死亡提出的更新更高的要求。临终关怀对临终病人致力于用科学的心理关怀方法、精心的照护手段，以及支持疗法，最大限度减轻了病人生理和心理的痛苦以及对死亡的恐惧与孤独感，使他们充实地、有尊严地走完人生的最后旅程，这充分体现了人类对自身生命的终极关怀。

3. 临终关怀是人类文明进步的重要体现　死亡不仅是生理与病理现象，还是一个文化与心理现象。现代的临终关怀学对死亡的探讨已经突破了传统医学的范围，广泛涉及哲学、伦理学、心理学、社会学等人文学科，极大地拓展了医学的领域。临终关怀是人类死亡文化发展的产物，它反映了人类文化的时代水平。临终关怀是一种道德品位极高的慈善事业，必将广泛地为临终者、家庭和社会所需要，充分展示了人类情感的真诚，是人类文明发展的重要标志。

临终关怀是现代社会最具人性化的一种医疗服务发展模式。从事临终关怀的医务人员需要有全心全意的精神，不分贵贱贫富，长幼妍媸、华夷愚智，都应一视同仁，平等对待。医院开展临终关怀，医务工作人员要实现一个死亡观的转变，要完成价值观、道德观、审美意识等一系列观念及交往形式、语言、行为等的改造和重塑。因此，开展临终关怀，是医院护理业务的延伸，是一种新型的临终护理服务。

医学的目标既不是消灭死亡，也不是消灭疾病。对于那些目前无法治愈的临终病人，临终关怀要为其缓解痛苦、赢得生命的尊严，这样做既有利于自己和亲属，也有利于国家和社会，是一种最好的“治疗”。随着社会的进步，人们坚信：“最后的死去和最初的诞生一样，都是温馨的时光。最后的晚霞和最初的晨曦一样，都是太阳的辉煌。”

（三）临终关怀的伦理要求

临终关怀的对象是临终的患者，他们是一群特殊对象，尤其是晚期癌症患者，或有类似疾病身心正遭受折磨的患者。临终关怀不以治疗疾病为主，而是以减轻症状、支持疗法和全面照护为主。因此，临终关怀不论什么形式，都必须了解病人的基本需要，维护至死尊严，尊重病人的临终生理、心理及安全需要，为临终者安宁走完生命的最后历程提供满意的服务。

1. 控制患者的疼痛症状，尽量满足其生理需求　对一些癌症患者制订合理的止痛方案，在给予足量、有效的止痛药后，都能取得满意的疗效，满足病人的生理需要。如对间歇性疼痛者应在感到疼痛时立即给药，而不是等疼痛剧烈发作或难以控制时才给药；对持续疼痛的患者要定时给药。

2. 耐心作好心理护理，减轻病人的心理痛苦　医务人员要认识和了解临终病人的心境与需要。尽管医务人员的辛勤劳动改变不了病人死亡的命运，但是面对身心巨大痛苦的病人要积极地履行医务人员的道德义务，以最真挚、亲切和慈爱的态度对待他们，耐心帮助他们。

3. 关注临终病人的安全需求，使他们树立正确的死亡观　临终病人深感疾病危重无法救治之时，对死亡会产生不安与恐惧。因此，这一阶段特别需要人间的温暖、社会的尊重、精神的照护、亲友的依依恋情及其他人关怀。然而在现实中病人的这些需求往往被忽视，有些医护人员对濒临死亡的人爱护不够，有的医院甚至运用“隔离屏障”，以减少临终病人对其他病人的影响为由，让临终者与其他病人分开。这样客观上会造成临终病人对死亡的恐惧心理，加剧临死前的孤独感。香港临终服务会在这方面的工作值得我们借鉴，即医护人员针对病人心理变化的不同时期对其进行各种不同的心理疏导，帮助患者逐渐了解死亡、进而接受死亡的事实，并对病人进行承诺：不论你的情况多坏，我们仍然尽一切努力减轻你的痛苦（包括寂寞的痛苦），不会离你而去，我们会陪伴着你度过你最感困难的日子。

案例 10-5

癌症过度治疗之忧

80 岁的陈老太太五年前被诊断为肺癌。手术后，医生建议最好做下化疗，但是老太太坚决不肯。“我年纪大了，身体虚弱，做这么大的手术，再来个化疗，恐怕受不了。”术后，陈老太太注重饮食，注意锻炼，目前，还活得好好的。

一位局部晚期食管癌患者化疗 1 个周期后，觉得效果不错，又持续化疗了 5 个周期，结果病情进展到滴水不进的地步，只好做胃肠造瘘灌注营养。患者找到省肿瘤医院主任医师陈俊强，他的建议是“由于患者体质较化疗前明显下降，放疗耐受性差，并发症多，不仅增加了治疗费，而且疗效也不好。对于局部癌症晚期患者，化疗最好不超过2个周期就要配合放疗。"

一位颈段食管癌手术患者，手术时连全喉一并切除，但是手术后出现吻合口瘘；术后2个月局部复发，经过放疗后颈部复发灶有所控制，但吻合口瘘一直无法愈合并发感染，只好做胃造瘘灌注营养；术后5个月又出现腰椎疼痛病症，经检查为骨转移；术后8个月死亡。患者其实是在极度痛苦中度过最后的日子。

为了提高生存率，不少癌症患者正落入过度治疗的误区。"肿瘤的产生只是你的身体发生了变化。"陈俊强认为，肿瘤既不是敌人，也不是朋友，需要理性看待。"如果把肿瘤当作敌人来看待，在杀死肿瘤细胞的同时，也会对人体造成极大的伤害。"

目前，癌症患者先接受手术，再化疗、放疗的做法十分普遍，流水线的治疗思维定式，加上中国人固守着单纯延长生存时间的陈旧观念，使癌症正成为过度治疗的"重灾区"。其实，相当部分治疗并无必要。例如，对于一期肺癌患者来说，手术治疗后的5年生存率可达到90%，国际上公认这类患者术后化疗不受益。

资料来源：《癌症过度治疗之忧》福建日报

http://news.ifeng.com/a/20150508/43715933_0.shtml2015-05-08

【分析提示】

如何给予晚期癌症患者有尊严的临终关怀？

二、安　乐　死

（一）安乐死的含义

"安乐死"一词源于希腊文Euthanasia，原意为"无痛苦的、幸福的死亡或尊严的死亡"。它最初表达的是人们的一种希冀和向往：在身心安泰之中走完人生的最后旅程，从容告别人生。安乐死并不是新问题，在史前时代就有加速死亡的措施。在古希腊、古罗马时代普遍允许病人及残废人"自由辞世"。17世纪以前，Euthanasia是指"从容"死亡的任何方法。17世纪法国哲学家弗兰西斯·培根在其著作中则把Euthanasia用来指医生采取措施任病人死亡，甚至加速死亡。他认为，长寿是生物医学最崇高的目的，安乐死也是医学技术的必要领域。

现代意义上的安乐死通常是指身患绝症的病人，于治愈无望、生命垂危又极度痛苦的情形下，自愿要求尽早结束生命，在此前提下，所实施的尽可能保持人的尊严的死亡处置方式。根据这一定义，我们可以明确：安乐死是人的生命过程中死亡阶段的一种良好状况和达到这种良好状态的方法，而不是人的一种死因或一种致死的具体手段。安乐死的目的在于避免死亡的痛苦和折磨，改善死亡前的自我感觉状态，维护死亡时的尊严。

一般而言，安乐死分为主动安乐死与被动安乐死。主动安乐死也称为积极安乐死，是通过医生或其他人运用药物等手段加速结束病人的生命。它包括自愿安乐死和非自愿安乐死两种情形。自愿安乐死用于意识清醒、极为痛苦的情况下，请求他人采取措施加速其死亡的病人。非自愿安乐死用于无行为能力的患者，如婴儿、昏迷病人、精神病病人以及智力严重低下不能表达自己意愿的患者。被动安乐死也称为消极安乐死，是指对疾病晚期的病人，不加医疗科学干涉或终止维持生命的各项措施，任其自然死亡。

哪些人应当包括在实施安乐死的对象范围内，是一个极为敏感又颇具争议的问题。一般来说，安乐死的实施对象主要有以下几种情形：晚期恶性肿瘤已失去治愈机会者；重要生命脏器严重衰竭并且不可逆转者；因各种疾病或伤残使大脑功能更新换代的植物人即脑死亡者；有严重缺陷的新生儿；患有严重精神病而本人已无正常感觉；知觉、认识且长期治疗已无恢复正常的可能者；先天性智力丧失又无独立生活能力而且无恢复正常的可能者。

（二）现代安乐死的思想及其制度化努力

现代安乐死的推行，是伴随着诸多的争议甚至是反对的声音而艰难地行进。尤其随着人类文明程度的逐步提高，安乐死导致的伦理纷争日益突出。有人以宽容的心态接纳它，有人则以损害人类的伦理道德而将之拒之门外。然而，无论是在思想上还是实践领域，安乐死均得到了前所未有的发展，这主要表现在以下几个方面：

1. 成立了一些倡导安乐死的团体或组织 20 世纪 30 年代是安乐死的黄金时期，西方各国都有人倡导安乐死。著名的精神分析大师弗洛伊德就以自愿安乐死的方式结束了自己的生命。1936 年英国率先成立了"自愿安乐死协会"，此后，美国、法国、丹麦、瑞典、荷兰等国也陆续出现了类似"主动安乐死合法化协会"的组织。

2. 安乐死的合法化进程成为人们关注的焦点 1936 年英国在上院提出了关于安乐死的法案。这是安乐死走上立法轨道的开端。1969 年英国国会辩议安乐死法案，但被否决。20 世纪 60 年代末到 70 年代初，美国有 40 多个州提出、辩议安乐死法案，但均未获通过。1976 年 9 月，美国加利福尼亚州签署了第一个"自然死亡法"(加利福尼亚健康安全法)，这实际上是被动安乐死取得了合法的地位。1976 年，日本东京举行了"安乐死国际会议"，其宣言强调指出："应当尊重人的'生的意义'和'庄严的死'。"日本是世界上第一个有条件承认安乐死的国家。1993 年 2 月，荷兰议会通过了默认安乐死的法律，此后又放宽安乐死合法化的尺度。1999 年 8 月通过的最新修正案规定，凡 16 岁以上的人，若患绝症且到生命末期，均可自行决定是否接受安乐死。12 岁至 15 岁的青少年，有此要求必须经其父母同意。现在，荷兰每年大约有 25 000 人以安乐死的方式告别人生。2001 年 11 月，荷兰国会表决通过了安乐死合法化，使荷兰成为全球第一个医生可以为病人合法执行安乐死的国家。这一法案的实施意味着过去 20 多年来医生让绝症病人安乐死的常见做法从此完全合法化，今后只要医生遵守严格的规定，将被免于法律起诉。2002 年 3 月，英国高等法院批准了一例要求安乐死的案件，意味着在英国严格限制下的安乐死将合法化。

(三) 安乐死在中国的现状

在我国，真正触动人们对安乐死问题作理性思考的是中国的首例安乐死案件——1986 年汉中案件。1986 年，陕西省汉中市医生蒲连升因给患者夏某实施安乐死手术，被病人家属以故意杀人罪告上法庭。1991 年 5 月，由汉中市人民法院作出一审判决，被告的行为属于剥夺公民生命权利的故意行为，但情节显著轻微，危害不大，不构成犯罪，依法宣告被告无罪。汉中市人民检察院认为此案作无罪判决没有法律依据，提请抗诉。1992 年 6 月，二审法院对此案作出终审裁判：维持原判，依法宣告被告无罪。

早在 1988 年七届人大会议上，中国妇产科专业的医学泰斗严仁英在议案中写下了几句短短的话："生老病死是自然规律，但与其让一些绝症病人痛苦地受折磨，还不如让他们合法地安宁地结束他们的生命。"这次议案虽然没有被通过，但是争论却持续了下来。自 1994 年始，全国人大代表会议提案组每年都会收到一份要求为安乐死立法的提案。

北京所做的一项调查显示，超过 80% 的人赞同安乐死，认为这是社会文明发展的表现，应该合法化。但是有同样高的比例的人认为，"医生的职责就是救死扶伤，在力所能及的范围内给病人救治。"我国学术界的一些有识之士也意识到了这个问题，认为我们不能简单地下结论：主张安乐死者先进，不主张安乐死者保守，前者是现代文明的代表，后者是需要启蒙和受教育者。殊不知，在中国传统的生死观中，实际上蕴涵着很可贵的生命意向与精神，是值得我们发掘与弘扬的。目前，我国在安乐死问题上之所以踌躇不前，就是因为缺乏对安乐死作深入的思考，缺乏对传统生死观以及社会现状作出科学的理性分析。

(四) 安乐死的道德评价

就世界范围来说安乐死的实施已日渐呈现合理化的趋势，在我国安乐死的实施虽然未广泛承认和普及，但是与过去相比，人们赞成安乐死的比例已经悄然呈上升趋势。我们分析安乐死的问题，不能持绝对肯定或绝对否定的态度，而必须用科学的立场，以人道主义的道德观，按照医学伦理学的原则来研究和讨论它。为了使安乐死成为一种积极的行为，目前在安乐死的道德评价上我们应该注意以下几方面问题。

1. 公正的原则 从社会公正原则出发，安乐死使人生命的死亡阶段也能对他人及社会产生有益的作用，作出最后的奉献，这本身就提高了个体生命的价值，也是符合道德的。对脑死亡者、植物人和身患不治之症面临死亡，遭受疾病痛苦折磨不堪忍受的患者，希望通过安乐死尽早结束自己的生命，从社会利益来说是更合情合理的，也是更符合人道主义精神的，而且也可减少国家、集体或个人的巨大而沉重的经济负担。我国，人口众多，卫生事业的投资有限，而且医务人员、医疗设施、药源都不充裕，如果把这些用于维持无意义生命的费用，转而用于有康复希望的病人身上，可以为社会节约没有挽救希望而付出的开支，使有限的资源真正发挥其效益。

2. 自主的原则 从自主的原则出发，一个人对自己的生命拥有自主权。无法医治又存在身心极端痛苦的病人，可以决定拒绝一切救治措施或加速死亡。在这种情况下，自愿自主的安乐死应成为有意识的成年人的权利。因为生的权利本身就包含对死亡的选择，这是一个人最基本的权利之一，这种自主权应予以保护。医生和社会在不违背病人自身利益同时也不对其家属、他人和社会造成危害和损失的前提下，应给病人以帮助，尊重他们的自由表示的愿望、知情同意以及自主抉择，这是符合道德的。

3. 生命价值原则 安乐死道德价值在于从生命价值出发，尊重生命，同时也应该接受死亡。人人都享有生命的权利，但是死亡也是不可逆转的规律，因此，我们在尊重人的生命权利的同时还应该十分重视人的生命价值。人生价值反映了一个人的人生目的和社会行为对他人所具有的意义，这也是人生价值的内在和外在表现。

我们认为，一个人有尊严地活着的权利，同样也应当有尊严地死去的权利。人的生命之所以神圣，就在于它是有价值的，有价值的生命是神圣的，毫无价值的生命，即使延长 1 小时，也并不神圣。生命的完整意义不仅在于充实的生存、生活、发展之中，还包容于生命终结的过程、生命的更替繁衍之内。人的生命价值的真正体现不应包括生命无意义的延续，结束失去价值的个体生命而提高生命的社会价值，将是社会伦理的一个内容。当一个人处于永久性的不可逆昏迷，仅仅以植物人存在时，即仅仅有生物学的生命而无作为人的生命时；或病人的死亡只是时间问题，治疗所花的巨大代价只能使生命在痛苦不堪的状态中拖延时，选择安乐死方式当是可取的，对之实施安乐死也是人道的。

强调公正的原则、自主的原则和生命价值的原则的安乐死，不能离开两个前提，即病人极端痛苦和疾病不可挽救。如果疾病可以救治，治疗就是主要矛盾，医生在治疗中即使暂时增加病人痛苦也是道德的；当疾病完全控制了人体，死亡不可避免时，主要矛盾就转化为病人死亡过程中的痛苦。在这种情形下，全力解除死亡过程中的病痛折磨才是人道主义的体现，而安乐死则是最好的方法之一。

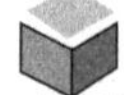
案例 10-6

安乐死，捍卫死亡的尊严

2010 年 12 月，台北市 84 岁的王敬熙见妻子长期罹患帕金森氏症，再加上妻子跌倒后，骨折后行走不便，他不忍心妻子被病痛折磨，用螺丝起子钉入妻子前额使其死亡。台北地检署依杀人罪将他起诉。王敬熙受审坚称：“我认罪，但没有错，二、三十年前就与太太达成共识，如果重病无法自理生活就安乐死，太太也没反对。”他还强调不忍见爱妻受病痛折磨才结束她生命，提出《陪你到最后》和《我不是杀人犯》两书当作帮助妻子实施安乐死的证据。《陪你到最后》是描写一名男子照顾乳癌妻子过程，妻子主动要求安乐死的故事；而《我不是杀人犯》则描述医师在病患再三要求下，为车祸瘫痪年轻人注射药物安乐死的经过。2011 年 09 月，台北法院认定王敬熙故意杀人罪，但因自首及年逾 80 岁，减刑 2 次后判刑 9 年。

——资料来源：《安乐死，捍卫死亡的尊严》 http://blog.sina.com.cn/s/blog_6a014b6501010idw.html2011-09-28

【分析提示】

安乐死是否突破“人命敬畏”的道德底线？结合材料谈谈王敬熙故意杀妻行为不等同于安乐死的原因。

思 考 题

1. 代孕现象产生的原因及其引发的伦理问题是什么？

2. 胚胎干细胞研究的伦理问题主要集中在什么方面？在人类胚胎实验的过程中应遵循哪些基本伦理原则？

3. 如何理解器官移植的公正原则？

4. 联系实际谈谈如何给予晚期癌症患者有尊严的临终关怀？

5. 在安乐死的道德评价上我们应该注意哪几方面的问题？

第十一章　性医学伦理道德

性是所有物种维系生存、发展、进化最基本的需要之一，也是人类生活中的一项重要内容。在现实生活中，性受到道德的规范和约束。性道德作为社会道德不可缺少的一部分，自身也随着社会道德的发展进步而不断完善。性医学道德是医学道德的重要组成部分，它对于解除人们的性疾患和性忧虑、提倡健康的生活方式、提高生活质量以及在计划生育、医学发展、人类文明进步等方面都起着积极的作用。

第一节　性道德及其时代特征

一、性道德概述

性道德是调节人类两性性行为的社会规范的总和。性道德是社会道德渗透在两性生活方面的行为规范，是人们性行为的标准，也是衡量人类两性关系文化发展水平的重要标志。性道德也是一种社会意识形态。

性及性活动是所有动物最原始、最基本的需要之一，是维持种族生命延续所不可缺少的重要内容。动物都有性的生理需要，人是高级动物，也必然有性的需要，异性相吸、性爱、性冲动和性行为是人类的一种本能。但是，人是社会属性和自然属性的统一。人的性需要必然包含着复杂的成分，既有生理的、又有社会和心理的因素，构成包括个体个性、自我力量、社会意识和社会道德准则等与生理功能密切结合的一个高度复杂的体系。人，能够同禽兽区别开，成为真正的人，其中的一个重要的标志就是道德。人们的各种行为都有各自的道德准则，人们的性行为也必须遵守性道德，否则就要受到道德的谴责和法律的制裁。

二、性道德的作用

性道德是一种社会意识形态，它和其他社会上层建筑的社会意识形态一样，有着自己的作用。性道德的作用是指性道德在社会生活中、在调节两性关系的具体实践中，对个人、婚姻家庭以及社会所起的作用。性道德的作用主要表现在以下几方面：

1. 性道德影响个体道德的形成，促进人格的完善　性道德以其独特的方式存在于人们的私生活中，渗透到个人的思想、感情、心灵的深处，对个体道德的形成和发展有不可忽视的影响和作用，这是任何人都不可回避的事实。人们接受什么样的道德观，就会用什么样的道德观来指导自己的个人生活、规范自己的思想行为，形成相应的道德思想、价值观念、生活方式和人生态度，最终形成一定的道德观、价值观和人生观。健康积极向上的性道德，可以激发人的自尊心和进取心，培养人的责任心和义务感，提高人的自我约束能力和理性思维能力，这不仅有利于个人身心健康，而且有助于推动个体道德的发展和人格的完善，有助于事业的成功和人生价值的实现。

2. 性道德可以调整婚姻家庭关系，促进婚姻家庭的稳定和谐　婚姻是人类两性结合的社会形式，这种结合形成了法律或风俗习惯公认的夫妻关系。家庭是社会的细胞，它是以夫妻关系为核心、包括父母子女在内的社会关系的组织形式。所以，作为社会关系的婚姻家庭关系必然要反映整个社会的政治关系、经济关系、法律关系、道德文化关系，等等。因此，性关系始终是婚姻家庭关系的核心关系，性道德也就成为调整婚姻家庭关系时最重要、最经常、最直接和最有效的规范和手段。通过性道德的规范和要求，在很大程度上能有效地调整婚姻家庭关系，促进婚姻家庭的稳定和谐。

3. 性道德有助于维护社会的正常秩序，促进社会稳定和文明的发展　性道德的直接对象是个人和婚姻家庭。但个人和婚姻家庭的性道德状况，不仅仅是属于个人的私生活范围，而且还会外化到社会生活中，影响社会的稳定和文明的发展。因此，可以通过性道德的宣传、教育、评价，积极能动地引导和改造社会道德风气，创造出符合社会需要的社会道德环境和氛围，从而维护社会生活的正常秩序，促进社会的稳定和文明的发展。

三、性道德的形成和发展

人类的性道德与社会道德一样，是在人类社

会进化中产生并发展起来的。原始社会初期，人类过着群居杂交的生活，在两性问题上并无道德可言。性关系不受任何限制，性交可以不论辈分和血统，只要是异性，随时随地都可以进行。因而，性关系表现出动物似的性交，没有禁忌，也没有性道德。到了原始社会的中期，由于生产力的逐渐发展，原始人的活动范围逐渐扩大。为了利于开拓新的生活领地，寻找新的生存环境，原来较大规模的群体分化为规模较小的群体。在群体的分化过程中，年轻力壮者往往是新领地的开拓者，而老年人则留在原来的地方，这样，就逐渐分出了长幼之辈，于是就逐渐形成了禁止辈分间乱伦性交的共同规约。辈分间的乱伦禁忌对人类性关系来说是一大进步。

由于生产力的进一步发展，人类意识的进步和生活条件的变化，人际交往范围扩大，对群婚的限制也就越多。群婚现象随之逐渐解体，一对男女之间较长期地结合在一起的现象逐渐增多，促成了“大氏族”向“小家庭”的分化。原始社会后期，相对稳定的两性关系越来越多，群婚制随之逐渐被偶婚制所代替。

随着人类社会由蒙昧阶段、野蛮阶段向开化阶段发展，混乱的性关系给物质生产和人类自身发展带来的阻碍作用日益为人们所认识，随便的、不受约束的性关系逐步有所收敛，于是，原始的性道德开始产生。原始社会的性道德主要表现为性禁忌。这些性禁忌是在人类长期与大自然斗争中积累或基于生活经验自发形成的，虽然这些还不能称为完全意义上的性道德，但也是性道德的萌芽。

人类进入阶级社会后，性道德也渐渐形成。如奴隶社会和封建社会，男性在社会生活和经济生活中占主要地位，社会习俗以男性为中心。性道德也以保护男性的权利为中心，一方面允许男性以妻妾成群为荣，另一方面却严格要求女性从一而终，即所谓“嫁鸡随鸡，嫁狗随狗”。性道德的不公平性和不科学性是明显的。在资本主义社会，妇女解放的呼声很高，但资本主义社会的本质决定了妇女不可能得到真正的解放，社会习俗也不允许妇女在性活动上与男性平等，这种矛盾导致了“性解放”思潮的产生。特别是 20 世纪 60 年代中期，第二次世界大战后成长起来的一代青年，精神空虚，没有正常的追求目标。因此，在以藐视传统价值为中心的所谓性文化思潮影响下，掀起了“性解放”的高潮，传统性道德的底线被冲破。然而，随着科学的论证和人们生活实践的启示，它所带来的性放纵、性自由的严重恶果令人望而却步，性病已严重地威胁着人类的健康，影响了社会的稳定。特别是西方性道德经历了淡化一开放一冷漠三个阶段，正逐渐被人们所重新认识。但是，为社会、政治、经济制度所决定，资本主义社会强调个人的因素，赞赏个人的自由和独立。因此，直至今天，人们的性观念还是比较开放的。

社会主义制度的建立，从根本上改变了历史上形成的以男尊女卑、婚姻不自由、一夫多妻以及漠视妇女利益为特征的旧制度的经济基础。在社会主义社会，性道德的基础是完全建立在一夫一妻制度上的。诚然，社会主义社会性道德是在以往社会的性道德的基础上发展起来的，由于传统习俗的影响，在性道德上不免遗留着封建社会的痕迹，但从整体上来看，社会主义的性道德对男女两性是基本一致的。它要求男女之间互相尊重、互相爱护，在自我完善的基础上不断促进双方的完善。同时，在社会关系上保持相当的稳定性与和谐性，从而有利于最大限度地促进人们的幸福和美满。

上述人类性道德的历史演变说明，人类的性道德是随着社会的发展而发展的，原始社会是性道德的萌芽和形成时期，奴隶社会、封建社会、资本主义社会是性道德的片面发展变化时期，社会主义社会是性道德的逐渐全面发展时期。

第二节　医学中的性道德

一、临床诊疗中的性道德要求

性是人生中的重要组成部分，它既是人类生理结构的一部分，承担繁衍后代的基本机能，同时也代表着个人的性身份，维持着家庭和社会的正常运转。性方面的失常，不管是生理方面的，还是心理和社会方面的，都会给个人带来不幸，而且还会危及家庭和社会。所以，积极地解除性疾患給患者带来的疾苦，是医学和医务人员的重要任务。然而，由于长期的性禁锢所形成的人们头脑中的性观念，使性问题没有被正确对待，甚至少数医务人员也不能以科学的态度正确对待，这一切都使患者在就诊时常有较大的顾虑。可见性疾患诊疗不仅涉及技术问题，而且涉及大量的道德问题。因此，为了更好地给性病患者解除痛苦，促进其身心健康，医务人员在性疾患的诊疗中应遵守以下性道德原则：

1. 坚持科学的原则 性疾诊疗和其他疾病的诊疗一样都是消除病痛、促进健康。因此，医务人员要像对待一般患者一样对待性疾患者。这就需要医务工作者必须抛掉头脑中的偏见，系统地学习有关性医学的新进展，既要反对封建传统观念，也要和性自由、性放纵划清界限，以科学的态度对待性、对待病人、对待性问题，并以严肃、科学的态度进行工作帮助性疾患者解除问题。

2. 坚持公平原则 许多性问题是由于男女不平等、不公正引起的。因此，进行性治疗，都要倡导男女双方的地位、权利和义务具有一致性和对等性的公平原则。只有建立起平等和谐的男女关系、夫妻关系，才能促进家庭幸福、社会安定。

3. 坚持进步原则 纵观人类社会的性发展史，是一部不断从野蛮走向文明、进步的历史，虽然中间也出现不少的曲折，但总的趋势是进步的。因此，我们要以发展的眼光看待和处理性问题，促进健康、文明和进步。

4. 坚持保密原则 为病人保守秘密是医务人员应尽的义务。临床诊疗中的性问题往往会涉及患者的隐私，因此医务人员在临床治疗中应尊重每个患者的权利，为患者保密，维护其隐私权，避免应泄密而给病人带来危害。

二、性医学研究和性教育的道德

在我国，性医学研究和性教育的开展都经历了一个非常曲折艰难的历程，特别是性教育。早在20世纪50年代，周恩来总理就指示过要开展青春期教育，要让年轻人懂得一些性科学知识。可是，这项工作还没正式开展起来就夭折了。长期以来，我国性医学研究和性教育工作受到了来自两方面道德观念的桎梏和影响：一方面来自落后的封建礼教禁欲主义道德观的影响，大多数人将性医学研究和性教育一直视为淫秽之事；另一方面受享乐主义道德观的毒害，西方影响恶劣的“性解放”“性自由”思潮，也影响了人们对性医学研究和性教育的正确认识。可喜的是，在改革开放的今天，人们的道德观念发生了积极的改变，已经能够把普及性科学知识提高到关系生活质量、婚姻家庭幸福乃至社会安定团结的新高度。这无疑对性医学研究和性教育具有积极的作用。但是，如何正确地进行公开的性医学研究和性教育依然是个难题。

(一) 划清性医学研究和性教育中的几个道德观念问题界限

性医学研究和性教育中常遇到以下几方面道德观念问题的困扰，划清是非界限，对于促进性医学研究和性教育的健康发展有着积极的意义。

1. 划清科学与黄色的界限 在性医学研究和性教育中首先遇到的是科学与黄色的界线问题，它一直困扰着人们，成为一个难题。性医学研究和性教育的动机是旨在提高生活质量，倡导性文明，维护性健康，促进人的全面发展。而黄色的东西，则是以牟利为目的，采取诱惑的手段，不分对象和场合，进行挑逗性刺激，导向性放纵，甚至容易使人走上性错误和性犯罪之路，造成恶劣的社会影响。所以，性医学研究和性教育必须由卫生部门、教育部门有组织地进行。无论是性医学研究还是性教育，凡是引起不良社会效果的性公开都不是科学的。

2. 划清性治疗与性教唆的界限 性治疗是性医学的重要组成部分，它是以医治性疾患和性忧虑为目的，为性患者提供医疗保健、恢复身心健康。它必须由医生在医院、诊所进行。而性教唆则截然相反，它是以营利为目的，以诱骗、授意、纵容及示范等方式，唆使他人性放纵与性乱，导向性犯罪。可见，性治疗如不分对象、场合和地点是极不严肃的，其后果同性教唆是难以区分的。

3. 划清审美与性诱惑的界限 性教育中的性审美是探讨男性美和女性美的魅力所在，并用于指导性美育的实践。它对提倡健康高雅的两性美，升华人们性的显现、表达与行为，促进社会主义精神文明建设具有重要作用。中国人的性审美倾向于含蓄与深刻，避免轻狂与浮浅。它强调自尊、自重、自爱，使人们的天性更加美好。性审美的过程是性与人格修养和成熟的过程，可以提高人们的精神境界。而性诱惑则是利用人的爱美之心、色欲之念，不择手段、不讲道德，想方设法地刺激感官、挑起性欲，鼓励性放纵，造成人们思想格调低下、追逐低级趣味、行为轻浮放荡，甚至使一些人性心理变态，走上流氓犯罪之路，其社会后果是十分有害的。

4. 划清性教育与“性解放”的界限 性教育是根据人的性生理发展阶段，给予相应的性知识介绍，使处于青春期的青少年懂得生殖系统的解剖、生理知识和发育期的各种现象以及生理和心理上的各种变化。同时，还要着重进行性道德教育，使他们懂得性行为的社会道德规范和自我控制的意义，懂得正确对待性、性欲和性行为，是社会主义精神文明建设的组成部分。可是，在我国，人们一提性教育往往就唯恐造成“性自由”，怕被扣上“性解放”的罪名。其实，性教育与“性解放”有着本质的区别。如前所述，“性解放”鼓吹“一切为了享乐”，主张婚姻离合以能否感到“满足的享乐”为唯一标准，不考虑他人和社会，不受法律和道德的约束，其恶果是离婚者多、私生子多，使家庭处于不安定之中，也使社会负担加重。因此，我们要把握好性教育与“性解放”的界限，一方面破除陈旧的“性禁忌”观念，加强科学的文明的性教育；另一方面则要健全法制，掌握限度，抵制各种错误思想，防止出现类似“性解放”的思潮和现象。

（二）性医学研究和性教育中应遵循的道德原则

为保证性医学研究和性教育的顺利进行，在性医学研究和性教育中必须遵循以下道德原则：

1. 科学原则 科学原则是要求把性从神秘和肮脏的观念中解放出来，要把性医学研究当成科学，把性教育当成性科学来传播。要解决患者的问题，首先，必须医务人员头脑中的偏见。为此，医务人员要先受教育，系统地学习有关性医学的新进展，既要反对封建传统观念，也要和性自由、性放纵划清界限，以科学的态度对待性、对待病人、对待性问题。其次，社会及社会舆论应给性医学研究和性教育以应有的地位。凡是性医学所提供的性治疗、性咨询，性教育中的性审美，乃至人们利用现代科学技术成果发展性技巧、性工具、性药品和性手术等以解除性疾患、提高性健康和生活质量为目的的行为和研究，都应视为是科学的。再次，性疾病患者应大胆破除旧道德观念的束缚，像一般患者一样看病求医、寻求帮助。同样，性医学、性教育社会工作者要像对待其他疾病的患者一样，关心体贴自己的工作对象，以严肃的科学态度进行工作。

2. 适度原则 开展性教育，进行性研究，唯有坚持适度原则，才能顺利进行。所谓适度就是性教育应根据教育对象的年龄情况，适时提供性知识；性研究则根据社会需要和社会心理承受能力开展研究。

3. 进步原则 纵观人类社会的性发展史，虽然中间也出现不少的曲折，但总的趋势是进步的。因此，我们要以发展的眼光看待和处理性问题，促进健康、文明和进步。要把开展性医学研究、性教育、普及性知识作为社会主义精神文明的重要组成部分，让人们探索和学习更多的性知识，使夫妻生活更加美满，这将有利于家庭巩固和社会安定，有利于青少年的健康成长，有利于计划生育和优生优育。

4. 人格高尚原则 人格高尚原则就是在性医学研究和性教育中要严肃、认真，尊重每个工作对象的人格，要出于公心，不可有淫思邪念，更不能出现调戏、侮辱等不良行为。因为性医学研究和性教育工作者对自己工作对象的尊重其实就是对自己人格的尊重。因此，在性治疗和性教育中，首先要注意对象、场合和地点；其次，在性医学研究中，不能为达到某一目的而对正常人施用以改变人格的实验。

第三节 性传播疾病防治的道德规范

传统的性病只包括梅毒、淋病、软下疳、性病淋巴肉芽肿、腹股沟肉芽肿等五种，称为“经典性病”。自20世纪70年代起被“性传播疾病”所代替。1975年世界卫生组织商定正式启用“性传播疾病”的命名，我国简称为“性病”，主要指由性接触传播所导致的20余种疾病。

一、防治性传播疾病的意义

性活动是人类生活的重要组成内容。但是，性活动在给人类带来快乐、帮助人类繁衍的同时，也给人类带来了很多烦恼，其中包括性病的传播。近年来，性传播疾病越来越广泛，全球每年新发生的性传播疾病患者在3.3亿以上。据统计，世界上每秒钟至少有10个人感染上性病。在我国，性病的发病率以平均每年3—5倍的速度增长。目前我国艾滋病感染人数已超过100万人，这个数字还会迅速扩大下去。

性病是一种社会性疾病。一旦感染了性病，除了给自己、配偶及子女造成健康上的严重损害和精神上的极大痛苦外，还会给国家、社会和家庭带来一定程度的损失。首先，危害个人。每一种性病都会给患者的身体带来痛苦。有些性病，如淋病等，如不及时治疗，还会向身体其他部位蔓延而产生并发症，有的性病还可夺去患者的生命，如艾滋病。另外，得性病毕竟不是一件光彩的事，故也带给患者精神上的折磨。其次，殃及家庭。通过性接触可把性病传染给配偶，使配偶患病。据调查，患了淋病，与配偶有过一次性生活，其传染概率为 20%－30%，4 次性交的感染率可达 80%以上。除了性病能传染、给配偶造成心理恐惧外，还因其有婚外性行为而使对方不能容忍，使家庭解体。再次，影响后代。性病可通过直接或间接方式，把病传染给婴幼儿，甚至胎儿。孕妇患性病，如梅毒螺旋体、衣原体等可通过胎盘传染给胎儿，引起流产、早产、死产及胎儿畸形等。此外，还可通过产道传染新生儿。如淋球菌和衣原体均可在分娩时引起新生儿结膜炎、肺炎等，增加新生儿的死亡率。最后，贻害社会。性病主要以性行为传播，性病流行是性自由、“性解放”的结果，影响精神文明建设。性病传播还会给国家经济带来损失，甚至给民族繁衍带来危机。同时，还会严重扰乱社会治安秩序，增加社会不安定因素。可见，性传播疾病已成为当今世界严重的社会经济问题和公共卫生问题。因此，树立正确的道德观念，坚持不懈地贯彻“两个文明”一起抓的方针，认真做好预防工作，防止性病蔓延与流行，对于我国经济发展、社会进步，提高人民的健康水平有着积极意义。

二、防治性传播疾病的道德历史传统

人类对性病的认识经历了一个漫长的时期。15 世纪以前，人类对性病缺乏明确的认识，也缺乏有效的治疗方法。15－16 世纪，欧洲梅毒大流行，人们才开始探索性病的致病原因、诊断方法和治疗手段。最初治疗性病的药物少、毒性大，效果也不理想。直到 20 世纪 30 年代，青霉素的广泛使用，才逐渐地减轻了性病对人类的危害。

据考证，我国的娼妓始于夏、商、周三代，而盛行于唐代。但唐、宋以前的史书和医学书籍上却未见性病的记载。有案可查的是明代葡萄牙人远航广州经商，才把性病传入我国，逐渐蔓延开来。在当时的封建社会里，人们对性的神秘观念常常表现在对性器官的神秘感上，特别突出的是对女性性器官的神秘。成年后女性的躯体是不能让丈夫以外的男子看到和接触的，否则就是极大的羞耻和侮辱。史载，元朝有一妇女乳房生疮，疼痛难忍，家人劝她请医生诊治，她却说：“宁死，此疮不可让男子见。”最后竟因此而死。古代医生对女性诊病是“隔帐诊治，以示男女有别”。明代医学家李挺在所著《医学入门》中说：“如诊妇女，须托其至亲先问症色与否，及所饮食，然后随其所便，或症重而就床隔帐诊之；或症轻就门帘诊之，亦必以薄纱罩手。贫家不便，医者自袖薄纱。”这段论述就十分清楚地反映了当时性医学职业道德观念。

医务人员以医疗为职业，在诊治性病时患者常常需要身体裸露，包括性器官在内，这是医治疾病的需要，是社会授予医务人员的特权。医务人员必须有高尚的道德修养，切忌产生任何邪念。治疗中绝不允许乘机放纵私欲、污辱病人，做出违反道德或触犯法律的行为，要保持医务人员神圣的职业荣誉。这也是古代医学家所尊崇的传统职业道德。在西方《希波克拉底誓言》中，就有关于医生不能受病人的异性诱惑而与病人发生性关系的戒条。印度古代医德规范中也有“女病人要与丈夫同来，立准诊治”的职业道德要求。在我国，早在汉代就有人研究性医学道德。其论述被后人收集到中国古代医著《医心方》中。我国历代名医都极为重视性医学中的道德。陈实功在《外科正宗》中着重指出：给妇女看病“愈加敬谨，此非小节”，“必须侍者在旁，然后入房诊视，倘旁无伴，不可自看”。这些古代医疗中对性道德的要，说明了古代医家对性道德的重视。现代医学家批判地继承了古代性医学传统道德，并将其规范化。《中国医学伦理学法规》规定：“男性医务人员在给女性患者做检查时，应有女护士或第三者在场，不允许对异性患者躯体做不当的检查，更绝对不允许利用职权之便侮辱女性患者，违反者要酌情给予政纪或法律制裁。”

古今中外的医德文献说明，自古以来医学界都十分重视医务人员的性道德修养。

三、防治性传播疾病的道德规范

性传播疾病是一类比较特殊的疾病，不仅牵涉到患者及其家属的隐私，而且还会对社会的卫生保健带来极大的影响。医务人员的道德水准如何，是搞好防治性传播疾病的关键。

1. 尊重病人 性病患者大多对性疾病知识知之甚少，染上性疾病后既担心治不好，又不知要多长时间才能治愈，以及治疗后是否留下后遗症，更不知要承受多少经济负担。大多数患者还担心别人知道后，不仅会影响自己的声誉、工作前途，而且还会影响自己的家庭生活和社会关系，往往出现自卑、恐慌、焦虑和自责的心理。这就要求医务人员本着对患者和社会负责的态度，对这些患者要一视同仁，尊重他们的人格，不歧视他们，处处维护患者的自尊心，帮助他们消除心理顾虑，使他们积极配合治疗。

2. 真诚和蔼 一般说来，初诊性病患者开始求治时，常常顾虑重重、羞于开口、感到很尴尬，往往不好意思向一位陌生医生谈夫妻性生活中隐私的病情，这时医生对病人的态度和语言就显得非常重要。若医生的态度亲切而诚恳，表现出同情和关怀，就会赢得患者的尊重和信任，患者就愿意向医生吐露真情，并能积极配合治疗。

3. 慎重细致 医务人员在对性病患者检查、确诊、治疗、用药过程中，一定要慎重、冷静，用通俗的语言、贴切的问候，逐步地了解、全面地掌握病史，配合必要的检查，诊断结果证实了才能确诊病种。明确诊断对制定性病治疗方案有着重要作用：第一，对病人做出初步诊断，以便排除那些由器质性疾病所引起的性功能障碍；第二，在性功能治疗过程中，须评价性功能是否完善；第三，结合病人的健康状况、心理情况和心理类型制订治疗方案；第四，通过诊断了解有关解剖和性生理方面的问题。有疑问的还可以对男女双方进行必要的体格检查和实验室检查，如宫颈细菌培养、阴道细胞涂片等，才有明确诊断，才能确定最佳治疗方案。绝不能光凭患者的诉说和自己的猜测就下结论，更不能为谋私利，有意造成“误诊”而骗取钱财。由于性病患者的检查要暴露隐私部位，一定要做好解释工作，不征得患者及家属的许可不得强迫妇女做不愿意做的检查。检查时要严格遵照操作规程，细致认真，不放过一点点可疑迹象，只问与疾病有关的问题，不得漫无边际地随便乱问一些无聊的话题，以免引起患者的反感。慎重、细致还要求医务人员对病人极端负责任。要重视各种疾病对性的影响。比如长期服用抗高血压药物会引起性功能障碍，造成性欲减退、阳痿等，医务人员如果对内科知识不很熟悉，就容易延误治疗，给患者生活带来不便，如果片面停药，则又会引起高血压病情的加重，因而必须在有关医生的配合下，适当调整抗高血压药物，才能取得满意的效果。所以，在临床性病防治过程中，一定要正确认识和处理各种疾病与性的关系，减少药物对性功能的影响，因此诊断要细致，用药需慎重。

4. 保守秘密 在性病诊治中，医生要注意保护患者的名誉和隐私。每一个人都有自己的隐私，在不影响社会或他人的情况下，有权保守这种秘密，这是患者的基本权利。隐私包括的内容很多，与医务人员有关的病人隐私有：生理特点、缺陷、个人身世、血缘关系和性关系等。保护患者的名誉表现为夫妻一方确诊为性病后，要征得患者同意，才能告诉其配偶。有时病人要求个人病史中的一部分情况对配偶保密，如果这样做并不会影响治疗效果，也不危及配偶的健康时，医生应该满足病人这种要求，并恪守诺言。如果患者坚决反对把病情诊断泄露出去，医务人员要给患者保密，并且告诉其治疗方案、注意事项等，说服患者自己通过合适的方式告诉其配偶到医院检查。对一些比较严重的性病，如梅毒、淋病等，既要照顾患者利益，又要兼顾社会公益，可采取只报告病例，而不报告患者姓名和地址的方法。这样做的目的是敦促患者坚持治疗，定期复查直到彻底治愈，也便于患者的性伴侣前来检查，避免漏诊造成性病传染源，给社会带来危害。

5. 注重教育 性教育不仅是有关两性器官的解剖学、生理学、卫生学方面的知识教育，而且还包括有关的性心理学、性伦理学、性爱学、性社会学的教育。这是一种必要而严肃的教育，它关系着家庭的幸福和社会安定，是全社会都应关注的问题，特别是青春期性教育。事实证明，在青少年中开展科学健康的性教育是杜绝性病、艾滋病传播途径的根本之法。在青少年性启蒙阶段告诉他们什么是性、怎么认识性、什么是健康的性行为和树立负责任的性观念等，有助于增强抵抗各种性诱惑的免疫力，长大之后能够健康理智地解决与性有关的各种问题。在当前性病、艾滋病流行趋势严峻的情况下，当务之急是要加强这方面的教育。青春期教育分广义和狭义两个方面。狭义的青春期教育主要是性教育，讲解生命孕育和诞生的基础知识、青春期发育的生理规律，同时还要系统介绍性的安全健康和身心保护知识，预防意外怀孕；介绍预防性病、艾滋病，反对滥用毒品等的知识。青春期教育作为人生教育，还应当传授健康的性价值观念、性的社会行为规范与道德责任、性的法律界线与防止性暴力等。广义的性教育除了包含狭义的内容外，还应当教导人际交往特别是两性交往的知识与技能，帮助青少年了解两性间的友谊、爱情、择偶、婚姻等，还要懂得性别社会化、性别差异与性别角色、两性尊重与平等等基本概念。因此，性教育是一门跨学科的综合性教育课程。

医务人员在性教育中起到重要的作用。在性病诊治过程中，医务人员要加强对患者及高危人群的宣传教育。患者是受害者，也是疾病传播者，因此要认真进行思想道德教育及性病危害教育，使他们从性病传播者变成防止性病的宣传者和性病的终止者。医务人员要向患者讲述如何坚持正确的性道德观，树立正确的性道德责任感和贞洁感；讲清性开放、性自由带来的恶果，并且注意解答患者提出的有关性病防治的知识，使他们掌握有关防治知识后能自己解决性生活中的问题。同时，还要使患者了解病情、疗程和预后，使之明白性行为涉及夫妻双方的关系和利益，这样利于夫妻关系的调整、双方的配合及性病的治疗，也能激起患者战胜自己、战胜疾病的决心。总之，是要通过各种不同形式的性教育，使人们懂得性病知识及危害后果，自觉抵制腐朽思想的侵蚀，树立良好的社会风尚，提高自我保健能力。

性病的诊治是一项医疗工作，同时也是一项社会工作。医务人员在此过程中，不仅要对患者个体负责，也要对全社会的卫生保健负责。所以，医务人员有义务也有责任在治疗过程中，积极开展防治性病的健康教育，采用多种形式，宣传健康的性观念和性道德，讲解性病的防治知识，提倡健康、道德的性行为，使全社会都能重视性病的防治。

案例 11-1

一位青年妇女，在一次妇科检查时医生发现她的阴道和宫颈有尖锐湿疣病变（性传播疾病），于是给预约了激光治疗。同时，医生给病人解释，根据《传染病防治法》要上报卫生部门，并指出她的丈夫也需要检查。患者恳请医生不要上报和告诉她的丈夫，否则将可能毁了她的家庭。

【分析提示】

在这件事情上，患者对她的丈夫有隐私的权利吗？医生应该怎么做？

思 考 题

1. 什么是性道德？
2. 临床诊疗中的性道德原则是什么？
3. 性医学研究和性教育中应遵循的道德原则有哪些？
4. 在性传播疾病防治工作中，医务人员应当遵守哪些道德规范？

第十二章　医学科研伦理道德

科学研究是探索未知的工作。凡是以正确的观点与方法考察人类社会、自然现象、思维规律，并通过理性概括以揭示本质的认识活动，都是科学研究。医学科学研究是人们为了认识和揭示人体的健康、疾病及其防治的本质和规律而进行的一种实践活动。医学科研是推动现代医学发展的重要手段。医学科研水平和医疗工作质量、医学理论建设和医疗实践发展的关系十分密切、意义极其重大。

医务工作者在防治疾病的同时，还担负着医学科学研究的任务，因此必须具备一定的道德修养，才能胜任科研工作。在科研工作中，研究者的道德理想、道德信念和道德品质始终影响和决定着对待这项工作的根本态度，影响和制约着研究者的行为和工作质量。

本章论述了医学科研的性质，医学科研伦理道德的意义、准则和特定医学科研中的伦理道德问题，以帮助医务工作者更好地认识生命现象的本质和规律，探讨战胜疾病、增强人们身体健康的途径和方法。

第一节　医学科研的性质和医学科研伦理道德的重要意义

一、医学科研的性质

医学科研的目的是探求和揭示生命和疾病发生发展的过程及其规律，推动医学的进步，保障人类的健康，促进人的全面发展。医学科研的作用在于，通过探索和创造，丰富和发展医学科学知识，发明新技术、新方法，因而它具有所有科研活动的特点：继承性、探索性和创造性。同时，医学科研又是一项极其严肃的工作，与其他学科的科研工作相比，医学科研的性质有以下几个特点：

1. 利害关系的直接性　医学科研是直接与人的生命打交道的，而生命是不可逆的，这样就使许多试验、观察要受这种客观条件的制约，不宜直接在人体上进行。因此，它需要研究者要有严密、合理的科研设计，采取模拟方法，建立动物模型，经过一定时间的观察，当确定对人体无害时，才能用于人体，之后再进行分析比较、综合判断，这样方能获取正确的结论。在任何一项医学科研成果推广运用到临床时，不仅要考虑近期效果，还要关注长远作用；不仅要考虑患者的治疗效果，还要注意到副作用；不仅要想到一般的作用，还要重视可能发生的畸变的严重后果。医学科研这种利害关系的直接性决定了医学科学研究内容从选题、设计到成果的论证、应用，必须具有很高的预见性。

2. 生命活动的复杂性　人体生命和疾病现象是物质运动复杂高级的运动形式，是人体生物结构运动和自然、社会结构运动的对立统一。客观事物的复杂性给人们研究认识也带来艰巨性和复杂性。科学真理是客观的，而且也是复杂的，认识人的生命和疾病更是一个极其复杂曲折的过程。疾病在临床表现上有时出现出的表里不一的假象，容易使人迷惑，产生错误的判断。人的个体差异性和人体本身的复杂性，使同一病变在不同的人体上可呈现出不同的临床表现；同一药物的使用，在不同患者体内会有不同的效果和作用；有些药物近期效果明显，而长期效果则不佳；有些药物在动物实验中作用明显，而对人体则无效。

3. 科研成果的严肃性　科学发现往往存在着两重性：或有益于人类的生存和发展，或给人类带来危害和灾难。又加上医疗活动的对象直接是人本身，是与生命打交道的，因此任何一项医学科研成果，不管其在研究过程中考虑得如何细致周密，在局部范围内使用是多么可靠有效，其可行性和有效性仍需在大面积人群中才能得到验证。在确定一项医学科研成果的推广使用时，必须注意到整体效应和长期影响。为了实现促进和维护人类健康利益这个神圣的目的，科研工作必须持以严肃的态度。科研的成功往往给“不治之症”的患者带来生的希望，但一旦研究失败，就可能导致患者健康的损害，甚至生命的结束。

医学科研本身的特殊性决定了要对从事医学科研的人员提出更高的要求。只有具备高尚的伦理道德修养的医务人员，抱着对人类极端负责的态度，才能实事求是地权衡利弊，审度得失，从而决定进退；反之，则会给社会和人民带来严重的危害。

案例 12-1

美国在危地马拉从事秘密人体实验 受害者索赔10亿美元

央广网北京2015年4月4日消息(记者李思默)据中国之声《新闻纵横》报道,5年前,美方医疗工作者曾在危地马拉从事秘密人体实验的消息经媒体曝光后,时任美国白宫发言人的罗伯特．吉布斯曾代表美国政府就该事件道歉。

而近日,危地马拉秘密人体实验这一事件又再度引来舆论关注。

本周,全球顶级私立大学、美国第一所研究型高校——约翰．霍普金斯大学被750多人联名告上法庭,原告们称就是这所大学参与了20世纪40至50年代在危地马拉进行的美国政府医学实验,让他们和家人沦为美国医学工作者的"实验品"。

那么,当时在危地马拉到底发生了什么?

这一惊世秘密是由美国韦尔斯利学院医学史学家苏珊．里维尔比披露的。2009年,她在梳理已故医生约翰．卡特勒的资料时发现,1946年至1948年间,卡特勒在危地马拉的监狱里展开了一项秘密人体实验。这项医学实验中,美国医疗人员在受害者不知情或者未经受害者允许的情况下故意让数百名当地人感染上淋病和梅毒。

据披露的相关文件显示,实验对象包括儿童、孤儿、雇佣兵、精神病患者、监狱囚犯以及妓女。美方医疗人员认为患者不够多时,还会让实验对象"接种"性病病毒。共有696名男性和女性接触了梅毒或淋病病毒。实验对象随后接受青霉素治疗,但不清楚多少人真正患上性病,也不知道多少人最终得以治愈。此外,作为该项研究的一部分,许多感染者还被鼓励将性病传染给其他人。感染性病的受害者中大约有三分之一的人一直未得到足够的治疗。

美国政府直到2010年才承认这个实验。时任危地马拉总统的科洛姆谴责这一梅毒实验是"反人类罪"。美国总统奥巴马以及当时的国务卿希拉里和卫生部长都为此道歉。而在本周三,涉及感染了梅毒和淋病的个人、配偶和受害者的子女,总共超过750名研究对象在美国马里兰州巴尔的摩提交了起诉,控告约翰．霍普金斯大学参与当时的实验,原告们的索赔金额高达10亿美元。同案被告还包括约翰．霍普金斯医学院和公共卫生学院、洛克菲勒基金会以及必治妥施贵宝药厂等。

资料来源:http://gongyi.people.com.cn/n/2015/0404/c151132-26799034.html

2015年04月04日08:44 中国广播网

【分析提示】

医学科研是直接对人生命健康负责的活动,决定它是一项极其严肃的工作。做任何科研实验都不要忘记医学科研的根本目的是为人类健康服务的。这种以牺牲弱势群体为代价的医学科研活动与医学科研的目的背道而驰!

二、医学科研道德的重要意义

医学科研道德是医学道德的重要组成部分,贯穿于医学科研活动的全过程,是医学工作者行为规范的总和,是开展科研工作取得科研成果的重要保证,因而对医学科学事业的发展具有重要意义。

1. 是促进医学科研获得成功的强大动力 古今中外,许多有成就的医学科研工作者在事业上取得成功,不仅依赖于渊博的科学知识和精湛的科学技术,更重要的是他们具有高尚的医学科研道德。因此,高尚的医学科研道德是每一位从事医学研究的人必须具备的素质要求。爱因斯坦在谈到居里夫人时说:"在像居里夫人这样一位崇高人物结束她的一生的时候,我们不要仅仅满足于回忆她的工作成果对人类已经作出的贡献。第一流人物对于时代和历史进程的意义,在道德品质方面,也许比单纯的才智成就方面还要大。即使是后者,他们取决于品格的程度也远远超过通常所认为的那样。"医学科研道德是促进医学发展的强大动力。崇高的医德情感和医德理想,能激励人们为了人类的健康、幸福和发展医学事业而百折不挠、勇敢奋斗。

2. 是医学科学发展的重要保证 当今,自然科学和技术的突飞猛进,高分子化学、分子生物学、分子遗传学等学科的迅速发展,电子计算机技术的广泛应用，推动了生命科学研究的进展。现代医学研究领域正在不断拓新，研究的内容日益丰富，器官移植、试管婴儿、DNA重组等新的成果和技术相继问世。只有抱着对人类健康极端负责的态度，才能在新药物、新技术的研发和临床使用中，积极进取，脚踏实地，勇于探索，忠于事实。而任何方面的诱惑和各种原因的干扰以及抛弃求实的原则，都会给人类带来灾难。科学和道德常常是相互渗透、相互支撑的，科学和道德都属于社会意识的范畴，都是对一定社会存在的反映。医学道德和医学科学也是同步发展的。医学的进步，必然引起医学道德的发展变化；反过来，医学道德的变化又推动了医学科学的发展进步。所以，医学科学事业的发展进步在很大程度上取决于医学科研工作者的道德观念。

3. 是正确处理科研过程中各种关系的根本条件 科研活动不可能孤立、封闭地进行，需要处理个人与个人、个人与集体、个人与社会、个人与国家和集体与集体等多端节、多层次的复杂关系。当代科学的整体化和学科间的互相渗透，尤其是医学与其他学科的互相交叉、互相影响，科研协作越来越需要在本系统或跨学科、跨单位的协同配合、共同作战。这样，道德的作用和要求显得更加突出和重要，科研人员间没有切实具体的道德调节系统，没有个体的道德修养，就会出现不顾大局、各自为政、嫉贤忌能、缺乏民主、垄断霸道等种种不道德的行为。只有加强科研道德修养，才能在科研活动中做到谦虚谨慎、坚持真理、团结协作、尊重他人劳动，而这正是科学研究顺利进行的保障要素。

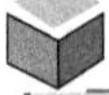
案例 12-2

“修改人类胚胎基因”论文 涉及伦理道德问题引争议

基因编辑技术CRISPR/Cas9，这已不是一项陌生的技术了。在最近两三年里，科学家们普遍都用它作为编辑基因的“手术刀”。该技术已经应用于动物胚胎和人类成体细胞，目的是促进基因疗法的发展，希望能够在癌症和艾滋病等疾病的治疗上找到突破口。不过，坊间有传言称，编辑人类胚胎基因的实验已经在进行。

2015年4月22日，《自然》杂志披露，广州中山大学基因功能研究员黄军就的研究团队利用CRISPR/Cas9技术，试图修改人类胚胎中编码人β-珠蛋白的HBB基因，该基因的突变可能导致地中海贫血症。这些胚胎由当地医疗机构提供，均无法发育成婴儿，不能正常出生。实验使用了86个胚胎，48小时后，有71个胚胎存活，其中54个接受了基因测试，仅有28个胚胎的基因被成功修改，但只有一小部分包含替代的遗传物质。

据称，研究团队最初将论文投给世界知名学术期刊《自然》与《科学》杂志，但遭到拒绝。这篇科研论文最终在中国教育部主管的英文学术刊物《蛋白质与细胞》上发表。

论文遭到《自然》和《科学》杂志的拒绝，部分原因在于相关技术存在伦理道德方面的争议。这两份期刊均对自己的评审过程保密（《自然》的新闻编辑团队是独立于研究编辑团队的），但承认，编辑人类胚胎基因对他们来说是一个复杂的问题。《自然》编辑部主任瑞图·德汉德说：“这是一个发展迅速而且复杂的领域，我们不能，也不应该，轻易地采取过分简单化的政策。”她表示，自然出版集团正在广泛咨询专家，希望就这个课题制定一个“不断进步的政策”。《科学》杂志方面也称，“我们坚信，基因编辑技术的潜力必须得到社会观念的认可，只有在建立共识的过程中才能铺平向前发展的道路。”《细胞》杂志主编、细胞出版社首席执行官埃米莉·马库斯则表示，她的杂志“愿意考虑发表关于人类种系基因组编辑的论文”，如果这类论文符合较高的技术和道德标准的话，而且她的团队“对于这些研究有关的复杂伦理问题和潜在的社会影响很警觉”。《蛋白质和细胞》杂志的编辑说，他们之所以刊发这篇论文，是为了对这类研究工作“敲响警钟”。该杂志执行编辑张晓雪在4月28日发表的社论中写道：“在这种非同寻常的情况下，编辑部作出的刊登这项研究的决定，不应该被看作是对类似尝试的一种认可或者鼓励。”《蛋白质与细胞》杂志总编辑饶子和补充说：“我们围绕这个问题的伦理争议进行了认真探讨，我们预计可能存在不同的观点，但需要发表它才能引发讨论。”《蛋白质和细胞》杂志的出版商——德国施普林格出版公司证实，经该杂志审核，黄军就团队的研究获得了相关机构的批准，并有胚胎捐赠者的知情同意书。他们还证实，这项研究是符合《世界医学协会赫尔辛基宣言》中关于人类医学科研伦理原则的条款，也没有违反中国法律。

资料来源：http://www.cpus.gov.cn/index/cnkepunews/kepunews/201504/t20150430_1113282.shtml 2015年04月30日　09:42 中国科技网-科技日报

【分析提示】

科学精神是一种探求真理的精神，它总是不满足于现状，永远不会停止前进的步伐，医学科学的先进性与现行的医学道德可能出现不一致，有时甚至出现对立。修改人类胚胎基因的论文，发还是不发？而任何关于人类胚胎的人为操作，总是会引起激烈争论，但争论的最终目的，应该是制定出明确的规范标准，让科研真正朝着有利于人类福祉的方向发展。医学科研与医学道德的冲突，告诉我们二者的关系是既对立又统一的，医学道德能够引导医学科研朝有利于人类的方向发展，医学科研的探索能够实现高尚的医学道德。

第二节　医学科学研究道德的准则

随着医学科研事业的不断发展，医学科研道德在医学研究领域里的主导地位越来越明显，医学科研道德对于医学研究取得成功与否有着举足轻重的作用。医学科研具有自身的道德准则。这些道德准则是医学科研工作者在科研活动中应该遵循的道德规范，是科研工作者的行动指南。

一、目的纯正，造福人类

医学科研的根本目的是发展医学科学事业，增进人类身心健康。离开了这一根本目的，也就无所谓科研道德。因此，一个医学科学人员最基本、最首要的道德修养就是科研动机和目的要纯正。

崇高的目的和动机，是科研道德的灵魂，是保证科学事业造福人类的前提，它支配着科研工作者的行为，贯穿于科研工作的始终。医学史上，许多杰出的医学家为了人类健康，为了造福人类而勤奋忘我地工作。如我国汉朝末年名医张仲景，目睹许多人死于疫病的悲惨情景，于是“感往昔之沦丧，伤横夭之莫救，乃勤求古训，博采众方”，经过几十年的艰苦劳动，终于在晚年完成了《伤寒杂病论》这一不朽的名著，为我国医学的发展作出了突出的贡献。西方的路易·巴斯德为了研制狂犬病，想让疯狗咬伤兔子。疯狗尽管由于阵痛而口流唾涎，却始终不肯攻击兔子，巴斯德无奈，只好用自己的嘴将有毒的唾液一滴滴吸入口中的滴管，他极其安详，好像忘了这样做其实是在和死亡游戏。当摄取了足够的标本后，他诙谐地对助手说：“好了，各位先生，实验可以进行了。”正是这种纯正的科研目的，激发了他为科学献身的行为，终于征服了狂犬病。与此形成鲜明对比的是，在第二次世界大战期间，德、日法西斯中有些医学专家，无视人们的生命安危，进行惨无人道的人体实验，使数以万计的无辜者致伤、致残、致死，这是沉重的历史教训。

医学科研的根本目的要求医学科研人员以发展医学科学事业、增进人类身心健康、造福于人类为目的，为此这就要求医学科研工作者在选题时必须考虑科研工作是否与为人类造福这一目的相一致。

从科研选题来看，医学工作者在选择和确定科研课题时，应从国情出发、从维护人们身心健康出发，以是否符合国家、社会的利益，是否符合人民群众健康利益的需要为标准来确定课题方向，争取少花钱，多出成果。如果只是从个人的名利和兴趣出发，对那些容易见成效、有名利的课题争相抢夺，而对一些短期内不易见成效的或无名无利的，但又是人们健康需要的课题置之不理，就是科研动机不纯的表现。另外，科研选题也要与防病、治病相结合，要与医学教学相结合。医学科研的任务是要揭示生命运动的本质和规律，探求疾病发生、发展的客观过程，寻找战胜疾病、提高人类健康的途径和方法。如果医学科研离开了防病、治病的需要，也就失去了科研的意义。医学科研又是发展医学科学、培养卫生技术队伍、提高教学质量的基础。在高等医学院校里，医学科研如果不与医学教学相结合，也是目的性不明确的表现。

医学科研是一种探索性、创造性的活动，其中充满了困难和危险，医学工作者只有动机纯正、目的正确，医学工作者在科研活动中才能形成坚定的意志，不畏艰险并能正确处理与其他相关人员的关系，相互配合、团结协作。

二、实事求是，严谨治学

医学科学研究是关系到亿万人的身心健康和生命安危的严肃问题，要求医学科学工作者对人们的健康和生命负责，要做到这一点，其中一个重要前提是尊重科学，尊重事实，实事求是，严谨治学，严格地按客观规律办事。实事求是，严谨治学是进行科学研究的一条根本原则，也是科研工作者必须遵守的一项道德规范。真正的科学家治学是十分严谨的，一旦发现自己的科研过程中的失误会实事求是地加以改正，不能以主观代替客观，以错误代替真理。不幸的是，在医学界中存在有的人在实验中暗示、诱导受试对象只提供自己主观上希望的实验“效应”；有的人只按自己主观愿望片面收集资料，随心所欲地取舍数据，甚至伪造资料、照片；有的人则凭主观想象编撰论文，假报成果；有的人甚至抄袭别人论文、剽窃他人成果等，这些人都违背了实事求是精神。科学就是实事求是地反应客观存在，科学必须诚实，有一说一，有二说二，医学科学研究来不得半点的虚假。

实事求是、严谨治学体现在科学实验中则要求做到：第一，实验设计必须建筑在坚实的业务知识和统计学知识的基础上，以科学的方法论作指导，使设计具有严密性、合理性、高效性和可行性。第二，在实验中，必须严格按设计要求完成全部实验步骤和项目，必须严格遵守操作规格，必须进行客观的观察和如实的记录，不能暗示实验对象去反映实验者所希望的情况。第三，对实验结果的分析和评价，要客观地对待实验结果。只要实验失败或不符合设计要求的，必须重做，以保证实验结果的准确性、可靠性和重复性；做实验结论时要细心斟酌，反复推敲，切忌草率从事；报道科研成果要慎重，如果稍有麻痹和疏忽，有意无意地歪曲事实，则可能导致危及人的生命的严重后果。万一因某种原因使报道失实，一经发现，应主动及时更正。

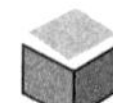
案例 12-3

日本造假“学术女神”小保方晴子的上司自杀身亡

新华网大阪8月5日电（记者马兴华）日本身陷论文造假丑闻的女研究员小保方晴子的指导者、理化学研究所发育和再生科学综合研究中心副主任笹井芳树5日在神户自杀身亡。

日本媒体援引兵库县警方的消息报道说，笹井芳树当日上午在位于神户市的尖端医疗中心内上吊自杀，被人发现后送往医院抢救，但不治身亡。

笹井芳树是小保方晴子的指导者。小保方晴子等人在今年1月30日出版的《自然》杂志发表论文称，他们成功培育出了能分化为多种细胞的新型“万能细胞”——STAP细胞。这些细胞具有和胚胎干细胞相同的特性。笹井芳树正是小保方晴子的上司和论文的共同作者。这是继日本科学家山中伸弥之后干细胞领域的重大突破。然而今年3月时，论文合作者之一的若山照彦教授要求文章的第一作者小保方晴子向其提供用某一品系的小鼠细胞制备的STAP细胞，但当若山照彦对细胞进行了简单的遗传分析后发现，小保方晴子给他的干细胞，是由其他品系的小鼠细胞制备的。这表明这些细胞可能受到了污染。小保方晴子研究涉嫌造假的争议由此展开。今年4月1日，日本理化学研究所经调查后宣布，论文第一作者，理化学研究所发育生物学中心（CDB）研究室主任小保方晴子存在捏造、篡改等学术不端行为。共同作者虽无学术不端行为，但由于未能发挥把关作用也“责任重大”。此后，《自然》也撤回了两篇论文。随着记者盯上小保方研究员到目前发表的所有论文，人们又发现，她在3年前向早稻田大学提交的博士论文中有很明显的抄袭痕迹，109页论文中有20页是完全抄袭美国某研究所的公开论文。而且博士论文使用的照片与这次万能细胞试验的照片完全一致，都是一个生物公司网站上抄袭而来。

小保方晴子案成为继黄禹锡造假事件之后，国际科学界最大的丑闻。小保方晴子本人一直不肯承认研究造假，坚称实验结果属实，仅对论文中引用图片的失误进行道歉。但学界普遍并不相信小保方的辩解，包括小保方在内的论文作者都遭受了巨大压力，笹井芳树也被视为整个事件的主要责任人。

资料来源：http://www.39kf.com/education/Science-education-news/2014-08-05-917802.shtml 2014年8月5日 新华网

【分析提示】

实事求是是医学研究工作者的最重要品质，是医学研究的生命。科学就是实事求是地反应客观存在，医学科学研究来不得半点的虚假。即使是最有名望的科学家，也不能阻挡因弄虚作假而受的谴责。

三、团结协作，密切配合

医学科研中的高尚医德，可以促使科研工作者谦虚谨慎，团结协作，尊重他人的劳动，这也是医学科研取得成功的重要条件。医学科研的发展和进步，从来都是集体共同奋斗的结果，特别是在医学科学发展到高度综合又高度分化的今天，如果没有团结协作、密切配合，要想有所成就是不可能的。现代医学一方面朝着微观方面不断发展，另一方面又朝着宏观方面不断前进，因而新知识、新技术、新学科不断出现，各学科的传统界线正在日益消除。其主要的特点是基础科学和技术科学向医学大量渗透，许多医学重大课题的研究，需要多学科、多方面力量的通力合作。由于医学科研协作趋势的日益加强，要求医学科研工作者必须具有团结协作的精神。这就要求科研人员要讲究医德修养，具备团结协作、密切配合的道德精神，共同做好医学科研工作。

尊重他人的劳动成果是与团结协作相关的一个重要问题。任何一项科研任务的完成，都离不开他人的劳动成果和众人的共同努力。科研人员在发表论文、公布成果时，要分清哪些是前人或别人已有的，哪些是自己取得的新进展，不能把他人之功据为己有。那种在自己的研究工作尚未完成就剽窃他人成果抢先发表的行为是很不道德的。要实事求是地对待文章的署名，没作贡献却要署名，这也是不道德的。1858年达尔文在《物种起源》发表前就收到了另一位生物学家华莱士寄来的论文，其中阐述的观点恰与《物种起源》吻合。这时，达尔文想到的不是抢先发表文章以取得“首创权”，而是写信称赞华莱士说：“您就是最应该得到成功的人。”华莱士也谦虚地表明：达尔文比自己高明得多。他建议把生物进化论定名为“达尔文主义”，而他自己则以“达尔文主义者”自豪。他们这种互相尊重的高尚品德永远值得我们学习。

四、正确认识和对待保密

医学科研过程中常常涉及保密问题，能否正确地认识和对待医学科研中的保密问题，将会直接影响到医学科研的进展和结果，这一问题随着全球化的发展将会越来越突出。因为医学科学发展的高度分化和高度综合的新趋势，科学研究要注重多方面连续性的协作攻关。因此协作单位间要互相支持，互通信息和情报，在图书资料、仪器设备等方面，互通有无，互相提供方便，任何封锁保密和故意设难的做法都会妨碍医学科研的顺利发展。

医学科研是为人类健康服务的，医学科研的根本目的是发展医学科学事业，增进人类身心健康。因此，医学科研的每一项成果都应是全人类的共同财富，为人类造福的。从这个意义上说，医学科研成果是公开的，是面向全世界、全人类的，医学科研是不应当保密的。另外，医学科研又需要在一定时间、一定范围内进行保密。这是因为不同社会制度、不同国家、不同地区之间存在利益的竞争，而当今世界国家之间的竞争已主要是科学技术的竞争。对于从事医学科研工作的医学工作者来说，也需要在一定时间、一定范围内进行保密，特别是涉及国家安全时更应如此。

科研成果的公开与保密，这两点并不矛盾。成果的公开是绝对的，这一点是由医学科研的根本目的决定的，医学科研的每一项成果都应是全人类的共同财富，是不应当保密的。保密则是暂时的，是有条件的，是在一定时间、一定范围内进行保密。随着社会的发展，以前保密的科研成果会逐步公开，成为全人类共同的财富。在处理一项具体的医学科研成果是公开还是保密时，在不涉及国家安全的情况下，应以发展医学科学事业、增进人类身心健康、为人类造福这一医学根本目的为标准来判断。

第三节 特定医学科学研究中伦理道德问题

医学科研是一种探索性活动，其根本目的是维护和增进人类的健康。医学科研道德贯穿于医学科研活动的全过程，人体实验、尸体解剖和基因工程是医学科研中重要组成部分，都不可避免地涉及伦理道德问题。如何处理人体实验、尸体解剖和基因工程中的道德问题，对于促进医学科研的发展具有重要的意义。

一、人体实验的伦理道德问题

人体实验是医学科学研究中的一个极为重要方面，很多医学成就都是通过人体实验而取得的。人体实验就是以人作为受试对象，用科学的实验手段，对受试者进行研究和观察的医学行为和过程。

人体实验在现代医学和医学研究中有着极其重要的地位，无论是基础的医学研究，还是临床的诊断、治疗和预防都离不开人体实验。一切医学研究成果在应用于临床之前，必须经过人体实验。由于人和动物存在种属的差异，故动物实验的研究成果必须经过人体实验进一步验证后，才能确定其在临床医学中的价值。另外，人的某些特有的疾病，不能用动物复制疾病模型，若用动物复制的疾病模型均与人的疾病差别很大，对这些疾病的研究更离不开人体实验。只有经过人体实验证明确实有益于某种疾病的诊断、治疗的方法，才能推广应用。即便是已常规应用于临床的理论和方法，还必须不断地通过人体实验手段，加以修正和完善。因此，人体实验不仅是医学的起点，也是医学研究的最后阶段。从医学发展的历史看，没有人体实验便没有医学，更没有现代医学的发展。中国古时的“神农尝百草”可以说是最早的人体实验。近代西方医学的发展无一不是建立在人体实验成果的基础上的，如哈维血液循环的发现、詹纳牛痘接种的发明等。近代实验医学产生后，科学的动物实验和人体实验成为发展医学科学的关键。现代医学大量地使用了人体实验，并对医学发展、对人类健康作出了许多贡献。可见，医学科学的发展和进步，离不开人体实验。可以说，人体实验是医学的起点，是医学研究成果从动物实验到临床应用的中介，人体实验的医学价值和道德价值是无可非议的。

但是，人体实验客观上存在着不明确性、危险性。同时，随着医学进步的同时，不道德的和滥用人体实验的现象时有发生，这引起了人们对此现象越来越多的关注。第二次世界大战期间，纳粹医生用政治犯和战俘进行医学实验研究，如试验人在冰水中能存活多长时间；故意切断人的肢体用来试验一种新药，看能否止血。日本臭名昭著的731部队、荣字1644部队医生为研制细菌武器，用活人做鼠疫、霍乱、伤寒、痢疾实验，残忍至极！此后，滥用人体实验的现象仍有存在。为了杜绝人体实验中的非人道行为，维护其道德尊严，使之更好地为人类的健康和医学科学的发展服务，世界卫生组织和一些国家的医学界、法学界，曾多次研究人体实验的原则，并颁布了不少宣言、伦理学原则。针对有关人体实验道德发表了许多宣言，概括起来主要有以下道德原则：

（一）知情同意原则

任何实验都必须取得受试者同意，不允许背着病人或病人家属在病人身上进行任何实验。知情同意在人体实验中包括三个方面的要求：①用适合未来实验对象的方式为他们提供足够的信息，这些信息包括实验的目的、方法、预期效益，特别是实验可能的危害和研究对象可以在任何时候自由地拒绝或退出实验等方面的知识；②未来的实验对象能够理解这些知识、能够判断出实验措施有时对他们并非医疗所需或尚未成熟，实验者有责任弄清受试者是否已经理解了这些知识；③受试者应在没有强迫和不正当影响的情况下，自由自愿地作出参与实验与否的决定，并签署书面知情同意书。

（二）维护受试者利益原则

医学研究的目的，必须是为了提高疾病的诊断、治疗和预防方法，为了深入了解疾病病因学和发病机制以便更好地维护人们的健康，违背了这一目的的任何实验都是不允许的。这就决定了人体实验必须以维护受试者利益为前提，这是人体实验的又一基本原则。人体实验的实验者在任何时候任何情况下都应把受试者的切身利益放在优先考虑的地位，其具体内容包括：①实验前应充分估计实验中可能遇到的困难和问题以及预期效果，其效果对实验者的重要性一定要始终大于科学研究和对人类社会方面的影响，否则就不能进行实验，不能只顾医学的利益而不顾受试者的根本利益。②在实验过程中必须采取充分的安全措施，以保证受试者在身体上、精神上受到的不良影响减少到最低限度。在实验过程中一旦出现意外风险，只要其严重性超过实验的重要性或与此相当，实验就应该中止。病人对某项研究工作拒绝配合时，绝不能影响医务人员对病人的合理治疗。③主持实验者必须具有相当的经验，实验必须在经过严格训练的、有资格的人员和被认可的临床医生的监督下方可进行。

（三）科学合理原则

医学科研是对人的生命负责的，而生命是不可逆的，医学科研这种严肃性对人体实验的科学性及其合理性提出了极高的要求，这些要求的具体内容是：实验本身必须符合科学原理；全部实验程序必须科学完备；实验前有可靠的动物实验作基础；实验由胜任者进行以及给予监督；发表论文和成果时注意准确无误等。

其中以实验对照的方法来说，由于人体实验不仅受机体内在状态和实验条件的制约，而且受心理、社会等因素的影响。为防止各种主观因素，正确判定实验结果的客观效应，必须设置对照组。实验对照方法要求对照组观察的对象与实验组的条件基本一致，而且要同步进行对比研究，因此研究者需在观察过程中随机公正，不偏不倚，以保证研究结果的准确性、客观性和可信性。设置对照组不仅符合医学科学需要，而且也符合医学道德的要求。

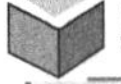

案例 12-4

黄金大米实验

《人民日报》2012 年 9 月 5 日报道，8 月 1 日，《美国临床营养学杂志》网站发表了一篇名为《黄金大米中的β-胡萝卜素与油胶囊中的β-胡萝卜素对儿童补充维生素 A 同样有效》的论文。论文称，为了比较儿童摄入“黄金大米”、菠菜和β-胡萝卜素油胶囊对补充维生素 A 有何不同，2008 年，美国塔夫茨大学、湖南疾病预防控制中心、中国疾控中心营养与食品安全所、浙江医学科学院等工作机构的研究人员共同在湖南省的一所小学进行试验，针对 6 到 8 岁的健康的在校小学生。论文同时称，研究所用材料——黄金大米和菠菜都是在美国生产、处理和蒸煮，然后冷藏运至中国实验所在地加热后供小学生食用。

卫生部和浙江省、湖南省有关方面高度重视，责成中国疾病预防控制中心、浙江省医学科学院和湖南省疾病预防控制中心联合进行了调查。调查发现项目实施时，汤光文、荫士安和王茵作为项目负责人，始终没有告知当地主管部门和项目承担单位开展的是“黄金大米”试验；在与学生家长签署知情同意书时故意使用“富含类胡萝卜素的大米”这一表述，刻意隐瞒了使用“黄金大米”的事实。

2008 年 5 月 20 日至 6 月 23 日，含“黄金大米”试验组的试验在江口镇中心小学实施。试验对象为 80 名儿童，随机分为 3 组，其中 1 组 25 名儿童于 6 月 2 日随午餐每人食用了 60 克“黄金大米”米饭，其余时间和其他组儿童均食用当地采购的食品。“黄金大米”米饭系由汤光文在美国进行烹调后，未按规定向国内相关机构申报，2008 年 5 月 29 日携带入境。6 月 2 日午餐时，汤光文等人将加热的“黄金大米”米饭与白米饭混合搅拌后，分发给受试儿童食用。2008 年 5 月 22 日，课题组召开学生家长和监护人知情通报会，但没有向受试者家长和监护人说明试验将使用转基因的“黄金大米”。知情同意书，仅发放了最后一页，学生家长或监护人在该页上签了字，而该页上没有提及“黄金大米”。

资料来源：http://paper.people.com.cn/rmrb/html/2012-12/07/nw.D110000renmrb_20121207_5-04.htm? div=-1 2012 年 12 月 07 日 人民日报

【分析提示】

此事件所涉及的医学科研道德与伦理有：转基因大米人类食用的安全性问题；此类研究的医学道德与伦理审核是否完善；实验对象的知情同意是否真正落实。可指导学生思考讨论“只要是严格设计的科学研究，就可以不考虑其潜在危险而进行人体试验”。

二、尸体解剖的道德问题

在我国由于受封建伦理观念的影响，不少人

认为“身体发肤，受之父母，不敢毁伤，孝之始也”，“人生要完肤，死要完尸厚葬”，否则就是大逆不道。这种落后的伦理观念给我国尸检工作造成了一定困难，严重阻碍了医学科学的发展。我国医药卫生战线的广大干部和医务人员，为肃清旧的观念的影响，做了大量的工作。不少中央领导同志、各级卫生领导干部和医学专家，带头签名表示身后捐献遗体，供解剖之用。青岛医学院解剖学教授沈福彭同志在遗嘱中写道“我深知自己在世的日子不会长久了，我已与家人商定，将遗体奉献给我亲手一点一滴创建起来的人体解剖学教研室”，“如能做成标本，成骨架，我便能在我所倾心的岗位上站岗了”。这是多么崇高的献身精神。医务人员，一方面要以实际行动去改变人们在尸体解剖问题上的伦理观念，另一方面在进行尸体解剖工作时，必须遵循以下几点道德要求：

1. 尸体解剖必须用于医学目的或法律目的 尸体解剖应该是为了人体解剖学的发展和教学的需要；为了弄清其药物的作用机理和治疗方法的疗效；为了弄清死亡原因的病理解剖学和法医学的需要；为了器官移植等医疗目的的需要。如果不是为上述医学目的方法律目的而进行尸体解剖，应视为不道德的行为。

2. 尸体解剖应征得死者生前同意或其亲属的同意 在一般情况下，征得患者生前或其亲属的同意，只要经有关部门批准，是可进行解剖的。有些病例有来不及征得死者生前同意，为查清死因又必须进行尸体解剖时，可征得死者家属同意并办理合法手续后进行尸体解剖；如果死者家属不同意，则应向其讲清尸体解剖的目的和意义，坚持知情同意的道德原则。如果死者家属仍然坚持不同意，则不可强行去做尸体解剖。鉴于我国旧习俗的影响尚深，尸体解剖的目的和意义需要一个宣传过程。在进行宣传教育的同时，卫生行政部门制定有关条规或国家给予立法很有必要。

3. 爱护和尊重尸体 这是科研医德的一条基本要求。无论是自愿捐献的还是有偿提供的尸体，死者都是用自己的身体为医学科研和医学发展作出了贡献，医学工作者应尊重尸体。从人的本质方面来说，人的本质是一切社会关系的总和，人死后仍有其人格尊严，死者应当继续得到人们的尊重。因此，在解剖过程中，应保持严肃认真的态度，爱护和尊重尸体。在解剖室内不得打闹嬉笑，不任意摆弄尸体，不乱切乱丢。尸解完毕后放好洗净，穿好衣服，摆正位置。这不仅是对死者的尊重，是对死者亲友的尊重，也是医学道德的要求，是医学人文关怀的体现。

三、基因工程的道德问题

进入 20 世纪以来，遗传学的飞速发展使基因工程的道德问题显得尤为突出。21 世纪更是生命和基因工程的世纪，基因工程伦理问题的解决将对人类带来极大的好处。

基因工程是指应用现代化的生物科学和遗传学技术，对基因进行操纵或改造的科学工程，包括人类基因组研究、克隆技术、胚胎干细胞研究、生殖技术等。基因工程是一项严肃的科学实践，通过基因工程，可以提高疾病诊断水平，改进治疗和预防措施，进一步探索发病机理，对于医学的发展、造福人类具有重要意义，而且在人类生命质量的提高方面具有广阔的应用前景。基因工程技术的发展，已使人类在逐渐揭示基因这一遗传学物质的奥秘中，使它为人类服务。然而伴随着这一令人振奋的成就，人们对基因工程却存在着许多不同观点和争议。人类又面临着许多必须认真思考和解决的伦理难题。

基因工程中的道德争议虽还未形成定论，但仍有几项基本原则可以遵循：

1. 尊重原则 尊重原则可作为基因工程伦理应用的重要原则，它主要包括两个方面：一是对所有人的尊重。在基因工程技术的应用中，应该对胚胎、受试者、遗传病患者、残障人及相关的所有人采取平等的尊重态度。这是对生命的尊重。二是对受试者自主权的尊重。人类遗传信息与人体器官一样是个人财富，要特别尊重受试者的自主权。任何人想要以不正当的目的和手段取得它，都是不道德的。即使是为了促进人类共同的福利，如克服某些严重遗传疾病，也要事先取得当事人的同意才可以获取这些遗传信息。

2. 安全原则 安全原则也是基因工程伦理应用的重要原则，因为基因工程技术应用会带来不可避免的损害或代价，应该使这些损害或代价减小到最低限度，同时受益和代价应该尽可能公平地分配到人群中。安全原则主要包括两个方面：一是对实验对象安全的保证，二是对全人类安全的保证。对实验对象安全的保证主要体现在实验中必须采取充分的安全措施，以保证受试者在身体上、精神上受到的不良影响减少到最低限度。在实验过程中一旦出现意外风险，只要其严重性威胁到受试者的生命安全，实验就应该中止。

安全原则应贯彻基因实验的整个过程，具体要求如下：①从实验设备到生物材料要确保安全；②把实验按其危险性分为最低、低、中、高四类，分别采取相应的安全措施；③具有剧毒病原体的重组 DNA，含有毒素基因的 DNA，培养液达 10 升以上的 DNA，以及对人或动植物有潜在危险的实验，应延期进行；④对实验人员进行危险性和安全管理教育，定期进行检查；⑤制定对实验研究进行安全管理的监护体制。

3. 保密原则　当科学可以在基因上揭示人与人的不同，人类的隐私就到基因的层面。保密原则在基因工程技术应用中就比任何其他临床或公共情境中都更重要。因为其他疾病一般不涉及隐私领域，病人一般乐意听从医生建议，遵照执行。但遗传病病人则不同，他们与疾病有关的基因信息有很大一部分属于隐私领域，他们更加要求自主性，更加要求知情同意和保密。

医学上的保密原则有两个含义：一是为病人保守秘密，如对病人的隐私应守口如瓶；二是要对病人保密，如有些病情让病人知道会造成刺激，加重病情的恶化。具体表现在基因治疗中，医务人员应尊重患者的隐私权，保守遗传秘密。未经患者同意，医务人员不得向学校、企业、公司、保险机构等单位公开或泄露患者的 DNA 信息，保密的目的在于防止“基因歧视”，维护患者的隐私权。同时，医务人员应谨慎地解释有关基因与疾病相关的遗传信息，否则，不恰当的医学解释将会给携带疾病基因但又不会生病的人带来不必要的精神负担。

思　考　题

1. 医学科研伦理道德有什么重要意义?

2. 医学科研过程中有哪些医学道德要求?

3. 两位内科消化专业研究生，选择了胰癌早期诊断的科研项目。此课题需在病人身上抽200毫升血做抗体测定。能否在晚期癌病人身上抽200毫升血，两位研究生发生了争执。甲认为这样做不人道，在快要死的病人身上抽血，无疑会增加病人痛苦，而且可能加速其死亡，这不符合医生救死扶伤的职责，所以此做法不妥；乙的观点与甲相反，认为此科研项目对大多数人有利用，况且晚期癌症病人不久也将死去，为科研做点贡献也未尝不可。

请问：以上涉及哪些医学科研道德原则吗?你支持哪个观点? 为什么?

4. 臭名昭著的纳粹实验的一个特点是受试者都是关押在集中营的人，包括犹太人、波兰人、持不同政见者和痴呆者。实验内容包括将人带到极高的海拔高度，以测得在哪一点氧气会从人的血液里分离出来并导致死亡；冷冻人体以得到在哪一点会对人产生致命的不可逆的伤害；还有一些实验中人被故意染上致命的疾病等。

试用人体实验的有关道德原则，对纳粹人体实验的暴行进行批判。

第十三章　医院管理伦理道德

医院是依法定程序设立的从事疾病诊断、治疗、预防、保健活动的卫生机构。医院管理是运用现代管理的理论和手段，按照医院的基本任务，对医院工作进行计划、组织、控制和协调，以保证医院各项工作的完成。医院管理的目标是提高医疗质量、保证病人的生命安全、维护病人的正当利益、促进广大人民群众的健康和发展医学科学。医学道德在医院管理工作中起着指导、保证和"催化"作用。所以，学习与研究医院管理的道德，对于提高医院管理的效益和医院管理人员的道德水平都具有重要意义。

第一节　医院管理道德的特点和作用

为协调医院各体系和各部门之间的关系，发挥各自的功能，提高医院管理水平，需要医德的协调。离开了社会主义医德，就不能有效地进行医院管理。考察道德在医院管理中的作用，目的在于谋求解决管理过程中出现的各种价值之间的冲突。

一、医院管理道德的含义

医院管理道德，是指医院管理工作中调整科室与科室、医务人员与病人、亲属以及医务人员之间关系的行为准则和规范。是医院管理人员必须遵循的道德责任、道德原则和道德要求。它既伴随着医院管理工作的发展而逐步完善，又反过来推动着医院管理水平的不断提高。

医院管理道德的形成经过了一个漫长的历史过程。医院的科学管理始于20世纪初，随着社会经济和科学技术的发展，医院规模日趋扩大和结构日趋复杂，推动着医学技术和医疗活动的不断扩充与进步。同时，影响医院行为和发展的外部因素也逐渐增多，如果医院管理人员没有丰富的医学知识、管理知识以及相应的伦理学知识，就难以胜任管理工作。日本医学博士七藤宽在《医院管理》一书中指出："所谓医院管理就是以医院道德为基础，为了保证进行科学的最高水平的医疗而实行的管理。"这是医院管理的实质所在。1910年美国学者豪兰等提出医院管理是一门独立的科学，提倡对医院管理人员进行管理教育。1917年美国外科协会开展了医院标准化运动，对不符合该协会标准的医院的医生不予承认会员资格，此后这项运动在全美展开。1935年，外科协会调查委员会主席麦克依陈出版了《医院的组织和管理》专著，开始形成医院管理学体系。美国芝加哥大学从1934年开始设立医院管理课程。第二次世界大战以后，许多大学设立了医院管理课程，并培训医院管理人员。美国的这一经验和成果，引起了世界各国的重视和效仿。1949年，日本厚生省成立了"医院管理研修所"，负责医院管理教育，轮训医院管理干部。1961年改为"医院管理研究所"，进一步充实研究组织，成为医院管理的教育和科研中心。1964年开始建立医院管理专修科，对医科大学的毕业生进行为期一年的管理专业培训，许多医科大学也设立了医院管理课程，培养医院管理人员。在这过程中，医院管理道德的重要性越来越受到人们的重视，医院管理道德建设也被提到了重要的议事日程。特别是医学模式的转变以及人们对疾病与健康概念认识的深化，医院功能已逐渐从单纯的诊护病人向疾病的预防和康复方面发展。医疗、教育、科研、预防和社区卫生保健服务成为医院工作的五大任务，要完成这些任务，需要加强医院管理，需要医院各科室之间、医务人员之间团结协作，共同奋斗。如果把医院比作一部机器，各个科室、人员就是机器上的零件，这部"机器"要正常运转，医德就是润滑剂。

二、医德在医院管理工作中的作用

医院管理是以医德为导向，以医术为基础的科学管理。医院建设的重要任务之一，就是造就一批技术精湛、道德高尚的医务工作者队伍，以保证医院的生存与发展。加强医德教育，提高医务人员的道德素质，是医院管理的基础性工作。

(一) 良好的医德是医院管理的基础

医院管理在于实现医院的人、财、物以及时间、空间、信息等管理要素的最佳组合和合理流通，以达到调节、控制和激励医务人员的积极性，减少内耗和消耗，以取得最佳的效果。要实现对医院的科学管理，需要依靠有效的管理手段，更需要医院管理人员具有优良的医德修养。一方面，全心全意为人民的健康服务是医学道德基本原则的核心内容，它确定了医疗卫生工作的出发点和根本宗旨。医院管理是一项系统工程，管好一个医院，单靠行政命令的方法很难达到预期效果，要进行科学化管理必须首先抓住管理工作的根本，牢记医疗卫生工作的宗旨，这是医院管理工作的命脉所在。医院管理必须以医德为基础，在提高管理者职业道德素质的同时，提高医疗队伍的整体职业道德素质。另一方面，提高医院各级各类人员的职业道德修养，调动他们的工作积极性、主动性、创造性，使之尽职尽责，高效率地工作。为病人提供良好的医疗服务，是搞好医院管理的基础和重要内容。只有医务人员的道德信念与医院管理一致，医务人员才能自觉遵循病人第一、信誉第一的原则，严守纪律，忠诚医疗事业，对人民极端热忱，对工作极端负责，承担其职业道德义务，医院才会有高水平的医疗服务和良好的工作秩序。可见，医院管理道德贯穿于医院管理的各个环节，是搞好医院管理的伦理基础。

（二）良好的医德是提高医疗质量的保证

医院的服务对象是病人，医院的各项工作都是围绕着提高医疗质量而进行的，医疗质量是医院管理的核心和主要目标，也是衡量医院管理水平的重要标志。医院的医疗质量涉及的因素虽多，但主要取决于两个方面的因素，一是医务人员掌握精湛的医疗技术和医院具有必要的仪器设备等诊治条件；二是医务人员必须具有良好的医德，对病人极端负责，对技术精益求精。医疗技术和医疗设备是提高医疗质量的物质基础，医德医风是提高医疗质量的精神力量，两者密切联系。技术在医疗活动中起直接的决定作用。但是，掌握和运用技术的人能否具有为病人服务的责任心，则取决于运用技术的人的道德修养。同样的技术和设备，因责任心不同，会出现不同的效果，反映出不同的医疗质量。事实证明，高尚的医德在保证医疗质量方面，对医务人员不仅起着约束作用，而且是提高医疗质量的强大动力。高尚的医德能激励医务人员一切从病人利益出发，千方百计地为恢复病人的健康作出努力，在运用医疗技术为病人服务时，总是力争取得最理想的效果，尽可能避免诊断和治疗工作中的差错和事故，竭力消除和减少毒、副作用；对于疑难杂症勇于探索，敢于实践，敢于打破旧框框；在疾病诊治的困难和风险面前，不计较个人得失，认真负责，不分份内份外，扩大实践范围，有所发明，有所创造，促进医疗水平和医疗质量的不断提高。同时，医务人员具有高尚医德，还可以使病人减少顾虑，产生良好的信任感和安全感，处于良好的心理状态，增加战胜疾病的信心，提高治疗疾病的效果。可见，良好的医德修养，是保证医疗质量的重要条件。

（三）良好的医德是协调医院人际关系的纽带

医院是一个多系统、多层次的有机整体。它的正常运转依靠各部门的有机结合和协调，医院管理者的责任之一就是在医院内外建立起一个团结协作、互谅互学、保障及时、运转科学的良好的医际关系，把医院各部门和全体职工的积极性充分调动起来，密切配合，团结协作，以病人为中心做好医院各项工作。这种协调除了需要合理的规章制度外，还必须协调好医务人员之间和各科室之间的关系，使之相互协调合作，共同提高服务质量。但在实际工作中，由于各自的任务不同，岗位不同，常会出现一些矛盾，妨碍工作的顺利进行。因此，医院管理者一方面应通过医德教育，加强医德医风建设，使医务人员懂得，相互支持，亲密合作是高尚医德的体现，有利于降低内耗，消除彼此间的矛盾和误会，为病人提供优质的服务，提高医疗质量。另一方面要充分认识医院各科室各类医务人员的工作特点和作用，贯彻执行各项规章制度和医德规范，调整好各类医务人员之间的关系，解决矛盾，通过管理控制，使医院内所有的人员共同为病人服务，在提高医疗质量的总目标上共同协作、团结一致、尽职尽责、科学有序地做好医疗服务工作。

（四）良好的医德是执行医院规章制度的保证

医院的有效管理和各项工作的正常运转必须依赖各项规章制度的贯彻和实施及医院医德医风的建设，这两个方面，以不同的方式在医院管理中发挥作用。

1. 良好的医德是医务人员贯彻执行规章制度的内在动力 没有规矩，不成方圆。规章制度是医院工作人员的行为依据，是保证医疗质量，防止医疗差错，使医院工作保持正常运行的重要手段。医务人员良好的医德修养，是一心赴救、认真贯彻执行医院规章的重要保证。医务人员自觉主动执行医院制度，有利于维护规章制度的严肃性和权威性，维护医院正常秩序，保证医疗工作的正常运转和工作的高效率、高质量，防止医疗差错事故的发生，使医院管理走上惯性的、规范化的轨道。

2. 良好的医德是创造性地执行规章制度的力量源泉和抵制不正之风的有力武器 严格按规章制度办事，是医务人员应尽的义务，是医务人员的内心信念及其带来的自觉行动，有利于抵制各种不正之风。但是，规章制度的严密性不能光靠制度条文规定，还必须依靠医务人员在执行规章制度过程中必须发挥主动性和创造性，一切从患者利益出发、对患者高度负责，以提高人民的健康水平为最高原则，灵活地处理一些问题。如果在特殊的情况下，如急诊时，医务人员还机械地执行规章制度，就会贻误病情，甚至给病人造成严重的后果。

第二节 医院管理的道德原则与道德要求

医院是以防病治病、保障人民群众健康为目的的社会公益性事业单位，医院各项任务的完成有赖于科学的医院管理，而科学的医院管理必须以良好的职业道德为基础。医院管理者必须遵循一定的伦理原则和伦理规范，才能使医院得以生存和发展。

一、医院管理的道德原则

为了实现医院管理的总体目标，有效地提高医疗质量，医院管理应遵循以下医德原则。

（一）坚持以人为本的原则

以人为本的医院管理，是以信任人、理解人、关心人、培养人为基础，追求人与技术设备的有机结合，培养每个医务人员的责任感、参与意识和服务意识的新型管理思想。以人为本是现代医院管理最基本的道德要求之一，医院对内要为员工负责，对外要对病人负责，一切都以人为中心，调动人的积极性（包括医患双方的积极性），协调人与人之间的各种关系。坚持以人为本的原则，要求医院管理者树立主体人的观念，尊重人才、培育人才，提高人的素质，满足医务人员的需要。首先，医院管理要满足医务人员的生存和发展的需要。即改善生活条件、在事业上获得成功、有一个好的工作环境。及时解决职工的实际困难，让他们全身心地把精力投入到医疗工作中去。其次，医院管理要满足医务人员感情需要和社会需要。根据医务人员的情感和社会需要，从人的全面发展去构建医院，尊重医务人员的人格及其主体意识，创造能发挥积极性、主动性，实现人生价值的环境和气氛，激发和保护医务人员的创造潜能，强化医务人员的主人翁责任感。医院管理者要认真听取并积极采纳医务人员的合理化意见和建议，改进医院管理，促进医院的发展，使每个职工个性的主体意识与医院的发展建设协调一致。

医院管理坚持以人为本的原则，还要求医院管理者坚持以病人为中心，改进服务模式，转变服务作风。要改变不方便病人就医的工作程序，修订不符合病人需求的工作制度，采取综合措施，优化服务流程，简化服务环节，改善就诊环境，方便病人就医，缩短病人等候和各项检查预约、报告时间，努力解决病人就医难的问题，为病人提供清洁、温馨、私密性良好的就诊环境和人性化的服务，使“以病人为中心”的服务理念落实到实际的医疗工作中去。

（二）病人利益放在第一位的原则

医院管理的主体是医务人员，客体是病人，医院的一切工作的基本内容是以病人为中心、为病人服务、方便病人。因此，医院管理道德的原则要求把病人的利益放在第一位，坚持一切为了病人、为了一切病人、为了病人的一切。把病人利益放在第一位，就是要以病人为中心，以病人的正当利益为医务工作的出发点。第一，做到各项工作都着眼于病人的利益，通过高质量的管理工作，使病人在医院得到良好的治疗和热情的服务。第二，建立良好的医患关系，赢得病人及社会各方面的理解和支持。第三，搞好医院的“窗口”服务，做好挂号、划价、收款、取药等“第一关”的工作，对“窗口”人员进行经常性的职业道德教育。贯彻病人利益第一的原则，要求医院管理工作要引导医务人员追求高层次的医德标准，以先进的科技和优质服务实现“救死扶伤，防病治病，全心全意为人民服务”的宗旨，使医务人员无论在什么情况下，都要维护病人利益，不以医权谋取私利，把“患者至上”作为自己的道德要求，爱护病人，关心病人，时时为病人着想。

然而由于种种原因，医患利益也存在着矛盾，特别是在当今卫生投入不足、补偿机制不健全、医疗保障薄弱、卫生服务价格不尽合理的情况下，医患利益冲突时有发生。因此，在医院管理过程中，应该兼顾医务人员与病人双方的利益，既不能忽视医务人员的利益，挫伤医务人员的工作积极性和创造性，更不能忽视病人的利益，损害病人的身心健康。医院应该时时处处把病人的利益放在第一位，把病人和社会利益作为医院各项工作的出发点和归宿，当二者的利益发生冲突时，必须把病人的利益放在第一位。

（三）坚持医疗质量第一的原则

医疗质量关系到病人的生命安全和身心健康，是检验和衡量医院医疗工作的根本标准，更是维系医患关系，维系医院生命的关键所在。不断提高医疗服务质量，是医院管理永恒的主题，也是医院管理所追求的道德目标。医疗质量具有时间性、安全性和效应性三个特点，要求医务人员在诊疗过程中，尽可能做到缩短疗程、缩小损耗、提高疗效，这是提高医疗质量的主要内容。它强调病人的满意度、医疗工作的效率、医疗技术、经济效益以及医疗的连续性和系统性等。医院管理要坚持以医疗质量为核心，建立健全关系到医疗质量和医疗安全的管理制度，如首诊负责制度、三级医师查房制度、疑难病例讨论制度、会诊制度、危重病人抢救制度、术前讨论制度、病历书写基本规范与管理制度等。同时，还必须建立和完善医疗质量和安全的控制体系，监控医务人员遵循医疗管理规章制度、执行操作规程和技术规范，加强对医务人员的医德教育，强化责任意识，实现医德建设与制度管理的有机融合，使医务人员以精湛的医术和高尚的医德为病人服务，严防医疗事故，保障医疗安全，提高医疗服务的安全性和有效性。确保医院完成以病人为中心，防病治病，一切为了人民健康的光荣使命，最大限度地获取经济效益和社会效益，在日益激烈的市场经济竞争中立于不败之地，赶超世界先进医疗水平。

（四）坚持社会效益首位的原则

医院是具有一定公益性福利性的事业单位，是以治病救人、保证人民健康为己任的服务机构。医院的社会效益，主要通过不断提高医疗质量、服务水平满足社会对医疗卫生保健日益提高的需求，维护人民的身心健康去实现。在医院管理中，必须正确处理经济收益和社会效益的关系，把社会效益放在第一位。这是由两个效益的辩证关系和我国的医疗卫生事业的社会主义性质决定的，把两者结合起来，促进卫生事业的健康发展，符合社会主义医德要求。因为：

1. 医院经济收益的出发点和落脚点是社会效益 提高经济收益不是以盈利为目的，不是以损害病人利益为基础，而是在维护病人的切身利益的前提下，在提高医疗质量的基础上提高经济收益。其目的是为了促进医院、科室的自身建设和发展，提高和激发医务人员的工作积极性和创新精神，最终还是为了增进人民的身心健康。

2. 社会效益中蕴涵着巨大的经济收益，社会效益的提高必然会带来经济收益的提高 当一个医院依靠优质服务，具有很好的社会效益时，它必然能赢得病人的信任，并带来良好的经济收益。卫生事业的发展，离不开一定的物质条件和经营管理，忽视经济收益，医院就无法生存和发展，实现社会效益的良好愿望也无从谈起。但讲求经济效益不能以加重病人的经济负担为条件，更不能只顾及一时之利，用乱收费、大检查、大处方等一时的经济效益或一时的增长去损害长远发展。如果片面强调经济收益而不顾社会效益，必然会出现违背服务宗旨，违背病人利益而造成急功近利的短期行为，这是与社会主义性质和卫生事业性质背道而驰的。

可见，医院的经济收益和社会效益并不是对立的，而是相互联系、辩证统一的。追求医院效益，首先要考虑社会效益，当经济效益与社会效益发生矛盾时，应以社会效益为前提，决不能以损害社会效益来谋求经济效益。只有树立良好的医院管理道德思想，正确处理社会效益与经济效益的关系，把社会效益作为追求的目标，以保证人民的健康，促进社会的稳定，在社会效益的前提下提高经济效益，这才符合医院管理的道德要求。

（五）坚持依法行医的原则

贯彻执行医院各项规章制度和卫生法律法规是加强医院管理的重要保障。为了规范医院和医务人员的行为准则，卫生系统已建立了等级医疗评审制度、医疗质量评估制度、医德医风考评和各类医务人员评比奖惩制度。这些制度对卫生系统改革和医院建设起促进作用。但是，随着社会主义市场经济体制的建立，需要不断建立和完善各项制度，并形成强有力的内外约束监督机制，保证各项制度的贯彻落实。同时，医院管理还要依法办事。目前，全国已制定的卫生法律法规有《中华人民共和国食品卫生法》《中华人民共和国药品管理法》《中华人民共和国传染病防治法》《中华人民共和国母婴保健法》《中华人民共和国国境卫生检疫法》《中华人民共和国红十字会法》以及《医疗事故管理法》《中华人民共和国医政管理法》《中华人民共和国执业医师法》《中华人民共和国护士法》等。这些法律法规都是根据国家宪法制定的，医院管理必须坚决依法办事、依法管理。

二、医院管理者的道德规范

医院管理者主要是指在医院、部门、科室担任领导职责的管理人员，他们担负着贯彻执行医院工作条例、规章制度和法律法规，组织全体医务人员，不断提高医疗技术水平和服务质量，满足人民群众的医疗保健需要服务的重任，在以医德调整医院同国家、病人及医院各部门的关系中，起着倡导和引导的作用。他们的道德水平如何，集中反映着医院管理的水平，反映着医院的道德面貌和精神文明状况，关系到医院的医德医风建设以及医疗质量和服务质量。因此，医院管理人员的道德，在医德中有着突出的地位和重要作用，他们在履行自己的职责时，形成了一些有别于一般医务人员的行为规范，大体有以下几个方面：

(一) 业务内行，忠于职守

医院管理人员必须以马列主义、毛泽东思想、邓小平理论和“三个代表”重要思想武装自己的头脑，坚持辩证唯物主义和历史唯物主义的世界观和方法论，坚持医院的社会主义方向。这是医院管理的根本任务，也是医院管理人员最基本的道德责任。作为医院管理人员，必须掌握为人民服务的本领，有真才实学，懂领导科学和现代管理科学，有科学的工作方法和开拓进取的精神，成为医院管理的行家里手，以适应现代医学的发展和人民健康的需要。一方面，医学科学迅速发展，涌现了一系列新理论、新技术、新手段，新的医学模式的出现和发展，使医学为人类服务的领域更宽，服务的质量更高，服务的形式更加多样，这在客观上就要求每个管理者必须钻研医学技术和管理知识，精益求精，努力掌握现代医学科学知识和管理方法。另一方面，为了保障人民的身心健康，管理者必须具有广博的知识，特别是现代管理本领。否则，虽有良好的愿望，强烈的事业心，但缺乏管理本领，是难以胜任管理工作的。

医院管理工作任务重、牵涉面广、人多，直接关系到病人的治疗康复，关系到全院医务人员的切身利益，因此，要求医院管理者要以身作则，不畏艰难，敢于负责，忠于职守。以鲁迅的孺子牛精神，一丝不苟，不遗余力地为人民服务。一方面要模范执行党和国家的方针、政策、法令，做遵纪守法的表率；另一方面要把党和国家的方针、政策、法令贯彻到医院各项工作中去，为全院群众所掌握，化为全体人员的实际行动。无论何时何地都要以事业为重，像白求恩那样，具有毫不利己，专门利人的精神，做到对工作的极端负责，对人民的极端热忱；善于团结，把方便让给别人，困难留给自己；处理科室、单位之间的关系顾大局、识大体、相互支持、协调工作；要敢于承担责任、修正错误、提高办事效率；对病人要想病人所想，急病人所急。

(二) 实事求是，改革创新

医院管理人员要坚持解放思想、实事求是原则，要从调查研究入手，认真总结医院管理工作的经验教训，结合具体的实际，积极稳妥地、有计划有步骤地推进医院的改革。改革的目的是解放生产力和发展生产力，因此，要破除“大锅饭”“铁饭碗”思想，建立健全医院的各项规章制度，进行有效而科学的管理，刹住以医谋私等不正之风。根据邓小平提出的“三个有利于”的标准，医疗改革要从尊重知识、尊重人才出发，充分调动全院医务人员的积极性和创造性，为救死扶伤、防病治病，为人民群众的身心健康服务。

(三) 任人唯贤，办事公正

要办好医院，必须爱惜和正确地使用人才。因此，尊重知识，爱惜和正确地使用人才是医院管理人员应有的品德。首先，医院管理人员在选拔、使用、提升医务人员时，要坚持任人唯贤、坚持德才兼备的标准，做到知人善任、不拘一格选人才、人尽其才、才尽其用，不能求全责备，更不能嫉贤妒能。其次，医院管理人员要注意培养和提高医院各类医务人员的业务水平，使每个医务人员都能发挥自己的聪明才智，在各自岗位上为医院工作作出贡献。再次，医院管理人员要做到奖罚分明。对医德好、工作成绩突出的医务人员，要表彰和晋升，对工作不称职者也要有批评和惩罚。医院管理人员如何正确地行使手中的权力关系重大。因此，办事公道是医院管理人员应遵循的道德要求，是业务管理道德的基本点。医疗卫生工作中的公正问题一直是一个备受关注的问题，既有卫生政策制定和执行的公正，又有卫生分配中的公正，还有医院管理中的公正等。医院管理人员的公正品质对全院医务人员影响是非常重大的。医院管理人员能做到公正，不以权谋私，医务人员也能做到廉洁行医，不以医谋私。医院管理人员本身做到公正，才能公正行政。因此，医院管理人员要加强自身道德修养，克己奉公，做出表率，以自己的模范行动影响医务人员。同时，医院管理人员在管理工作中要敢抓敢管，赏罚分明，否则，容易引起医务人员的反感，使医院失去应有的凝聚力。

（四）民主管理，群策群力

民主管理医院，不仅是社会主义医院性质所决定的，也是医院管理人员道德修养的重要内容。

目前，医院改革中实行的院长负责制，要正确处理好如下三方面的关系：一是处理好与党委的关系，医院管理人员要尊重医院党组织，接受党组织的监督，做到大事集体讨论，互相通气，以便统一认识，同心协力做好工作，充分发挥基层医院党委、支部的保证监督作用。二是健全民主管理制度，充分发挥工会组织和职工代表大会在审议医院重大决策的作用，履行监督行政领导和维护医务人员合法权益的职责。三是坚持“从群众中去，到群众中去，集中起来，坚持下去”的群众路线，医院管理人员要善于听取和集中群众意见，发现新事物，扶持新事物；要善于通过计划、指挥、组织等协调活动，把全院医务人员的积极性调动起来，团结一致，共同为实现医院管理的目标和任务而努力。

（五）勤政廉洁，遵纪守法

勤政廉洁是业务管理道德的立足点。医院的行政管理人员只有为人民服务的义务，没有搞特殊化的权利，任何时候、任何情况下都不能把个人利益置于国家和人民的利益之上。医院管理者要带头贯彻执行社会主义医疗卫生工作的方针政策，带头遵守医院的各项规章制度，全心全意办好社会主义医院。在运用手中权力处理问题时必须作风正派、公正无私，在处理个人同医院、病人、社会关系时，必须以病人的利益、人民的利益为重。即使在为人民的健康事业作出贡献的时候，也不是为了追求或换取个人的私利，应当自始至终为人民的利益。管理人员只有廉洁奉公、一尘不染，不以权谋私，要求别人做的，自己首先做好，要求别人不做的，自己坚决不做。这样的管理者才能取信于民，才有说服力。督促、检查医务人员执行医院各项规章制度，对于遵守和执行得好的医务人员要给予表扬和奖励，对于违反纪律和法律、违反医院规章制度的医务人员，应坚持原则，根据其性质及情节轻重，给予批评或适当的处分和惩罚。

（六）加强管理，履行社会责任

医院是治疗疾病的重要场所，同时也是有毒有害和传染性的污水污物比较集中的地方，如处理稍有不慎，它又将成为一个疾病的感染源，影响到社会人群的安全。因此，医院管理人员应从医德的高度出发，妥善处理医院排出的各种污物，积极做好污水、污物处理的各项设备建设，防止环境污染，以免危害社会人群的健康。

预防为主是控制和消灭可能致病的因素，减少疾病，提高健康水平，提高生命质量和生活质量，是最人道、最经济的维护健康的措施，也最符合广大人民群众的愿望，它与医学的目的最终是一致的。医院管理者必须充分认识预防工作的重要性和发展趋势。首先，在思想上牢固树立预防为主的观念，克服“重治轻防”的思想；其次，把预防为主落实到医院管理的各项工作中去，并且保证预防经费的投入，制定预防和控制疾病的规划等；再次，加强医院的预防管理，预防医疗事故，预防院内感染，做好三级预防工作，对于疾病争取做到早发现、早治疗，尽量避免后遗症、并发症，把防和治两者有机结合起来。

此外，医院管理人员不仅要重视院内各项工作任务的完成，而且应当履行医院所承担的社会道德责任，如在完成治疗任务的同时，给予病人有关健康保健或预防疾病复发的康复指导、积极组织医务人员完成社会的救护和急救任务等，最大限度地利用和发挥现有卫生资源的作用，更好地为现代化建设服务。

案例 13-1

医院管理者在构建医院和谐人际关系中应有什么作为？

身为骨科的主任，周亮（化名）性格耿直，管理能力强，一心扑在科室的发展上。为了带动科室迈上另一个新的台阶，他决定推行科室内部的改革，并和同事花大精力制定了改革方案和相关制度，最后报给了负责医疗工作的副院长。然而，副院长认为改革方案中的一些内容值得商榷，同时由于事务繁多，他暂时将此事放到了一边。面对改革方案没了下文"。周亮十分不满，他觉得副院长不重视骨科的工作，于是直接将方案发给了院长，并反映了副院长的"不作为"。对于周亮的这种做法，副院长虽然表面没说什么，但心里很不痛快，很长一段时间内双方都是剑拔弩张的状态。

【分析提示】

从本案例中看出，由于医院内部的组织沟通不利，不仅影响了决策效率，而且还导致了人际关系的紧张。本案中人际关系紧张的直接原因是有关领导者缺乏良好道德，根本原因是管理者管理意识淡薄，那么，其表现是什么？医院的管理者应该怎样做，才能促进医院人际关系的和谐？

思 考 题

1. 医德在医院管理中有何作用？
2. 简述医院管理应遵循的道德原则。
3. 医院管理人员应遵循哪些道德要求？

第十四章　卫生改革与发展的伦理道德

社会主义市场经济体制的建立，一方面带来了经济的高速发展和繁荣，使我国经济呈现出前所未有的活力，也推动了医疗卫生事业的迅速发展；另一方面，也给医学领域带来了一定的负面影响，出现了一些值得关注的问题。随着社会主义市场经济的发展，形成了经济效益观、物质利益观、效率观念以及竞争观念，这些观念为医疗卫生事业带来有益改革的同时也冲击着新时期医德伦理观念构建。社会主义市场经济体制下，医患双方利益需求不对称、有限医疗卫生资源分布不均、医疗制度滞后性等矛盾共同体是制约医德建设的客观因素。社会主义市场经济的公平性要求既关注医务人员的正当利益需求，又兼顾患者合理的利益期；既要保证对医疗卫生行业的资源投入，又要实现医疗资源的公正分配。因此，必须正确处理市场经济和医德的辩证关系，坚持社会主义市场经济条件下医德正确的价值导向，树立科学的医德价值观，以促进医疗卫生事业改革的健康发展和医德医风的建设。

第一节　社会主义市场经济对医德的双重效应

党的“十四大”把建立社会主义市场经济确立为我国经济体制改革的目标模式，这是对社会主义理论的又一次重大突破，是社会主义事业发展的必然选择。社会主义市场经济是市场经济和社会主义制度的结合，是在社会主义国家的行政管理、政策约束和宏观调控下，在生产资料公有制为主体的条件下，按照市场规律进行活动的经济运行方式和经济调节手段。它不仅具有社会主义的本质特征，也具有市场经济的一般属性，即竞争性、功利性、开放性、自主性以及等价交换的原则。这些作为一种特定的社会存在，决定了其功能的发挥，必然波及医学道德范畴，表现为对医德进步的积极作用和消极作用的双重效应。正确认识和把握市场经济和思想道德之间的辩证关系，努力弘扬正效应，限制以至消除负效应，是当前我们进行医德建设的一个重要任务。

一、对医德的积极作用

市场经济作为经济运行的调节手段，具有合理配置资源、自动（双向）调节供求、客观价值评估和强制奖优罚劣，最终导致利益关系及其分配方式、道德价值取向的变更，使经济发展与道德进行在按劳分配的原则下趋向一致和有序。社会主义市场经济对医德的积极作用表现为：

1. 竞争的激励性　竞争性是市场经济的显著特征。没有竞争，市场经济就会丧失活力。而公平的自由竞争对于成熟的市场经济则是必不可少的。社会主义市场经济提倡公平竞争，它能激发医疗机构改革医院管理，增加设备投人，提高医疗技术水平和医疗质量，以良好的服务态度改善医院形象，增加医院在社会市场上的竞争力，创造最大的经济效益和社会效益。随着社会主义市场经济的发展和卫生改革的深入，医疗卫生部门以及医疗卫生人员的物质利益和精神需要逐步得到改善和满足，他们作为医德主体自律意识不断增强，在医疗行为实践中能够自觉遵循社会主义医德基本原则和规范，更好地为人民健康服务，从而确保在激烈竞争中能立于不败之地。

2. 市场关系的公正性　马克思说：商品是天生的平等派，在商品交换中，交换行为的选择“只取决于自己的自由意志”。马克思曾经把商品交换领域称为天赋人权的真正乐园，认为：“在这个乐园占充分地位的只是自由、平等、所有权。”这是对市场经济伦理原则的精辟概括。因为人与人之间的平等、自由是市场经济运行的基础。市场交换以其特有的方式抹去了人与人之间的等级关系和等级意识，客观上要求各方的权利是平等的。市场经济的等价交换原则为人们之间的社会交往关系提供了客观的价值尺度，要求市场主体机会均等、公平竞争地参与市场活动，享有相互对应的公正的权利与义务。这种市场经济的平等性，在医疗卫生领域，有利于满足不同层次人群的不同水平的医疗保健需要，有助于建立医患之间自主、平等的关系。

3. 价值的认同性　市场经济是利益驱动型经济，它以承认主体利益的存在和经营为前提，又以主体承担经营后果、经营责任为归宿。经营过程不仅是主体扩大、追求自身经济利益的过程，同时也是主体自身社会价值的实现过程，又是主体自身各种素质的发展过程。可见，市场经济并不是简单地肯定人们追求自己的物质利益，获取财富，而是鼓励以促进经济发展的方式去实现主体自身的价值。市场经济的深入发展和医疗服务的市场走向，有利于克服医疗卫生服务以往纯公益福利和纯消费观念的局限，使医德主体的物化劳动和活劳动价值在市场得以认同和平衡，尊重知识和医学人才的观念得以强化，健康的社会道德风尚和良好的社会秩序得以逐步建立。

4. 观念的更新性 市场经济体制所引发的利益关系的变化，使人们确立起与新的时代精神相适应的开拓进取观念、公平竞争观念、时间效益观念、人才信息观念、自主自尊观念、法制纪律观念、个人正当利益观念等，并形成一种无形的巨大的社会舆论力量，反作用于经济基础。普列汉诺夫说过：利益是道德的基础。不管这些利益是社会的整体利益还是个体的利益，在其推动医德进步和医疗卫生事业的全面、协调、可持续发展的过程中需要新时期的医德观做出回应。在市场经济条件下如果不顾及医务人员个人的正当利益，单纯要求他们尽义务、做奉献，这样势必导致义务与权利的不对等，难以激发他们的自觉性、积极性和创造性。在社会主义市场经济条件下，正是因为市场关系中的激励性，要求注重医疗卫生体系社会整体效益的同时更要兼顾医务人员个人的正当利益，从而使理想性的医德更具有时代感和现实性。

二、对医德的消极作用

以追求价值和经济利益为目的的市场经济，是实现社会主义经济规律所规定的生产目的的手段。但是，市场经济对价值的追求，又潜伏着在一定条件下为价值而牺牲使用价值和社会利益的可能，从而助长经济冲动，淡化道德理性，导致或促使医务人员的非道德意识、行为、作风的产生和发展，产生拜金、拜物现象，存在单纯经济观点，利己主义倾向抬头。其具体表现：①市场经济的竞争性，有可能引发医德主体的投机心理，造成卫生资源的浪费；②市场竞争的功利性，有可能助长医德主体的拜金主义和急功近利行为；③市场经济的社会开放性，增大医德规范的真空，出现了一定时期的医德无序状态；④市场经济的等价交换原则，增加了医患之间物化因素，淡化了医患关系；⑤市场机制的介入，使得医疗服务在市场发育不完善的情况下具有客观垄断性，导致医患关系不平等。这些表现的后果，必然是“金钱至上”，以医谋私泛滥，医疗服务质量下降，社会道德水平出现某种程度的“滑坡”。

出现上述现象的原因主要是：①医德观念陈旧。一是由于社会主义市场经济体制的建立，在新旧体制、新旧道德观念交替的情况下，人们往往不容易从新的经济关系中吸取积极的道德营养，因而在行为选择上往往出现困惑，在医德观念上变成多元化。利益的多元化必然导致人们道德价值取向多元化。二是由于封建思想和资产阶级思想的影响，尤其是改革开放以来，我们在吸收西方思想道德养料（如公平竞争、讲求效率、注意信誉、惜时如金、追求效益的道德观念等）的同时，西方文化发展中一些糟粕的东西也贴上现代化的标牌“引进”来之后，使有的人利用职业手段来为个人和小团体谋私利，坑害国家、集体和病人。这既扰乱了刚发展起来的社会主义市场经济，又使神圣的医务职业道德被亵渎，致使现代医学和医务人员在医疗过程中体现为一种单纯的技术行为，失去人文精神。三是由于在医学实践中一直受支配地位的生物医学模式的影响，不能以生物、心理、社会医学模式来指导医疗卫生工作，认为医生护士角色的内涵只是解决患者躯体的疾患，对患者是政治的人、经济的人、情感的人、生理的人，是生物性与社会性的统一的人缺乏应有的认识。2400年前，古希腊名医希波克拉底就说过：知道患者是什么样的人，比知道他患有什么样的病更为重要。然而，在医学高度发达的今天，不少医务人员却忘记了这一点。②法制的不健全。由于对如何建立社会主义市场经济条件下的新体制缺乏经验，卫生部门的管理仍然停留在传统的经验基础上，加上许多制度不完善，法制不健全，既无病人和医生权利法，也无医院法，致使病人和医务人员以及医院的行为规范无法可依，致使某些人钻空子，对某些不道德行为得不到应有的约束和制裁。③价值取向的偏离。由于社会主义市场经济的发展，医务人员对自身的价值更为关注，这是很自然的。但一部分人只片面强调社会要对个人的充分尊重和满足的一面，而忽视了个人对社会的创造和奉献的更为重要的一面。在现实生活中，人们如何处理好奉献与索取的关系问题是直接影响医务人员的医德医风的关键问题。而某些医务人员的医疗行为正是在市场经济的负面影响下，偏离了价值的正确航向，出现了重利轻义、重财轻德、重个人、轻集体的现象。④医德教育的滞后。医疗卫生行业在市场经济转轨过程中，对医务人员的道德教育抓得不够，措施不力，也是医德出现某种程度“滑坡”的重要原因。市场经济的趋利原则，使一些医务人员的价值观发生偏向，“拜金主义”现象抬头，于是，看病做不必要的检查、开大处方、拿药品“回扣”、收受、索要“红包”的现象时有发生，这就增加了病人的经济负担与精神压力，与社会主义、集体主义背道而驰。而医院的各项制度、管理措施不完善，医德教育不系统，舆论监督不力，也未能有效地遏制某些医务人员医德水平的下降。

综上所述，我们必须正确认识和处理社会主义市场经济与医德进步的辩证关系，客观、全面和发展地评价社会主义市场经济对医德的双重效应。既要最大限度地促进和发挥社会主义市场经济的积极效应和潜能，又要正视其消极影响的客观存在，并采取有效措施来加以解决。看不到市场经济的双重道德效应的普遍性，对社会主义市场经济事实上存在的消极道德效应采取不承认态度，从而盲目乐观、放松警惕，肯定不对；相反，看不到市场经济在不同社会制度下的双重效应的不平衡，否认社会主义制度及其道德在防范、转化、消解市场自身的弱点和消极方面的积极作用，从而悲观失望，无所作为，同样也是错误的。

第二节　社会主义市场经济条件下医德的价值导向

一、坚持集体主义、为人民服务的价值导向

导向是指医德建设中对医德行为活动总的指向，起方向盘和指路标的作用。医德价值导向是对医德价值目标的选择和追求，表现为医德定位的基本走势和根本特征。它是由医德价值观念、价值理想和价值标准有机组成的医德价值体系的集中反映。在社会主义市场经济条件下，医务人员作为医德修养的主体，应当在弘扬中国优秀传统伦理文化和国外有益的伦理文化的基础上，在多元化的价值取向中选择正确的价值导向，不仅有利于扬善去恶，加强医德建设，而且有利于医院改革沿着健康的方向发展。

在社会主义市场经济条件下，医德建设必须始终坚持集体主义、为人民服务的价值导向。这是因为：

第一，这是马克思主义理论的一贯要求。坚持集体主义道德原则和为人民服务的价值导向，是马克思、恩格斯首先提出，而为列宁、毛泽东、邓小平各在自己的时代丰富和发展了的道德原则和政治原则。马克思、恩格斯在《神圣家族》一书中首先提出：“既然正确理解的利益是整个道德的基础，那就必须使个别人的私人利益符合于全人类的利益”。列宁说：“根据马克思主义的基本思想，社会发展的利益高于无产阶级的利益；整个工人运动的利益高于工人个别部分或运动个别阶段的利益。”毛泽东在《反对自由主义》一文中，要求一个共产党员，应该是襟怀坦白、忠实、积极，以革命利益为第一生命，以个人利益服从革命利益。随着新中国的诞生，他着重强调个人利益和集体利益相结合，兼顾国家利益、集体利益和个人利益。邓小平在《党和国家领导制度的改革》一文中说：“我们从来主张，在社会主义社会中，国家、集体和个人的利益在根本上是一致的，如果有矛盾，个人利益要服从国家和集体的利益。为了国家和集体的利益，为了人民的利益，一切有革命觉悟的先进分子必要时都应当牺牲自己的利益。”这些论述说明，在处理个人与集体关系问题上，马列主义、毛泽东思想和邓小平理论是一脉相承的。至于与集体主义思想内在联系的“为人民服务”思想的论述，从马克思、恩格斯提出“为绝大多数人谋利益”，到列宁提出为“千千万万劳动人民服务”，再到毛泽东精辟地概括为“为人民服务”，到邓小平提出建设中国特色社会主义过程中衡量一切工作“三个有利于”的是非标准和做“四有”新人，以及胡锦涛论述的“必须坚持以人为本”的思想，都是对马克思主义世界观、人生观、价值观的精辟概括，是社会主义道德的集中体现。因此，作为一名医务人员，只有自觉地坚持社会主义集体主义和为人民健康服务的道德原则和价值取向，才算是符合社会需要的合格医生，才会受到广大人民群众的欢迎和爱戴。

第二，这是我国社会主义市场经济的性质和

内在要求。我国是社会主义国家，集体主义、为人民服务是社会主义道德的基本原则和价值取向。它反映社会主义国家和广大人民的根本利益，它是用来调整个人利益和集体利益、国家利益之间的根本行为准则。因为社会主义市场经济是建立在公有制和按劳分配为主体的经济形式和分配形式的基础上的，其生产的目的是为了满足人民群众日益增长的物质文化生活的需要。由于人们所进行的经济活动又大都是以集体为单位的，这就决定了人们不能离开一定的社会关系，不能离开集体和协作。个人利益与集体、国家利益息息相关，人们必须关心和维护集体、国家和人民的利益。社会主义市场经济的盈利原则，也是在注重经济效益的同时，坚持把社会效益放在首位。总之，社会主义市场经济的性质、生产的目的性和它的盈利原则以及道德文化环境，都决定了它的发展与集体主义的道德原则、为人民服务的价值取向的一致性、统一性。

第三，这是医学目的和医学科学发展的需要。1995年，我国在湖南召开的一次全国医学目的理论研讨会上，专家们提出，现代医学目的是防病治病，提高生命质量，优化生存环境，增进人群的身心健康。健康是每个人的基本权利，实现人人健康的目标，是世界卫生组织向世界各国政府尤其是医疗卫生战线工作者提出的一项新任务。作为医务工作者，我们更要激起自己高度的社会责任感，绝不辜负人民对我们的深切期望，要在本职工作中认真贯彻党中央提出的“以人为本”和“建设和谐社会主义社会”的指导思想，始终坚持“救死扶伤、防病治病，实行社会主义人道主义，全心全意为人民健康服务”的社会主义医德的基本原则，为人类的健康和促进医学科学事业的发展，作出自己应有的贡献。

第四，这也是培养跨世纪、高素质全面发展的“四有”人才的需要。实现我国“科教兴国”的战略，关键是人才。我国加入WTO后，与世界各国在经济与科技等领域的竞争日益激烈，这种竞争的实质就是人才的竞争。因此，培养跨世纪、高素质全面发展的具有创新精神和实践能力的“四有”人才，是时代的要求，是国家和人民的需要。而我国社会是以每个人的全面而自由的发展为终极目标的，努力促进人的全面而自由的发展是建设社会主义新社会的本质要求；但“只有在集体中，个人才能获得全面发展其才能的手段，也就是说，只有在集体中才能有个人自由。”一方面要求集体应当尊重个人，满足个人的正当利益，为每个人的全面发展创造条件，以充分调动人的积极性，使其乐意为集体、为人民服务；另一方面，也强调个人要真心实意地关心和维护集体利益，在两者发生矛盾时，有奉献精神，将自己所掌握的知识和技术运用来为人民服务。总之，只有个人与集体协调发展，才能不断进步，增加活力，不断开创新的局面。

二、树立科学的医德价值观

（一）要恪守社会主义医学道德的基本原则

要树立科学的医德价值观，首先要恪守“救死扶伤，防病治病，实行社会主义的人道主义，全意为人民健康服务”的社会主义医德基本原则。“救死扶伤，防病治病”，这是医疗卫生事业的根本任务，也是实行医学人道主义和全心全意为人民身心健康服务的途径和手段，它体现了科学与道德的统一，因此，是衡量医务人员职业道德的基本尺度。“实行社会主义人道主义”，是社会公德在医疗卫生工作中的具体体现，也是医务人员的一种内在精神。它是祖国医学道德传统的精华，体现了继承性与时代性的统一，是贯穿医学领域始终的一种先进医德思想。“全心全意为人民健康服务”，则是社会主义医德价值观的核心，因为这是由于人民群众是物质财富、精神财富和社会变革的决定力量的历史地位所决定的。作为医务人员，为人民身心健康服务完全是题中应有之义。

（二）要继承、吸收我国传统医德和国外医德中有价值的思想

在医德理论体系中，传统医德仍应占据相当重要的位置。我们要对祖国的医德文化遗产进行科学的分析，批判其糟粕，吸取其精华。如医德传统中的仁爱救人、不分贵贱、一视同仁，同道互尊、谦虚谨慎，稳重端庄、宽和温雅的思想，就值得吸取，并应在新形势下发扬光大。对国外医德建设中的文明成果，也有许多值得我们借鉴的东西，应把这些有益的东西大胆吸收到我们医德价值理论体系中来。如以功利论为特点的人道主义观点和作为人权论、公益论基础的价值论就应吸收。人权论强调人的权利和尊严，其中包括

病人的权利和医务人员的权利。公益论从社会和人类的利益出发，主张在医疗卫生事业中合理分配卫生资源，以公正态度对病人的责任同对他人、社会和后代的责任统一起来。人权论和公益论相结合的人道主义，是适应生物医学科学的飞速发展以及随之出现的涉及人类生命、生命过程和生命质量的医德新课题的重要成果。另外，建立在义务论、美德论、功利论、人权论、公益论基础之上的西方当代卫生事业伦理决策的一些指导原则，如在医疗实践中涉及的不伤害原则、行善原则、公正原则、生命价值原则等，对我们也很有借鉴意义。

（三）要坚持医疗卫生服务的社会主义方向

我国的社会主义制度决定了我国的医疗卫生服务必须从人民的利益出发，把为人民谋利益作为一切言论和行为的宗旨。在社会主义市场经济条件下，我们一定要坚持医疗卫生服务的社会主义方向，明确社会主义道德建设是以为人民服务为核心的指导思想。只有努力弘扬为人民服务的精神，正确处理人与物、疾病与病人、个人与集体、权利与义务、动机和效果、经济效益和社会效益、医疗卫生服务与市场机制等各方面的关系，才能真正把社会主义和市场经济结合起来，才能为市场经济的发展提供动力、源泉，价值规范和定向定位的机制，才能保证和促进市场经济及医疗卫生工作沿着正确方向有序健康地发展。

第三节 卫生改革与发展中的伦理原则

一、卫生改革的现状和存在的问题

（一）卫生改革取得的成就

中华人民共和国成立以来，特别是改革开放以来，在过去卫生改革的基础上，党中央，国务院于 1997 年 1 月 15 日发布了《关于卫生改革与发展的决定》。根据这个决定的精神，1998 年 12 月 14 日国务院又发布了《关于城镇职工基本医疗保险制度的决定》；2000 年 2 月 21 日，国务院办公厅转发了国务院体改办等部门《关于城镇医药卫生体制改革的指导意见》；2001 年 5 月 24 日，国务院办公厅又转发了国务院体改办等部门《关于农村卫生改革与发展的指导意见》。以上决定或意见及配套文件的发布与实施，标志着我国卫生改革的全面展开与深化。截至 2011 年，城镇职工基本医疗保险、城镇居民基本医疗保险、新型农村合作医疗参保人数超过 13 亿，覆盖面从 2008 年的 87%提高到 2011 年的 95%以上，中国已构建起世界上规模最大的基本医疗保障网。通过数据看出，从城市到农村、从医疗保险制度到医药卫生体制，一场大规模的卫生改革正在稳步推进。这场改革关系到我国社会卫生保障体系的建立和完善，涉及广大人民群众的根本利益，进而影响到国家的改革、发展和稳定大局。

自改革开放以来，在党和政府的领导下，经过全国人民的共同努力，我国卫生事业在保护人员健康、提高全民素质、促进经济社会发展等方面发挥了重要的作用，取得了明显的成就。主要表现在：

1. 卫生服务体系基本形成 根据《2002 年全国卫生事业发展情况统计公报》，2000 年我国医院总数达 17 844 个，社区卫生服务中心（站）8211 个，卫生院 46 014 个；诊所（卫生所、医务室）21.3 万，妇幼儿保健院（所、站）3067 个，专科疾病防治院（所、站）1839 个。2002 年疾病预防控制中心（防疫站）3580 个，其中疾病预防控制中心/防疫站/防病中心 3463 个，预防保健中心 117 个。2002 年来，我国卫生人员总数达 523.8 万人，其中：卫生技术人员 427.0 万人，占 81.5%；管理人员 33.3 万人，占 6.4%；工勤人员 45.6 万人，占 8.7%。2012 年国务院发布的《中国的医疗卫生事业》白皮书中明确说明：我国已经建立起覆盖城乡的医疗卫生体系，具体包括公共卫生服务体系、医疗服务体系、医疗保障体系、药品供应保障体系。

2. 医学教育和医学科研快速发展 2002 年全国高等院校医药专业招生 20.79 万人，在校生 65.66 万人；全国中等医药专业招生 23.25 万人，在校生 67.88 万人；毕业生 14.46 万人。2002 年有医学科研机构 298 个，科技人员 18618 人。卫生系统培养了一批学科带头人和跨世纪人才，不少重大科研成果达到国际先进水平。

3. 中医药事业得到继承和发扬 2002 年全国有中医医院 2492 个，全国高等医药院校有 100 所，其中中医院校为 27 所。中医药科研机构也有较大发展，全国已形成了中医药的医、教、研体系和中医中药产业构架及经营网络。截止到2011年，全国75.6%的社区卫生服务中心、51.6%的社区卫生服务站、66.5%的乡镇卫生院、57.5%的村卫生室能够提供中医药服务。

4. 初级卫生保健工作不断推进 1995年已有50%以上的县达到农村“初保”规划目标的低限标准。目前已形成了遍布城乡的医疗卫生预防保健网络，医疗卫生服务条件明显改善，医疗卫生服务水平显著提高。2011年，全国基层医疗卫生机构达到91.8万个，包括社区卫生服务机构2.6万个、乡镇卫生院3.8万所、村卫生室66.3万个，床位123.4万张。

5. 爱国卫生运动获得深入开展 全国已开展创建卫生城市、卫生村镇活动。已创建国有卫生城市26个，取得卫生城市称号的有156个，城市卫生面貌有了可喜的变化。农村改水、改厕工作取得较大进展。截至2002年底，全国累计农村改水受益人口8.68亿人。改水受益人口占农村人口91.7%。农村自来水普及率为56.6%。农村累计卫生厕所1.2亿户。农村卫生厕所普及率为48.7%，粪便无害化处理率为52.6%。2015年，国务院再次印发《关于进一步加强新时期爱国卫生工作的意见》，明确要求力争到2020年东部地区和有条件的中西部地区基本完成农村户厕无害化建设改造，中小学校、乡镇卫生院、集贸市场等公共场所和旅游景点、铁路公路沿线要建设无害化卫生公厕；科学预防控制病媒生物，建立健全病媒生物监测网络，定期开展监测调查，有针对性地组织开展“除四害”活动。

6. 卫生法制建设进一步加强 颁布了食品卫生、药品管理、传染病防治、国境卫生检疫和母婴保健等5部门卫生法律；制定了22件卫生行政法规和百件卫生规章。卫生执法监督队伍不断加强，卫生工作正逐步进入法制法管理的轨道。

7. 医药工业蓬勃发展，制药能力显著改善 常用药品、医疗器械生产已基本满足国内需求。我国已是世界最大的中医药研发、生产、应用与出口大国，化学原料药生产也成为国际上主要出口国之一。遍存城乡的医药销售经营网已基本形成。

8. 防病治病工作取得显著成绩 现已清除了许多严重危害健康的传染病和寄生虫病；儿童常规免疫接种率，2002年“四苗”报告接种率为：卡介苗98.0%，脊髓灰质炎疫苗98.4%，百日破98.2%，麻疹疫苗97.9%；1994年基本消除了丝虫病；1995年以来，未再发现国内的脊髓灰质炎野病毒株。我国农村从1949年到2002年间，急性传染病发病率已从20 000/10万下降到180/10万，婴儿死亡率已从200‰下降到33.1‰，孕产妇死亡率已从1500/10万下降到58.2/10万，妇女儿童保健状况已显著改善；地方病病区不断缩小，受威胁人口逐步下降，发病病人显著减少；慢性病防治研究已有较好的起步。

9. 国民健康水平的主要指标不断提高 中国人民健康总体水平已超过中等收入国家的平均水平，处于发展中国家前列，平均期望寿命已从1949年新中国成立前的35岁上升到72岁。

10. 残废人权益的法制和政策保障得到加强 社会化康复服务体系继续完善，残废人教育和就业得到了更好的保障。目前，全国共有7270万残疾人得到各种形式的社会保障。2015年《国务院关于加快推进残疾人小康进程的意见》主要目标：到2020年，残疾人权益保障制度基本健全、基本公共服务体系更加完善，残疾人事业与经济社会协调发展；残疾人社会保障和基本公共服务水平明显提高，帮助残疾人共享我国经济社会发展成果。

（二）卫生改革中存在的问题

2004年的全国卫生工作会议上，卫生部常务副部长高强指出，卫生改革与发展中存在着一系列的突出矛盾和问题，如“以人为本和‘以病人为中心’的观念不够强，对解决群众反映‘看病难’、‘看病贵’和卫生行风建设抓得不够紧，药品购销和医疗服务中损害人民利益的不正之风还没有得到有效遏制”。医疗卫生事业改革中存在的问题成为医德伦理发展的客观原因。

1. 卫生投入不足 目前我国卫生总费用占国内生产总值的比例为3.8%，低于世界卫生组织对发展中国家提出的5%的建议指标。在发展中国家也尚属于低水平，各级政府的财力同人民健康需要之间的矛盾比较突出。据统计，我国平均每万人口拥有24张医院病床、12.1名医师，均低于世界平均水平。基层卫生服务特别是农村卫生工作薄弱，亟待加强。

2. 医疗费用高昂，群众怕得病，怕看病 医疗费用飙升，普通人看病难，贫困的农民尤其难。这是持续多年的社会热点问题。按卫生部公布的情况，中国农村有一半的农民因经济原因看不起病。浙江大学一项调查进一步表明，哪怕是农村经济最发达地区之一的浙江地区，还是得了绝症的农民,因为无钱医治而死在家里。医疗收费昂贵的原因,一是不少医院成员庞大,运营成本高,一台测试仪动辄就要上千万元;二是政府补贴少,甚至不拨款,医院要自谋生路,最终患者受损;三是运营低,腐败屡见,医院资产流失。

3. 医疗卫生资源分配不合理 大部分卫生资源集中在城市,城市卫生资源又主要集中在大医院,一些城市的卫生资源拥有量已接近经济发达国家;与此同时,一些符合全体公众利益的预防保健、具有更大社会效益的基本医疗和涉及9亿农村人口的农村卫生等方面的工作,却因资源短缺而发展缓慢,有些工作难以为继。这种重城市、重医疗,而轻农村、轻预防的卫生资源配置结果,造成了有限资源利用效率低下和浪费,有些成为国家、企业和个人的沉重负担。卫生资源配置不合理,也造成了卫生服务体系、服务方式不适应疾病模式变化和人民生活方式与生活条件变化而产生的卫生服务需求。

4. 医疗保障制度不健全 根据人力资源和社会保障部的统计数据,截止到2008年的第一季度,我国只有2.34亿人加入国家医疗保险。这只占中国人口的18%。至于私人医疗保险在我国还是件新事,而且对大多数人来说它还过于昂贵。

5. 行业作风建设中存在不少问题 一些医疗机构的医疗服务质量差、服务态度生硬,同群众期望还有一定差距,服务方式也还不适应人民生活、就医的需要。目前医疗行业医德医风存在的问题主要体现为部分医务人员不讲救死扶伤的人道主义医德观,不讲为人民服务的宗旨,把医疗服务视为商品交换,用等价交换原则看待医患关系,这些严重践踏医疗道德形象的行为。在市场经济物化观念影响下,部分医生背离职业道德操守,有的医生被医药代表买通获取提成,有的医生出现不平衡和消极埋怨的心理。

6. 卫生事业改革滞后于经济体制改革 我国的经济体制改革自改革开放以来一直受到各级党政领导的高度重视,但一些地方党和政府的领导对卫生事业的发展却重视不够,以致使卫生改革进展缓慢,医疗卫生改革中存在的诸多问题长期未得到解决。当前,对卫生事业的领导工作急需加强,卫生改革也急需与经济体制的改革同步和深化。

我国卫生改革已走过了30个春秋。通过卫生改革,公共卫生体系逐步加强;农村和基层医疗服务体系逐步完善,居民医疗保障体系逐步健全。在科学发展观的指导下,卫生改革的思路越来越清晰,目标越来越明确。卫生部长陈竺用“一个大厦”和“四梁八柱”描述我国卫生改革的蓝图。“一个大厦”是医药卫生体制改革的基本目标是建立覆盖全民的基本医疗卫生制度,实现人人享有基本医疗卫生服务;“四梁”是建立比较完善的覆盖城乡居民的公共卫生和医疗服务体系,比较健全的覆盖城乡居民的医疗保障制度体系,比较规范的药品供应保障体系和比较科学的医疗卫生机构管理体系和运行机制;为了支撑四个体系又提出“八柱”,即管理、运行、投入、价格、监督、科技和人才保障、信息系统、法律制度。由于有了明确的目标,实现整体系统的改革,从而使我国医药卫生体制改革步入了快车道,也必将取得更大的成绩。

二、卫生改革的伦理原则

为了减少和调节卫生改革中的矛盾和利益冲突,保障卫生改革的正确方向和顺利进展,在卫生改革中应遵循以下伦理原则:

(一) 正确处理医疗卫生服务与市场机制的关系,明确在医疗卫生领域不可实行医疗市场体制的原则

早在1994年,卫生部就明确指出,在社会主义市场经济体制下,我国医疗卫生服务不宜照搬经济领域的做法,实行所谓医疗市场化。其理由是:①为体现社会公正,保证全民均能享受基本医疗保健,医疗资源不可以价格为取向进行配置。②市场体制下的竞争,必将使医疗成本增高,医疗费用上升,广大群众将不堪承受。③医疗服务价格不可随病人需求量增大而提高。否则,医疗机构不仅会对常见病、多发病的诊治高收费,而且还会选择人群、病种,对不赚钱和少赚钱的就会受到冷遇,甚之拒之门外,造成公民的健康失去社会保障。④医患双方不具有一般市场的供需关系。如果二者是供求关系,医生在求大于供时,就势必出现开大处方、乱检查等情况,产生损害病人利益的现象,其结果既可能贻误病情,又可能加重病人负担,还可能造成社会有限的医疗资源的浪费。⑤医疗机构如实行市场机制,救死扶伤的根本宗旨就无法体现,而医学人道主义和救死扶伤的价值是不能用值多少钱来衡量的。⑥世界上绝大多数国家都未实行医疗

服务市场体制。目前世界上只有美国一家实行医疗服务市场体制,但其教训深刻。如美国政府每年拨款 2000 亿美元用于卫生福利补助,但在其 2.96 亿人口中仍有 3900 万人无力进行医疗保险,还有 2200 万人保险类别不足。社会负担了巨额费用,却没有得到相应的健康保障。所以哈佛大学卫生政策与管理系教授萧庆伦指出:"医疗卫生事业全面市场化,是与市场经济理论背道而驰的。除了病人被'宰'、被剥削,另一个后果是社会医疗保险体系会垮掉。因为医药费用不断上涨,社会保险根本出不起。"可见,市场主导型的"美国模式"是不适应中国情况的。

当然,说医疗卫生服务不宜照搬市场机制,市场化非"医改"方向,但在医疗事业发展的过程中,我们可以利用市场的一些机制和运转规律,如医院应加强经营管理,完善补偿机制,也可针对某些特殊人群开展一定特殊服务,并实行市场价格等,但我们必须明确,解决当前我国卫生事业发展滞后与人民群众不断增长的健康需求之间这个卫生发展的主要矛盾,政府应该起主导作用,因为当前医疗服务市场上出现的"看病贵""看病难"等现象,根源在于我国医疗服务的社会公平性差、医疗资源配置效率低。要解决这两个难题,主要靠政府,而不是让医疗体制改革走市场化的道路。

(二)正确处理经济效益和社会效益的关系,把社会效益放在首位的原则

在卫生改革中,经济效益是物质保障且会带来社会效益,而社会效益则是衡量经济效益的重要指标且蕴含着巨大的经济效益,因此,两者是统一的。但是,当经济效益与社会效益发生矛盾或冲突时,应坚持把社会效益放在首位。因为我国的卫生改革的目的是使卫生事业更好的为人民健康服务和社会主义现代化建设服务,这种性质和目的决定了卫生改革应把社会效益放在首位,即通过卫生改革使广大人民能够用比较低廉的费用得到比较优质的医疗服务,以保障人民群众的健康、促进生产力发展和社会的和谐稳定。由此又会带来巨大的经济效益,从而才能加大国家和社会对卫生事业的投入,从根本上支持卫生事业的发展和改善医药卫生人员的待遇。即使是营利医院,也不能片面的追求经济效益,否则难以在广大群众中赢得信誉,从而在竞争中失败。当然,强调把社会效益放在首位的同时,医药卫生单位仍应重视经济效益,以弥补国家和社会的补偿不足和投入更多的资金购置更新医药设备、培训人员和稳定队伍,为争取更好的社会效益创造条件,以满足人民群众日益增长的健康需求,只是要防止片面、不正当的追求经济效益。

(三)正确处理基本卫生服务与多样化卫生服务的关系,优先发展和保证基本卫生服务的原则

对广大群众的基本卫生服务与多样化卫生服务也是统一的。广大群众的基本卫生服务需要是最基本的、多样化的,特别是医学高技术服务的需求是在基本卫生服务基础上的发展和高层次需要。但我国目前仍然处于社会主义初级阶段,还是一个发展中国家,有不少人获得基本卫生服务还有困难。因此,在国家和个人拿不出更多的资金使之获得卫生服务多样化的情况下,优先发展和保证基本卫生服务符合我国的国情,并体现了社会公正。据此,从我国的实际情况出发,我们只能随着我国经济的发展和人民生活水平的提高,以逐渐满足群众多样化的需求。至于不同地区和个体,由于经济发展的水平和收入的差别,医药卫生单位发展一些自费的特殊需要或多样化卫生服务,以满足部分人的需求也是允许的、合理的。即便如此,我们必须深刻认识,这种特殊服务与基本医疗服务的区别只是在生活照顾上的差别,而不是医疗技术服务质量高低之差,不管是何种服务,都应该是优质服务。特别需要注意的是医院绝不能以特种服务冲击基本医疗服务。否则,就会在医疗事业的导向上偏离正确方向。

(四)正确处理城乡、疾病防治及中西医的关系,重点加强农村卫生、预防保健和中医药工作的原则

目前,占全国人口 20%的城市,却拥有 80%以上的医疗设备。我国农村的医疗卫生服务仍然比较落后,农民因病致贫现象令人担忧。据《中国统计年鉴》和《中国卫生统年鉴 2004 年》记载,2003 年我国农村居民家庭人均纯收入为 2622.2 元,农村居民的平均住院费用为 2236 元,在农民的纯收入尚包括实物收入的情况下,可以说,农村居民如果生了大病,农民一年的现

金收入尚不能支付一次住院费用。因此，患病是中国农村居民致贫或返贫的主要原因。可见，卫生改革应坚持把卫生工作的重点放到农村去，这关系到保护农民健康和振兴农村经济的大局，而不仅仅是一个医学伦理问题。

新中国成立以来，遵照“预防为主”的方针，我国基本上消灭了鼠疫、天花、霍乱等烈性传染病，使“疾病谱”和“死亡谱”发生了顺位变化。但是，现今肝炎等一些传染病仍在流行，性传播疾病死灰复燃，艾滋病迅速流行潜存巨大危险，慢性非传染性疾病在上升等，这些疾病的控制从根本上还要靠预防。然而，从1979年至1998年，全国的医疗机构虽然增加了77.6%，但在同期的预防保健机构才增长16.8%。因此，在卫生改革中，必须加大对预防保健的投入，应把预防保健放在防治工作的重点，这是符合广大人民的健康利益的。

在卫生改革中，我们除坚持中西医并重外，应将中医药的建设和发展放在重要位置，尤其要发挥它在农村卫生工作中的优势和作用，使它广泛地走向世界而为人类的健康作出我们应有的贡献。

（五）正确处理卫生资源配置及提高质量与效率的关系，注重提高质量与效率的原则

卫生资源配置及提高质量与效率也是统一的。卫生资源是卫生工作的物质基础，所以卫生事业的发展离不开卫生资源。然而，有了卫生资源又需要提高卫生工作的质量与效率。以使它在维护和增进人民群众健康中发挥更大的作用，这才是具有主导意义的工作。鉴于目前我国卫生资源的投入不足、配置不合理以及存在的浪费现象，所以卫生改革，既要从我国的实际出发，首先解决卫生资源的调整和合理配置，充分利用现有卫生资源，注重提高质量与效率；其次，应该随着国家经济的发展而逐渐加大卫生资源的投入，以满足广大人民不断增长的医疗保健需求。

（六）正确处理国家、集体办医与社会力量、个体办医的关系，以国家、集体办医为主的原则

长期以来，我国以全民、集体所有制为主，因此也实行国家、集体办医。但是，我国处在社会主义初级阶段，除全民、集体所有制外，还有其他所有制的经济形式也在发展。因此，在多种经济成分并存的情况下，卫生改革应调动社会力量、个体办医，这有利于满足和方便群众的就医需要，同时也将竞争机制引进了卫生机构。由于我国社会主义卫生事业的性质决定了以国家、集体办医为主，而社会力量、个体办医仅作为国家、集体办医的一个补充。而当前社会力量、个体办医中存在的问题极多，政府应对其进行积极引导，依法审批，严格监督管理，以纠正“乱办医”的现象，以对广大群众的健康高度负责。

（七）正确处理竞争与协作的关系，坚持目标一致的原则

在卫生改革中，将竞争机制引入了医药卫生机构之间，也引入了医疗卫生机构内的人事管理等。竞争机制给医药卫生人员带来了压力，同时也提供了强大的工作动力，调动了医务人员的积极性、创造性，使他们的聪明才智得到了充分发挥，从而达到卫生改革的目的和促进卫生事业的发展。但是，卫生改革又需要医药卫生机构之间的相互协作，医学的整体综合也需要医药卫生人员通力协作和联合攻关。否则，卫生改革难以成功，医学也难以发展。所以，医务人员要为共同目标的实现在相互竞争和协作中做出各自的贡献。

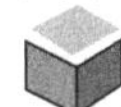
案例 14-1

市场经济条件下加强医德建设的思考

随着改革深化和社会主义市场经济体系的确立，医疗卫生行业的改革得到了进一步的发展，医疗卫生保障等制度的改革与建立，已初步向着适应社会主义市场经济体制、适应疾病模式、适应人民群众对医疗卫生多层次的需要转化。深化改革使医疗卫生行业的社会效益和经济效益有了很大的提高，但伴随医疗卫生行业深化改革的同时，医德建设也成了社会普遍关注的热点。下面就如何搞好市场经济条件下医德医风建设，更好地为医疗工作服务谈几点粗浅的认识。

一是重视思想教育，提高医务人员自身思想素质。把医德医风教育列入医院目标管理之中，定期对医务人员进行必要的医德培训。平时多组织、多开展一些有益于医德医风建设的形式多样、内容丰富的活动，为病人

排忧解难。寓组织教育与医务人员自身教育于一体，使医德医风教育在医院得以深入持久、切实有效地开展下去。

二是人格示范，典型激励。新时期的医疗道德实践呼唤英雄，在改革开放和经济建设的时代潮流中，医学界已经涌现出大批医德典型，他们的思想品质和精神风貌无疑是医学界的宝贵财富，能够起到持久的激励效应。深化医疗道德建设，要注重培养、挖掘更多医德风尚的典型，在医学领域各行各业中更好地发挥他们的“领头羊”作用。树立医德典型，尤其要规范各级领导干部的行为，树立各级干部的良好医德形象。从社会示范效应的角度，“官德”是“民德”的先导，只有每个共产党员都身体力行社会主义医疗道德，才能筑起医德的脊梁。

三是建立健全院内外监督体系，发挥社会监督作用。各科室定期向领导汇报医德医风情况，召开医患共同参与的医德医风讨论会，给病人发问卷调查表，让病人参与医德医风监督，院内外聘请医德医风监督员，随时可到医院进行调查，及时向领导反馈病人意见，设立举报箱、公开举报电话。一旦发现问题，及时采取措施予以纠正。

四是结合医院实际情况，制定相应的奖惩制度。使医务人员自我规范，自我约束，定期对医务人员进行医德医风考评，树立“好医生、好护士”标兵，并使考评结果与荣誉、利益直接挂钩。评比“文明科室”，设立“医德医风流动红旗”加大制度执行力度，对违反制度的医务人员予以严惩。医德教育要坚持正面教育和自我教育为主，要和理想、道德、纪律教育结合起来，要和制定的医德规范结合起来，要和落实岗位责任制结合起来，要把医德教育形象化、具体化、正确运用正反两方面的典型进行生动具体的现实教育。要广泛运用自我评价、领导评价、群众评价监督和社会监督等方法，评定医德水平。把评价结果存入个人人事档案，作为职务聘任、晋升、提干、评选先进的重要参考依据，进一步有力推动医德医风建设工作的顺利开展。

五是完善制度，重在养成。培育医务工作者的高尚医德人格，是一个潜移默化的养成过程。医德人格的养成非一朝一夕之功；良好社会风气，祥和人际氛围是医者医德的催化剂，社会转型期，在全社会道德风气良莠不齐的大环境下，特别要强调医德养成的行为训练。在开展文明单位建设中，通过深化管理和加强制度建设，刻意营造医患之间的相互关心、相互尊重、相互理解、相互信任的人际关系，循循善诱医务工作者文明礼貌的行为举止，以制约与规范达到养成习惯的目的。实践证明，医德建设与岗位制度相结合，与医务工作者的思想行为纠正挂钩，持之以恒地抓下去，是一定能够有所成效的。

总之，我们要把医德教育与社会主义精神文明结合起来，与经济改革结合起来，使广大医务人员实行社会主义医德义务，更好地为人民健康服务。（桃江县疾控中心　邹波涌）

（资料来源：益阳日报 2013 年 3 月 27 日 A4 版）

【分析提示】

社会主义市场经济条件下的医德医风建设是社会主义精神文明建设的重要组成部分。特别是在社会转型时期的现阶段，医德医风建设对新时期社会文化转向起着重要的影响作用。医德医风建设不仅仅是一个社会问题，每位医务工作者对其建设都肩负重要的义务和责任。

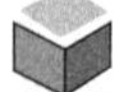

案例 14-2

市场经济呼唤医德

快要生出来的孩子，却被硬生生地又塞了回去，这事听起来太荒唐！广西北海合浦县党江镇一名姓庞的产妇就遭遇了这种荒唐事。

本月 6 日她被送进了党江镇卫生所分娩，可是最终孩子没了，她也差点丢了性命。近日，有媒体曝出这样一则新闻。

做医生要有敬畏之心

网友“悲剧的诞生”：医生要凭良心行医，不能觉要病人家庭条件不好，就做出见利忘义的事情。博主：古语讲，“不为良相，愿为良医”。这里面把“医”和“相”并提，可见在古人心目中，学医责任的重大，古时的读书人把从医作为仅次于致仕的人生选择。人们常用“医者父母心”来表达对医生的最美好期待，期望医生不仅有妙手回春的技艺，更有仁者胸怀，让患者的身心得到抚慰，早日康复。

医院不宜过分市场化

网友“生活就是希望”：最怕去医院了，挂个专家号，比登天还难。好不容易出钱请黄牛挂上了号，排了N久队，轮到了，医生还爱理不理，几句话把你打发了。

博主：改革开放后一段时期里，政府财政难以承受医疗机构运作的重负，在给予医院少量的政府拨款后，其他的就要求医院自行解决，从而产生了公立医院追求效益，追求市场化的现象。于是就有了，一段时间之内低收入群体“看不起病，看不好病”。所以，才有各种怪现状的产生。专家表示，目前，国内医疗界最大的问题是，医院及医生的收入与药品销售收入越来越密切，政府对药品生产销售的管制却越来越松。在这样的背景下，“大处方”“大检查”让患者愈来愈难以承受。从根本上来说，必须切断药品销售与医院及医生收入的联系。

（资料来源：杭州日报2010年11月18日A12版）

【分析提示】

受市场经济的影响，医生可能会出现“见利忘义”的现象，或者“物化”现象，对患者的利益造成额伤害。经济利益的驱动是造成这些医生违背职业道德现象的原因之一，但是是否是根本原因需要进一步分析，因为这个问题根本是一个社会问题。

案例14-3

乡医刘庆民的无悔行医路

“朱建，穿心莲1支，氨基比林1支，应收3元，欠3元；杨冰，曲松钠2支，地米2支，四环素6支，甘草12片，应收10元，欠10元……”4月25日，在泗水县苗馆镇隈泉村，乡村医生刘庆民在村卫生所里翻账本，查看近段时间为村民看病用药的账目。“都是乡亲们看病欠的药费，本来是没必要这样记的，他们一有钱马上就会来还，但为了在进药时心里有个数，只好记了。”刘庆民一边翻账本，一边对笔者解释。自1979年在隈泉村当乡村卫生员以来，刘庆民已不知道记了多少个这样的账本，一笔笔欠账的背后，如实地记录着隈泉村村民的贫困，更闪耀着刘庆民爱的光辉。

欠债行医也不能让乡亲们有病难医

刘庆民原本是一个热心教育事业的民办教师。如果不是一次意外，刘庆民很可能不会踏上从医之路。“那还是发生在1978年，我记得那一年的冬天出奇的冷，村里一名分娩的孕妇因为大出血需要外出就医，情况十分危急，可当时山路崎岖交通也不像现在方便，更别说有机动车了，我和几个同乡便抬着她去县城，还没到半路那名孕妇就因为流血过多母子双亡。”刘庆民目睹了这一幕，这让他悲伤又震撼：一个村庄再小，也不能没有一个医生啊，否则，这样的悲剧还会继续发生。正是这种有病无医的境况深深刺痛了年轻的刘庆民，让他最终决定弃文从医。

在东拼西凑筹得几百元资金后，刘庆民在家中开办了隈泉村有史以来的第一个卫生室。从此，时年18岁的刘庆民便用自己稚嫩的双肩承担起了隈泉村及附近7个村子、1892口人的健康和生老病死。隈泉村地处山区，自然条件差，贫瘠的土地里只能种植土豆、地瓜、花生三种作物，村民常年主食就是土豆，有条件的人家再喂几头猪，过年宰杀，或是喂养卖钱，是泗水县的贫困村。卫生室创办之初，为节省开支，刘庆民连药箱也舍不得买，只好用竹篮子代替，一些简单的医疗器械也是赊借来的。山高坡陡、交通闭塞的隈泉村，村民生病只能步行到很远的乡里或县里医治，高昂的医疗费用也使一些贫困村民有病难医、大病等死。因此，刘庆民的卫生室在刚刚创办的一段日子里，等待他的并非夹道欢迎，而是怀疑的目光，村民们对这个没有从医经验的年轻小伙子没有投以太多的信任，找他治病的村民寥寥无几。

为了尽快取得乡亲们的信任，刘庆民每天跑到3里之外的罗家湾村向张大夫拜师学艺。就这样，18岁的刘庆民抱着一颗至诚之心风雨无阻，用了8个多月的时间学会了一些基础医学知识。后来他又来到龙运港村，拜师继续学医。勤奋好学的刘庆民一边行医一边学医，遇到疑难杂症便作笔记向老师请教，有一次，村里一吴姓人家的孩子得了肠炎无钱治疗只好请“赤脚游医”来治病，恰巧刘庆民路过，他问这户人家是相信医学还是迷信，对方为难地说两样都相信。刘庆民当即为患者作了诊断并开了药，没几天，孩子的病痊愈了。随着治愈患者数量的增多，刘庆民慢慢获得了村民的信任，来卫生室看病的人越来越多。

由于早年山区生活条件有限，卫生状况堪忧，再加上当地气候炎热、山区潮湿，疟疾、寄生虫病等容易流行。家住山三口村的村民王岁山患了肠套叠，在医院治疗花光了几千元贷款后，只好来找刘庆民。从刘庆民家到山三口，得从山上到山下，走得最快的人都得半个小时，为给王岁山治病，刘庆民每天来回跑4趟。两个月时间，他累得连走路都走不稳，最后，索性把王岁山接到家里来治疗。一个多月后，王岁山痊愈，而刘庆民分文未收。王岁山并不是村里唯一享有刘庆民特别照顾的病人，他每次出诊，从不收取费用，村民穷，拿不出钱付医药费，大多数人看病只能赊账，卖给村民的药，也与批发价差不多。要是遇到特别困难的村民，他甚至连药费也不收。

“人一生之中，想做的事做了，就算成功了”

每天早上7点，刘庆民的卫生室准时开门。刘庆民说，病人多时一天看上五六十人，一天只吃一顿饭，一直忙到晚上11点，有时脸也不洗，倒在床上一觉睡到天亮。很多时候，他还没开门就有乡亲在门外等候。一名在门外等候的村民说：“我们都明白刘医生太辛苦，是好人，所以就多等几分钟嘛，不打扰他。”

白天在卫生室给人看病，晚上刘庆民时不时地带着药到村里去看老人。“现在很多年轻人出去打工，家里只剩下老人和小孩，老人生病的时候不方便过来，所以我会常下去看看。”苗馆镇有8个自然村，495户，1892人，65岁以上的老人占到20%，留守老人和儿童容易生病，因此，刘庆民几乎每家每户都去过，平均每天要翻山越岭走四五十里路。在行医的36年里，刘庆民尽心尽力地为村民们看病，走村串户，为8个村的村民建了健康档案。

2010年农村公共卫生服务全面展开，随之给刘庆民这些工作在农村的乡医带来了大量繁杂的劳动。居民电子健康档案的录入，辖区老年人糖尿病、高血压、孕产妇、儿童的定期体检、随访，预防保健、健康教育宣传等让他们应接不暇。更重要的是，在农村，不管什么时候，只要群众需要，一个电话或者派一个小孩子来叫你，你就得马上上门给患者看病、打针。尽管十分忙碌，但刘庆民过得很充实。“30多年算下来，治疗好的病人有10万了吧。”刘庆民说。

10万人，这是刘庆民在36年间用汗水写下的数字，也是他用诚意担负下的那份责任。这份责任，来自于医生本身的职业要求，更来自乡亲们的信任。

长久以来，隈泉村几乎没有汽车、摩托车等交通工具。为了不让患病的群众久等，自行车成了刘庆民行医路上的亲密“战友”。从刘庆民的第一辆车子——1979年从医伊始花128块钱买的泰山牌自行车算起，到如今他已经骑坏了6辆自行车、7辆摩托车。刘庆民现在出诊骑的摩托车，是他的第8辆摩托车了，还是刚刚借钱买来的。这些年，虽然他身边的“战友”走马灯似的在换，可是他行医路上踏实、执著的脚步始终不变。

“村里强壮年轻的男人们都选择走出大山到大城市打工，他们提高了家庭收入，但只留下妇女、老人在家里干农活，又是身体最脆弱的一群人，没有个医生怎么办?”刘庆民的语气里满是担忧，“当年那个孕妇难产而死的情景，我不想再见到!”现在，谁家有老人小孩、容易生什么病，他心里都一清二楚。刘庆民坦言，自己也打过退堂鼓，不少朋友都劝他放弃。但村民们质朴的挽留，坚定了他的信念，“一个人有舍才有得，有付出才有回报。人一生之中，想做的事做了，就算成功了。”

用生命回报村民们的信任

从2010年4月份开始，刘庆民出诊时总感觉腰酸背疼，回家后往往体力不支。此时正值肠胃炎、痢疾多发的春夏之季，刘庆民没有多想，也不容他多想。家里人劝他去医院看看，可他实在抽不出时间。就这样过了

3个月，严重的小便出血等症状让坚强的刘庆民再也支撑不住了。刘庆民来到济宁市第一人民医院检查，噩耗如晴天霹雳：他得了膀胱癌。

很多人说，地球离了谁都照样转。但刘庆民固执地认为，老乡们离了他不行。术后不久，刘庆民不顾医生亲人多休息的劝阻，下床走村入户为老乡看病去了。有一次，刘庆民在帮一名老乡解除了痛苦后，老乡对他说："庆民，你行这么多好，保证没事！"朴素诚挚的话语瞬间温暖了刘庆民的心。刘庆民回忆说，老乡的鼓励信任让他克服了患病期间不安的情绪，度过了那段人生低谷，也让他对乡医的价值有了更深的认识。

伤筋动骨一百天，何况是刘庆民患上的这种大病呢。2010年后，他的身体一直不太好。乡医的生活字典里没有"日出而作、日落而息"的字眼，手机24小时开机、不管白天黑夜随叫随到，才是工作常态。本来就虚弱的身体加上不规律的饮食、作息，把刘庆民再次击倒了。2013年6月份一个下着大暴雨的深夜，刘庆民处理完三和寨村村民王光珍的急诊后，回到家后高烧不退。在市第一人民医院检查后，确诊为溃疡性结肠炎。同样，做完手术后，他又马上回到了热爱的乡医岗位上。

就在此前的20多天，刘庆民由于担心耽误患者时间，一心急在路上摔倒，造成了脑震荡。身为一名医生，却因为医治别人、为他人送健康，把自己弄得伤病累累。但刘庆民说，每医好一个老乡，他就觉得又干了一件事，一件好事，心里非常满足。

刘庆民的收入并不高，这几年患病的花销又大，家里已经入不敷出了。但就在经济窘迫的情况下，刘庆民还是志愿帮助了4名孤寡老人，他们来卫生室看病花的钱刘庆民全包了。2010年刘庆民动完手术后，和他同住一个病房的有位孤寡老人。刘庆民觉得老人孤苦，住院期间力所能及地帮忙。和这位孤寡老人的近距离接触对他触动很大，回家后他就作出了扶助孤寡老人的决定。

说起刘庆民，邻里乡亲没有不知道的，就连六七岁的小孩见到他也能高喊出"庆民"的称呼。三和寨村74岁的老人侯玉刚说："庆民人好技术好，来看病不是接就是送，他没得说！"从医这么多年，风里来、雨里去、害过病、受过穷，他始终不渝地干着乡医事业，真心待人、贴心服务，只为他心中那份神圣的医者情怀。（张林波）

（资料来源：经济导报2014年5月9日C5版）

【分析提示】

基层医疗岗位上涌现出的一代又一代的"最美乡村医生"是新时期医德医风的践行者，他们不计名利，甘于奉献，忠于医生救死扶伤的事业，为市场经济下医德建设树立了楷模。

思考题

1. 如何认识社会主义市场经济对医德的双重效应？
2. 在社会主义市场经济条件下，医德建设为何必须始终坚持集体主义，为人民服务的价值导向？
3. 医疗卫生改革中应遵循哪些伦理原则？
4. 医德在社会主义市场经济中发挥怎样的作用？

第十五章　医德评价、教育和修养

医德评价医德教育和医德修养属于医学伦理学的实践部分。医德评价和教育是形成良好医德的外在因素；医德修养是形成医德品质的内在因素。研究、探讨医德评价、教育和修养，有助于培养医务人员良好的医德品质，以便更好地履行医德义务。其中，医德评价直接决定了医德作用发挥效果的大小，医务人员的行为往往也依靠医德评价来进行选择，正确的医德评价有助于医务人员趋善避恶，向善而行。医德教育则是医务人员认同和接受医德原则和规范的关键，医务人员通过医德教育将医德原则和规范转化成为内心的信念和守则，从而提高自身的医德品质；因此，医德教育是培养医务人员良好医德品质的外在手段之一，同时也是医德实践活动的重要形式。医德修养是医务人员通过自身的培养和锻炼所达到的医德境界，它是医德评价和医德教育的成果在医务人员身上最直接的体现。总之，医务人员在医疗卫生实践中，在医德评价和医德教育这两个外在因素的推动下，不断地加强自身的医德修养，在长期的医疗实践过程中努力把自己培养成为一个医德高尚的人，使自己能够更好地为病人服务、为医学的发展和社会的进步服务。

第一节　医 德 评 价

医德评价是医德实践活动的重要形式，它以独特的方式影响和制约着医务人员的医疗实践。正确的医德评价对医务人员医德品质的形成和社会医德风尚的改善具有重要的促进作用。

一、医德评价的含义和作用

（一）医德评价的含义

医德评价是指人们依据一定的医德标准对医务人员或医疗卫生部门的职业行为及各种医德现象所作出的道德价值和善恶判断。医德的善是指符合医德原则和医德规范的行为，也就是符合医德的行为；医德的恶是指违背医德原则和医德规范的行为，也就是不符合医德的行为。医德评价的主体是社会上的人，医德评价的客体是医务人员的职业行为。医德评价的对象是医疗活动，但是，作为医德评价的对象，最终还是要落实到医务活动中的行为人，即医务人员。在医疗实践中，人们总是根据一定的医德原则或标准去评价各种医疗行为的道德是非，告诉人们什么是应该做的或不应该做的；哪些行为是高尚的，哪些行为是可耻的。医德评价有助于医务人员避恶就善，择善而行。

（二）医德评价的作用

医德评价虽然不如法律那样具有强制性，但它作为一种无形的精神力量却客观存在，其作用是依靠医务人员以一定的善恶标准进行医德评价来实现的，医德作用发挥大小直接取决于医德评价的作用。具体地说，医德评价的作用表现在以下四个方面：

第一，医德评价对医务人员的职业行为的善恶具有裁决作用。医务人员的职业行为是否符合医德规范，是通过医德评价来进行裁决的。医德评价就是依据医德标准对医疗行为作出善恶与否的判断。通过医德评价，肯定和鼓励良好的医德行为，谴责不良医德的行为。促使医务人员明确区分医疗行为的善恶的界线，从而从善避恶，维护医德原则和规范的权威。

第二，医德评价对医务人员养成良好医德品质具有教育作用。医德评价能够帮助医务人员分辨善恶，褒善贬恶，从而提高医务人员对善与恶的判断能力。这本身也就是对医务人员教育的有效方法。这样有助于他们自觉选择符合医德的行为，并在长期的职业实践中进行学习和锻炼，养成良好的医德品质。

第三，医德评价在医务人员的医德观念转化为行为的过程中具有调节作用。医德评价是促进医德原则和规范转化为医务人员行为的“杠杆”。通过医德评价，使高尚的行为得到赞赏、表彰，促使医务人员去积极效仿；而对“缺德”的行为给予谴责和阻止，达到约束和控制不良医疗行为的作用。从而促使医务人员按医德规范为人处世，协调医疗活动中的人际关系，形成良好的医德医风。

第四，医德评价对医学科学的发展具有促进

作用。在医学科学的发展中，常常会提出伦理道德方面的新课题，这类问题的解决，将促进医学科学的发展。如人体实验、人类辅助生殖技术、器官移植、人类基因和人类胚胎干细胞研究等问题，在医务界乃至整个社会，都有不同的看法。如果对这些问题能从医德上进行科学的评价，在正确的结论倾向驱使下，无疑会推动医学科学和卫生事业的发展。

总之，医德的作用是靠医德评价来实现的，医务人员的职业行为也是靠医德评价来选择的，医德的原则和规范同样靠医德评价来维护的，医务人员的医德素养则取决于医德评价能力的高低和医德评价活动的深度和广度。

二、医德评价的标准和依据

（一）医德评价的标准

医德评价的标准是医德评价的尺度，也就是对医疗行为善恶判断的尺度。虽然，善与恶在不同的时代有不同的内涵。根据我国的实际，目前，我国医学伦理学界公认的医德评价的标准有四条：

（1）医务人员的行为是否有利于病人的健康。这是医学的根本目的之一，也是评价衡量医务人员行为是否道德以及道德水平高低的主要标准。

（2）医务人员的行为是否有利于人类生存环境的保护和完善。医学的目标不仅仅是医治疾病，更重要的是预防疾病，改善人类的生存环境以及人群的健康，因此，医务人员的行为，应着眼于社会的进步和发展，有利于人类的生存环境的保护和改善。医疗单位(包括医疗、教学和科研)的废水、废气、废物等要按要求妥善处理，不能让其对人类生存环境造成污染，影响人群健康。

（3）医务人员的行为是否有利于人类的健康、长寿和优生。人类对医学的期望，已不仅仅满足于消除疾病，而且还希望保持健康、延年益寿和子孙后代的身体素质有理想的发展，提高整个人群的身体素质。所以，医疗工作应该考虑社会利益的需要，指向群体的健康和社会的发展未来。为此，医务人员的行为，应着眼于社会的进步和发展，重视群众的卫生保健和人类的优生优育。

（4）医务人员的行为是否有利于医学科学的发展。医学科学发展的动力在于医学的科研，而医德在医学科研中则发挥着重要的作用。在医学科研中，具有良好医德的医务人员，能不图名利、刻苦钻研、实事求是，不为困难所屈服，能攻克一个又一个的医学难关，从而推动医学科学的发展。而在有的医务人员中存在的那种沽名钓誉、怕苦畏难、弄虚作假的行为则是不利于医学科学发展的，也是不符合道德的。

以上这四条标准是相互联系、缺一不可的整体。在医德中，我们只有坚持这四条客观标准，就能对医疗实践中医务人员地行为进行善恶评判，作出比较全面、准确的评价。

（二）医德评价的依据

医德评价的标准为医务人员的职业行为的评价提供了外在的条件，而医德评价的依据则是构成医务人员行为的内在因素。因此，在评价医务人员行为时，除了坚持善恶的标准外，还必须掌握医德评价的基本依据。医德评价的依据就是动机与效果统一和目的与手段的统一。

1. 动机和效果的统一 医务人员的行为，都是从动机开始直到获得某种效果的过程。动机是指医务人员在职业活动前的主观愿望和支配一系列行为的动因。效果，则是指医务人员在从事预防与临床、科研和行政管理工作中的职业行为后所产生的实际结果。

马克思主义伦理学认为，应把动机与效果辩证地统一起来理解。首先，动机与效果是相互联系、相互贯通的统一体：没有动机就没有效果，没有效果也无所谓动机。任何动机都包含着对某种效果的预测和追求，任何效果也都受某种动机的支配。医务人员在职业活动中的行为是一种目的性和针对性很强的活动，他们的行为总是由某种动机引起而产生的。在临床上，动机与效果的统一的一般表现是：好的动机会引出好的效果，坏的动机会产生坏的效果。其次，动机与效果是在矛盾中的统一。动机与效果的统一是存在着矛盾和差异的统一。其表现在，好的动机未必产生好的效果；不好的动机也可能产生好的效果。由于医学对象的复杂性以及医学发展水平和医务人员对技术掌握的训练程度有限，使医务人员在良好的动机支配下仍产生不良的医疗效果。如某些颅外伤严重的病人，虽经医务人员全力以赴的抢救，仍难转危为安。这就不能因效果不佳，就认为医务人员的动机不好，更不能认为其行为是不道德的。相反，有个别医务人员对病人并非出于维护其健康的良好动机，而是为了获取个人名利，选择了把握不大的冒险疗法，把病治好了,得到了病人及其家属的赞扬,但我们决不能因此而断定其医德是高尚的。

因此,我们在评价医务人员的职业行为时,既要看其行为的动机,也要看其行为的效果,在行为的过程中把动机与效果统一起来考察。只有这样,才能恰如其分地对医务人员的职业行为作出全面的公正的评价。

2. 目的和手段的统一 目的就是医务人员通过各种职业活动所期望达到的目标。而手段则是为了实现目标而采取的各种措施、办法和途径。目的与手段是对立统一的,目的决定手段,手段服从目的。没有目的的手段是不存在的,同样目的也不能脱离手段,一定的目的总是要通过一定的手段来实现的。医务人员为了达到医学目的,总要采取一定手段,目的与手段的一致性也是医德的要求。因此,我们在医德评价中,不仅要看医务人员是否有正确的目的,而且还要看其是否选择了恰当的手段。

就临床而言,根据医学目的选择医疗手段,应遵循以下四条原则:

第一,有效原则。作为临床应用的一切诊疗手段,包括新技术和新药的应用,如果未经严格的动物实验和临床实验证明是有效的,都不能使用。

第二,最佳原则。选用的诊治手段应该是最佳的。一是疗效最佳。即在当时当地的医术水平和条件下,疗效是最好的;二是安全可靠、副作用最小。选择的治疗手段尽可能的安全可靠,避免和减少副作用对机体的损害程度;三是痛苦最小。运用治疗手段时,要尽可能减轻病人的痛苦;四是费用最低。在不影响疗效的前提下,采用的治疗手段和药物要选择费用节省的方案。

第三,一致原则。医务人员在选择治疗手段时只能从病人的利益出发,根据病情的实际,给予治疗。不能该治的不治,不该治的大治,大病小治,小病大治,这些都是违反医德的。

第四,社会原则。选择的治疗手段应考虑到社会的后果。一切可能给社会带来不良后果的手段,包括环境污染,病菌的可能扩散等,都是不能采用的。而且还要顾及社会和大多数人的利益,不能采用对个别病人有利,但却给多数人的利益带来损害的手段。

总之,动机和效果与目的和手段既相联系,又相区别。动机与效果的统一,必须通过目的和手段的统一,才能保证实现。因此,在评价医务人员行为时,必须坚持依据动机与效果、目的与手段的辩证统一的观点,从实际出发,实事求是地进行分析,并做出正确的判断。

三、医德评价的类型和方式

(一) 医德评价的类型

医德评价可分为社会评价和自我评价两种类型。

社会评价是指社会、病人及其家属通过各种形式对医务人员或医疗单位的职业行为进行的善恶判断。这种评价大多是通过社会舆论进行的,从而表明倾向性的态度,赞扬和鼓励高尚的行为;批评和制止不道德的行为。

自我评价,是医务人员对自己的职业行为所进行的善恶判断。医务人员不仅要在社会评价中提高自己识别善恶的能力,还必须重视自我评价的作用。人们只有从自己的亲身实践中得出认识,才是最深刻的,这对提高医务人员自身的医德水准是非常必要的。

(二) 医德评价的方式

我们依据医德评价的标准和依据对医务人员的职业行为作出正确的善恶判断,而这种判断还要通过一定的医德评价的方式进行的。医德评价的方式主要有三种,即医德舆论、医德信念和医德传统。

1. 医德舆论 医德舆论是指医德的社会舆论。医德的社会舆论是指人们依据一定的医德原则和标准,对医务人员的职业行为所作的符合医德与否的一种议论。医德舆论是一种精神力量,也是医务人员与病人、社会关系的反映。医德社会舆论在形式上可分为正式的医德社会舆论和非正式的医德社会舆论。前者是有领导的、有组织、有目的的形式,即由国家和相应社会组织的舆论工具,如广播、电视、网络、报刊、宣传栏等,通过宣传,赞扬和肯定一些行为,谴责和否定另一些行为。这种类型的医德舆论,其特点是权威性强、信息量大、覆盖面广、传播速度快。后者是人们按照一定的道德标准,对某一行为或事件发表的议论。这种舆论的特点,在内容上缺乏严格的系统性,比较分散等。以上两种社会舆论虽有不同的特点,但是,它们的实质都是一褒一贬的舆论。

医德的社会舆论在医德评价中具有特殊的作用。首先,它是社会对医疗职业行为提出的善恶判断和褒贬态度的表达方式。其次，它是向医学职业行为当事人和非当事人传递行为价值信息的重要手段，使当事人和非当事人关注医疗职业行为所带来的社会后果。再次，它具有一股无形的强制力，无形地控制和影响着医务人员的言行，具有很大的“威慑”作用。当然，对社会舆论也要作具体分析。由于多种原因，有时高尚的医德行为会遭到有些人的非议；而恶劣的行为却受到赞扬或宽容。对此，医务人员应保持清醒的头脑，面对错误的舆论，应坚持正确的医德观念。

2. 医德信念 医德信念是医务人员对医德义务的真诚信仰和自觉意识的强烈的责任感。其表现在医务人员身上就是使医德原则内化为高度的自觉性，形成必然遵循和坚决维护的一种医德观念。这种内心信念并不是天生的，而是经过长期的工作和学习逐步形成的。

医德信念在医德评价中起着重要的作用。首先，它是对医务人员自己的职业行为进行善恶判断的最直接的内在动力。如果说医德舆论是客观的医德评价，那么，医德信念就是一种主观评价。它主要通过职业良心来发挥作用。一个医德信念很强的医务人员，无论是在有人监督或无人监督下，都不会去做那些违背自己信念的事。其次，医德信念作为一种精神力量，它能使医务人员慎重选择自己的职业行为。在一般情况下，医务人员不允许自己的职业行为违背自己的医德责任感。另外，内心信念也是一种“精神法庭”，对自己的行为进行自我审判，对于合乎医德的行为，就会感到自豪、愉悦，促使自己继续这种行为；而对不符合医德的行为，就会自责和自觉加以纠正。

3. 医德传统 医德传统是医务人员在长期的医疗实践中形成稳定的、习以为常的医德行为方式。医德传统虽然是不成文的医德要求，但是由于流传久远、深入人心，所以具有相对的稳定性。

医德传统作为一种习惯势力，在医德评价中发挥着特殊的作用。首先，医德传统是医德原则和规范的补充。在医疗过程中，有些医德行为不能以明显的医德原则和规范为善恶尺度衡量的，都可以用医德传统标准加以评价。如人们通常有合俗不合俗来评价医务人员的职业行为。其次，医德传统在医德评价时，能简明可行，无须讲更多的道理。合乎医德传统的即为善，反之即为恶，具有特殊的褒贬力量。

医德传统具有两重性，这就是进步与落后的区别与对立。医德传统的落后部分，是推行新型医德的阻力。如为了查明死因，发展医学科学，进行病理解剖，本来是合乎医德的，但往往受到传统习俗的限制。对这种医德传统的落后部分应加以摈弃。对于进步的医德传统，则必须加以继承和发扬。因此，对于传统习俗的作用，要作具体分析。坚持发扬我国优良的医德传统，并在此基础上结合我国新时期的特点进行改造、补充和完善，使之成为社会主义的良好医德传统，以此来约束医务人员的职业行为。

医德舆论、医德信念和医德传统三者是医德评价的不同方式，但是它们是相互联系而又相互补充的和相互促进的。医德舆论和医德传统是社会性的评价力量，是外在的因素；医德信念是医务人员对自己行为的自我评价，是内在的力量。前者可以强化和深化医德信念；后者又可以提高和巩固医德舆论和医德传统的效果。

（三）医德评价的管理与监督

以上所说的关于医德评价的几种方式，都是传统的、定性的评价方式，难以对医德的善恶作出量化的把握，不利于医务人员医德境界提高和医学事业的发展。近年来，国内医学界探讨和创造了一些新的医德评价量化的方法，如医德考核、评估和定量化方法等，逐级把“软指标”变成“硬指标”，从无形到有形，从而使医德评价更加科学化、规范化。当然，这种医德评价的量化方法也要防止形式主义。因此，卫计委和中医药管理局于2007年12月19日下发了《关于建立医务人员医德考评制度的指导意见》，对医疗实践中的医德评价实行了科学的管理与监督。旨在通过对各级各类医疗机构中医务人员建立医德档案，并进行年度考评，以加强医德医风建设，提高医务人员职业道德素质，树立行业新风，更好地为人民群众的健康服务。医德考评要坚持实事求是、客观公正的原则，坚持定性考评与量化考核相结合，与医务人员的年度考核、定期考核等工作相结合，纳入医院管理体系，每年进行一次。各医疗机构要为每位医务人员建立医德档案，考评结果要记入医务人员医德档案。医学道德评价应归口管理，考核要纳入各岗位责任制，实行逐级考核评价，各尽其责。在管理上，医德考评工作应当有医院领导和医政、人事、纪检监察等职能部门负责人参加，要加强监督检查、指导、总结经验，不断完善，确保医德考评工作顺利进行并取得实效。

第二节 医德教育

医德教育是医德实践活动的重要形式,医德原则和规范在何种程度上被医务人员认同和接受,关键就在于医德教育,它是培养医务人员医德品质的外在条件。

一、医德教育的含义和作用

(一)医德教育的含义

医德教育就是为了使医务人员自觉地履行医德义务,对医务人员进行有目的、有计划、有步骤的进行医德基本知识的系统教育活动。医德教育的目的就是把医德的原则和规范,转化为医务人员的医德信念和医德行为,从而提高他们的医德品质。医德教育对医务人员医德品质的形成具有重要作用。

(二)医德教育的作用

1. 医德教育是形成良好医德风尚的重要环节 医德风尚好坏直接对医患关系、医疗卫生单位与社会之间的关系发生影响。良好的医德风尚的形成,不仅需要创造良好的医德环境、需要进行科学的管理、需要建立健全各种规章制度,更重要的是在医务人员中间开展深入的医德教育。医德教育的任务就是为了端正医务人员的医德观念,提高医务人员的医德品质,使全心全意为人民服务的思想变成广大医务人员的医德信念,指导医务人员的医疗行为,从而在医疗卫生单位中形成良好的医德风尚。

2. 医德教育是培养良好医德品质的重要手段 医德基本原则和规范要发挥作用,就必须要转化为医务人员的医德品质。转化的过程就是培养教育的过程。因此,只有运用医德教育的手段,使医德基本原则、医德规范被医务人员所认识,在医疗实践中逐步加深理解,并经过实践、认识、再实践的过程,将医德基本原则深入头脑且变成自己的东西,成为指导自己进行医疗活动的指南,从而形成良好的医德品质。

3. 医德教育是培养医学人才的重要途径 医学工作它不仅要求医学工作者具有精湛的医疗技术,而且更要有为发展医学、为人类健康事业而献身的精神。医德教育就是培养和造就这样人才的重要渠道。通过医德教育,帮助医务人员认识自己人生的意义,树立共产主义远大理想,培养正确的世界观、人生观、价值观和道德观。当前尤应注重医学院校学生的医德教育,因为今天的医学生,将是明天医疗战线的栋梁。培养他们良好的思想品质、道德修养以及扎实的医学专业知识技能,对确保全面建设小康社会、实现中华民族的伟大复兴,具有深远的战略意义。

4. 医德教育是促进医疗卫生事业健康发展的需要 由于市场经济的发展,市场经济固有消极因素的影响,即商品经济的竞争性和功利性引发的医德主体的投机心理和急功近利行为,也随着市场机制的引入而不断发生,使得医疗服务在市场发育不完善的情况下具有客观垄断性。所有这些都会冲淡了人们的道德理性,从而导致或助长了医务人员非道德意识、行为,表现为奉献精神淡化、医德观念淡薄,以医谋私和医疗服务质量下降。因此,发挥医德教育的积极调节作用,对调节医务人员的行为和市场经济中医疗卫生事业的健康发展具有重要作用。

二、医德教育的过程和基本特征

(一)医德教育的过程

医德教育是一个培养和提高医务人员医德品质的过程。具体来说就是提高医务人员的医德认识、陶冶医德情感、锻炼医德意志、确立医德信念、培养良好的医德行为和习惯的过程。

1. 提高医德认识 医德认识是指医务人员对医德理论、医德原则和医德规范的理解和接受。医德认识是医德行为的先导,没有正确的医德认识,是难以形成良好的医德行为和习惯。有些医务人员医德观念陈旧,医疗行为不符合医德要求,通常就与缺乏正确的医德认识有关。因此,通过医德教育,帮助医务人员加深对医德知识的认识、掌握医德的基本原则和规范,从而提高医务人员的医德认识水平,这是医德教育的首要环节。

2. 培养医德情感 医德情感是指医务人员对医学事业及病人所产生的爱恨、喜恶的态度,以及履行医德要求后的内心体验。医德情感是医务人员的一种主观的心理反应,但客观的医德教育对其有强烈的激发作用。医德教育通过激发医务人员对病人的同情感、医疗工作的责任感和事业感,培养良好的医德情感。良好的医德情感一旦形成，可以促使医务人员在工作中表现出高度的责任心和奉献精神。因此，培养医务人员的医德情感是提高医德水平的重要环节。

3. 锻炼医德意志　医德意志是医务人员在履行医德义务中克服困难的坚强毅力。一个医务人员在医疗实践中，会遇到许多的困难和曲折，如果没有坚强的意志，是很难真正践履医德要求的。医德教育就是要帮助医务人员认识医德意志在医德行为中的作用和意义，引导医务人员坚持在实践中培养和磨炼出坚强的医德意志。可见，医德意志是提高医务人员医德水平的关键环节。

4. 确立医德信念　医德信念是根据医德认识、医德情感、医德意志而确立起来的对医德理想和目标的坚定不移的信仰和追求。医德信念在医德品质的形成中占据主导地位，它是推动医务人员产生医德行为的一种精神力量，是医德认识转化为医德行为的重要因素。坚定的医德信念，能使医务人员的医德行为保持稳定性和一致性。通过医德教育，不仅可以启迪医务人员确立正确的医德信念，还可以在不断的教育中强化和巩固这种医德信念。

5. 培养良好的医德行为习惯　医德行为是医务人员在一定医德认识、医德情感、医德信念、医德意志的作用下，形成的一种经常的、持续的、自然而然的行为活动习惯。良好的医德行为习惯是衡量医务人员医德水平高低的重要标志。医德教育就是通过提高医德认识、培养医德情感、锻炼医德意志、确立医德信念，其目的就是使医务人员把医德要求转化为稳定的医德行为习惯。可见，培养良好的行为习惯，既是医德教育的出发点，也是医德教育的归宿。

（二）医德教育的基本特征

医德教育对象的特殊性决定了其具有自身的基本特征。

1. 医德教育的实践性　医德教育的实践性是指医德教育必须适应社会实践的客观需要和医学发展的客观要求。首先，当今医德教育必须适应社会实践的客观需要，就是要结合发展社会主义市场经济和卫生改革的实际，引导医务人员在卫生改革中自觉履行医德义务，在实践中提高医德水平。其次，综观古今中外的医德，无一不是伴随着医学发展而不断增添新的内容，对医务人员提出新的要求。如医学模式的变化，就要求医务人员不仅要关心疾病的治疗，还要关注社会、心理因素对病患的影响等问题，这不仅仅是医学发展进步的问题，更需要在医德上予以规范。因此，医德教育必须适应医学的发展，应根据社会道德原则，解决新的问题，教育和引导医务人员形成正确的认识，以作出恰当的行为选择。

2. 医德教育的长期性　医德教育在时间上是一项长期性的工作。医务人员的良好医德品质不是一朝一夕的医德教育就可以形成的，而是一个不断积累、由浅入深，从量变到质变的过程。每个医务人员在从事医学工作之初，都会以不同形式接受医德教育，但这绝不是医德教育的结束，而仅仅是医德教育的开始。其原因在于医德品质需要不断加以强化，医德意志需要不断锤炼，医德信念的坚定需要长期的过程，它贯穿于整个医学职业的生涯。医德教育应根据长期性特点，从实际出发，依据和结合医务人员的实际情况，有的放矢的、长期的进行医德教育。

3. 医德教育的多样性　医德具有实践性的特点，这样的特点在医德教育中的体现就是坚持教育方式的多样性。首先对于医学院校的学生和医疗卫生单位的职工应进行系统化的医德教育，使他们全面学习医德理论和知识，从思想上提高医德认识；其次，要根据医疗岗位特点进行针对性教育，加强医德理论与实践的结合；再次，要教育和引导医务人员注重自我学习和教育，增强提高医德品质的自觉性。此外，新的信息传递手段和认识工具，特别是计算机网络和多媒体技术将成为不可替代的学习手段，我们必须在发扬我国教育优良传统的同时，大胆吸收当今世界的文明成果，借鉴、移植国际教育的成功经验，加强交流，加速人才的培养。

三、医德教育的原则和方法

医德教育的原则和方法是医德教育实践经验的概括和总结，正确地贯彻医德教育原则、选择教育方法，对于提高医德教育的质量具有重要的意义。

（一）医德教育的原则

医德教育原则是在长期实践中总结和概括出来的，它反映了医德教育的客观规律，是实施医德教育所必须遵循的。一般认为这些原则有：目的性原则、实践性原则和积极疏导原则。

1. 目的性原则　医德教育的目的性原则是

指医德教育要明确教育的目标和方向。医德教育旨在把社会的医德要求转化为医务人员的医德行为习惯，但是，不同的社会和阶级都有不同的医德要求。医德是社会道德在医学职业中的反映，社会主义医德反映的是社会主义的社会道德，它要求全体医务人员全心全意为人民身心健康服务。医德教育是实现这一目的的重要途径。通过教育，培养造就新一代社会主义医务人员，是医德教育的目的。

2. 实践性原则 医德具有强烈的实践性，医德教育必须同实践相结合，把知与行统一起来。医德教育工作者不能脱离医学实践活动，必须针对实际中存在和出现的问题展开教育。对于医学实践中提出的现实问题，特别是带有倾向性的问题，医德教育必须作出科学地分析和回答，以提高医务人员的分析和解决问题的能力，从而培养他们良好的医德品质。

3. 积极疏导原则 医德教育的疏导原则，就是指对医务人员采取正面教育、积极疏导，以理服人，说服诱导的方法，帮助医务人员提高医德认识水平的原则。在医德教育中坚持积极疏导原则，首先要尊重和信任医务人员，切忌家长式或训导式的教育；其次要坚持正面教育，以理服人，动之以情，循循善诱，以提高医务人员的医德认识，调动他们自我教育的积极性。

（二）医德教育的方法

医德教育的方法灵活多样，应根据教育目的、教育对象、教育任务和环境不同采取不同的方法，以保证医德教育预期目标的实现。

1. 系统理论灌输方法 实践经验证明，医德教育的系统理论灌输是十分必要的。因为理论是行为的先导，而任何的科学理论都不会在人的头脑中自发形成，只有通过灌输才能为人们所接受和掌握，医德理论也不例外。因此，通过医德理论的灌输，使每一个医务人员懂得和掌握医德的基本原则和规范，树立牢固的医德信念并用以指导自己的行为。这种医德教育的方法对医学生尤为重要。

2. 医德教育与思想教育、专业教育相结合的方法 医德教育与思想政治教育共同的特点都是培养全心全意为人民服务的新人，但医德教育则具有职业特征，它要以思想政治教育为指导，而思想政治教育也不能脱离医德教育，只有二者结合起来，教育效果才会明显。医德教育与专业教育也是密不可分的，专业课程的内容蕴含着道德思想，教师在传授专业知识和技能时，总是直接地或间接地以自己的世界观、价值观和道德观影响学生。因此，寓医德于智育之中，把医德教育与专业教育结合起来，是医德教育的重要途径。同样，这种医德教育的方法也适用于医务人员。

3. 正面宣传与舆论扬抑相结合的方法 医德舆论是维护医德的重要手段，是医德教育的重要方法。通过对符合医德的高尚行为的宣传褒奖，对违反医德原则行为的批评贬斥，形成强大的精神力量，使正气上升，邪气下降，树立示范的榜样，形成良好的社会氛围，引导医务人员提高医德义务感和责任感。医德教育要让人看得见、摸得着，因此，发现典型、树立榜样是很重要的，使大家行动方向明确，学习先进有榜样。

第三节 医德修养

医德修养也是医德活动的重要组成部分之一，它是医务人员的自我培养和锻炼的过程，而且还是医务人员提高医德品质的内在因素。

一、医德修养的含义和作用

（一）医德修养的含义

医德修养是医务人员在医德方面通过勤奋学习和刻苦实践所达到的境界。这是医务人员在医德意识、医德情感和医德意志等方面的自我教育和自我改造的成果。它包括两个方面内容：一是医务人员按医德原则和规范所进行的意志的磨炼、医德践行的过程；二是指医务人员在医德实践中，经过长期努力所达到的医德水平和医德境界。医德修养的目的在于医务人员自身的品质的塑造。医德修养的实质是医务人员把医德原则和规范转化为内心信念的过程。在这个过程中，自觉地开展善恶两种对立观念的斗争，择其善者而从之，择其不善者而改之。

（二）医德修养的作用

1. 医德修养可以帮助医务人员树立全心全意为病人健康服务的观念 全心全意为病人健康服务是社会主义医德的基本原则的内容，也是医务人员应当树立的首要观念。医务人员在这样的观念指导下，能够一切为病人着想，做到急病人之所急、想病人之所想，为了病人的健康利益而自觉地作出贡献和奉献。形成这样的观念，不是一朝一夕的事，它要求医务人员在长期的医学实践中通过不断的学习和艰苦的磨炼，即进行医德修养，才能做到的。

2. 医德修养可以促进医务人员医德评价能力的提高 医德评价要求医务人员对医德行为作出善恶判断，这就要求医务人员有较高的医德评价能力。否则，医务人员就不能对医德行为作出正确的善恶判断，从而正确地选择医德行为。而医德修养的结果是直接表现为医务人员医德评价能力的提高，是推动医务人员为实现更高境界的动力，也是医务人员提高自己的医德评价能力的重要手段。

3. 医德修养有利于社会主义精神文明建设 医德修养对医务人员医德品质的培养是必要的，对社会主义精神文明建设也有重要意义。医学职业的特点，使医疗工作岗位成为了社会的一个窗口。医务人员不仅是病人疾病的医治者，而且还是社会主义道德的传播者。医务人员的医德修养高，就能使病人在治疗疾患的同时，还可以从医务人员的良好医德行为感受到社会主义医德的高尚和社会主义大家庭的温暖。可见，医德建设是社会主义精神文明建设的重要组成部分，加强医务人员医德修养是有利于整个社会的精神文明建设的。

二、医德修养的境界

医德境界是指医务人员经过医德修养达到的程度。一般来说，医务人员的境界的高低主要取决于四个因素：人生观、世界观、职业观、科学文化水平。现阶段就我国医疗队伍的医德修养状况来看，医务人员的医德境界有以下三个层次。

1. 利己主义的医德境界 这是一种低级的医德境界，属于这种境界的医务人员是极少数，他们的医疗行为动机是以个人的私利为转移，把医疗职业作为获取个人名利的手段，把医术作为走后门、谋私利的资本。具有这种医德境界的医务人员尽管是极少数，但其危害甚大，影响极坏，必须重点加强教育，使之逐步向高级医德转变。

2. 先公后私的医德境界 这是中层次的医德境界。这种层次医德境界的医务人员占多数，他们基本上树立了为人民健康服务的思想，对工作认真负责，能够以病人的利益为重和比较好地完成各项工作任务。这些人能在总体上能做到个人利益服从集体利益，基本上能处理好个人、集体、国家三者利益的关系。这种层次的医德境界是符合社会主义人道主义要求的。处于这种境界的医务人员经过医德学习、教育和修养，其中有一部分人可以向高层次的崇高的医德境界转化。

3. 无私奉献的医德境界 这是一种高层次即崇高的医德境界，处在这种境界的医务人员是少数，但它代表了医德修养发展的共产主义方向，具有榜样的示范、导向作用。具有这种境界的医务人员已树立了共产主义的人生观和世界观，树立了全心全意为人民健康服务的思想，具有毫不利己、专门利人的奉献精神，能对工作极端负责，对病人极端热忱，处处以病人的利益为重，甚至为了病人的利益毫不犹豫地作出自我牺牲。他们的高尚医德行为具有自觉性、坚定性和一贯性，达到了“慎独”境界。

上述医德境界的三个层次的划分是相对而言的。医务人员的医德境界作为一种客观存在，在或长或短的时间是具有相对稳定性的，但也不是永恒的、一成不变的，随着环境的变化，医德的教育和医务人员自我修养的提高，其医德境界也不断地提高。

三、医德修养的根本途径和方法

（一）医德修养的根本途径

医务人员为了达到提高医德品质的目的，在医德修养方面，还必须遵循正确的途径。从根本上说，医学实践是医德修养的根本途径。

1. 医学实践是医德修养的基础 医德是调整医学领域中人与人之间的利益关系的准则。如果离开了医学实践，医务人员的医德行为就无从表现，也就无法对医务人员的行为进行善恶的判断，当然也就谈不上医德修养的必要性。这样也就无法有效地培养和提高自己的医德品质。可见，脱离医学实践，医德修养就成了一句空话。

2. 医学实践是检验医德修养的标准 医德本身就具有知行统一的特点，医德修养同样也不能脱离医学实践。医务人员的医德修养的效果如何，只有通过医学实践来对照检查，改正和克服自己不符合医德原则和规范的言行，从而不断地加强医德修养，提高自己的医德水平。

3. 医德实践是促进医德修养提高的动力 当前，随着社会主义市场经济的发展、医学的发展和卫生事业改革的深入，不断地给医德提出了许多新的要求。这就需要医务人员及时地把握这些要求，通过加强自身的医德修养来适应变化了的医学实践。此外，医务人员的良好医德品质形成，是不可能一蹴而就的，这就决定医德修养必然是一个长期的实践过程。只有在实践中不断地进行修养，才能使自己的医德品质得到提高。

4. 医德实践是医德修养的目的和归宿 医德修养是提高医务人员医德品质的手段。医务人员之所以进行医德修养，要具备良好的医德品质，归根到底是为了在医疗实践中更好地为病人服务、为医学的发展和社会进步服务。所以医德实践既是医德修养的目的，也是医德修养的归宿。

（二）医德修养的方法

1. 躬亲实践的医德修养方法 躬亲实践是指医德修养要在实践中进行。这是医德修养的根本方法。医德修养之所以能够培养和提高医务人员的医德品质，就在于医德不是单纯的内心体验，而是在医学实践中改造主观世界来指导思想自己的行为。医务人员只有在医学实践中，进行自我教育、自我改造，才能提高医德水平；而医德修养的成果也只有服务于医学实践，才是有价值的。具体来说，医务人员在医德修养中应该做到：

第一，学习理论，提高认识。医务人员要正确地进行医德修养，就必须要学习和掌握医德的理论知识，这是进行医德修养的前提，也是进行实践的基础。医务人员只有掌握了医德理论，才有明辨善恶的能力；否则，连善恶行为都无法区分，那更谈不上自觉地进行医德修养了。

第二，学习榜样，吸取力量。先进模范人物是时代的代表。我们这时代的先进模范人物是社会主义的先进代表，也是人民群众身边的最有说服力的学习榜样。在医疗卫生战线中这样的先进模范人物是很多的。如在抗“非典”斗争中，医疗卫生战线就涌现出了以钟南山为代表的一大批模范先进人物。他们的先进事迹感人至深。他们不仅是医务人员学习的榜样，也是全国人民学习的榜样。作为医务人员，我们应该向他们学习，要在自己的工作中加强医德修养，为我国的医疗卫生事业作出自己应有的贡献。

第三，反躬内省，自觉改造。医务人员要长期地反复进行“内省”，这是高尚医德的一种表现形式，也是培养良好医德品质的重要方法。古人有云：人非圣贤，孰能无过？医务人员在医学实践中，也难免出现这样或那样的失误。因此，要经常地反省和检查自己的思想、行为是否符合医德要求，自觉地改正错误。这就是“内省”。同时，医务人员还应该借助外部的信息，包括医德舆论、他人的评价来检查自己的行为，好的行为应坚持，错误的行为要勇于修正。只有这样，才能很好地进行自我修养，培养自己高尚的医德品质。

2. “慎独”的医德修养方法 “慎独”既是一种医德境界，也是一种医德修养的方法。“慎独”是我国伦理学特有的范畴。儒家在《礼记·中庸》中就有：“莫见乎隐，莫显乎微，故君子慎其独也。”认为，不要以为事情做得隐蔽，没人看见，也不要以为事情太小，不引人注目，就可以放松对自己的要求。这里作为医德修养的途径和方法，是指医务人员单独与病人接触，无人监督时，有做各种坏事的可能时，仍然能够遵守医德原则和规范，不做任何损害病人的不道德的行为。“慎独”，既是一种医德境界也是一种医德修养的方法，但它在医德修养中尤为重要，这是由于医学实践的特点决定的。这就要求医务人员只有加强医德修养，才能达到“慎独”的医德境界。

医务人员要做到“慎独”，应做到以下四点：

第一，要有坚定的社会主义医德信念。医务人员必须要有坚定的社会主义医德的信念，这个信念是支配医务人员行为的力量，是衡量当代医务人员行为的标尺。社会主义医务人员应在医疗卫生工作的实践中，树立坚定的社会主义医德信念，并以此信念和社会主义的医德原则和规范来调控自己的职业行为。

第二，要在“隐”和“微”的地方下功夫。要求医务人员在别人看不见和无人监督的地方，也要自觉地按医德的原则和规范约束自己的行为。勿以善小而不为，勿以恶小而为之。要从大处着眼，小处入手，坚持不懈地进行医德修养。

第三，要敢于承担风险。对于医务人员来说，做到“慎独”不仅要求在无人监督的时候不做坏事，而且还表现在医疗卫生工作实践中要敢于承担风险。特别是在抢救病人时要坚决果断、敢于负责任。

第四，要经过长期艰苦的锻炼才能达到。“慎独”是一种境界，它不是一朝一夕就能达到的，这需要医务人员经过长期艰苦努力才能达到的。社会是不断进步、医学科学是不断发展的，人们对医德的要求也会不断发展，这就决定了医务人员的医德修养是一个无止境的过程。

总之，医务人员要在医疗卫生实践中，不断地进行医德修养，努力达到“慎独”，把自己培养成一个医德高尚的人。

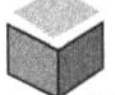

案例 15-1

杏林馨香的兰，人间不老的松——仁医胡佩兰医生

胡佩兰医生生前是郑州大学第五附属医院（原郑州铁路中心医院）的退休医生，1944 年毕业于河南大学医学院，学医行医 70 多年。2014 年初，胡医生永远离开了我们。作为一名优秀的妇产科医生，她接生过的新生儿有 6 万多名，看过的患者更是不计其数。

胡佩兰医生一生最大的愿望是让穷人都看得起病，开药便宜有效，很少超百元，有的家境贫困的患者付不起医疗费，她还要帮忙垫付，而这些，用她的话说就是："医生的职责就是治病救人。"……70 岁退休后的她，在基层社区服务中心一坚持就是 20 年，无论刮风下雨，天气再恶劣，每周一到周六上午，总会准时出现在患者面前。90 岁高龄后，依然每天准时坚持在工作岗位，毕生的愿望就是活到老，干到老，在工作岗位上坚持到最后一刻。她最希望看到的是，病人痛苦的来，然后高高兴兴的离开。

胡佩兰老人不仅将全部心血和时间奉献给了病人，还一直将微薄的坐诊收入和退休金全部捐献出来，8 年间连续捐建了 50 多个"希望书屋"，给孩子们创造学习知识的园地。

直到弥留之际，她都没舍得休息一天，并且心心念念的依然是病人。只留下一句话：病人看完了，回家吧……活到老，看到老，胡佩兰医生用她的一生，简单而又有力地诠释了"大医"二字。人们评价胡佩兰医生是仁医，是济世良药。虽已辞世，却是这世上杏林馨香的兰，人间不老的松。

资料来源：2013 感动中国十大年度人物

【分析提示】

医务人员神圣的历史使命，强烈的敬业精神，造就了一代又一代的医术精湛、医德高尚的医学名家。医学生向医学典范人物学习，是提高自身的医德修养水平，提高医德境界的重要途径之一。

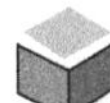

案例 15-2

云南医院院长王天朝收受百套房产百个车位

2015 年 4 月 27 日，据最高检消息，最高检反贪总局局长徐进辉说，2015 年以来，检察机关查办了一批重大典型案件，如云南省第一人民医院原院长王天朝受贿一案。

经查，2005 年至 2014 年，王天朝利用担任云南省第一人民医院院长的职务便利，为他人在医院基础工程建设、医疗设备采购、医生岗位调整等方面谋取利益，多次收受他人财物，共计现金人民币 3500 万元以及价值人民币 8000 余万元的房产 100 套、停车位 100 个。

王天朝落马始于去年。2014 年 9 月 11 日，中纪委监察部网站发布消息称："云南省第一人民医院院长王天朝涉嫌严重违纪违法，目前正接受组织调查。"

简历介绍，王天朝于 1957 年 9 月生，在职博士，中共党员，1975 年 8 月参加工作。历任省第一人民医院办公室副主任，省卫生人员培训中心主任，龙云医药实业有限公司总经理，省卫生厅科教处处长、办公室主任，省第一人民医院党委书记，昆明理工大学昆华医学院院长等职。现任省第一人民医院院长。

王天朝落马前 1 个多月，7 月 29 日，云南省委组织部曾发布省管干部任前公示称，王天朝拟任云南省食品药品监督管理局党组书记。正坐等升迁的王却迎来了自己仕途终结的"噩耗"。

据澎湃新闻消息，接近王天朝的人士表示，王学历高，业务能力非常强。公开资料显示，王天朝 1992 年获美国伊利诺依大学芝加哥医学院医学管理专业硕士，美国加州大学在读医学管理博士。

同时，有消息人士表示，王天朝落马应与白恩培案有关联。在白恩培主政期间，王天朝主动成立了领导保健组，对领导的保健工作相当上心。对此，云南第一人民医院的内部人士认为，这一说法基本可以采信。王天朝与白恩培的关系在圈内是公开的秘密，王执掌省第一人民医院期间，掌握着大量专家资源。

据云南信息报消息，王天朝是在任前公示期间被举报的。省委组织部一名主管此事的工作人员表示，王天朝在公示前并未发现存在问题，而是在任前公示期间被人举报后发现有问题的。

当时那份任前公示的公示时间是7月29日起至8月4日止。换句话说，王天朝正是在此期间被举报的。

此外，今年以来，国家卫计委对大医院掀起反腐风暴。据中国广播网消息，今年2月，国家卫计委印发了《大型医院巡查工作方案(2015—2017年度)的通知》，将在今后三年内巡查共计41家医院，反腐倡廉建设被作为巡查工作重点，并通过设立举报箱等方式，让患者参与到巡查行动中，真实反映患者诉求，切实解决公立医院存在的诸多问题。

据了解，此次巡查是以医院自查、现场巡查、反馈与整改等为主要巡查方式，巡查内容包括反腐倡廉建设、医疗卫生行风建设"九不准"、医院管理、经济管理等方面，其中反腐倡廉是公众最为关注的内容，也是此次巡查的工作重点。

卫计委称，从2015年至2017年三年内，每年将分别巡查12所、15所、14所大型医院，每所医院巡查天数原则上不少于5天。接受巡查的医院根据要求，结合工作实际，制定本单位自查方案和实施细则。

国家卫计委医政医管局刘勇处长表示，此次巡查是针对大型医院的第二轮例行巡查。巡查内容包括医药购销领域的商业贿赂的情况、药品和耗时耗财的回扣问题，还包括医院采购过程中违法违纪的行为；与医生相关的一些问题，例如收红包、拿回扣等情况。另外，在医疗管理方面，例如医生是否按照医疗规程为病人合理诊断、合理诊疗、合理用药，防止过度诊断、过度治疗等问题也会涉及。

资料来源：2015-04-27 15:38:13《南方周末》，

【分析提示】

卫生部公布的全国卫生系统纠风工作纪律，要求所有医疗机构和医务人员贯彻执行。这些纪律是：

严禁医务人员收受患者及其家属的"红包"和其他馈赠。医务人员对患者馈赠钱物当时难以谢绝的，必须于24小时内上交医院指定部门，由指定部门及时退还患者。难以退还的，由医院统一处理。对无正当理由逾期不报告、不上交的，视同收受"红包"处理。

严禁医务人员利用职务之便，接受医疗设备、医疗器械、药品、试剂等生产、销售企业或个人以各种名义的回扣、提成和其他不当利益。

严禁医务人员通过介绍病人到其他单位检查、治疗或购买药品、医疗器械等收取回扣和提成。

严禁医疗机构对药品、仪器检查、化验报告及其他特殊检查等实行"开单提成"办法，或与科室、个人收入挂钩。

严禁医疗机构在国家规定的收费标准和项目之外，巧立名目乱收费。

医疗机构内部一切财务收支由单位财务部门统一管理，取消科室承包的收入分成办法，科室不准设立"小金库"。

医务人员收受患者及其家属的"红包"或药品回扣等问题，多年来屡禁不止，如何开展医德评价和医德教育活动，提高医学生和医务人员的医德水平和医德境界，是值得我们深思的问题。医德本是依赖舆论和信念来约束医务人员的思想和行为，但在市场经济社会，舆论和信念的力量远不足抵御物质的诱惑，必须借助法的力量。只有德治与法治双管齐下，才能进行文明治院，以法治院，把医德医风建设从无序推向有序，从行政规范管理推向国家法律管理，从而保证社会主义医疗卫生事业更健康、更迅速地发展。

思考题

1. 简述医德评价的三种方式。
2. 如何理解动机与效果、目的与手段的辩证关系？
3. 简述医德教育的含义、过程及其作用。
4. 简述医德修养的根本途径和方法。

下编　卫生法学

第十六章　卫生法概述

卫生法属于调整和保护人体生命健康活动中形成的各种社会关系的一种法律规范。它通过对人们在医学发展和保护人体健康的实践中各种权利与义务的规定，调整、确认、保护和发展各种卫生法律关系和医疗卫生秩序，是国家进行卫生管理的重要工具。本章主要对卫生法的概念、调整对象、特征和基本原则，卫生法的作用，卫生法的历史发展，卫生法的渊源，卫生法律关系等方面进行概括性的阐述。重点掌握卫生法的概念、卫生法的特征和基本原则，卫生法的作用和卫生法律关系等内容。

第一节　卫生法的概念、特点和基本原则

一、卫生法的概念

所谓卫生法，是指由国家制定或认可的，有关食品卫生、医疗卫生、医疗事故的处理、卫生防疫、药品药械管理、从业资格、突发性公共卫生事件的应急处理等方面的法律规范的总称。一些学者认为卫生法可独立作为一部部门法，但鉴于目前卫生法调整的领域而言，本书仍然将卫生法主要由行政法法律部门组成包含民事法律关系、刑事法律关系以及少部分国际法等法律部门。

卫生法这一特殊法律，主要包括《中华人民共和国食品卫生法》《中华人民共和国传染病防治法》《中华人民共和国国境卫生检疫法》《中华人民共和国执业医师法》《中华人民共和国药品管理法》《中华人民共和国护士管理办法》《医疗事故处理条例》《医疗器械监督管理条例》《医疗机构管理条例》《乡村医生从业管理条例》《突发性公共卫生事件应急条例》等，以及与上述法律法规相应的一系列配套规定。

通过上述卫生法的定义和内容，可以看出卫生法包括以下几层含义：

(一) 卫生法主要由国内法组成

基于世界各国在政治、经济、文化和历史传统上的差异，决定了各国的卫生事业与管理也有着极大的、甚至是本质的差异。因此，虽国际上有诸多的卫生国际条约，但就目前而言一国的卫生法不是一般国际社会所公认的国际法，而是由主权国家的立法机关以宪法为依据所制定的适用于本国的法律规范。作为国内法，卫生法不具有国际效力，不需要国际公认。

(二) 卫生法是调控国家卫生事业的发展，调整卫生领域内法人、自然人和其他组织之案件的法律规范

从卫生法所调控的国家卫生事业发展过程来看，卫生法所涉及的基本社会关系主要有：

第一，调整国家中央与地方卫生行政机关的管理权限和分工关系。例如，《中华人民共和国执业医师法》第八条第二款规定：“医师资格统一考试的办法，由国务院卫生行政部门制定。医师资格考试由省级以上人民政府卫生行政部门组织实施”等。

第二，调整政府与医疗机构的关系。例如，《医疗机构管理条例》第九条规定：“单位或个人设置医疗机构，必须经县级以上地方人民政府卫生行政部门审查批准……”

第三，调整医疗机构与患者的关系即医患关系。例如《中华人民共和国护士管理办法》第二十四条规定：“护士在执业中得悉就医者的隐私，不得泄露，但法律另有规定的除外。”

第四，调整政府与从业人员的关系。例如，《乡村医生从业管理条例》第五条规定：“地方各级人民政府应当加强乡村医生的培训工作，采取多种形式对乡村医生进行培训”等。

第五，调整政府与药品药械经营企业的关

系。例如,《中华人民共和国药品管理法》第七条规定:“开办药品生产企业,须经企业所在地省、自治区、直辖市人民政府药品监督管理部门批准并发给《药品生产许可证》,凭《药品生产许可证》到工商行政管理局办理登记注册。无《药品生产许可证》的,不得生产药品”等。

(三)卫生法主要调整的是一种纵向的,以命令与服从为基本内容、以隶属性为基本特征的卫生行政关系

卫生法调整的是一种纵向的,以命令与服从为基本内容、以隶属性为基本特征的卫生行政关系。在这一关系中,政府的存在及其行政权力的行使是一个必要条件。一方面,政府是国家行政权力的行使者,是行政活动的主体;另一方面,行政机关一经成立,其行为就具有某种强制力,因此其具体行政行为的实施必须遵循一定的规则和程序。当然,卫生行政法也给予卫生行政关系的其他主体一定的法律地位,规定其活动权利与活动的方式,使其符合国家意志和公益性的要求。

(四)卫生法的立法目的在于维护国家安全,维护卫生事业公益性地位,控制突发性卫生事件,维护卫生事业的健康发展

作为卫生法,国家立法的首要目的,是以法律这一武器来控制和杜绝传染性疾病和不利于公民健康的病源向我国的流入;其次,是依法维护国家卫生事业的社会公益性地位,防止其步入“市场化”歧途;再次,是通过立法,使有关部门能够在发生突发性公共卫生事件时,有法可依、组织协调、工作有序,以及时、有效地控制疫情;最后,是通过立法,建立健全国家卫生法律法规,维护国家卫生事业健康有序地发展。

二、卫生法的特点

我国卫生法作为一个特殊的法学领域,其除了具有行政法所特有的性质外,当然有其自己一定的特点。表现有以下几个方面:

(一)卫生法在形式上的特点

1. 卫生法没有统一的法典 在形式上,卫生法是由宪法、法律、行政性法规等众多的法律文件所构成,是卫生法律规范的总和。卫生法的这一特征,是由其自身的特殊性所决定的。在卫生领域,需要卫生法调整的范围十分广泛、内容十分繁杂;卫生特别是医疗卫生事项繁琐多变,与卫生有关的法律法规甚多而又修改频繁,这都使卫生法难以在目前对卫生问题作出统一的规定、制定一部统一的卫生法。再者,社会上的很多新的疾病(如非典等)都是突然发而来,对其疾病本身的认识还须一定的时间,制定带有预见性的法律法规就更加困难了。因此,卫生法作为诸多部门法的一个分支,应属于位于宪法之下的,以若干单项法、众多行政法规、地方性法规和政府规章等所构成的相对独立的一套法律体系。

2. 卫生法的稳定性较差,在形式上具有富于变动性的特点 由于卫生法是以有关卫生防疫、医疗、卫生事务为调整对象的,而这些事项本身经常变化,并时有突发性的、“史无前例”的公共卫生事件的发生,因而其调整的范围也就具有了不稳定性的特征,导致卫生法就不得不随着卫生事业事项的变更而变更。并且,卫生行政性法规和规章,是为卫生行政机关自己实施法律、执行职务和适应实际需要而制定,这些法规、规章的制定和修改的程序与基本法相比较较为宽松,因此修改就较为频繁,表现为多变性。卫生法这一特征,随着我国社会主义法制的健全和完善,也正在改变。

3. 卫生法的法律形式表现为多样化 以法律法规形式出现的卫生法,多是近年来所制定;卫生法体系中还有相当一部分规范性文件是以“办法”“通知”的形式出现,同时政策也还是人们必须遵守的规范。从我国卫生立法的现状来看,我国卫生法体系中的多数单行法律法规,都是近年来的成果。从法律形式上看,卫生法表现为法、条例、规范、办法、规定、通知等。而在一定条件下的一定范围内也在适用,即起着法的作用。例如我国的《民法通则》第六条就明确规定:“民事活动必须遵守法律,法律没有规定的,应当遵守国家政策。”可以说,在民事活动中是适用的,在卫生法律关系中也是同样适用的。

(二)卫生法在内容上的特点

1. 卫生法的规定具有广泛性 卫生法的内容从卫生行政组织、卫生行政管理、卫生监督、医疗机构管理、卫生技术人员资格、计划生育、特殊

人群卫生保护、卫生执法、卫生科学技术研究等领域的设置都作了规定，可称得上是包罗万象。并且，卫生系统的管理体制也与其他系统的管理体制有所不同，因此也导致了卫生法内容的广泛性，其涉及的是社会的多个领域。

2. 从内容上说，卫生法也具有易变性　一般地讲，法律应具有相对稳定性。但是，由于我国卫生法制建设才刚刚起步，相当大的一部分卫生方面的事务还在靠政策来调整。特别是我国加入世界贸易组织（WTO）后，WTO 规则所要求的各种制度（如信息公开制度、听证制度等）都还没有建立或不完善。这就必然导致我国的卫生行政机关制定与 WTO 规则要求相一致的法律法规，从而取代原有的法律法规和有关的政策、制度。这种新法的制定，必然表现为卫生法制的易变性。目前，我国已制定一系列卫生法律、法规，我国卫生法的这一特点，正在发生质的变革；依法行政的环境正在逐步完善。

3. 卫生法规是实体法与程序法交织在一起　在我国，民法与民事诉讼法、刑法与刑事诉讼法，都是分别作为实体法和诉讼法分开制定的，其都是法的不同部门法。而卫生法则不然。首先，卫生法和其他部门法类似，其程序性规范并不仅限于诉讼领域，它还包括卫生活动过程当中的诸多非诉领域，如仲裁、调解、和解等。

其次，卫生法的主要内容是行政法律领域内，我国的行政诉讼法虽然可以独立成法，成为我国三大诉讼法之一，但由于我国没有统一的、名称叫“行政法”的法典，而行政诉讼毕竟与行政法有关实体内容密不可分，这就使行政诉讼法包含了许多实体性条文，而实体法内也包含有许多程序法方面的规定。

三、卫生法的基本原则

卫生法的基本原则，是指贯穿于卫生法律规范和卫生法律关系当中，指导和制约卫生立法与实施的卫生法制的基本精神和准则。

和其他法律法规一样，卫生法须遵循的原则也很多，但根据不同的层次，大致可分为以下几类：

第一，政治原则和宪法原则。四项基本原则是我国卫生行政法的最高原则，他规定了卫生行政法的发展方向、道路和根本性质。

第二，国际法原则。在我国没有加入 WTO 前，国际法只是我们应当遵循的一种国家行为准则，对我国的立法与执法影响力不是太大；我国加入 WTO 后，由于 WTO 规则对各成员国立法、执法的约束，国际法原则特别是 WTO 规则原则也成为我国卫生立法、卫生执法的一项基本原则。

第三，卫生法治的基本原则。卫生法治的基本原则，是位于政治原则和宪法原则、国际法原则之下的，产生于卫生法的创立、实施的、贯穿于卫生法律规范和卫生法律关系当中，指导和制约卫生立法与实施的卫生法制的基本精神和准则。

对卫生行政合法性原则的具体内容，我们可以从以下几个方面理解：

1. 卫生行政权或职责是基于宪法和法律的授权才存在的　卫生行政合法性原则要求行政主体在其法定的权限内行使职权（责），没有法律根据的职权是不存在的。例如，公安机关从事卫生行政机关的卫生管理活动，则违法合法性原则。此外，法定权限是不允许非法超越的，“超越职权”等于违法。行政机关的行为“是否超越职权”，是司法审查的一个重要内容。

2. 卫生行政权必须依法行使　依据法律行使职权，是行政合法性原则为行政主体设定的一项“义务”或者“职责”，我们认为，职权和职责是统一的，职责是职权的基础、是本位，职权是为职责服务的。卫生行政机关的管理活动，对于卫生行政相对人来说是在“行使职权”；但对于国家、社会和人类来讲，其是在“履行义务”。卫生行政合法性原则要求卫生行政主体行使职权时既不能违反卫生行政实体法的规定，也不能违反卫生行政程序法的规定，更不能怠于或者拖延行使法定职责（履行义务），否则要负相应的法律责任。

3. 卫生行政授权、卫生行政委托必须有法律依据，符合法律要旨　在一般情况下，卫生行政职权是由国家法律明文规定的卫生行政机关行使的，但是，由于现代社会事务十分复杂、新的疾病层出不穷，有时由其他组织代为执行法律可以节约大量社会资源，可以更好地处理一些技术性问题。在这样的情况下，法律往往规定可以授权其他组织代为行使职权，即将应由自己行使的职权的一部或全部委托给其他组织或个人行使。但是，卫生行政机关的授权必须有法律依据，并且必须按程序进行，不得违反法律的要旨。卫生行政合法性原则的三方面的内容是有机的统一体，我们应当全面地理解、认真贯彻执行。

除此之外，国家运用卫生法，如何更好地管理卫生事业，我们还可以展开理解卫生法的其他原则，特别是在卫生行政管理权的行驶过程当中，还必须遵循卫生行政合理性原则、卫生行政自由裁量权原则和应急性原则，其具体表现在：

（1）卫生行政合理性原则，是指卫生行政机关的行政行为的内容，应当客观、适度、合乎情理。合理性原则，是对卫生行政自由裁量权的限制。

（2）卫生行政自由裁量权，是指在法律法规没有规定的情况下，卫生行政机关根据合理的判断，决定作为或不作为以及如何作为的权力。

卫生行政合理性原则的具体内容，主要包括：①行政行为应符合立法的目的；②行政行为应建立在正当考虑的基础上，不能考虑不相关因素；③平等地适用法律法规，不得对相同的事实予以不同对待；④符合社会公德。

（3）应急性原则，是现代行政法制的重要内容，是指在某些特殊的紧急情况下，出于国家安全、社会秩序、人民生命安全或其他公共利益的需要，卫生行政机关可以采取没有法律依据的或与法律相抵触的具体措施。

卫生行政应急性原则是合法性原则的例外，但是，卫生行政应急性原则也并非排除任何法律的控制，不受任何限制的行政应急权是没有的。一般地讲，卫生行政应急权的行使应符合以下几个条件：①社会存在明确无误的紧急危险；②卫生行政机关作出应急行为前和行使应急行为过程中，应受到有权机关的监督；③应急权力的行使应当适当，应将负面损害控制在最小的程度和范围内；④非法定机关行使紧急权力后，必须由有权机关予以追认，否则无效。卫生行政应急性原则是合法性原则的例外，是一项非常原则。其没有脱离卫生行政法制原则，是卫生行政法制原则的特殊的、重要的内容。

第二节　卫生法的作用

卫生法作为我国一个特殊的法律领域，其除了具有我国法的一般作用和功能外，还具有其自身的作用和功能。这些作用和功能主要表现在以下几点：

一、通过卫生立法确保国家卫生政策的有效实施和卫生事业的发展

国家政策即国策，是指国家根据一定时期的政治经济任务和总体规划、长远目标以及国内外形势的要求，为实现国家对社会的政治领导和处理国内外事务，而制定的行动方针、路线和准则。我国的政策分为国家政策和共产党的政策。

在我国，政策是国家一切活动的依据，包括立法活动。但是，政策只有以法的形式表现出来，才能凭借国家强制力来保证实施。所以，一个国家对新形势下的一些新问题，总是先以政策的形式出现，经过一段时间的实践的检验取得经验后，再加以改进、修订和完善，然后再通过立法的程序将其上升为国家法律。在卫生事业的建设方面，国家也是根据一定时期的国内、国际政治经济形势的需要，经常性地制定一些调整相应卫生活动的政策，以推动卫生事业的稳定、有序、健康发展。但是，制定了政策，这才是做了初步工作，因为更大量的工作是如何保证这些政策的有效落实。一般地说，国家政策和国家法律在本质上是一致的。但政策和法律毕竟又有区别：首先，政策和法律是由国家两个不同的部门制定的，政策是由国家行政机关制定的，法律是国家立法机关制定的。其次，政策不一定对全体公民有约束力，法律则对全体社会成员都有约束力。再次，政策一般比较原则、灵活、多变，具有一般号召力；而法律则比较具体、稳定，对全体社会成员的行为具有严格的规定性，具有普遍约束力。

最后，政策的实施主要靠号召、宣传、教育来落实，而法律则主要靠国家的强制力来保证实施。正是由于政策和法律的上述区别，因而只要实际需要和条件成熟，政策就会上升为国家法律。

目前，我国已经制定了一系列的有关医疗卫生、医药、卫生检疫等方面的法律法规，保证了我国卫生事业运行、发展的需要。可以说，我国卫生法的建立、健全和发展，也是首先依靠国家制定政策，在政策运行一段时间后、在实际需要和条件成熟时，才在政策的基础上制定的。实际上，是国家通过卫生立法确保了国家卫生政策的有效实施和卫生事业的健康、有序、稳定发展的。

二、通过卫生立法实现卫生事业管理的有序化、科学化

卫生行政立法在卫生事业管理方面的作用，主要表现在它规定了卫生行政机关管理卫生、医疗、医药、卫生检疫等方面的义务或职责，以及与其职责相适应的职权。以保证卫生行政管理坚持依法履行（义务）职责、行使职权，真正做到有

序化、科学化。

我国目前的卫生管理体制，实际上实行的是“多线并行”“垂直领导”“分级交叉管理”。所谓“多线并行”“分级交叉管理”，是指我国把卫生事业的事项（卫生检疫、医疗卫生、医药管理、计划生育、职业病防治、卫生知识教育、核设施放射卫生防护等）分到多个部门管理或者共同（交叉）管理：

第一，国家把国境卫生检疫、核设施放射卫生防护工作，交由国家卫生与计划生育委员会统一管理。如《中华人民共和国国境卫生检疫法》第二条第二款规定：“国务院卫生行政部门主管全国国境卫生检疫工作。”

第二，把行业的准入、疾病的防治、医疗卫生方面的主要工作、职业病的防治等大部分工作，交由国家卫生行政系统管理。如《中华人民共和国执业医师法》第四条规定：“国务院卫生行政部门主管全国的医师管理工作。县级以上人民政府卫生行政部门负责本行政区域内的医师管理工作。”此外，《中华人民共和国传染病防治法》《中华人民共和国护士管理办法》等，也都有相应规定。

第三，把医药、药械的管理工作，主要交由国家药品监督管理系统管理。如《中华人民共和国药品管理法》第五条规定：“国务院药品监督管理部门主管全国药品监督管理工作。国务院有关部门在各自的职权范围内负责与药品有关的监督管理工作。”“省、自治区、直辖市人民政府药品监督管理部门负责本行政区域内的药品监督管理工作。……”

第四，把计划生育工作，主要交由国家计划生育体系管理。如国务院颁发的《计划生育技术服务管理条例》第四条规定：“国务院计划生育行政部门负责全国计划生育技术服务工作。国务院卫生行政等有关部门在各自的职权范围内，配合计划生育行政部门做好计划生育技术服务工作。”

第五，把学校卫生管理、卫生知识教育工作，交由国家卫生行政、教育系统共同管理。如，《学校卫生工作条例》第四条规定：“教育行政部门负责学校卫生工作的行政管理。卫生行政部门负责对学校卫生工作的监督指导。”再如：2002 年 8 月 5 日，教育部和卫生部共同下发教育部、卫生部《关于举办高等医学教育的若干意见》，对医学高等教育作出了新的规定：自 2002 年 10 月 31 日起，停止自学考试、各类高等学校的远程教育（广播电视教育、函授教育、网络教育）、学历文凭试点学校举办医学类专业学历教育。成人高等教育举办的医学类专业、相关医学类专业、药学类专业的学历教育，自学考试和各类高等学校远程教育举办的相关医学类专业、药学专业的学历教育，只能招收已取得卫生类执业资格的人员，停止招收非在职人员。

所谓“垂直领导”，是指我国的卫生事业管理，由国家卫生与计划生育委员会全面负责，县级以上各级卫生行政部门在自己所辖的行政区域内各负其责；县级以上卫生行政机关受当地政府和上级卫生行政部门双重领导，向上级卫生行政部门负责和报告工作。在发生疫情或特殊时期，县级以上卫生行政部门应当按照法律法规的规定和上级卫生行政部门的政策，负责本辖区的卫生防疫、医疗卫生等工作，并按最新政策向上级报告。

上述可见，国家通过卫生立法，可以明确卫生系统各部门的管理职责和权限，对实现卫生行政管理的有序化、科学化具有特别重要的意义。

三、国家通过卫生立法，构建支撑卫生事业发展的卫生法律体系

第一，使自己国家的法律法规与 WTO 规则要求相适应

《建立世界贸易组织的马拉喀什协议》第十六条第四款规定：“每一成员国应当保证其法律、规则和行政程序，与 WTO 协定所附各协议中的义务相一致。”这一规定，我们可以认为是 WTO 规则对各成员国法律制度内容上的原则性要求。因此，国家以《建立世界贸易组织的马拉喀什协议》对成员国的法律制度的原则性要求为依据，通过立法程序制定一系列卫生法律法规，就使自己国家的法律法规与 WTO 规则要求相适应，从而保证自己国家的卫生法律法规符合国际法。

第二，为我国的卫生事业营造一个完善的法制环境

我国宪法第五条规定：“国家维护社会主义法制的统一和尊严。……一切国家机关和武装力量、各政党和各社会团体、各企业事业组织都必须遵守宪法和法律。一切违反宪法和法律的行为，必须予以追究。”由此可以看出，我国在实行以法治国。既然是以法治国，那么首先是应当让社会“有法可依”。要做到“有法可依”，就首先要制定相应的法律，为人们营造完善的法制环境，否则，以法治国就无从谈起。正是基于此，我

国才加强卫生方面的立法；而通过国家的立法活动，又可使人们有法可依；而只有法可依，才能要求人们有法必依，也才能对违法者追究责任即实现“违法必究”。这样，国家就可以通过卫生立法，建立起以卫生法律法规为龙头、以部门规章为必要补充、以政策作临时调整的卫生法律体系，从而保障我国卫生事业的健康有序地发展。

四、国家通过卫生立法，可以为实现和谐社会提供部分法律依据

为实现和谐社会提供部分法律依据，是卫生法的又一作用。众所周知，医疗卫生事业关系到社会的方方面面、每家每户，吃药看病是人人都免不了的事情。所以，关于医院的设立、医护人员的准入制度、医药的价格的高低、医护人员的道德品质、医学教育的质量、计划生育政策等，都是人们普遍关心的问题。而有些问题，是单靠政策所解决不了的问题，需要依靠法律法规来调整。

也正是基于上述情况，国家制定一系列卫生法律法规，将解决一些无法可依的情况；由于法具有指引作用，这就使人们可以预见自己的行为的性质和后果，从而依法为一定行为或不为一定行为。这就极大地减少了人们的盲目行为，减少了违法犯罪行为，为实现和谐社会提供了部分法律依据。

第三节　卫生法的历史发展

一、国外卫生法历史发展概述

国外古代社会的卫生法起源较早，公元前3000年左右，古埃及就开始颁布一些有关医药卫生方面的法令。如在公共卫生方面，就有掩埋尸体、排水的规定等．在医疗方面，有对失职医生的处罚规定等。公元前1750年，古巴比伦国王汉谟拉比颁布的世界上古老的成文法典《汉谟拉比法典》中就有7章涉及医师地位及责任、医疗活动、食品卫生等方面的规定。古印度和古希腊的法律中，也都有关于医药卫生方面的法律规定，如古印度的《摩奴法典》中规定僧侣不得娶病女子为妻，规定死者火葬，提倡素食，重罚酗酒者等。在古代奴隶制社会中，罗马奴隶制社会的医疗卫生法律最为发达，涉及医疗卫生的许多方面的法律，最著名的是公元前450年颁布的《十二铜表法》《阿琅拉法》《科尼利阿法》《得森维尔法》。这些法对医生的管理监督、医疗事故的处罚赔偿、城市预防疾病、食品卫生监督、妓女的管理、妇女的怀孕时间等方面都作了明文规定。特别值得一提的是，古罗马人在历史上首次规定了行医的许可制度，这在今天看来也是非常了不起的。因此，古罗马法对以后的卫生立法是具有较深远的影响。中世纪后期，由于医学的发展和医科学校的出现，各国卫生法规定和调整的范围有所扩大，医疗卫生的许多方面都出现了成文法规，对医生的资格要求更为严格。许多国家卫生、药品和食品等方面的管理，都作了法律上的规定，并出现了带资本主义因素的法规，有的成了近代法律的雏形。如12世纪西西里王罗格尔二世颁布了禁止未经政府考试的医生行医的法令，严格规定了医生的资格。13世纪法国国王排特烈二世颁布了《医生开业法》《药剂师开业法》以及有关医科学校管理的法令；15世纪英国颁布行医制度及城市公共卫生制度等法律条文。虽然在奴隶制社会和封建社会时期许多国家已有卫生方面的法律规定，但当时整个社会的法制毕竟还处在萌芽阶段，且受原始习惯和宗教影响较大。

随着资本主义的发展，卫生法也进入了发展阶段，许多国家出现了专门的卫生法。如13世纪威尼斯制定了药剂管理规章；14世纪，威尼斯、马赛等地颁布了检疫法，开创了国境卫生检疫的先河；15世纪前后，佛罗伦萨、纽伦堡、巴赛尔等地都出现了药典。这些都是带有资本主义因素的法律。英国1601年制定的《伊丽莎白济贫法》是最早的现代资产阶级卫生立法，影响最久，达300余年。1848年制定了《卫生法》，1859年公布了《药品食品法》，1878年颁布了《全国检疫法》以后又逐步制定了《助产士法》《妇幼保健法》《精神缺陷法》《国家卫生服务法》《卫生和安全法》等。美国纽约市1866年通过了《都会保健法案》，1902年制定了有关生物制品的法规，1906年颁布了《纯净食品与药物法》，1914年制定了《联邦麻醉剂法令》等。第二次世界大战以后，卫生立法得到了迅速发展。各国分别制定了关于医院管理的医政法规，规定了医师、药师、助产士、医学检验人员的职权范围、惩罚办法及考试措施等。在环境保护方面，各国环境保护立法达到了空前活跃的时期，出现“公害罪”，明确规定了法人犯罪问题，如法国的《公共卫生法》、美

国的《国家环境政策》、日本的《公害对策基本法》等。在劳动保护方面，各国分别规定了职业安全卫生法，对职业病的预防、职工体检、妇女的特殊照顾等都有明确的规定，如《日本尘肺法》《日本防止粉尘危害规则》《英国煤矿可吸人粉尘法规》《英国工作中卫生和安全法》《美国职业安全卫生法》等。在优生方面，各国先后制定了优生法。此外，在社会公共设施上，各国还制定了控制传染病的法律、卫生检疫法律等。在社会福利事业上，各国相继制定了老人保健法、精神卫生法、福利法、国民健康保险法等等，使医药卫生法在社会生活的各方面发挥越来越大的作用。

二、中国卫生法历史发展概述

我国早在两千多年前就有了卫生方面的法律规范，因此，我国也是世界上最早运用法律手段管理社会卫生的国家之一，我国古代卫生法的制定和实施，散见于各种律书和古籍之中，构成了我国卫生法的发展轨迹。奴隶制时代的卫生法是我国卫生立法启蒙时期。商朝就已产生了卫生法律条文，如《韩非子·内储记》上就有“弃灰于道者断手”的记载。西周的《周礼》详实地记载了当时的医事管理制度，包括司理医药的机构、病历书写和医生考核制度等。当时，医已是一种官职，有专业分工，即分为“食医”(营养)、“疾医”(内科)、“疡医”(外科)、“兽医”四科，并对医生的职责、任务作了明确的规定：“医师掌医之政令，聚毒药以共医事，凡邦之有疾者则使医之分而治之。”在医生的奖罚规定上有“岁终，则稽其医事，以判其事，十生为上，十失一次之，十失二次之，十失三次之，十失四为下”的记载(《周礼·天官》)。在个人卫生、环境卫生、预防保健方面也有一些规定，如对死者要埋葬，隔离麻风病人等。

春秋战国后，我国出现了较系统的成文法典，其中也可见一些关于医疗卫生及传染病预防方面的条文，如《秦律》禁止杀婴堕胎等，秦朝对环境卫生极为重视，当时制定颁布的《田律》，可以说是我国也是世界上第一部环境保护法。唐宋时期，卫生立法有了较大的发展。封建社会著名的法典《唐律》中有许多涉及医药卫生的条文。在《唐律》上，医事立法已占有相当的位置。对医师误伤、欺诈、调剂失误、以药害人等行为均有刑律规定。对饮食卫生、卫生管理等方面也有一些规定。唐显庆四年(659 年)颁布了世界上第一部由国家编撰的药典《唐新修本草》。明令禁止同姓为婚，以后各朝代均采用了这种形式。

自宋朝开始，设立了管理宫廷内外的专门药政机构，开设了国家药局。而《太平惠民和剂局方》则是法定的生产药品的标准，这是我国也是世界上最早的药品标准。《太平圣惠方》《圣济总录》等都是带有药典性质的药书。而《市易法》中规定，由朝廷控制药品贸易，禁止商人投机，革除药品伪滥之流弊。宋朝于公元 12 世纪颁布的《安剂法》，则是我国最早的医院管理规章。另外，宋慈所著的《洗冤录》是现存世界上最早的法医学著作，自 13 世纪至 19 世纪 600 年间，被历代法官和检验官奉为经典。

元、明、清各朝代也都颁布过一些卫生方面的法令。13 世纪实行的《元典章》中明确规定禁止假医假药，禁止贩卖毒药；对医生的资格及庸医杀人等也都有相应的规定。《清朝通典》中还对太医院的职责及管理做了一些规定，并设立了专管种痘的官员，对防治天花及其他一些疫病发布过法令；还颁令建立了一些具有医院性质的抚恤组织，如普济堂等。

“中华民国”时期的卫生法是我国卫生立法专门化、具体化的时期。国家设卫生部负责全国医药卫生工作，医药卫生管理制度日趋完备，制定了《全国海港检疫条例》《公立医院设置规则》《中医条例》及《医师法》《药师法》《医事人员检核办法》《中医师检核办法》《传染病预防条例》等法规。

新民主主义革命时期的卫生法是中国共产党在革命根据地制定的。中国共产党对根据地人民的身体健康十分关心和重视，在大力开展卫生工作，建立健全卫生管理机构的同时进行卫生立法，先后颁布实施了《卫生法规》《卫生运动纲要》《卫生防疫条例》《战时卫生勤务条例》等，在中国卫生法历史上揭开了崭新的一页。这些法规的实施，使根据地的卫生事业有法可依，有章可循，也为新中国成立后的卫生法奠定了基础。

中华人民共和国的成立标志着我国卫生法进人了新的历史时期，其发展可分为几个阶段。从中华人民共和国成立到 1954 年第一部《宪法》公布。这一时期，立国之初，百废待兴，但党和政府仍十分关心卫生事业和卫生法制建设，制定了大量的卫生法规来促进卫生事业的发展和保障公民的身体健康。如起临时宪法作用的《共同纲领》第四十八条明确规定“推广医药卫生事业，并注意保护母亲、婴儿和儿童的健康”，为当时卫生立法指明了方向。此后，先后颁布了《中央人民政府卫生组织条例》《种痘暂行办法》《交通检疫暂行办法》《管理麻醉药品暂行条例》《工厂卫生暂行条例》《医师暂行条例》《中医师暂行条例》及《民航空检疫暂行办法》等。这是卫生立法的起步阶段。

1954—1966 年，在《宪法》指导下，国家先后颁布了大量的卫生法规。1954 年卫生部颁发的《卫生防疫暂行办法》促进了各级卫生防疫站的建设。在此基础上发布的《卫生防疫站工作条例》保证了卫生防疫工作的顺利开展。1955 年卫生部颁发的《传染病管理办法》规定了传染病的种类、报告制度及处理办法。在劳动卫生、食品卫生方面，先后颁发了《工厂安全生产规程》《工业企业卫生设计暂行卫生标准》《职业病范围和职业病患者处理办法》《职业病中毒和职业病报告试行办法》《食品卫生管理试行条例》《饮用水质标准》等一系列条例和标准。1957 年颁布了《中华人民共和国国境卫生检疫条例》及其实施细则，使国境卫生检疫工作有了法律保证。在药政方面先后颁发了《关于加强药政管理的若干规定》《管理毒药、限制剧毒药暂行规定》等，1965 年又再版了《中华人民共和国药典》。这一时期的卫生立法工作虽取得了一定的成绩，但由于国内卫生立法经验不足，也不注重借鉴外国卫生立法经验，整个国家也存在轻视法制的思想，卫生法制工作未达到应有的水平。1982 年《宪法》中有关国家发展医疗卫生事业、保护人民健康的规定，为新时期卫生立法指明了方向，提供了依据。

随着社会主义市场经济的逐步形成、完善和卫生改革的不断深化，卫生法制建设日益重要和迫切，卫生立法步伐大大加快。改革开放以来，全国人民代表大会常务委员会已制定了《中华人民共和国食品卫生法》《中华人民共和国药品管理法》《中华人民共和国国境卫生检疫法》《中华人民共和国传染病防治法》《中华人民共和国红十字会法》《中华人民共和国母婴保健法》《中华人民共和国献血法》《中华人民共和国执业医师法》等 8 部卫生法，居文教卫生系统立法工作之首，且其立法层次和法律地位均较高，国务院制定发布和批准发布的卫生行政法规有 100 多个，如《麻醉药品管理办法》《精神药品管理办法》《医疗用毒性药品管理办法》《放射性药品管理办法》《医疗事故处理条例》《公共场所卫生管理条例》等。卫生部制定和颁发的卫生规章及其他规范性文件数以千计，如《全国医院工作条例》《医院工作制度》《医院工作人员职责》《药品卫生标准》《药品管理实施办法》等。各省、自治区、直辖市也结合实际制定了一批地方法规，使我国的医药卫生事业逐步走上法制化轨道，我国卫生法体系初步形成。

第四节 卫生法的渊源

法的渊源简称法源，包括法的创制方式和法律规范的外部表现形式。我国卫生法的渊源包括有：

1. 宪法 宪法是我国的根本大法，它是由我国最高国家权力机关——全国人民代表大会依照法定程序制定的具有最高法律效力的规范性法律文件。

2. 卫生法律 卫生法律是指由全国人民代表大会及其常务委员会制定的卫生方面的专门法律，其效力低于宪法，可分为两种：一是由全国人民代表大会制定的卫生基本法，目前我国还未制定卫生基本法。二是由全国人民代表大会常务委员会制定的卫生基本法律以外的卫生法律，目前有 10 部。

3. 卫生行政法规 卫生行政法规是指由国务院制定的有关卫生方面的规范性法律文件，其法律效力低于卫生法律，是下级卫生行政部门制定各种卫生行政管理规章的依据。

4. 地方性卫生法规 地方性卫生法规是指省、自治区、直辖市及省会所在地的市人民代表大会及其常务委员会，经国务院批准的较大的市的人民代表大会及其常务委员会，在不与宪法、法律、行政法规相抵触的前提下所制定的规范性法律文件的总称。

5. 自治条例与单行条例 自治条例与单行条例是指民族自治地方的人民代表大会依法在其职权范围内根据当地民族的政治、经济、文化的特点，制定发布的有关本地区政治、经济、文化管理方面的法律文件，其中涉及卫生领域的法律规范属于卫生法渊源。

6. 卫生行政规章 指由国务院卫生行政部门依法在其职权范围内制定的在全国范围内具有法律效力的卫生行政管理规章。

7. 地方性卫生规章 是指由各省、自治区、直辖市以及省会所在地的市和经国务院批准的较大的市的人民政府，依法在其职权范围内制定、发布的有关本地区卫生管理方面的卫生法律文件。地方性卫生规章仅在本地区内有效。

8. 卫生标准　卫生标准、卫生技术规范和操作规程也是卫生渊源的一个重要组成部分，可分为国家和地方两级，前者由国家卫生行政主管部门制定颁布，后者由地方政府卫生行政部门制定颁布。

9. 法律解释　法律解释专指由国家机关对特定的法律规范的内容和含义所作的说明。我国法律解释从主体地位及其效力来划分，主要有：立法解释、司法解释和行政解释。

10. 卫生国际条约　卫生国际条约是指我国与外国缔结的或者我国加入并生效的有关卫生方面的国际法规范性文件。如《国际卫生条例》等。

第五节　卫生法律关系

法律关系是根据法律规范产生的、以主体间的权利与义务关系的形式表现出来的特殊的社会关系。每一个法律部门都调整特定方面的社会关系。卫生法作为一个独立的部门法，同样调整着一定范围的社会关系。卫生法律规定对该特定范围内社会关系的调整所形成的法律关系就是卫生法律关系。具体而言，卫生法律关系就是国家机关、企事业单位、社会团体、公民个人在卫生管理和医药卫生预防保健服务过程中，根据卫生法律规范所形成的权利和义务关系。

一、卫生法律关系的特征

卫生法律关系是法律关系的一种，同时又是有别于其他法律关系的一种特殊法律关系，其独有的特征如下。

（一）卫生法律关系是由卫生法所调整的社会关系

卫生法律关系的形成，必须以相应的卫生法律规范的存在为前提。国家制定的卫生法律规范，规定了国家卫生行政机关、企事业单位、社会团体和公民之间一定的权利和义务关系，从而使他们之间的关系具有法律性质。所以，我国卫生法律规范的存在是我国卫生法律关系产生的前提，卫生法律关系是由卫生法所调整的社会关系。

（二）卫生法律关系是卫生法律规范实现的特殊形式

卫生法律规范在实际中的运用和实现表现为卫生法律关系。法律规范在逻辑上表现为假定、处理，法律后果三部分，是在假定某一事实存在的情况下，规定人们有某种权利和义务，并不表示人们的现实行为。而卫生法律关系则是在卫生法律规范所假定的事实已经存在的情况下，实际产生的权利和义务关系。如《中华人民共和国执业医师法》对医师在执业活动中的权利和义务作了明确的规定，这些规定是针对医师的普遍性的法律规定，只有当这些规定运用到具体医师身上时才产生相应的权利和义务关系，此时，这一卫生法律规范才得以实现。

（三）卫生法律关系是一种纵横交错的法律关系

纵向关系和横向关系相互交错、相互结合，形成一个统一的有机整体，具有纵横交错的综合性的特征。卫生立法是综合性的社会立法，它不仅包括纵向的卫生管理立法，还包括横向的卫生服务关系的立法。与之相适应，卫生法律关系也包括两个方面，即纵向的卫生管理关系和横向的卫生服务关系，两者是一个有机的整体。这两种关系存在区别，不能互相取代，也不能厚此薄彼。同时，两者又有密切联系，它们的最终目的都是保障公民的身体健康。

（四）卫生法律关系的主体具有特殊性

卫生法是一个专业性很强的部门法，这就决定了卫生法律关系主体的特殊身份，即通常是从事卫生工作的组织和个人。在纵向关系中，必定有一方当事人是卫生管理机关，如卫生行政机关、食品卫生监督机构等，在横向关系中，必定有一方当事人是医药卫生保健服务机构或个人。卫生法律关系要求主体具有专业性、特殊性，但并不是有卫生管理机构和卫生服务机构参与的法律关系都是卫生法律关系。这些机构内部及其相互之间，以及他们与其他的国家机关、企事业单位、社会组织和公民个人之间，也可能发生民事法律关系。只有以卫生管理和卫生服务为内容，为我国现行的卫生法律规范调整所形成的法律关系才是卫生法律关系。

二、卫生法律关系的构成

卫生法律关系的构成是指卫生法律关系是由哪几个方面组成。任何一个具体的卫生法律关系都是由主体、内容、客体三要素构成的，缺少其中任何一个要素，卫生法律关系都无法产生和存在。

（一）卫生法律关系的主体

卫生法律关系的主体是指卫生法律关系的参加者。即参与卫生法律关系，在其中享有权利，承担义务的当事人。卫生法律关系主体是卫生法律关系产生的前提条件，任何一种具体的卫生法律关系都必须有双方主体的参与，没有主体和主体的活动，就不可能产生卫生法律关系。卫生法律关系的主体是由我国现行卫生法律规范所规定的，具体包括以下几种。

1. 国家机关 凡依法设立的各级卫生行政机关和其他国家机关，都可能成为卫生法律关系的主体。卫生行政机关是我国卫生法律关系的最主要的主体，因为任何一种具体的卫生法律关系都是在国家的卫生行政管理活动中成立的。在很多的情况下，我国卫生法律关系往往是以国家卫生行政机关为一方，其他国家机关、企事业单位、社会团体、公民等为另一方。

2. 企事业单位 企事业单位也可以成为我国卫生法律关系的主体。在卫生管理法律关系中，企事业单位为卫生行政机关所管理和监督，在卫生服务法律关系中，企事业单位以平等的主体身份出现，与其他卫生法律关系主体间形成一种服务与被服务的关系。

3. 社会团体 社会团体在为社会提供卫生咨询和卫生医疗等服务时，即参与了卫生法律关系，成为卫生法律关系的主体，如中国红十字会、中华医学会等。

4. 公民 公民是卫生法律关系中很重要的主体，可以参与多种卫生法律关系。公民作为卫生法律关系的主体有两种情况：一种是以特殊身份成为卫生法律关系的主体，如受过专门医药卫生知识教育、依法从事防病治病、增进人类健康工作的各级各类卫生技术人员等；另种是以普通公民身份参与卫生法律关系成为主体，如公民出入国境接受卫生检疫时，就参与了具体的卫生法律关系，成为卫生法律关系的主体。此外，居住在我国的外国人和无国籍人，也可成为我国卫生法律关系的主体。他们参与卫生法律关系的范围，由我国有关卫生法从我国同各国签订的卫生国际条约或国际公认准则加以确认。

（二）卫生法律关系的内容

卫生法律关系的内容是指卫生法律关系的主体依法所享有的权和承担的义务。它是卫生法律关系的基础，是卫生法律关系中最根本的因素。卫生法律关系主体的权利是指我国卫生法赋予主体所享有的权益，它表现为享有权利的主体有权作出一定的行为，或者要求他人作出一定的行为，或者抑制一定的行为。卫生法律关系主体的权利可分为公民的卫生权利和国家卫生行政机关及其工作人员的职权两种。公民的卫生权利是指由我国卫生法规定并由国家强制力保证实现的公民所享有的卫生权利。国家卫生行政机关及其工作人员的职权是指由我国卫生法规定，由国家强制力保证实现的国家卫生行政机关及其工作人员执行公务的权力。卫生法律关系主体的义务是指我国卫生法规定主体应履行的某种责任，它表现为负有义务的主体必须作出一定的行为或者抑制一定的行为。

（三）卫生法律关系的客体

卫生法律关系的客体就是卫生法律关系主体的权利和义务所指向的对象。它一般包括以下几种。

1. 公民的生命健康权利 这是我国卫生法律关系的最重要的客体，因为健康是人类生存和发展的基本要素，生命健康权是公民从事正常生产、生活的前提。公民的生命健康权包括生存、肢体完整和器官功能的正常等。

2. 卫生行为 这是指卫生法律关系的主体为达到一定的目的所进行的活动。它分作为和不作为两种形式，前者是积极的行为，如卫生管理行为和卫生服务行为，后者是对一定行为的抑制，如禁止制售假劣药品等。

3. 物 这是指在我国卫生法律关系中可作为主体权利与义务对象的物质财富，主要包括进行各种医疗和卫生管理工作过程中需要的生产资料和生活资料，如药品、医疗器械等。

三、卫生法律关系的产生、变更和消灭

1. 卫生法律关系的产生 由于一定的法律

事实的发生，使卫生法律关系的主体之间产生一定的权利和义务关系，这就是卫生法律关系的产生。如卫生行政机关的处罚行为一旦做出，就产生了卫生行政法律关系。

2. 卫生法律关系的变更和消灭　由于一定的法律事实的发生，使得当事人之间既存的某种卫生法律关系发生一定变化，就是卫生法律关系的变更。卫生法律关系的主体、内容、客体三者中任何一项或几项要素发生变化即为卫生法律关系的变更。它包括主体的变更、客体的变更和内容的变更。

3. 卫生法律关系的消灭　由于一定法律事实的发生，使卫生法律关系主体之间现存的权利和义务关系终止，即卫生法律关系的消灭。卫生法律关系是双方当事人之间的权利和义务关系，它要求双方主体同时存在，任何一方当事人的消亡都必然引起卫生法律关系的消灭。

案例 16-1

某妇幼保健院，有一男子 30 岁，在婚检时被查出患有梅毒。男方怕女友得知此事会同自己分手，要求医院为其保密（他认为这属于自己的隐私权利），准备以其他理由向女友解释为何没有通过婚检。医师十分为难，建议男方等到疾病治愈后再结婚。但是女方坚持要求医师告知详情，因为她认为这也是自己的权利。最终女方还是知道了男友患有性病的事实，并愤然与其分手。男方责问医师，为什么将其个人隐私告诉别人？最终引起纠纷。

http://www.nhfpc.gov.cn/fzs/pzcfg/list.shtml 国家卫生计生委法制司

【分析提示】

1. 请问案例中的问题是否属于卫生法调整的范围，卫生么？

2. 试述本案例中的法律主体、客体和内容各是什么？

思　考　题

1. 我国卫生法的渊源有哪些？
2. 阐述我国卫生法的特征。
3. 我国卫生法中规定的强制措施有哪些？
4. 卫生法的作用有哪些？

第十七章　卫生行政执法法律制度

卫生行政执法在国家卫生行政管理活动中具有重要的地位，是国家卫生行政机关最主要的职责之一，社会卫生管理的各个方面也都离不开卫生行政执法，卫生法律法规能否得到执行和实施，保障人民身体健康的目的能否达到，都取决于卫生行政执法的有效活动。所以，重视和加强卫生行政执法，是“依法行政”的必然要求，也是建设法治国家的必然要求。本章主要介绍卫生行政执法的概念、特征和基本原则，卫生行政许可，卫生行政处罚，卫生行政复议，卫生行政诉讼，卫生行政赔偿等有关法律制度。重点掌握卫生行政处罚、卫生行政复议、卫生行政诉讼、卫生行政赔偿等内容。

第一节　概　　述

一、卫生行政执法的概念、特征和基本原则

（一）卫生行政执法的概念

法的执行，简称执法。卫生行政执法，即卫生法的执行，是指卫生行政主体及其公职人员以及受卫生行政主体委托的组织和个人，依照法定的职权和程序，履行法定职责（义务）、行使法定管理职权，实施法律的活动。

这里讲的卫生行政执法，首先包括两方面的含义，第一，它是指卫生行政主体及其公职人员以及受卫生行政主体委托的组织和个人，将现行卫生法律、法规作用于具体的人或事的行为（具体卫生行政行为）；第二，它又是指享有卫生行政立法权的机关依法制定卫生行政规章的行为（抽象卫生行政行为）。

因此，卫生行政执法可以从广义和侠义两个方面来理解。广义的卫生行政执法，是指卫生行政执法机关执行法律、适用卫生法律规范的全部活动过程。广义的卫生行政执法贯穿于一切卫生行政管理活动之中，既包括制定具有普遍约束力的行为规范的抽象行政行为（也就是行政立法行为），也包括依法做出的具体行政行为，同时，还包括卫生行政司法行为，如卫生行政复议、卫生行政调解、卫生行政裁决等。狭义的卫生行政执法则仅指卫生行政执法主体将卫生法律、法规、规章运用于现实生活中的具体对象，处理具体卫生行政案件的活动，也就是卫生行政主体做出具体行政行为的过程。在实践中，由于卫生行政执法是一种卫生行政部门的职能活动，卫生行政执法又是以大量的具体行为表现出来，从而对管理相对人的权利、义务产生影响，因此从卫生法实施和适用的角度谈卫生行政执法，往往着重于论述狭义的卫生行政执法。

在现代社会，国家行政机关被称为是国家权力机关或者立法机关的执行机关，即指由国家权力机关或立法机关制定法律和其他规范性法律文件，由国家行政机关贯彻、执行，付诸实施和实现。我国卫生行政机关的执法，正是对卫生法的贯彻、执行，付诸实施和实现。

从对卫生行政执法概念的阐述中可以得出以下几层含义：第一，卫生行政执法主体必须是卫生行政机关，即卫生行政机关和法律法规授权组织、受委托组织。其他行政机关、社会团体、企事业单位非经法定授权，没有卫生执法的权力。第二，卫生行政执法行为是依据有关卫生法律、法规、规章行使卫生行政权力的行为。第三，卫生行政执法的对象一般是具体的、特定的，既可以是针对特定的管理相对人的行为，也可以是针对特定的事件所采取的行为。第四，卫生行政执法是能产生法律效果的具体行政行为，如颁发或吊销“食品生产企业许可证”直接影响到食品生产企业民事主体资格的确认或终止。第五，卫生行政执法是卫生行政机关直接与管理相对人之间形成法律关系的行为，在这一法律关系中，一方是卫生行政机关，另一方是管理相对人（即公民、法人及其他组织）。这种法律关系是因卫生行政机关行使其享有的卫生行政执法权而产生的。

（二）卫生行政执法的特征

1. 卫生行政执法是一种行政行为　是由卫生执法机关所采取的具有法律效力的行为，这种行为具有强制力。

2. 卫生行政执法的主体,是国家卫生行政机关及其公职人员 在我国,卫生法的执行主体主要是:国务院和地方各级人民政府中的卫生行政职能部门,如国家卫生部、卫生厅、卫生局、药品监督管理局、计划生育局(委员会)等。国务院和地方各级人民政府中的卫生行政职能部门,在对全国或者本地区进行卫生行政管理的同时,就是在全国或者本地区执行国家卫生法律、法规的过程,地方各级卫生行政机关依法在本地区进行管理的同时,就是在本地区执行、实施卫生法律、法规、规章的过程。

3. 卫生行政执法是执行卫生法律、法规、规章的行为,是一种具体的实施行为 卫生行政执法是将卫生法律规范适用于具体的公民和组织以及特定的事与物,执法对象是特定的,执法产生的后果直接影响对象的权利和义务。

卫生行政执法是卫生行政机关行使其卫生监督管理权的行为。如卫生局依法进行预防性卫生监督和巡回监督的行为等。

4. 卫生行政执法具有鲜明的技术性特点 即卫生行政执法具有法律法规要求与卫生技术要求相统一的特点。法律法规的要求,是指在执法中必须依据卫生法律法规的要求,即依法办事。而卫生技术要求,主要体现在要求管理相对人及其行为必须达到国家卫生标准,要想达到国家卫生标准,管理相对人就必须采取各种技术措施。因此,卫生行政执法中监督检查管理相对人是否达到国家卫生标准就必须以各种技术手段去进行查证。

(三) 卫生行政执法的基本原则

卫生行政执法原则是指导卫生行政执法工作开展的基本行为准则。在卫生行政执法活动中应遵循以下原则:

1. 依法行政原则 依法行政是卫生执法机关在执法中应当遵循的首要原则。依法行政原则作为卫生行政执法活动的一项基本原则,它主要包括三层含义:一是指卫生行政执法活动的职权及其职权范围必须由法律、法规作出明确规定,即职权法定。二是指卫生行政机关必须依法行使职权,一切卫生行政执法活动必须符合卫生法律、法规的规定,不能与卫生法律、法规相抵触,不允许有任何法外特权,在缺乏依据的情况下,卫生行政机关可以根据法律法规的原则行事,可以自由裁量,但是自由裁量不得违反法律法规的原则和超越法律法规的许可范围。三是卫生行政执法必须按规定的程序进行。

2. 合理行政原则 卫生行政机关实施的卫生行政行为应当遵循客观、恰当、公平、公正的原则,这一原则主要是卫生立法赋予卫生行政机关的大量自由裁量权。行使自由裁量权应当符合法律目的,排除不相关因素的干扰,所采取的措施和手段应当必要、恰当。所谓恰当就是指所受处理与所实施的违法行为的情节相适应,轻重有度。所谓公正就是在处理具有同一违法行为、同样或类似情节的不同对象时,应当公正,体现法律面前人人平等的原则。因此,卫生行政机关在执法活动中,应在法定的范围、幅度、限额内,本着维护法律的尊严,适度、公正、合理地处理每一个案件。

3. 高效便民原则 卫生行政执法的高效便民原则是指卫生行政机关实施行政管理,应当遵守法定时限,积极履行法定职责,提高办事效率,提供优质服务,对管理相对人的违法行为做出迅速、及时和准确的制止与处理,对管理相对人的各项请求及时做出反应,方便管理相对人。

4. 权责统一的原则 卫生法律法规授予卫生行政机关各项卫生行政执法的特定职权,这种职权对于卫生行政执法的相对方而言,是卫生行政机关的一种权力,体现了作为国家意志的权威性、强制性;而这种职权相对于国家而言,也是法律赋予卫生行政机关的一种义务和责任,法律在授予卫生行政机关权力时,也明确规定卫生行政执法主体疏于职权、拒绝或拖延履行职责等应承担的法律后果。

二、卫生行政执法主体

卫生行政执法主体是指国家依法设立,并代表国家行使卫生行政权,能以自己的名义从事卫生管理活动,并对行为后果独立承担法律责任的组织。

(一) 卫生行政执法主体的组成

我国卫生行政执法主体由各级卫生行政机关和法律法规授权的组织两类组成,此外,还有一类组织和个人,他们不是卫生行政执法主体,也不是卫生行政执法相对人,但卫生行政执法的活动需要这一类组织和个人完成,这类组织和个人主要是受委托组织和卫生监督员。

1. 卫生行政机关 各级政府卫生行政机关

是法定的卫生行政执法机关，卫生行政机关作为各级政府的组成部分，是代表国家行使卫生行政权、管理社会公共卫生事务的机关，分为国家、省、市、县四级。此外，国务院和各级地方政府还设置了相应的其他卫生行政机构，如药品监督管理、计划生育管理、国境卫生检疫机关、爱国卫生管理等机构。各级卫生行政部门按照不同的管理权限，实施不同的卫生行政执法任务。

2. 授权组织 授权组织是依法律、法规授权，能够以自己的名义行使特定行政职能的行政机关以外的社会组织。如《消费者权益保护法》的授权，使消费者协会成为对商品和服务进行社会监督的、保护消费者合法权益的社会团体。其特点是被授权组织虽享有规定的权利和承担行政法律责任的资格，但仍不具备国家机关的地位，他们只有在行使法律、法规所授予行政管理职能时，才享有国家特定的行政管理权和承担相应的法律责任。

3. 受托组织 委托组织是受行政机关委托，承担具体行政执法任务的组织，如各级卫生监督所。卫生行政执法职权一般由卫生行政机关或法律法规授权的组织行使，但在某些情况下，行使卫生行政执法职权的行政机关可以依法将其卫生执法职权的一部分或全部委托给有关组织，由该受委托组织在委托权限内以委托行政机关的名义实施行政执法活动，从而使受委托组织成为"不能以自己名义行使卫生行政执法职权"的主体。

（二）卫生行政执法机关的性质

卫生行政政府机关作为卫生行政执法主体，从性质和职能上讲，目前由两部分构成，即国家卫生行政机关和卫生监督机构。我国目前实行的卫生行政执法主要是通过直接赋予各级人民政府的卫生行政部门以执法权来实现的，而以经特别授权或委托的非行政法人机构为辅。

卫生行政机关是代表国家行使卫生行政管理权，负责社会卫生管理事务的部门，各级人民政府的卫生行政部门，既是卫生行政执法机关，又是卫生行政执法的领导机关。从本质上说，卫生行政机关是各级政府的一个职能部门，其主要职责和任务是贯彻实施国家卫生工作方针、政策，领导全国和地方的卫生工作，编制规划、制定和实施卫生法律法规，并进行监督检查。

各级政府的卫生行政职能，卫生决策和计划，或颁布的卫生法规规章，只能通过卫生行政机关有效的贯彻执行和实施，才可能收到预期的效果。可见，卫生行政机关在整个卫生行政执法活动中具有非常重要的地位。

三、卫生行政执法行为

（一）卫生行政执法种类

1. 卫生行政许可 是卫生行政部门根据公民、法人或者其他组织的申请，按照卫生法律、法规、规章和卫生标准、规范进行审查，准予其从事于卫生管理有关的特定活动的行为。如，通过颁发许可证、执照等形式，依法赋予公民、法人或其他组织从事某种活动的法律资格或实施某种行为的法律权利的卫生行政执法行为。

2. 卫生行政确认 是卫生行政机关依法对相对人的法律地位、法律关系和法律实施进行审查甄别，予以确认或认可的卫生行政执法行为。

3. 卫生监督检查 是卫生行政机关依职权对卫生监督相对人遵守法律、法规和规章等情况进行检查、了解和监督的卫生行政执法行为。

4. 卫生行政强制 是卫生行政机关为了保障卫生监督管理目标的实现，依法采取强制措施促使义务人履行义务，或对有关场所和管理相对人的人身或财产采取的紧急性、即时性的强制措施的卫生执法行为。

5. 卫生行政处罚 是卫生行政机关依据卫生法律、法规和规章，对违反卫生行政管理秩序但尚未构成犯罪的公民、法人和其他组织给予惩罚的卫生行政执法行为。

6. 卫生行政裁决 是卫生行政机关依照法律授权，对平等主体间发生的与行政管理活动密切相关的特定的民事纠纷进行审查并作出裁决的卫生行政执法行为。

7. 卫生行政奖励 是卫生行政机关依照法定条件对为国家和社会卫生事业及卫生监督作出重大贡献的单位和个人，给予物质奖励或精神奖励的具体卫生行政行为。

8. 卫生行政指导 是卫生行政机关在自身职责和任务范围内，根据卫生监督工作的需要，为监督管理相对人提供一种服务性的行为。

（二）卫生行政执法行为的有效要件

1. 卫生行政执法行为的有效成立要件 卫生行政执法行为要产生法律效力，就必须具备一定的必要条件，简称“要件”。只有遵守或符合这些条件，卫生行政执法行为才能有效成立，并具有法律效力。

(1) 行为的主体要合法。卫生行政执法主体的资格是由法律、法规规定的，只有具备卫生行政执法主体资格的卫生行政机关才能进行卫生行政执法活动。

(2) 行为不超越权限。卫生行政执法机关只能在卫生法律、法规规定的范围内代表国家行使其权力，所实施的卫生行政执法行为必须在法定职权范围内，不得超越权限。

(3) 行为内容合法、恰当。卫生行政执法行为的内容要合乎卫生法律、法规的规定，而且内容要恰当明确，符合社会公认的基本原则，不损害公民、法人或其他组织的合法权益以及社会公共利益。

(4) 行为符合法定形式。对于卫生法律、法规要求有特定形式的要式行为，卫生行政执法主体在具体实施执法行为中必须遵照规定执行，对于卫生法律、法规未作出特别形式要求的非要式行为，卫生行政机关则可以任选一般卫生法律、法规允许的各种形式，但仍不得违背法律、法规的限制性要求。

(5) 行为符合法定程序。卫生行政执法行为必须按法定程序进行，这对于保护相对人的合法权益不受侵犯，保障卫生行政执法行为的科学性和正确性，维护卫生行政执法主体的整体形象均具重要的实际意义。

2. 卫生行政执法行为的效力　卫生行政执法行为是卫生行政机关代表国家并以国家的名义依法实施的具体执法行为，因此，该行为具有确定力、约束力和执行力。

第二节　卫生行政许可

卫生行政许可是卫生行政机关依法管理卫生事务的一项重要措施，通常又称“行政审批”，是指卫生行政机关根据公民、法人或其他组织提出的申请，经依法审查，准予从事某种卫生相关活动的行为。

一、卫生行政许可的种类

不同的卫生行政管理事项，需要不同的卫生行政许可。按卫生行政许可的性质、功能、适用条件和程序，可以将其分为以下五类：

1. 普通许可　普通许可是运用最广泛的行政许可，是指由卫生行政机关确认自然人、法人或其他组织是否具备从事卫生相关活动的条件。普通许可没有数量限制，如卫生医疗机构设立许可、食品卫生经营许可、药品生产经营许可等。

2. 特许　特许是由卫生行政机关代表国家依法向被许可人授予某种权利，主要适用于自然资源的开发利用、有限公共资源的配置等，其主要功能是分配稀缺资源，一般有数量限制，如医疗排污许可等。

3. 认可　认可是一种资格性许可，是由卫生行政机关对申请人是否具备特定技能的认定。认可的主要功能是提高从业水平或某种技能、信誉，一般根据考试结果决定是否予以认可，没有数量限制，如对执业医师、执业护士资格的认可等。

4. 核准　核准是一种技术性许可，是由卫生行政机关对某些事项是否达到特定技术标准、技术规范的判断和确认。核准具有较强的技术性和专业性，一般要根据实地验收、检测决定，没有数量限制，如生猪屠宰检疫、大型医疗设备的安装核准、器官移植手术核准等。

5. 登记　登记是由卫生行政机关确定相对人的特定主体资格、特定身份，如医疗机构登记、医学会登记等。

二、卫生行政许可的程序

卫生行政许可因许可种类不同而适用不同的程序，其中适用最普遍的是一般程序。

1. 申请　申请人提出申请许可，是行政机关实施卫生行政许可的前提，它标志着许可程序的开始。申请人的申请必须以书面的形式提出，申请的书面形式一般为申请书。申请书需要采用格式文本，卫生行政机关应当向申请人提供卫生行政许可的申请书的格式文本。申请人申请卫生行政许可，应当如实向卫生行政机关提交有关材料和反映真实情况，并对其申请材料的真实性负责。

为提高卫生行政许可的透明度，卫生行政机关应当将有关卫生行政许可的事项、依据、条件、程序、期限、费用以及需要提交的全部材料和申请书的示范文本等在办公场所公布。对于申请人提出的疑问、不解，卫生行政机关负有解释和说明的义务。

2. 受理　申请事项属于本行政机关的职权

范围，申请材料齐全、符合法定形式，或者申请人按照本行政机关的要求提交全部补正申请材料的，行政机关应当受理行政许可申请。行政机关受理或者不予受理行政许可申请的，应当出具加盖行政机关专用印章和注明日期的书面凭证。

3. 审查与决定 卫生行政机关应当对申请人提交的申请材料进行审查，卫生行政机关对卫生行政许可申请进行审查后，除当场作出行政许可决定的以外，应当在法定期限内按照规定程序作出行政许可决定。卫生行政机关作出准予行政许可的决定，需要颁布行政许可证件的，应当向申请人颁发加盖本行政机关印章的卫生行政许可证件，并予以公布，公众有权查阅。

卫生行政机关依法决定作出不予行政许可的书面决定的，应当说明理由，并告知申请人享有依法申请行政复议或者提起行政诉讼的权利。

4. 听证 行政许可直接涉及申请人和他人之间重大利益关系的，行政机关在作出行政许可决定前，应当告知申请人、利害关系人享有要求听证的权利；申请人、利害关系人在被告知听证权利之日起5日内提出听证申请的，行政机关应当在20日内组织听证，申请人、利害关系人不承担行政机关组织听证的费用。同时，行政机关应当根据听证笔录，作出行政许可决定。

第三节 卫生行政处罚

卫生行政处罚是保障卫生法实施的必要手段，是指享有卫生行政处罚权的卫生行政机关、法律法规授权的组织和行政委托的组织依照法定权限、程序和依据对违反卫生行政管理秩序，应当受到卫生行政处罚的相对方给予卫生行政制裁的具体行政行为。通过对违法者的依法处罚，达到教育、惩戒违法者，警戒他人，制止已有违法行为的继续，预防新的违法行为发生的目的。

一、卫生行政处罚的种类

1. 警告 警告是指卫生行政主体对情节显著轻微、尚未造成实际危害结果的违法行为人的告诫和谴责。警告不是简单、随便的口头批评，而应以书面形式作出并向本人宣布和送达。

2. 罚款 罚款是指卫生行政主体强制违法人在一定期限内交纳一定货币的处罚形式。在大多数卫生法的罚则中都有罚款的规定。

3. 没收非法财物、没收非法所得 没收非法财物是指卫生行政主体对违法相对人剥夺其与违法行为有关的财物，如违禁品等。没收非法所得是指卫生行政主体对违法相对人剥夺其因违法行为而获得的非法金钱收入，如违法经营而获得的非法利润等。

4. 责令停产停业 责令停产停业是指卫生行政主体对违法从事生产经营活动的相对人，在一定期限和范围内限制或取消其生产经营活动资格的处罚。

5. 吊销许可证 吊销许可证是指卫生行政主体依法终止相对人某一方面的行为能力，使其不再具备从事该类活动资格的处罚。

此外，卫生行政处罚的种类还包括责令限期改正、责令追回已售出的禁止生产的产品、撤销批准文号等。行政处罚的种类可以单独适用，也可以合并适用。

二、卫生行政处罚的程序

1. 简易程序 简易程序也称当场处罚程序，是指卫生行政处罚主体对一些事实清楚、情节简单、处罚较轻的违法案件，当场给予处罚的一种简便程序。

2. 一般程序 一般程序也称普遍程序，是指卫生行政主体对一般违法案件实施行政处罚的基本程序。一般程序包括立案、调查取证、告知处罚的事实理由和依据及有关权利、听取申诉申辩或举行听证、审查决定、送达处罚决定书等步骤。

3. 听证程序 卫生行政处罚的听证程序是指作出重大的卫生行政处罚决定之前，在案件承办人员和当事人参加下，由卫生行政机关专门人员主持听取申辩、质证和意见，进一步核实证据和查清事实，以保证处理结果合法、公正、合理的一种法定程序。听证程序不是与简易程序和一般程序并列的第三种程序，而只是一般程序中有可能经历的一个中间环节，只有在当事人要求的情况下，卫生行政机关才可以提供听证。

听证程序并不是针对所有的行政处罚种类，《行政处罚法》规定，对以下几种较重大的行政处罚应适用听证程序：责令停产停业的处罚、吊销许可证或者执照的处罚、较大数额罚款的处罚等。行政主体在作出上述处罚决定前，应当告知当事人有要求举行听证的权利，当听证人要求听证的，行政机关或法律法规授权的组织应当组织听证。

三、卫生行政处罚的执行

卫生行政处罚的执行是指有权机关依法强制执行卫生行政处罚决定的法律制度，通过卫生行政处罚的执行，确保卫生行政处罚决定得以实现，以维护和保障卫生行政秩序。

当事人逾期不履行卫生行政处罚决定的，作出行政处罚决定的卫生行政机关可以采取下列措施：到期不缴纳罚款的，每日按罚款数额的3%加处罚款；将查封、扣押的财物拍卖或者将冻结的存款划拨抵缴罚款；申请人民法院强制执行。当事人确有经济困难，需要延期或者分期缴纳罚款的，经当事人申请和行政机关批准，可以暂缓或者分期缴纳。

第四节 卫生行政复议

一、卫生行政复议的概念、特征及原则

（一）卫生行政复议的概念

卫生行政复议是公民、法人或其他组织认为卫生行政机关的具体行政行为侵犯其合法权益，依法向有复议管辖权的卫生行政机关提出复议申请，由受理申请的机关对该具体行政行为进行审查，并作出复议决定的活动。

卫生行政复议制度既是卫生行政机关内部上级对下级进行自身监督的方式，也是对行政管理相对人的合法权益提供保障的一种非常重要的行政救济制度。

行政管理相对人，是指行政管理法律关系中与行政主体相对应的另一方当事人，即行政主体的行政行为影响其权益的公民、法人或其他组织。

行政主体行政行为对相对人权益的影响有时是直接的，有时影响可能是间接的，作为个人、组织，无论其权益受到行政主体行政行为的直接影响还是间接影响，都是行政管理相对人。

（二）卫生行政复议的特征

（1）卫生行政复议是一种依申请而产生的行政活动。行政管理相对人提出申请是卫生行政复议发生的前提条件，没有当事人的申请，复议机关不能依职权主动对某一个具体行政行为进行卫生行政复议。

（2）卫生行政复议是由于行政管理相对人不服卫生行政机关的具体行政行为而引发的行政活动。

（3）卫生行政复议是上级卫生行政机关对下级卫生行政机关行政活动进行监督的一种规范性行政活动。第一，卫生行政复议是卫生行政机关内部对具体行政行为进行审查的活动，具有监督性；第二，卫生行政复议机关只能是依法享有行政复议职权、履行行政复议职责的国家行政机关；第三，卫生行政复议必须符合行政法治的原则，符合法定的主管权、管辖权，不能超越法定的行政职责范围；第四，卫生行政复议必须符合法定的程序，符合法定的时限要求。

（4）卫生行政复议是具有救助性的行政活动。行政复议必须对原具体行政行为作出维持、撤销或变更的决定，以答复提出复议的当事人。通过行政复议对违法或不当的具体行政行为的纠正或撤销，保护行政管理相对人的合法权益不受侵害，弥补其损失，解决因行政机关行使职权而产生的行政争议。

（三）卫生行政复议的原则

1. 依法独立行使复议权原则 卫生行政复议机关在审查行政争议过程中，应当依法行使复议权，不受其他机关、社会团体和个人的非法干扰。

2. 实行一级复议制的原则 上一级卫生行政机关对具体行政行为下达复议决定之后，行政管理相对人不能再向上级行政机关再次申请行政复议，若行政管理相对人对行政复议决定不服的，可以向人民法院提起行政诉讼，但是法律规定行政复议决定为最终裁决的除外。即不服从行政主体的具体行政行为的公民、法人或者其他组织，可以向法定的复议机关申请复议一次，复议机关作出的复议决定是行政终局决定，行政相对人不服不能再向上级国家行政机关申请复议的制度。

3. 合法、公正、公开、及时、便民的原则 行政机关在行使复议权、履行复议职责的过程中必须合法，包括复议主体、审理复议案件的依据、审理复议案件的程序等方面。复议机关在履行复议职责时应该公开进行，必须切实站在中立的立场，公正地对待复议双方，不能偏袒自己的下级行政机关。同时，行政复议机关还应该尽可能减少当事人的复议成本且快速的处理复议案件。

4. 不适用调解的原则 行政复议解决的是行政机关与行政管理相对人之间的行政争议，而不是平等主体之间的民事纠纷，行政复议机关在审查具体行政行为时，必须坚持以事实为依据，以法律为准绳的原则，对合法的具体行政行为应当作出维持的决定，对违法的具体行政行为应当依法决定撤销或变更，而不能以调解的方式解决行政争议。

二、卫生行政复议的受案范围

（一）行政复议的受案范围

（1）对卫生行政机关作出的警告、罚款、没收违法所得、没收非法财物、责令停产停业、暂扣或者吊销许可证、暂扣或者吊销执照、行政拘留等行政处罚决定不服的。

（2）对卫生行政机关作出的限制人身自由或者查封、扣押、冻结财产等行政强制措施决定不服的。

（3）对卫生行政机关作出的有关许可证、执照、资质证、资格证等证书变更、中止、撤销的决定不服的。

（4）认为卫生行政机关侵犯合法的经营自主权的。

（5）认为符合法定条件，申请卫生行政机关颁发许可证、执照、资质证、资格证等证书，或者申请卫生行政机关审批、登记有关事项，卫生行政机关没有依法办理的。

（6）认为卫生行政机关违法要求行政管理相对人履行义务的。

（7）认为卫生行政机关侵犯其人身权利、财产权利的。

（8）认为行政机关的其他具体行政行为侵犯其合法权益的。

另外，公民、法人或者其他组织认为卫生行政机关的具体行政行为所依据的国务院部门规定、县级以上地方各级人民政府及其工作部门的规定、乡镇人民政府的规定不合法，在对具体行政行为申请行政复议时，可以一并向行政复议机关提出对该规定的审查申请，但这些规定不含国务院部、委员会规章和地方人民政府规章。

（二）不属于卫生行政复议受案范围的事项

公民、法人或者其他组织对下列事项不服的，不能申请卫生行政复议：

（1）对卫生行政机关作出的行政处分或者其他人事处理决定不服的，不能申请复议。这类内部行政行为，如有不当或违法之处，应通过上级行政机关人事部门、监察部门解决。

（2）不服卫生行政机关对民事纠纷作出的调解或其他处理的，只能依法申请仲裁或者向人民法院提起诉讼。

三、卫生行政复议的程序

（一）卫生行政复议的申请

1. 申请人 作为具体行政行为相对人的公民、法人和其他组织都属于行政复议申请人的范畴。有权申请行政复议的公民死亡的，其近亲属可以申请行政复议；有权申请行政复议的公民为无民事行为能力或限制民事行为能力人的，其法定代表人可以代为申请行政复议；有权申请行政复议的法人或者其他组织终止的，承受其权利的法人或者其他组织可以申请行政复议；与申请行政复议的具体行政行为有利害关系的其他公民、法人或者其他组织，可以作为第三人参加行政复议。

2. 申请期限 公民、法人或者其他组织认为具体行政行为侵犯其合法权益的，可以自知道该具体行政行为之日起 60 日内提出行政复议申请，但法律规定的申请期限超过 60 日的除外，因不可抗力或者其他正当理由耽误法定申请期限的，申请期限自障碍消除之日起继续计算。

3. 申请方式 申请人申请行政复议，可以书面申请，也可以口头申请；口头申请的，行政复议机关应当当场记录申请人的基本情况、行政复议请求、申请行政复议的主要事实、理由和时间。

（二）卫生行政复议的管辖

依据《行政复议法》的规定，卫生行政复议管辖主要有以下几种情形：

（1）对县级以上卫生行政机关的具体行政行为不服的，由申请人选择，可以向该卫生行政机关的本级人民政府申请行政复议，也可以向上一级卫生行政机关申请行政复议。

（2）对卫生行政机关依法设立的派出机构依照法律、法规或者规章规定，以自己的名义作出的具体行政行为不服的，向设立该派出机构的卫生行政机关或者该机关的本级人民政府申请行政复议。

(3) 对法律、法规授权的组织的具体行政行为不服的,可向直接管理该组织的卫生行政机关申请行政复议。

(4) 对两个卫生行政机关或者卫生行政机关与其他行政机关共同作出的具体行政行为不服的,向其共同上一级行政机关申请行政复议。

公民、法人或者其他组织申请行政复议,行政复议机关已依法受理的,或者法律法规规定应当先向行政复议机关申请行政复议,对行政复议决定不服再向人民法院提起行政诉讼的,在法定行政复议期限内不得向人民法院提起行政诉讼;已向人民法院提起行政诉讼,人民法院已经依法受理的,不得申请行政复议。

(三) 卫生行政复议的受理

行政复议机关收到行政复议申请后,应当在5日内进行审查,作出受理或者不受理的决定。对于依法决定不予受理的,应当书面告知申请人。

(四) 卫生行政复议的审理

行政复议原则上采取书面审查的方式,但是申请人要求或者行政复议机关认为必要时,可以向有关组织和个人进行调查。行政复议审查过程中,被申请人不得自行向其他组织和个人搜集证据。

(五) 卫生行政复议的决定

行政复议机关应当自受理申请之日起60日内作出行政复议决定;但是法律另有规定的,期限可以延长或缩短,延长期限最多不超过30日。

复议机关经过审理,应分别针对下列情形作出不同的行政复议决定,并制作书面的行政复议决定书:

(1) 具体卫生行政行为无违法或不当的,决定维持。

(2) 具体卫生行政行为确有违法或不当的,应决定撤销、变更或确认具体行政行为违法,或责令被申请人在一定期限内履行职责。

卫生行政复议决定书一经送达即发生法律效力。被申请人不履行或无故拖延履行的,复议机关或者其他机关应责令其履行;申请人逾期不起诉,又不履行行政复议决定的,卫生行政机关可以强制执行,也可以申请人民法院执行。

第五节　卫生行政诉讼

卫生行政诉讼是指公民、法人或其他组织认为卫生行政机关及其工作人员,包括授权与委托的卫生行政执法组织的具体行政行为侵犯了其合法权益,依法向人民法院提起诉讼,由人民法院进行审理并作出裁决的活动。卫生行政诉讼是在人民法院的主持下,依审判程序解决卫生行政机关具体行政行为引起的行政争议的活动。

一、卫生行政诉讼的受案范围

(1) 不服卫生行政机关作出的拘留、暂扣或者吊销许可证和执照、责令停产停业、没收违法所得、没收非法财物、罚款、警告等卫生行政处罚的。

(2) 不服卫生行政机关采取的对人身、财产加以查封、扣押、冻结等行政强制措施和行政强制执行的。

(3) 认为卫生行政机关不履行行政许可和审批的法定职责,如卫生行政机关拒绝向申请者颁发有关许可证、行政许可审批的,或者不予答复的。

(4) 认为卫生行政机关(法律、法规授权组织)利用职权非法侵害其法定的经营权或违法要求履行义务等。

(5) 不服医疗事故处理决定的案件。

(6) 法律、法规规定可以提起卫生行政诉讼的其他行政案件。

二、卫生行政诉讼的参加人

卫生行政诉讼参加人是指依法参加卫生行政诉讼,享有诉讼权利,承担诉讼义务,并且与诉讼争议或诉讼结果有利害关系的人,包括当事人、共同诉讼人、诉讼中的第三人和诉讼代理人。

1. 卫生行政诉讼的原告　卫生行政诉讼的原告是指认为卫生行政主体及其工作人员的具体行政行为侵犯其合法权益,而向人民法院提起诉讼的公民、法人和其他组织。

2. 卫生行政诉讼的被告　卫生行政诉讼的被告是指其实施的具体行政行为被原告指控侵犯其合法权益,而由人民法院通知应诉的行政主体。

3. 卫生行政诉讼的第三人　卫生行政诉讼第三人是指同诉讼争议的具体行政行为有法律上的利害关系,申请参加或由人民法院通知其参加到卫生行政诉讼中来的公民、法人和其他组织。

4. 卫生行政诉讼代理人 卫生行政诉讼代理人是以当事人的名义，在其代理权限内，代理当事人进行卫生行政诉讼活动的人。

三、卫生行政诉讼的程序

卫生行政诉讼程序是指由法律规定的人民法院审理卫生行政案件的活动过程，它包括起诉和受理、审理和判决、执行三个基本环节。

（一）起诉和受理

起诉和受理可以说是同一环节的两个方面。起诉是卫生行政管理相对人认为卫生行政主体的具体卫生行政行为侵犯其合法权益，依法请求人民法院用行政审判权加以保护的行为。受理是原告起诉后，受诉人民法院经过审查认为符合法定起诉条件，决定予以立案审理的行为。

1. 起诉条件 起诉应当符合下列条件：第一，原告是认为具体卫生行政行为侵犯其合法权益的公民、法人或者其他组织；第二，有明确的被告；第三，有具体的诉讼请求和事实根据；第四，属于人民法院受案范围和受诉人民法院管辖。

2. 起诉期限 一般情形下，具体卫生行政行为相对人应当在知道作出具体卫生行政行为之日起 3 个月内提出起诉；卫生行政相对人因不可抗力或者其他特殊情况耽误法定期限的，在障碍消除后的 10 日内，可以申请延长期限，并由人民法院决定；申请人不服卫生行政复议决定的，可以在收到复议决定书之日起 15 日内向人民法院起诉；复议机关逾期不作决定的，申请人可以在复议期满之日起 15 日内向人民法院起诉。

3. 受理决定期限 人民法院接到诉状，经审查应当在 7 日内立案或者作出不予受理的裁定。原告对裁定不服的，可以提起上诉。

（二）审理和判决

人民法院受理卫生行政诉讼后，应组织合议庭，采取合议制，开庭审理。一般情况下，审理应公开进行，由合议庭进行法庭调查，允许原被告双方进行辩论，在辩论终结后依法进行裁判。卫生行政诉讼实行两审终审制，当事人不服一审人民法院判决的可以向上一级人民法院提起上诉。

（三）执行

一审行政诉讼判决经过上诉期当事人未提起上诉的，或二审行政诉讼判决一经送达即产生强制执行效力。当事人拒绝履行发生法律效力的判决裁定的，另一方当事人可以向第一审人民法院申请强制执行，或者依法强制执行。

第六节 卫生行政赔偿

卫生行政赔偿是国家赔偿制度的组成部分，是指卫生行政机关及其工作人员违法行使职权，侵犯公民、法人或者其他组织的合法权益并造成损害时，由国家承担赔偿责任的制度。

一、卫生行政赔偿的构成要件

申请卫生行政赔偿，必须符合下列要件：

（1）侵犯主体必须是行使国家卫生管理职权的卫生行政机关、受委托行使国家卫生管理职权的机关或法律法规授权的组织，以及这些机关、组织的工作人员。

（2）行使卫生行政管理职权的机关及其工作人员必须有违法行为。

（3）行政相对人必须有实际的损害结果发生。

（4）违法行为与损害结果之间必须有因果关系。

二、卫生行政赔偿的范围

根据《国家赔偿法》的规定，卫生行政赔偿的范围包括行使卫生行政管理职权的机关及其工作人员违法实施行政处罚、违法采取行政强制措施等给当事人造成损失的情形。

三、卫生行政赔偿的方式与计算标准

依据《国家赔偿法》的规定，卫生行政赔偿以支付赔偿金为主要方式；对于能够返还财产或者恢复原状的，予以返还财产或者恢复原状；对于不能够返还财产或恢复原状，或者造成当事人人身损害的，予以支付赔偿金；造成受害人名誉权、荣誉权损害的，应当在侵权行为影响的范围内，为受害人消除影响、恢复名誉、赔礼道歉。

根据《国际赔偿法》的规定，赔偿金的计算标准是：

（1）侵犯公民人身自由的，每日的赔偿金按照国家上年度职工日平均工资计算。

（2）侵犯公民生命健康权的，应支付医疗费、护理费，以及赔偿因误工减少的收入；造成部分或者全部丧失劳动能力的，应当根据丧失劳动能力的程度支付残疾赔偿金，最高不超过国家上年度职工年平均工资的二十倍，造成全部丧失劳动能力的，对其扶养的无劳动能力的人，还应当支付生活费；造成死亡的，应当支付死亡赔偿金、丧葬费，总额为国家上年度职工年平均工资的二十倍，对死者生前扶养的无劳动能力的人，还应当支付生活费。

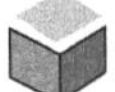

案例 17-1

王某申请卫生行政复议案

【基本案情】 行政复议申请人，王某，男，45 岁，系 A 省 A 市 A 区居民。被申请人，A 市卫生局。申请人王某于 2003 年 4 月 30 日在 A 市市立医院做骨外科手术失败。实施手术者为张某。张某，2001 年大学毕业后到 A 市市立医院骨外科工作，2002 年 9 月参加了全国医师资格考试，成绩合格，2002 年 12 月 1 日获得执业医师资格，2003 年年底领到执业医师资格证书，但未进行医师注册。王某多次要求 A 市市立医院及张某进行人身损害赔偿未果。2004 年 6 月 7 日王某向被申请人 A 市卫生局请求认定张某诊疗行为为非法行医。A 市卫生局于 2004 年 7 月 15 日给予书面答复，认为张某直到 2003 年年底才拿到执业医师资格证书是因为证件制作、上报验印有个过程，因此 不能认定张某诊疗行为为非法行医。王某不服，于 2004 年 7 月 20 日向 A 省卫生厅提出行政复议申请，以张某没有医师执业证书，不能单独实施医疗手术为由，请求撤销 A 市卫生局作出的不能认定张某诊疗行为为非法行医的答复。A 省卫生厅经过书面审理，于 2004 年 9 月 22 日做出行政复议决定，撤销 A 市卫生局作出的不能认定张某诊疗行为为非法行医的答复。

【问题提出】 此案是否属于行政复议范围？

【案例研讨】 法律依据《中华人民共和国行政复议法》第二条公民、法人或者其他组织认为具体行政行为侵犯其合法权益，向行政机关提出行政复议申请，行政机关受理行政复议申请、作出行政复议决定，适用本法。《中华人民共和国执业医师法》第十四条第二款：未经医师注册取得执业证书，不得从事医师执业活动。

《卫生部关于取得医师资格但未经执业注册的人员开展医师执业活动有关问题的批复》（卫政法发[2004]178 号）：取得医师资格但未经医师注册取得执业证书而从事医师执业活动的人员在行医过程中造成患者人身损害的，按照《医疗事故处理条例》第六十一条的规定处理。

【分析提示】

1. 根据我国行政复议法第二条和第九条的规定，只要公民、法人或者其他组织认为具体行政行为侵犯其合法权益，就可以提出行政复议申请。行政复议法第六条以列举的方式明确了行政复议范围。从中可以看出，行政复议是针对具体行政行为而言。本案是否属于行政复议范围？

2. 具体行政行为，是相对于抽象行政行为而言的，是国家行政机关依法就特定事项对特定的公民、法人和其他组织权利义务作出的单方行政职权行为。A 市卫生局对王某和 A 市市立医院的医患纠纷作出认定答复是哪一种具体行政行为？

3. 本案中，张某虽然于 2002 年 12 月 1 日取得了执业医师资格，但是并没有进行医师注册取得执业证书，根据相关法律规定，张某在无医师执业证书的情况下为王某施行了医疗手术，手术失败，张某的医疗行为是否应认定为非法行医？

4. 在本起行政复议案件中，A 省卫生厅作出的撤销 A 市卫生局的答复是否正确？

思　考　题

1. 卫生行政处罚的种类主要有哪些？
2. 卫生行政复议和卫生行政诉讼有哪些异同点？
3. 卫生行政复议的范围是什么？
4. 卫生行政赔偿的赔偿金额是如何计算的？

第十八章　医疗机构管理法律制度

为了维护医疗秩序，保障公民的健康权益，充分发挥医疗机构及广大医疗专业人员救死扶伤、防病治病、维护人民群众身心健康的作用，国家对医疗机构及医疗专业人员的管理等作了相应的法律规定。本章主要介绍我国医疗机构管理概述，医疗机构的规划布局和设置审批，医疗机构的登记和执业，医疗机构的监督管理和法律责任等法律制度。重点掌握医疗机构的规划布局和设置审批，医疗机构的登记和执业，医疗机构的监督管理和法律责任等内容。

第一节　概　　述

一、医疗机构的内涵

概念

医疗机构是指依照法律规定设立的，以救死扶伤、防病治病和为居民健康服务为宗旨，从事疾病预防、诊断、治疗、康复、健康教育的卫生院、疗养院、门诊部、诊所、卫生所(室)以及急救站等机构，经许可并登记取得《医疗机构执业许可证》的医疗卫生机构的总称。

医疗机构的概念包括以下三方面内涵：

第一，法律含义。医疗机构定义首先具有刚性法律内涵，其必须履行法律法规所规定的审批程序，才能成为合法的医疗机构。目前我国有关医疗机构审批的法规即《医疗机构管理条例》及其实施细则中规定，只有依法取得设置医疗机构批准书，并履行登记手续，领取了《医疗机构执业许可证》的单位或者个人才能开展相应的诊疗活动。

第二，社会职能含义。医疗机构的社会职能是为所在地区居民提供包括治疗及预防在内的综合而完善的保健活动，包括家庭医疗、康复训练与保健。

第三，科学性与目的性含义。这是医疗机构的本质性内涵。真正合格的医疗机构必须能够为病人实施科学的、正确的诊疗。因此，首先看其是否配备有达到应有资质和应有技术水平的医务人员，同时还要看其设备条件是否达到了应有的技术水平，还包括科学管理的要求。更重要的是必须强调举办医疗机构的目的，应是救死扶伤，维护公众健康，提高服务对象的健康水平。

医疗机构的类别主要有：

(1) 综合医院、中医医院、中西医结合医院、民族医院、专科医院、康复医院。

(2) 妇幼保健院。

(3) 中心卫生院、乡(镇)卫生院、街道卫生院。

(4) 疗养院。

(5) 综合门诊部、专科门诊部、中医门诊部、中西医结合门诊部、民族医门诊部。

(6) 诊所、中医诊所、民族医诊所、卫生所、医务室、卫生保健所、卫生站。

(7) 村卫生室(所)。

(8) 急救中心、急救站。

(9) 临床检验中心。

(10) 专科疾病防治院、专科疾病防治所、专科疾病防治站。

(11) 护理院、护理站。

(12) 其他诊疗机构。

卫生防疫、国境卫生检疫、医学科研和教学等机构在本机构业务范围之外开展诊疗活动以及美容服务机构开展医疗美容业务的，必须依据《医疗机构管理条例》及条例实施细则，申请设置相应类别的医疗机构。

二、医疗机构的性质和功能

(一) 医疗机构的性质

医疗机构作为社会卫生服务体系的一个重要组成部分，其性质体现在以下几个方面：

1. 生产性　生产性是医疗机构的基本特性。医疗机构所从事的卫生服务活动就是一种社会产品生产，其具备市场经济应有的生产、交换、流通、分配、消费的基本功能。医疗机构通过预防、诊断、治疗、保健、康复等卫生服务工作，促使患者恢复健康，从而保护居民的生活和劳动能力，这不仅是一种直接的特殊服务性生产，而且也直接、间接地保护了社会生产力。

2. 经营性　医疗机构是具有经济性质的经

营单位，但医疗机构的经营性并不简单等同于追求利润最大化，而是要遵循经济活动的客观规律，追求医疗资源投入使用最优化，其中包含着为病人减轻经济负担、为医疗机构降低医疗资源消耗，并提高医疗服务质量，充分体现社会效益和经济效益的统一。

3. 技术性 医疗机构是专业技术性很强的知识密集型单位，也是医学科学研究及医学教育基地。医疗机构的职工都掌握一定的专业技术，提供的服务有很强的技术性。同时，提高医疗卫生服务的质量，也离不开医学科学技术的发展和医学人才的培养。因此，医疗机构的工作应遵循其技术性特点，贯彻“依靠科学和技术的方针”，走科技发展之路。

4. 人道性 医疗工作的人道性是医疗机构区别于其他行业的固有特性，实行救死扶伤的人道主义历来是指导医疗机构工作和医务人员行为的高尚理念。我国自古就有“医乃仁术”的传统，强调赤诚济世、仁爱救人的敬业精神。人道性是医疗机构各项工作与精神文明的精华和内涵，如果失去人道性，医疗机构就会失去“神圣殿堂”的光辉，也就失去了存在的基础。

5. 公益性和福利性 我国卫生事业是具有一定福利政策的公益性事业，国家从政策上确定了我国医疗机构的公益性和福利性。一方面，公益性规定了医疗机构的经济活动特性，决定了医疗机构建设、发展和资源利用要依靠政府主导及全社会参与，而不只是医疗机构自身经营，而医疗机构和医务人员也必须使自己的一切工作和行为都从全社会的利益出发；另一方面，我国卫生事业仍具有一定的福利性质，由政府实施的福利政策必须由医疗机构予以落实，同时，医疗机构和医务人员要履行维护人民健康和生命的神圣职责即维护病人的健康福利权，这种工作职责本身就具有福利特性。

（二）医疗机构的功能

随着医学科学技术的发展、医学模式的转变以及人们对疾病与健康认识的深化和医疗保健需求的提高，医疗机构的功能已逐渐从单纯的诊疗护理病人向疾病的预防与康复全面发展。现代医疗机构功能应该是，以医疗工作为中心，在提高医疗质量的基础上，保证教学和科研任务的完成，并不断提高教学质量和科研水平，做好扩大疾病预防、健康管理和计划生育的技术工作。

1. 医疗服务功能 医疗服务作为医疗机构的主要社会功能，它对整个社会具有三方面的作用。首先，通过对社会人群自然生命过程进行生物医学技术及人文服务干预，从而提高人民健康水平，增进国民健康素质，延长人口预期寿命；其次，保护和修复社会劳动力。医疗服务的最佳效果是使患病的劳动者包括脑力劳动者和体力劳动者重返工作岗位，或者缩短他们患病治疗、休养时间，从而为创造社会劳动价值和财富直接、间接地作出贡献；再次，在上述两方面作用的基础上，促进社会人群的精神文明和社会安定，为构建和谐社会作出贡献。

2. 预防保健功能 医疗机构的发展趋势是扩大预防保健功能，即扩大参与社区预防保健业务，并增强以病人和“亚健康人群”为主要服务对象的“三级预防”功能，以及医疗机构感染控制功能。

3. 医学教育及医学专业人才培训功能 一般医院特别是医学院校附属医院和教学医院，不仅是医疗预防机构，同时是进行临床医学教育和培养医学人才的场所，其在完成医疗任务和确保医疗服务质量的前提下，根据各自条件、能力和特点或与医学院校建立一定的承担教学任务的关系，或者自行开展医护人员培训工作。

4. 医学、药学科学研究功能 医疗机构是医学和医药临床应用的科学研究基地，包括新技术、新疗法和新药物的临床实验研究；有条件的医疗机构还开展基础医学科学研究和卫生管理科学研究。

5. 社会救助功能 现代医疗机构改变了过去单纯从事医疗机构内的医疗工作的倾向，逐步重视扩大预防，开展社区预防保健、疾病普查和防治干预，以及健康教育、健康促进活动。特别是突发公共卫生事件发生，各级医疗机构就成为承担社会救助任务的主要医疗力量。

6. 医用产品加工生产功能 医疗机构的主要功能不是搞物质产品生产，但是，为适应医疗的需要，医疗机构也需要进行医用产品或药物制剂及生物医学工程的研究、设计和生产加工。例如，医用物品的消毒加工工作；还有许多新的医用器材需要在医院进行设计等。

三、医疗机构管理立法

国务院出台的《医疗机构管理条例》与卫生部以及各省、自治区、直辖市等制定和颁布的一系列与之配套的规章和规范性文件共同构成了我国的医疗机构管理法律制度。

1. 医疗机构管理法规 国务院发布的《医疗机构管理条例》是我国医疗机构管理法律制度的主干，是医疗机构管理的行政法规。它系统地规定了我国医疗机构管理的基本原则、各项基本制度和医疗机构必须遵守的义务以及相关的法律责任。

2. 医疗机构管理部门规章 部门规章是由国务院卫生行政部门依法在其职权范围内制定并发布的与《医疗机构管理条例》相配套的卫生法律文件，主要有《医疗机构管理条例实施细则》《医疗机构设置规划指导原则》《医疗机构基本标准》《医疗机构监督管理行政处罚程序》《医疗机构评审办法》《医疗机构评审标准》《医疗机构评审委员会章程》《医疗机构诊疗科目目录》和《中外合资、合作医疗机构暂行管理办法》等部门规章。

3. 地方性医疗机构管理政策、规章由地方各级人民政府依法制定和发布的规范性文件 包括各地的《医疗机构管理条例实施办法》《医疗机构设置规划》《医疗机构评审办法》以及地方医疗机构基本标准等。

第二节 医疗机构的规划布局和设置审批制度

一、医疗机构的规划布局

1. 医疗机构设置规划的制定 《医疗机构管理条例》规定，医疗机构不分类别、所有制形式、隶属关系、服务对象，其设置必须符合当地医疗机构设置规划和国家医疗机构基本标准，各省、自治区、直辖市应当按照当地的设置规划合理分配医疗资源，更好地为公民提供符合成本效益的医疗、预防、保健、康复服务。县级以上地方人民政府应当把医疗机构设置规划纳入当地的区域卫生发展规划和城乡建设发展总体规划。

县级以上地方人民政府卫生行政部门应当根据本行政区域内的人口、医疗资源、医疗需求和现有医疗机构的分布状况，依据卫生部制定的《医疗机构设置规划指导原则》，制定本行政区域医疗机构设置规划，经上一级卫生行政部门审核，报同级人民政府批准，在本行政区域内发布实施。机关、企业和事业单位可以根据需要设置医疗机构，并纳入当地医疗机构的设置规划。

医疗机构的设置应当在分析本地区居民医疗服务需求、利用及其影响因素，分析医疗保健资源及其内外环境的基础上，找出本地区居民的主要健康问题（依据发病率、患病率、死亡率、疾病顺位、死因顺位）及其影响因素，确定本区域医疗机构合理设置的思路。并根据本地区社会经济发展水平、地理条件、人口状况、居民卫生服务需求，对医疗服务需求进行预测，进而确定所需要的医疗机构类别、级别、数量、规模及分布，并确定必需床位总数和必需医师、护士总数。

2. 医疗机构的基本设置原则 医疗机构的设置以千人口床位数（千人口中医床位数）和千人口医师数（千人口中医医师数）等重要指标为依据进行宏观调控，具体指标值由各省、自治区、直辖市根据当地实际情况确定。其基本设置原则如下：

（1）公平性原则：医疗机构的设置应该从当地的医疗供需实际出发，确保现有的医疗资源能够公平地为广大人民群众服务。就现阶段而言，要以农村、基层为重点，发展面向基层和农村的医疗机构，严格控制城市医疗机构的发展规模，保证医疗资源的公平性使用。

（2）整体效益原则：医疗机构的设置要符合当地卫生发展总体规划的要求，要充分发挥医疗系统的整体功能，合理配置医疗资源，提高医疗预防保健网的整体效益，局部要服从全局。

（3）可及性原则：医疗机构服务半径要适宜，交通便利，布局合理，易于为群众服务。

（4）分级原则：为了合理有效地利用卫生资源，确保医疗机构的服务质量，按医疗机构的功能、任务、规模将其分为不同级别，实行标准有别、要求不同的管理，建立和完善分级医疗体系。

（5）公有制主导原则：医疗机构应坚持国家和集体举办为主，个人和其他社会团体为补充的原则。

（6）中西医并重原则医疗机构的设置应遵循卫生工作的基本方针，中西医并重，保证中医、中西医结合、民族医医疗机构的合理布局及资源配置。

3. 医疗服务体系的框架

（1）按三级医疗预防保健网和分级医疗的概念，一、二、三级医院的设置应层次清楚、结构合理、功能到位，建立适合我国国情的分级医疗和双向转诊体系总体框架，以利于发挥整体功能。

(2) 大力发展中间性医疗服务和设施(包括医院内康复医学科、社区康复、家庭病床、护理站、护理院、老年病和慢性病医疗机构等),充分发挥基层医疗机构的作用,合理分流病人,以促进急性病院(或院内急性病部)的发展。

(3) 建立健全急救医疗服务体系。急救医疗服务体系应由急救中心、急救站和医院急诊科(室)组成,合理布局,缩短服务半径,形成急救服务网络。

(4) 其他医疗机构纳入三级医疗网或与三级网密切配合、协调。

(5) 建立中医、中西医结合、民族医医疗机构服务体系。

4. 医疗机构的调整　各地在实施规划的过程中,对现有医疗机构中不符合规划要求、重复设置的医疗机构,必要时可予以合理调整。如本地区的医疗机构、床位、医师与人口比例已达到规划提出的指标,则不应再规划新建、扩建医疗机构。

5. 医疗机构设置规划的修订　规划每五年修订一次,根据考核评价的情况和当地社会、经济、医疗需求、医疗资源、疾病等发展变化情况,对所定指标进行修订。新规划也要按程序审核、批准、发布。

二、医疗机构设置审批制度

1. 设置医疗机构的基本条件

(1) 符合当地医疗机构设置规划和医疗机构基本标准。

(2) 单位或个人设置医疗机构,必须经县级以上地方人民政府卫生行政部门审查批准,经审查批准并取得医疗机构设置批准书,方可向有关部门办理其他手续。

(3) 排除条件。排除条件包括不能申请和不予批准设置两种情形。

有下列情形之一的,不能申请设置医疗机构:不能独立承担民事责任的单位;正在服刑或者不具有完全民事行为能力的个人;医疗机构在职、因病退职或者停薪留职的医务人员;发生二级以上医疗事故未满五年的医务人员;因违反有关法律、法规和规章,已被吊销执业证书的医务人员;被吊销医疗机构执业许可证的医疗机构法定代表人或者主要负责人;省、自治区、直辖市政府卫生行政部门规定的其他情形。

有下列情形之一的,不予批准设置医疗机构:不符合当地《医疗机构设置规划》;设置人不符合规定的条件,不能提供满足投资总额的资信证明,投资总额不能满足各项预算开支,医疗机构选址不合理,污水、污物、粪便处理方案不合理,省、自治区、直辖市卫生行政部门规定的其他情形。

2. 设置医疗机构的审批程序

(1) 申请设置医疗机构必须由法定申请人向法定机构提出申请并提交下列文件:设置可行性研究报告、选址报告和建筑设计平面图。

法定申请人包括以下几种情况:①地方各级人民政府设置医疗机构,由政府指定或任命的拟设医疗机构的筹建负责人申请;②法人或其他组织设置医疗机构,由其法定代表人申请;③个人设置医疗机构,由符合法定条件设置人申请;④两人以上合伙设置医疗机构,由合伙人共同申请。

不设床位或床位不满 100 张的医疗机构设置,向所在地的县级人民政府卫生行政部门申请;床位在 100 张以上的医疗机构和专科医院按照省、自治区、直辖市卫生行政部门规定申请;法人和其他组织设置的为内部职工服务的门诊部、诊所、卫生所(室),由设置单位在该医疗机构执业登记前,向当地县级卫生行政部门备案;国家统一规划的医疗机构设置,由国务院卫生行政部门决定。

(2) 审查批准县级以上地方人民政府卫生行政部门应当自申请人提供规定的全部材料之日起计算,30 日内作出批准或不批准的书面答复;批准设置的,发给《设置医疗机构批准书》,核发批准书的同时,应向上一级卫生行政部门备案。

上级卫生行政部门接到备案报告后,有权予以审核,在 30 日内可以纠正、撤销下级卫生行政部门作出的不符合规划的设置审批。

第三节　医疗机构的登记和执业制度

一、医疗机构的登记制度

医疗机构执业必须进行登记,领取医疗机构执业许可证。医疗机构的执业登记,由批准其设置的人民政府卫生行政部门办理。申请执业登记必须具备下列条件:①具有设置医疗机构批准书;②符合医疗机构的基本标准;③有适合的名称、组织机构和场所;④有与其开展的业务相适应的经费、设施和专业卫生技术人员;⑤有相应的规章制度;⑥能够独立承担民事责任。

医疗机构执业登记的主要事项包括:①名称、地址、主要负责人;②所有制形式;③诊疗科目、床位;④注册资金。

医疗机构改变名称、场所、主要负责人、诊疗科目、床位,必须向原登记机关办理变更登记。

医疗机构歇业,必须向原登记机关办理注销登记,经登记机关核准后,收缴《医疗机构执业许可证》。医疗机构非因改建、扩建、迁建原因停业超过一年的,视为歇业。

床位不满100张的医疗机构,其《医疗机构执业许可证》每年校验一次;床位在100张以上的医疗机构,其《医疗机构执业许可证》每三年校验一次。

二、医疗机构的执业制度

1. 医疗机构执业总体要求

(1) 任何单位或者个人,未取得《医疗机构执业许可证》,不得开展诊疗活动。为内部职工服务的医疗机构未经许可和变更登记,不得向社会开放。

(2) 医疗机构执业,必须遵守有关法律、法规和医疗技术规范。

(3) 医疗机构必须按照核准登记的诊疗科目开展诊疗活动。未经允许不得擅自扩大业务范围。需要改变诊疗科目的,应当按照规定的程序和要求.办理变更登记手续。

(4) 医疗机构必须将《医疗机构执业许可证》、诊疗科目、诊疗时间和收费标准悬挂于明显处所。医疗机构应当按照政府物价等有关部门核准的收费标准收取医疗费用,详列细项,并出具收据。

(5) 医疗机构的印章、银行账户、牌历以及医疗文件中使用的名称应当与核准登记的医疗机构名称相同,使用两个以上名称的,应当与第一名称相同。

(6) 医疗机构不得使用非卫生技术人员从事医疗卫生技术工作,医疗机构使用卫生技术人员从事本专业以外的诊疗活动的,按使用非卫生技术人员处理。

医疗机构工作人员上岗工作,必须佩戴载有本人性名、职务或者职称的标牌。

(7) 医疗机构应当严格执行无菌消毒、隔离制度,采取科学有效的措施处理污水和废弃物,预防和减少医院感染。

(8) 医疗机构对危重患者应当立即抢救。对限于设备或者技术条件不能诊治的患者,应当及时转诊。

(9) 医疗机构施行手术、特殊检查或者特殊治疗时,必须征得患者同意,并应当取得其家属或者关系人同意并签字;无法取得患者意见时,应当取得家属或者关系人同意并签字;无法取得患者意见又无家属或者关系人在场,或者遇到其他特殊情况时,主治医师应当提出医疗处置方案,在取得医疗机构负责人或者被授权负责人的批准后实施。

(10) 医疗机构在诊疗活动中,应当对患者实行保护性医疗措施,并取得患者家属和有关人员的配合。医疗机构应当尊重患者对自己的病情、诊断、治疗的知情权利。在实施手术、特殊检查、特殊治疗时,应当向患者作必要的解释。因实施保护性医疗措施不宜向患者说明情况的,应当将有关情况通知患者家属。

(11) 医疗机构发生医疗事故,按照国家有关规定处理。

(12) 医疗机构对传染病、精神病、职业病等患者的特殊诊治和处理,应当按照国家法律、法规的规定办理。

(13) 医疗机构必须按照有关药品管理的法律、法规,加强药品管理,不得使用假劣药品、过期药品和失效药品以及违禁药品等。

(14) 医疗机构必须承担相应的预防保健工作,承担县级以上人民政府卫生行政部门委托的支援农村、指导基层医疗卫生工作等任务。发生重大灾害、事故、疾病流行或者其他意外情况时,医疗机构及其卫生技术人员必须服从县级以上人民政府卫生行政部门的调遣。

2. 中外合资、合作医疗机构执业的要求
中外合资、合作医疗机构作为独立法人实体,自负盈亏、独立核算、独立承担民事责任,在执业过程中,应当执行以下规定:

(1)《医疗机构管理条例》和《医疗机构管理条例实施细则》关于医疗机构执业的规定。

(2) 医疗技术准入规范和临床诊疗技术规范,遵守新技术、新设备及大型医用设备临床应用的有关规定。

(3) 发生医疗事故，依照国家有关法律、法规处理。

(4) 聘请外籍医师、护士，按照《中华人民共和国执业医师法》和《中华人民共和国护士管理条例》等有关规定办理。

(5) 发生重大灾害、事故、疾病流行或者其他意外情况时，中外合资、合作医疗机构及其卫生技术人员要服从卫生行政部门的调遣。

(6) 发布本机构医疗广告，按照《中华人民共和国广告法》《医疗广告管理办法》执行。

(7) 医疗收费价格和税收政策按照国家有关规定执行。

3. 医疗质量管理　医疗机构应当按照卫生行政部门的有关规定、标准加强医疗质量管理，实施医疗质量保证方案，确保医疗安全和服务质量，不断提高服务水平。

医疗机构应当定期检查、考核各项规章制度和各级各类人员岗位责任制的执行和落实情况。医疗机构应当经常对医务人员进行“基础理论、基本知识、基本技能”的训练与考核，把“严格要求、严密组织、严谨态度”落实到各项工作中。医疗机构应当组织医务人员学习医德规范，督促医务人员恪守职业道德。

三、医疗机构的校验

校验，是指卫生行政部门依法对医疗机构的基本条件和执业状况进行检查、评估、审核，并依法作相应结论的过程。根据卫生部2009年6月15日发布的《医疗机构校验管照办法(试行)》，医疗机构的校验期为：①床位在100张以上的综合医院、中医医院、中西医结合医院、民族医医院以及专科医院、疗养院、康复医院、妇幼保健院、急救中心、临床检验中心和专科疾病防治机构校验期为3年；②其他医疗机构校验期为1年；③中外合资合作医疗机构校验期为1年；④暂缓校验后再次校验合格医疗机构的校验期为1年。

校验结论包括“校验合格”和“暂缓校验”，暂缓校验应当确定暂缓校验期。医疗机构有下列情形之一的，登记机关应当作出“暂缓校验”结论，下达整改通知书，并根据情况，给予1—6个月的暂缓校验期：①校验审查所涉及的有关文件、病案和材料存在隐瞒、弄虚作假情况；②不符合医疗机构基本标准；③限期整改期间；④停业整顿期间；⑤省、自治区、直辖市人民政府卫生行政部门规定的其他情形。对经校验认定不具备相应医疗服务能力的医疗机构诊疗科目，登记机关予以注销。

第四节　医疗机构几项工作管理的法律规定

一、药事管理

1. 药事管理组织　根据《医疗机构药事管理办法》规定：①医疗机构根据实际工作需要，应设立药事管理组织。二级以上的医院应成立药事管理委员会，其他医疗机构(诊所、中医诊所、民族医诊所、卫生所、医务室、卫生保健所、卫生站除外)可成立药事管理组。药事管理委员会(组)监督、指导本机构科学管理药品和合理用药。②按照精简高效的原则设置相应的药学部门，在医疗机构负责人领导下，负责本机构药事管理，按照《药品管理法》及相关法律、法规监督、管理本机构临床用药和各项药学服务。药事管理委员会(组)的日常工作由药学部门负责。

2. 临床药学管理　临床药学是研究临床合理用药，并使药物发挥最大疗效的综合性学科。我国医疗机构临床药学工作应面向患者，在临床诊疗活动中实行医药结合。临床药学专业技术人员应参与临床药物治疗方案的设计；建立重点患者药历，实施治疗药物监测，开展合理用药研究；收集药物安全性和疗效等信息，建立药学信息系统，提供用药咨询服务。医疗机构要逐步建立临床药师制。

3. 药学研究管理　医疗机构应创造条件，支持药学专业技术人员结合临床实际工作需要开展药学研究工作。

二、处方管理

1. 开具处方的条件　《处方管理办法》规定：①医师应当在注册的医疗机构签名留样或者专用签章备案后，方可开具处方；②经注册的执业助理医师在医疗机构开具的处方，应当经所在执业地点执业医师签名或加盖专用签章后方有效；③医师取得麻醉药品和第一类精神药品处方权后，方可在本机构开具麻醉药品和第一类精神药品处方，但不得为自己开具该类药品处方。药师取得麻醉药品和第一类精神药品调剂资格后，方可在本机构调剂麻醉药品和第一类精神药品；④试用期人员开具处方，应当经所在医疗机构有处方权的执业医师审核、并签名或加盖专用签章后方有效。

2. 处方开具、调剂和保管

(1) 处方开具管理:医疗机构应当根据本机构性质、功能、任务,制定药品处方集,并加强对本机构处方开具的管理:①建立处方点评制度,对处方实施动态监测及超常预警,登记并通报不合理处方,对不合理用药及时予以干预。②对出现超常处方3次以上且无正当理由的医师提出警告,限制其处方权;限制处方权后,仍连续2次以上出现超常处方且无正当理由的,取消其处方权。③医师出现下列情形之一的,处方权由其所在医疗机构予以取消:被责令暂停执业,考核不合格离岗培训期间,被注销、吊销执业证书,不按照规定开具处方造成严重后果的,不按照规定使用药品造成严重后果的,因开具处方牟取私利。④未取得处方权的人员及被取消处方权的医师不得开具处方。

(2) 处方调剂管理:未取得药学专业技术职务任职资格的人员不得从事处方调剂工作。

(3) 处方保管管理:医疗机构应当妥善保存处方。①普通处方、急诊处方、儿科处方保存期限为1年,医疗用毒性药品、第二类精神药品处方保存期限为2年,麻醉药品和第一类精神药品处方保存期限为3年。处方保存期满后,经医疗机构主要负责人批准、登记备案,方可销毁。②应当根据麻醉药品和精神药品处方开具情况,按照麻醉药品和精神药品品种、规格对其消耗量进行专册登记,登记内容包括发药日期、患者姓名、用药数量。专册保存期限为3年。

3. 处方点评 是指根据相关法规、技术规范,对处方书写的规范性及药物临床位用的适宜性(用药适应证、药物选择、给药途径、用法、用量、药物相互作用、配伍禁忌等)进行评价,发现存在或潜在的问题,制定并实施干预和改进措施,促进临床药物合理应用的过程。

根据2010年2月10日卫生部发布的《医院处方点评管理规范(试行)》,医院应当加强处方质量和药物临床应用管理,规范医师处方行为,落实处方审核、发药、核对与用药交待等相关规定;定期对医务人员进行合理用药知识培训与教育;制定并落实持续质量改进措施。

(1) 处方点评的实施:医疗机构药学部门应当会同医疗管理部门,根据诊疗科目、科室设置、技术水平、诊疗量等实际情况,确定具体抽样方法和抽样率,其中,门急诊处方的抽样率不应少于总处方量的1‰。且每月点评处方绝对数不府少于100张;病房(区)医嘱单的抽样率(按出院病历数计)不应少于1%,且每月点评出院病历绝对数不应少于30份。

(2) 处方点评的原则:处方点评工作要坚持科学、公正、务实的原则,有完整、准确的书面记录,并通报临床科室和当事人。在处方点评工作过程中发现不合理处方,应当及时通知医疗管理部门和药学部门。

(3) 处方点评的结果:处方点评的结果分为合理处方和不合理处方。不合理处方包括不规范处方、用药不适宜处方及超常处方。

第一,不规范处方:①处方的前记、正文、后记内容缺项,书写不规范或者字迹难以辨认的;②医师签名、签章不规范或者与签名、签章的留样不一致的;③药师未对处方进行适宜性审核的(处方后汇的审核、调配、核对、发药栏目无审核调配药师及核对发药药师签名,或者单人值班调剂未执行双签名规定);④新生儿、婴幼儿处方未写明日、月龄的;⑤西药、中成药与中约饮片末分别开具处方的;⑥未使用药品规范名称开具处方的;⑦药品的剂量、规格、数量、单位等书写不规范或不清楚的;⑧用法、用量使用“遵医嘱”“自用”等含糊不清字句的;⑨处方修改未签名并注明修改日期,或药品超剂量使用末注明原因和再次签名的;⑩开具处方末写临床诊断或临床诊断书写不全的;⑪单张门急诊处方超过5种药员的;⑫无特殊情况下,门诊处方超过7日用量,急诊处方超过3日用量,慢性病、老年病或特殊情况下需要适当延长处方用量未注明理由的;⑬麻醉药品、精神药品、医疗用毒性药品、放射性药品等特殊管理药品处方未执行国家有关规定的;⑭医师未按照抗菌药物临床应用管理规定开具抗菌药物处方的;⑮中药饮片处方药物未按照“君、臣、佐、使”的顺序排列,或来按要求标注药物调剂、煎煮等特殊要求的。

第二,用药不适宜处方;①适应证不适宜的;②造选的药品不适宜的;③药品剂型或给药途径不适宜的;④无正当理由不首选国家基本药物的;⑤用法、用量不适宜的;⑥联合用药不适宜的;⑦重复给药的;⑧有配伍禁忌或者不良相互作用的;⑨其他用药不适宜情况的。

第三,超常处方:①无适应证用药;②无正当由开具高价药的;③无正当理由超说明书用药的；④无正当理由为同一患者同时开具2种以上药理作用相同药物的。

三、病历管理

病历，是指医务人员在医疗活动过程中形成的文字、符号、图表、影像、切片等资料的总和，包括门（急）诊病历和住院病历。为了加强医疗机构病历管理，保证病历资料客观、真实、完整，卫生部于2002年8月2日发布了《医疗机构病历管理规定》，要求医疗机构应当建立病历管理制度，设置专门部门或者配备专（兼）职人员，具体负责本机构病历和病案的保存与管理工作。

1. 病历保管 在医疗机构建有门（急）诊病历档案的，其门（急）诊病历由医疗机构负责保管；没有在医疗机构建立门（急）诊病历档案的，其门（急）诊病历由患者负责保管。住院病历由医疗机构负责保管。医疗机构应当严格病历管理，严禁任何人涂改、伪造、隐匿、销毁、抢夺、窃取病历。

2. 病历查阅 根据《医疗机构病历管理规定》，除涉及对患者实施医疗活动的医务人员及医疗服务质量监控人员外，其他任何机构和个人不得擅自查阅患者的病历。因科研、教学需要查阅病历的，需经患者就诊的医疗机构有关部门同意后查阅，阅后应当立即归还。不得泄露患者隐私。

3. 病历复印复制 复印、复制病历资料的内容包括门（急）诊病历和住院病历中的院志（即入院记录）、体温单、医嘱单、化验单（检验报告）、医学影像检查资料、特殊检查（治疗）同意书、手术同意书、手术及麻醉记录单、病理报告、护理记录、出院记录。复印或者复制的病历资料经申请人核对无误后，医疗机构应当加盖证明印记。医疗机构复印或者复制病历资料，可以按照规定收取工本费。

4. 病历资料的封存 发生医疗事故争议时，医疗机构负责医疗服务质量监控的部门或者专（兼）职人员应当在患者或者其代理人在场的情况下封存死亡病例讨论记录、疑难病例讨论记录、上级医师查房记录、会诊意见、病程记录等。封存的病历由医疗机构负责医疗服务质量监护的部门或者专（兼）职人员保管。封存的病历可以是复印件。

5. 病历保管时限 门（急）诊病历档案的保存时间自患者最后一次就诊之月起不少于15年。

6. 电子病历管理 电子病历，是指医务人员在医疗活动过程中，使用医疗机构信息系统生成的文字、符号、图表、图形、数据、影像等数字化信息，并能实现存储、管理、传输和重现的医疗记录，是病历的一种记录形式。

（1）管理：医疗机构应当成立电子病历管理部门并配备专职人员，具体负责本机构门（急）诊电子病历和住院电子病历的收集、保存、调阅、复制等管理工作。医疗机构电子病历系统应当保证医务人员查阅病历的需要，能够及时提供并完整呈现患者的电子病历资料。

（2）归档：患者诊疗活动过程中产生的非文字资料（CT、磁共振、超声等医学影像信息，心电图，录音，录像等）应当纳入电子病历系统管理，应确保随时调阅、内容完整。门诊电子病历中的门（急）诊病历记录以接诊医师录入确认即为归档，归档后不得修改。住院电子病历随患者出院经上级医师于患者出院审核确认后归档，归档后由电子病史管理部门统一管理。归档后的电子病历采用电子数据方式保存，必要时可打印纸质版本，打印的电子病历纸质版本应当统一规格、字体、格式等。

（3）保密：医疗机构应当建立电子病历信息安全保密制度，设定医务人员和有关医院管理人员调阅、复制、打印电子病历的相应权限，建立电子病历使用日志，记录使用人员、操作时间和内容。未经授权，任何单位和个人不得擅自调阅、复制电子病历。

四、医疗废物管理

医疗废物，是指医疗卫生机构在医疗、预防、保健以及其他相应活动中产生的具有直接或者间接感染性、毒性以及其他危害性的废物。

1. 医疗废物管理责任制 《医疗废物管理条例》规定，医疗卫生机构应当建立、健全医疗废物管理责任制：①医疗卫生机构法定代表人或者主要负责人为第一责任人，切实履行职责，确保医疗废物的安全管理；②依据国家有关法律、行政法规、部门规章和规范性文件的规定，制定并落实医疗废物管理的规章制度、工作流程和要求、有关人员的工作职责及发生医疗卫生机构内医疗废物流失、泄漏、扩散和意外事故的应急方案；③设置负责医疗废物管理的监控部门或者专（兼）职人员。

2. 医疗废物分类管理 医疗卫生机构应当根据《医疗废物分类目录》，按照要求，及时分类收集医疗废物。

3. 人员培训和职业安全防护 医疗卫生机构应当对本机构工作人员进行培训，提高全体工作人员对医疗废物管理工作的认识。对从事医疗废物分类收集、运送、暂时储存、处置等工作的人员和管理人员，进行相关法律和专业技术、安全防护以及紧急处理等知识的培训。

五、医院感染管理

医院感染，是指医院病人在医院内获得的感染，包括在住院期间发生的感染和在医院内获得出院后发生的感染。

1. 医院感染管理组织 各级各类医疗机构应当建立医院感染管理责任制，制定并落实医院感染管理的规章制度和工作规范，严格执行有关技术操作规范和工作标准，有效预防和控制医院感染，防止传染病病原体、耐药菌、条件致病菌及其他病原微生物的传播。

2. 预防与控制

(1) 严格执行消毒工作技术规范：医疗机构应当按照《消毒管理办法》，严格执行医疗器械、器具的消毒工作技术规范，并达到以下要求：①进入人体组织、无菌器官的医疗器械、器具和物品必须达到灭菌水平；②接触皮肤、茹膜的医疗器械、器具和物品必须达到消毒水平；③各种用于注射、穿刺、采血等有创操作的医疗器具必须一用一灭菌。医疗机构使用的消毒药械、一次性医疗器械和器具应当符合国家有关规定，一次性使用的医疗器械、器具不得重复使用。

(2) 控制医院感染的危险因素：①制定具体措施，保证医务人员的手卫生、诊疗环境条件、无菌操作技术和职业卫生防护1:作符合规定要求，对医院感染的危险因素进行控制；②严格执行隔离技术规范，根据病原体传播途径。采取相应的隔离措施；③制定医务人员职业卫生防护工作的具体措施，提供必要的防护物品，保障医务人员的职业健康。

(3) 医院感染监测：①严格按照《抗菌药物临床应用指导原则》，加强抗菌药物临床使用和耐药菌监测管理；②按照医院感染诊断标准及时诊断医院感染病例，建立有效的医院感染监测制度，分析医院感染的危险因素，并针对导致医院感染的危险因素，实施预防与控制措施；③及时发现医院感染病例和医院感染的暴发，分析感染源、感染途径，采取有效的处理和控制措施，积极救治患者。

(4) 医院感染报告：医疗机构经调查证实发生以下情形时，应当于12小时内向所在地的县级地方人民政府卫生行政部门报告，并同时向所在地疾病预防控制机构报告：①3例以上医院感染暴发；②由于医院感染暴发直接导致患者死亡；③由于医院感染暴发导致3人以上人身损害后果。

医疗机构发生以下情形时，应当按照《国家突发公共卫生事件相关信息报告管理工作规范(试行)》的要求进行报告：①10例以上的医院感染暴发事件；②发生特殊病原体或者新发病原体的医院感染；③可能造成重大公共影响或者严重后果的医院感染。

医疗机构发生的医院感染属于法定传染病的，应当按照《中华人民共和国传染病防治法》和《国家突发公共卫生事件应急预案》的规定进行报告和处理。

3. 人员培训 医疗机构应当制定对本机构工作人员的培训计划，对全体工作人员进行医院感染相关法律法规、医院感染管理相应工作规范和标准、专业技术知识的培训。

六、大型医用设备配置与应用管理

1. 大型医用设备配置 卫生部根据国家和不同地区的社会经济发展、医疗卫生服务需求和医疗机构设置情况，制定全国大型医用设备的总体配置规划和区域性额度分配计划。省、自治区、直辖市人民政府卫生行政部门根据卫生部制定的大型医用设备总体配置规划、区域性额度分配计划，结合本地区情况制定地区性大型医用设备配置规划和年度分配计划，并上报卫生部核准后组织实施。

卫生部定期组织专业技术论证，根据大型医用设备技术性能价格比，定期公布全国指导装备机型。购置工作提倡采取公开招标、集中采购的方式。

2. 大型医用设备应用 卫生部认定和制定大型医用设备应用安全、卫生防护、应用质量管理标准。凡配置大型医用设备的医疗卫生机构必须遵照执行，并制定相应的制度和操作规程，建立岗位责任制。大型医用设备投入使用前，应经省的大型医用设备应用技术评审委员会进行应用技术评审，经评审合格者，发给《大型医用设备应用质量合格证》。

3. 大型医用设备使用人员 大型医用设备使用人员实行技术考核、上岗资格认证制度。大型医用设备使用操作人员必须经考核合格，取得相应合格证书，并在省、自治区、直辖市人民政府卫生行政部门登记注册后方可上岗工作。

第五节 法律责任

医疗机构违反《医疗机构管理条例》的，医疗机构及其直接责任人都应承担相应的法律责任。按照《医疗机构管理条例》的规定，医疗机构违法的法律责任形式是行政责任，行政责任的处罚种类主要有警告，限期改正，责令停业，没收非法所得和药品、器械，罚款，吊销医疗机构执业许可证等。应当承担法律责任的行为及责任内容包括：

1. 非法执业 对未取得《医疗机构执业许可证》的单位和个人开展诊疗活动的，都属于非法执业，由县级以上人民政府卫生行政部门责令停业，没收非法所得和药品、器械，并可根据情节处以1万元以下的罚款。

2. 逾期不校验许可证仍从事诊疗活动 校验是对医疗机构进行预防性监督管理的一种方式，医疗机构应在期满前到原登记机关办理校验手续。逾期不校验，视同自动放弃继续从事诊疗活动的资格，卫生行政部门应责令限期补办校验手续，拒不校验的，吊销其《医疗机构执业许可证》。

3. 出卖、转让、出借执业许可证 执业许可证是卫生行政部门发给医疗机构的行医许可证明，只能由持有者自己使用，且必须在规定的地域内使用，禁止出卖、转让、出借。如有以上违法行为，除没收违法所得外，并可处以5000元以下罚款，情节严重的，吊销《医疗机构执业许可证》。

4. 超出登记诊疗范围 诊疗活动超出登记范围属于非法行医性质，不受法律保护。对此种行为应予以警告，责令其改正，并可根据情节处以3000元以下罚款，情节严重的，吊销《医疗机构执业许可证》。

5. 使用非卫生技术人员从事医疗技术工作 医疗机构使用非卫生技术人员从事医疗卫生技术工作，必然对病人生命健康构成严重威胁，这是法律绝对禁止的。对此违法行为，应对医疗机构责令改正，并处以5000元以下罚款，情节严重的，吊销《医疗机构执业许可证》。

6. 出具虚假证明 医疗证明文件不仅关系到当事人的生命健康，也会影响到当事人的其他人身权和财产权，会引起民事赔偿甚至会发生刑事指控。因此，对出具虚假诊断证明、健康证明、死亡证明、出生证明、死产证明文件的，对医疗机构予以警告，引起危害后果的，可处以1000元以下罚款，对直接责任人员，由所在单位或者上级机关给予行政处分。

7. 其他情形 医疗机构有下列情形之一的，登记机关可以责令其限期改正：发生重大医疗事故；连续发生同类医疗事故，不采取有效防范措施；连续发生原因不明的同类患者死亡事件，同时存在管理不善因素；管理混乱，有严重事故隐患，可能直接影响医疗安全；省级卫生行政部门规定的其他情形。

当事人对行政处罚决定不服的，可以依照国家法律、法规的规定申请行政复议或者提起行政诉讼。当事人对罚款及没收药品、器械的处罚决定在法定期限内未申请复议或者不提起诉讼又不履行的，县级以上人民政府卫生行政部门可以申请人民法院强制执行。

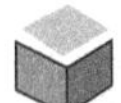
案例18-1

中华人民共和国卫生部 中华人民共和国公安部
通告

卫通〔2012〕7号

为有效维护医疗机构正常秩序，保证各项诊疗工作有序进行，依照国家有关法律法规的规定，特通告如下：

一、医疗机构是履行救死扶伤责任、保障人民生命健康的重要场所，禁止任何单位和个人以任何理由、手段扰乱医疗机构的正常诊疗秩序，侵害患者合法权益，危害医务人员人身安全，损坏医疗机构财产。

二、医疗机构及其医务人员应当坚持救死扶伤、全心全意为人民服务的宗旨，严格执行医疗管理相关法律、法规和诊疗技术规范，切实加强内部管理，提高医疗服务质量，保障医疗安全，优化服务流程，增进医患沟通，积极预防化解医患矛盾。

三、患者在医疗机构就诊，其合法权益受法律保护。患者及家属应当遵守医疗机构的有关规章制度。

四、医疗机构应当按照《医院投诉管理办法(试行)》的规定,采取设立统一投诉窗口、公布投诉电话等形式接受患者投诉,并在显著位置公布医疗纠纷的解决途径、程序以及医疗纠纷人民调解组织等相关机构的职责、地址和联系方式。患者及家属应依法按程序解决医疗纠纷。

五、患者在医疗机构死亡后,必须按规定将遗体立即移放太平间,并及时处理。未经医疗机构允许,严禁将遗体停放在太平间以外的医疗机构其他场所。

六、公安机关要会同有关部门做好维护医疗机构治安秩序工作,依法严厉打击侵害医务人员、患者人身安全和扰乱医疗机构秩序的违法犯罪活动。

七、有下列违反治安管理行为之一的,由公安机关依据《中华人民共和国治安管理处罚法》予以处罚;构成犯罪的,依法追究刑事责任:

(一)在医疗机构焚烧纸钱、摆设灵堂、摆放花圈、违规停尸、聚众滋事的;

(二)在医疗机构内寻衅滋事的;

(三)非法携带易燃、易爆危险物品和管制器具进入医疗机构的;

(四)侮辱、威胁、恐吓、故意伤害医务人员或者非法限制医务人员人身自由的;

(五)在医疗机构内故意损毁或者盗窃、抢夺公私财物的;

(六)倒卖医疗机构挂号凭证的;

(七)其他扰乱医疗机构正常秩序的行为。

本通告自公布之日起施行。

二〇一二年四月三十日

【分析提示】

从本法规性文件中你对国家的这一个法律规定有什么新认识?

思 考 题

1. 医疗机构的概念及其特点是什么?我国医疗机构由哪些职主要类别?

2. 设置医疗机构应该具备什么条件?在哪些情况下不得申请设置医疗机构?

3. 申请设置医疗机构的单位或者个人,应向当地卫生行政部门提交哪些申请材料?

4. 医疗机构开展执业活动应遵循哪些规定?

5. 什么是病例?医疗机构病例管理应遵循哪些规定?

第十九章 医药企业管理法律制度

医药工业是关系国计民生的重要产业，是培育发展战略性新兴产业的重点领域。主要包括化学药、中药、生物技术药物、医疗器械、药用辅料和包装材料、制药设备等。在我国，医药企业主要分为药品生产企业和药品经营企业两大类。

根据国家食品药品监督管理总局（以下简称CFDA）统计年报，截至2013年底，全国共有原料药和制剂生产企业4875家；有医疗器械生产企业15 698家；共有保健食品生产企业2616家；共有化妆品生产企业4015家。

截至2013年底，全国持有《药品经营许可证》的企业共有451 129家，其中法人批发企业12 849家、非法人批发企业2051家；零售连锁企业3570家，零售连锁企业门店158 244家；零售单体药店274 415家；医疗器械经营企业183 809家。

药品是特殊商品，药品生产企业、药品经营企业的生产、经营条件和行为直接决定药品的质量，是保证药品质量最重要的两大关键环节。因此，药品生产和经营企业承担着保证药品质量的首要责任。为了保证药品生产质量，国家对药品生产和经营企业实施许可制度，强制执行GMP及GSP认证。其申办必须具备必要的条件，遵循必要的行为规则。对此，《药品管理法》及其实施条例等对药品生产企业及药品经营企业的管理作出了严格的规定。

第一节 概 述

一、药品生产企业

药品生产企业系指生产药品的专营企业或兼营企业，在我国，药品分为化学药品和中药两大类。化学药品的生产系指将原料加工制成能供医疗应用的药品的过程，分原料药生产和制剂生产两大类。中药的生产分中药材、中药饮片、中成药、中药配方颗粒生产等。

二、药品经营企业

药品经营企业是指经营药品的专营企业或兼营企业。药品经营企业是药品销售活动的主体，经营的主要方式有药品批发和药品零售，因此，药品经营企业一般也分为药品批发企业和药品零售企业，经营的范围各自按照经药品监督管理部门核准经营药品的品种类别进行。药品经营企业的基本职能是将药品生产企业生产的药品通过购进、销售等活动，使药品从生产领域向消费领域转移，实现药品的使用价值和价值。

药品批发企业，是指将购进的药品销售给药品生产企业、药品经营企业、医疗机构的药品经营企业。药品批发企业是药品流通的一个重要环节，其经营条件、经营行为，如：人员素质、管理制度、购药渠道、购药记录、仓储养护等等，直接对药品的质量和人们的用药安全构成影响，因此，开办药品批发企业必须经企业所在地省、自治区、直辖市人民政府药品监督管理部门批准并发给《药品经营许可证》。

药品零售企业，是指将购进的药品直接销售给消费者的药品经营企业。药品零售企业作为直接面向病患者销售药品、提供药品服务的药品流通的终端环节，其经营条件和经营行为，如人员素质、管理制度、购药渠道、贮藏条件、销售登记、用药咨询等等，对药品质量和安全合理用药具有重大的影响。因此，开办药品零售企业必须经过药品监督管理部门批准并发给《药品经营许可证》。

药品零售连锁企业是集约化的药品零售企业，是指经营同类药品、使用统一商号的若干个门店，在同一总部的管理下，采取统一采购配送、统一质量标准、采购同销售分离、实行规模化管理经营的组织形式。国家大力倡导和鼓励药品经营集约化、零售连锁化，重点扶持、发展药品商业的连锁经营。

第二节 医药企业的设置

《中华人民共和国药品管理法》（以下简称《药品管理法》）第七条第一款规定：“开办药品企业，须经企业所在地省、自治区、直辖市人民政府药品监督管理部门批准并发给《药品生产许可证》，凭《药品生产许可证》到工商行政管理部门办理登记注册。无《药品生产许可证》的，不得生产。”国家对药品的生产以及经营实行严格的许可制度，无论药品生产企业还是药品经营企业都必须经批准有了《药品生产许可证》或者《药品经营许可证》才可以到工商行政管理部门申请《营业执照》。

一、药品生产企业的设置

设定和实施许可的法律依据主要为《药品管理法》;《药品管理法实施条例》(以下简称《实施条例》);《药品生产监督管理办法》以及2010版《药品生产质量管理规范》(以下简称GMP)、《药品经营质量管理规范》(以下简称GSP)

(一) 开办药品生产企业必须具备的法定条件

(1) 开办药品生产企业应当符合国家制定的药品行业发展规划和产业政策。国家对医药行业实行宏观调控，对药品生产行业实行产业优化配置、资源有效利用和可持续发展，防止低水平重复建设，保证药品质量和企业的市场竞争力以及合法权益。

(2) 具有依法经过资格认定的药学技术人员、工程技术人员及相应的技术工人。企业法定代表人或者企业负责人、质量负责人无《药品管理法》第七十六条规定的情形。

(3) 具有与其生产药品相适应的厂房、设施和卫生环境。

(4) 具有能对所生产的药品进行质量管理和质量检验的机构、人员以及必要的仪器设备。

(5) 具有保证药品质量的规章制度。

国家有关法律、法规对生产麻醉药品、精神药品、医疗用毒性药品、放射性药品、药品类易制毒化学品等另有规定的，依照其规定。

上述五项条件是原则性规定，在核发药品生产许可证时，药品监督管理部门将下发详细、具体的规定。

(二) GMP规定药品生产企业应建立生产和质量管理机构，并有组织机构图

举例某制药企业组织结构如图19-1。

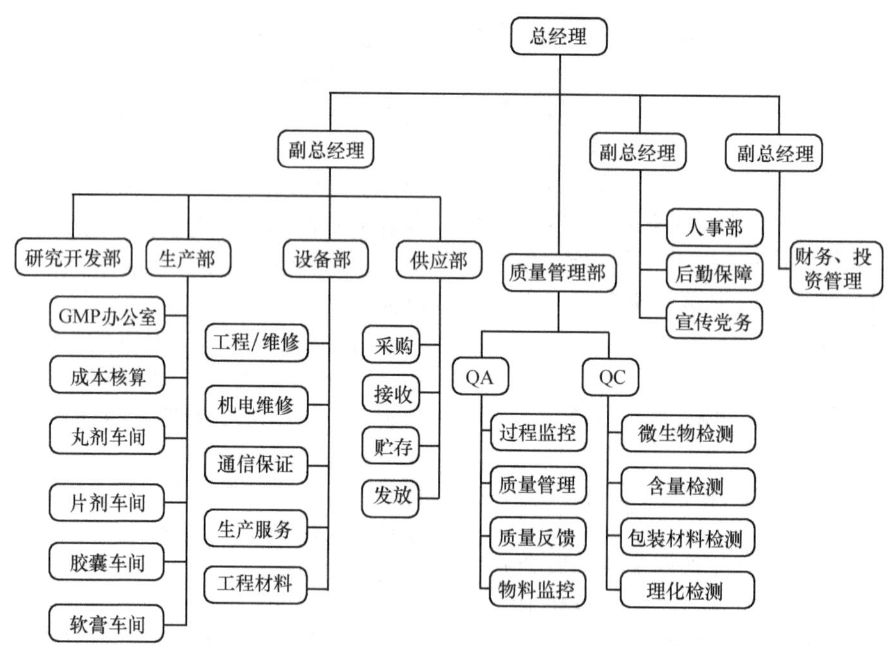

图19-1 某制药企业组织结构图

各级机构和人员职责应明确，并配备一定数量的与药品生产相适应的具有专业知识、生产经验及组织能力的管理人员和技术人员。

1. 机构 机构是药品生产和质量管理的组织保证，药品生产企业在机构设置的过程中要遵循因事设岗、因岗配人的原则，使全部活动能落实到岗位、人员。各部门既要有明确的分工，又要相互协作、相互制约。药品生产企业的内部机构设置一般为：质量管理部门、生产管理部门、工程部门、供应部门、销售部门、研究开发部门、人

事部门。各机构职能如下。

(1) 质量管理部门:负责企业质量管理体系运行过程中的质量协调、监督、审核和评价工作;负责药品生产全过程的质量检验和质量监督工作;开展质量审核,在企业内部提供质量保证。

(2) 生产管理部门:负责生产质量管理文件的编写、修订、实施;制订生产计划,下达生产指令;负责或参与质量管理文件的编写、修订、实施;对产品制造、工艺规程、卫生规范等执行情况进行监督管理;解决生产过程中所遇到的技术问题;会同有关部门进行生产工艺等的验证;做好技术经济指标的统计和管理工作。

(3) 工程部门:负责企业设备、设施的维修、保养和管理;组织设备、设施的验证工作;保证计量器具的准确性;保证提供符合生产工艺要求的水、电、气、风、冷等。

(4) 供应部门:严格按物料的质量标准要求供货;对供应商进行管理,保证供货渠道的畅通;配合质量管理部门进行供应商质量体系的评价工作。

(5) 销售部门:负责市场开发工作;确保药品售后的可追踪性;负责将产品质量问题、用户投诉信息及时反馈给质量管理部门和生产管理部门。

(6) 研究开发部门:制定成品的质量规格和检验方法;确定中间控制项目、方法与标准;确定生产过程;选择合适的包装形式并制定包装材料的质量规格;确定药品的稳定性等。

(7) 人事部门:根据 GMP 对人员的任职要求,负责各类人员的配置工作;负责编制员工培训计划,组织实施、检查、考核。

2. 人员 人员是药品生产和质量管理的执行主体,是药品生产和推行 GMP 的首要条件,是 GMP 中最关键、最根本的因素。新版 GMP 将企业的全职人员,包括企业负责人、生产管理负责人、质量管理负责人和质量受权人概括为关键人员。质量管理负责人和生产管理负责人不得互相兼任。质量管理负责人和质量受权人可以兼任。应当制定操作规程确保质量受权人独立履行职责,不受企业负责人和其他人员的干扰。对各类人员要求如下。

(1) 企业负责人:企业负责人是药品质量的主要责任人,全面负责企业日常管理。为确保企业实现质量目标并按照本规范要求生产药品,企业负责人应当负责提供必要的资源,合理计划、组织和协调,保证质量管理部门独立履行其职责。

(2) 生产管理负责人:生产管理负责人应当至少具有药学或相关专业本科学历(或中级专业技术职称或执业药师资格),具有至少三年从事药品生产和质量管理的实践经验,其中至少有一年的药品生产管理经验,接受过与所生产产品相关的专业知识培训。

(3) 质量管理负责人:质量管理负责人应当至少具有药学或相关专业本科学历(或中级专业技术职称或执业药师资格),具有至少五年从事药品生产和质量管理的实践经验,其中至少一年的药品质量管理经验,接受过与所生产产品相关的专业知识培训。

(4) 质量受权人:质量受权人应当至少具有药学或相关专业本科学历(或中级专业技术职称或执业药师资格),具有至少五年从事药品生产和质量管理的实践经验,从事过药品生产过程控制和质量检验工作。质量受权人应当具有必要的专业理论知识,并经过与产品放行有关的培训,方能独立履行其职责。

3. 培训

(1) 企业应当指定部门或专人负责培训管理工作,应当有培训方案或计划,培训记录应当予以保存。

(2) 与药品生产、药品生产质量有关的所有人员都应当经过培训,培训的内容包括 GMP 理论和实践的培训以及相关法规、相应岗位的职责、技能的培训,并定期评估培训的实际效果。

(3) 高风险操作区(如:高活性、高毒性、传染性、高致敏性物料的生产区)的工作人员应接受专门的培训。

4. 人员卫生

(1) 所有人员都应当接受卫生要求的培训,卫生操作规程,人员卫生操作规程应当包括与健康、卫生习惯及人员着装相关的内容。

(2) 企业应当对人员健康进行管理,并建立健康档案。直接接触药品的生产人员上岗前应当接受健康检查,以后每年至少进行一次健康检查。体表有伤口、患有传染病或其他可能污染药品疾病的人员不得从事直接接触药品的生产。

(3) 参观人员和未经培训的人员不得进入生产区和质量控制区,特殊情况确需进入的,应当事先对个人卫生、更衣等事项进行指导。

(4) 任何进入生产区的人员均应当按照规

定更衣，进入洁净生产区的人员不得化妆和佩戴饰物，操作人员应当避免裸手直接接触药品、与药品直接接触的包装材料和设备表面。

(5) 生产区、仓储区禁止吸烟和饮食，禁止存放食品、饮料、香烟和个人用药品等非生产用物品。

二、药品经营企业的设置

(一) 药品批发企业和零售连锁企业

药品批发企业基本机构由质量管理部、业务部(采购、储存、销售)、办公室、财务部等机构组成；

药品零售连锁企业的组织机构一般由零售连锁管理总部、配送中心和零售事业部及若干个门店组成。

GSP要求药品批发企业和零售连锁企业必须成立以企业主要负责人、企业质量管理工作负责人、分管业务的负责人及质量管理机构负责人为核心，会同其他各有关部门负责人共同组成的质量领导组织。如图19-2所示：

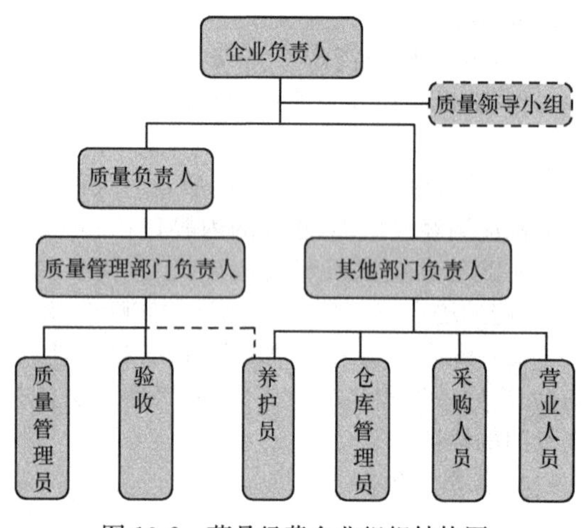

图19-2　药品经营企业组织结构图

企业负责人是药品质量的主要责任人，全面负责企业日常管理，保证质量管理部门和质量管理人员有效履行职责，确保企业实现质量目标并按照规范要求经营药品。企业质量负责人应当由高层管理人员担任，全面负责药品质量管理工作，独立履行职责，在企业内部对药品质量管理具有裁决权。企业负责人应当具有大学专科以上学历或者中级以上专业技术职称，经过基本的药学专业知识培训，熟悉有关药品管理的法律法规及本规范。

企业质量负责人应当具有大学本科以上学历、执业药师资格和3年以上药品经营质量管理工作经历，在质量管理工作中具备正确判断和保障实施的能力。企业质量管理部门负责人应当具有执业药师资格和3年以上药品经营质量管理工作经历，能独立解决经营过程中的质量问题。

企业应当配备符合以下资格要求的质量管理、验收及养护等岗位人员：

(1) 从事质量管理工作的，应当具有药学中专或者医学、生物、化学等相关专业大学专科以上学历或者具有药学初级以上专业技术职称。

(2) 从事验收、养护工作的，应当具有药学或者医学、生物、化学等相关专业中专以上学历或者具有药学初级以上专业技术职称。

(3) 从事中药材、中药饮片验收工作的，应当具有中药学专业中专以上学历或者具有中药学中级以上专业技术职称；从事中药材、中药饮片养护工作的，应当具有中药学专业中专以上学历或者具有中药学初级以上专业技术职称；直接收购地产中药材的，验收人员应当具有中药学中级以上专业技术职称。

经营疫苗的企业还应当配备2名以上专业技术人员专门负责疫苗质量管理和验收工作，专业技术人员应当具有预防医学、药学、微生物学或者医学等专业本科以上学历及中级以上专业技术职称，并有3年以上从事疫苗管理或者技术工作经历。

从事质量管理、验收工作的人员应当在职在岗，不得兼职其他业务工作。

从事采购工作的人员应当具有药学或者医学、生物、化学等相关专业中专以上学历，从事销售、储存等工作的人员应当具有高中以上文化程度。

企业应当对各岗位人员进行与其职责和工作内容相关的岗前培训和继续培训，以符合本规范要求。

(二) 药品零售企业

药品零售企业应根据自身规模，设置相应的管理机构或管理人员，如质量负责人、质量管理员(机构)、处方审核员、采购员(组)、保管员(组)、养护员(组)、营业员(组)。

企业应当设置质量管理部门或者配备质量管理人员，履行以下职责：

(1) 督促相关部门和岗位人员执行药品管理的法律法规及本规范；

(2) 组织制订质量管理文件，并指导、监督文件的执行；

(3) 负责对供货单位及其销售人员资格证明的审核；

(4) 负责对所采购药品合法性的审核；

(5) 负责药品的验收，指导并监督药品采购、储存、陈列、销售等环节的质量管理工作；

(6) 负责药品质量查询及质量信息管理；

(7) 负责药品质量投诉和质量事故的调查、处理及报告；

(8) 负责对不合格药品的确认及处理；

(9) 负责假劣药品的报告；

(10) 负责药品不良反应的报告；

(11) 开展药品质量管理教育和培训；

(12) 负责计算机系统操作权限的审核、控制及质量管理基础数据的维护；

(13) 负责组织计量器具的校准及检定工作；

(14) 指导并监督药学服务工作；

(15) 其他应当由质量管理部门或者质量管理人员履行的职责。

企业法定代表人或者企业负责人应当具备执业药师资格。企业应当按照国家有关规定配备执业药师，负责处方审核，指导合理用药。

质量管理、验收、采购人员应当具有药学或者医学、生物、化学等相关专业学历或者具有药学专业技术职称。从事中药饮片质量管理、验收、采购人员应当具有中药学中专以上学历或者具有中药学专业初级以上专业技术职称。

营业员应当具有高中以上文化程度或者符合省级药品监督管理部门规定的条件。中药饮片调剂人员应当具有中药学中专以上学历或者具备中药调剂员资格。

企业各岗位人员应当接受相关法律法规及药品专业知识与技能的岗前培训和继续培训。

(三) 药品经营企业一些硬件要求

(1) 药品批发和零售连锁企业应按经营规模设置相应的仓库，其面积(指建筑面积，下同)大型企业不应低于 $1500m^2$，中型企业不应低于 $1000m^2$，小型企业不应低于 $500m^2$。

(2) 根据所经营药品的储存要求，设置不同温、湿度条件的仓库。其中冷库温度为 2—10℃；阴凉库温度不高于 20℃；常温库温度为 0—30℃；各库房相对湿度应保持在 45%—75%之间。

(3) 药品批发和零售连锁企业设置的药品检验室应有用于仪器分析、化学分析、滴定液标定的专门场所，并有用于易燃易爆、有毒等环境下操作的安全设施和温、湿度调控的设备。药品检验室的面积，大型企业不小于 $150m^2$；中型企业不小于 $100m^2$；小型企业不小于 $50m^2$。

(4) 用于药品零售的营业场所和仓库，面积不应低于以下标准：

1) 大型零售企业营业场所面积 $100m^2$，仓库 $30m^2$。

2) 中型零售企业营业场所面积 $50m^2$，仓库 $20m^2$。

3) 小型零售企业营业场所面积 $40m^2$，仓库 $20m^2$。

4) 零售连锁门店营业场所面积 $40m^2$。

(5) 企业应当根据药品的温度控制要求，在运输过程中采取必要的保温或者冷藏、冷冻措施。运输过程中，药品不得直接接触冰袋、冰排等蓄冷剂，防止对药品质量造成影响。

在冷藏、冷冻药品运输途中，应当实时监测并记录冷藏车、冷藏箱或者保温箱内的温度数据。

(6) 企业应当建立能够符合经营和质量管理要求的计算机系统，并满足药品电子监管的实施条件。对实施电子监管的药品，在售出时，应当进行扫码和数据上传。

第三节　医药企业的登记与校验

一、开办药品生产企业的法定程序和规定

(一) 开办药品生产企业的申报审批程序

具体步骤见图 19-3。

1. 申请筹建　由开办药品生产企业申办人向拟办企业所在地省级食品药品监督管理部门提出筹建申请，提交有关资料。药品监督管理部门自收到申请之日起 30 个工作日内，按照国家发布的药品行业发展规划和产业政策进行审查，作出是否同意筹建的决定。省级食品药品监督

管理部门批准筹建后，抄报 CFDA。申办人取得同意筹建批准文件后，开始筹建。

2. 申请许可证 申办人完成筹建后，向批准筹建部门申请验收，并提交规定资料。省级食品药品监督管理部门在收到申请验收完整资料之日起 30 个工作日内，组织验收。验收合格的，发给《药品生产许可证》。

3. 登记注册 申办人凭《药品生产许可证》到工商行政管理部门依法办理登记注册，取得营业执照。

4. 申请 GMP 认证 申办人自取得药品生产许可证明文件（即《药品生产许可证》）之日起 30 日内，按规定向省级以上食品药品监督管理部门申请药品 GMP 认证。食品药品监督管理部门按规定组织认证，认证合格的，发给 GMP 认证证书。

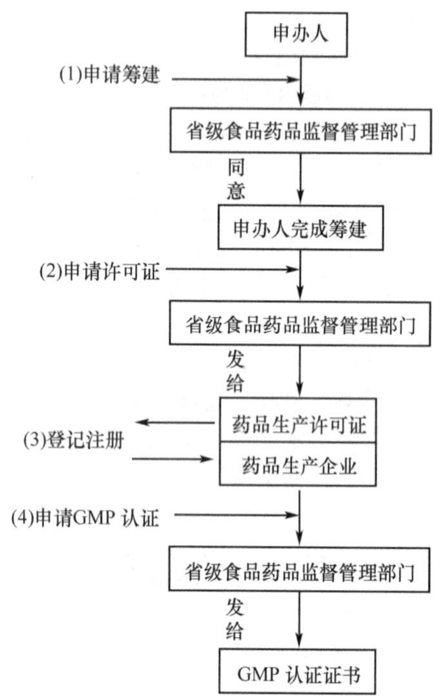

图 19-3 开办药品生产企业申报与审批流程图

(二) 申请开办药品生产企业须报送的资料

(1) 药品生产许可证登记表并附电子版申请文件；

(2) 申办药品生产许可证申请报告；

(3) 申办药品生产许可证自查报告；

(4) 申请人的基本情况及其相关证明文件；

(5) 拟办企业的基本情况，包括拟办企业名称、生产品种、剂型、设备、工艺及生产能力；拟办企业的场地、周边环境、基础设施等条件说明以及投资规模等情况说明；

(6) 工商行政管理部门出具的拟办企业名称预先核准通知书，生产地址及注册地址、企业类型、法定代表人或者企业负责人；

(7) 拟办企业的组织机构图（注明各部门的职责及相互关系、部门负责人）；

(8) 拟办企业的法定代表人、企业负责人、部门负责人简历，学历和职称证书；依法经过资格认定的药学及相关专业技术人员、工程技术人员、技术工人登记表，并标明所在部门及岗位；高级、中级、初级技术人员的比例情况表；

(9) 拟办企业的周边环境图、总平面布置图、仓储平面布置图、质量检验场所平面布置图；

(10) 拟办企业生产工艺布局平面图（包括更衣室、盥洗间、人流和物流通道、气闸等，并标明人、物流向和空气洁净度等级），空气净化系统的送风、回风、排风平面布置图，工艺设备平面布置图；

(11) 拟生产的范围、剂型、品种、质量标准及依据；

(12) 拟生产剂型及品种的工艺流程图，并注明主要质量控制点与项目；

(13) 空气净化系统、制水系统、主要设备验证概况；生产、检验仪器、仪表、衡器校验情况；

(14) 主要生产设备及检验仪器目录；

(15) 拟办企业生产管理、质量管理文件目录；

(16) 拟生产品种原辅料检测可委托检验仪器备案件；

(17) 拟开办药品生产企业所在地消防、环保证明材料；

(18) 申请人应附所提交材料真实性的自我保证声明。

(三)《药品生产许可证》的管理规定

(1)《药品生产许可证》分正本和副本，正、副本具有同等法律效力，有效期为 5 年。《药品生产许可证》由 CFDA 统一印制。

(2) 记载事项《药品生产许可证》应当载明许可证编号、企业名称、法定代表人、企业负责人、企业类型、注册地址、生产地址、生产范围、发证机关、有效期限等项目。

(3) 变更事项 药品生产企业变更《药品生产许可证》许可事项时，应当在许可事项发生变更30日前，向原发证机关申请《药品生产许可证》变更登记；未经批准，不得变更许可事项。

(4) 期满换证的规定《药品生产许可证》有效期为五年。有效期届满，需要继续生产药品的，持证企业应当在许可证有效期届满前6个月，按照国务院食品药品监督管理部门的规定申请换发《药品生产许可证》并提交规定资料。经省级食品药品监督管理部门检查验收，合格者予以换发《药品生产许可证》。

(5) 撤销生产许可证的规定 药品生产企业终止生产药品或者关闭的，《药品生产许可证》由原发证机关缴销，并通知工商行政管理部门。

(6)《药品生产许可证》的年检要求《药品生产许可证》实行年检制度。省级食品药品监督管理部门负责组织本行政区域内《药品生产许可证》的年检工作。

任何单位或个人不得伪造、变造、买卖、出租、出借《药品生产许可证》。

二、开办药品经营企业的法定程序和规定

2004年4月1日起施行的《药品经营许可证管理办法》规定，开办药品批发企业、药品零售企业按照以下程序办理《药品经营许可证》。

(一) 开办药品批发企业申领《药品经营许可证》的程序

(1) 申办人向拟办企业所在地的省、自治区、直辖市食品药品监督管理部门提出筹建申请，并提交以下材料：①拟办企业法定代表人、企业负责人、质量负责人学历证明原件、复印件及个人简历。②执业药师执业证书原件、复印件。③拟经营药品的范围。④拟设营业场所、设备、仓储设施及周边卫生环境等情况。

(2) 食品药品监督管理部门对申办人提出的申请，应当根据下列情况分别作出处理：①申请事项不属于本部门职权范围的，应当即时作出不予受理的决定，发给《不予受理通知书》，并告知申办人向有关食品药品监督管理部门申请。②申请材料存在可以当场更正错误的，应当允许申办人当场更正。③申请材料不齐或者不符合法定形式的，应当当场或者在5日内发给申办人《补正材料通知书》，一次性告知需要补正的全部内容。逾期不告知的，自收到申请材料之日起即为受理。④申请事项属于本部门职权范围，材料齐全、符合法定形式，或者申办人按要求提交全部补正材料的，发给申办人《受理通知书》。《受理通知书》中注明的日期为受理日期。

(3) 食品药品监督管理部门自受理申请之日起30个工作日内，依据本办法第四条规定对申报材料进行审查，作出是否同意筹建的决定，并书面通知申办人。不同意筹建的，应当说明理由，并告知申办人享有依法申请行政复议或者提起行政诉讼的权利。

(4) 申办人完成筹建后，向受理申请的食品药品监督管理部门提出验收申请，并提交以下材料：①药品经营许可证申请表；②工商行政管理部门出具的拟办企业核准证明文件；③拟办企业组织机构情况；④营业场所、仓库平面布置图及房屋产权或使用权证明；⑤依法经过资格认定的药学专业技术人员资格证书及聘书；⑥拟办企业质量管理文件及仓储设施、设备目录。

(5) 受理申请的食品药品监督管理部门在收到验收申请之日起30个工作日内，依据开办药品批发企业验收实施标准组织验收，作出是否发给《药品经营许可证》的决定。符合条件的，发给《药品经营许可证》；不符合条件的，应当书面通知申办人并说明理由，同时告知申办人享有依法申请行政复议或提起行政诉讼的权利。

(二) 开办药品零售企业申领《药品经营许可证》的程序

(1) 申办人向拟办企业所在地设区的市级食品药品监督管理机构或省、自治区、直辖市食品药品监督管理部门直接设置的县级食品药品监督管理机构提出筹建申请，并提交以下材料：①拟办企业法定代表人、企业负责人、质量负责人的学历、执业资格或职称证明原件、复印件及个人简历及专业技术人员资格证书、聘书；②拟经营药品的范围；③拟设营业场所、仓储设施、设备情况。

(2) 食品药品监督管理机构对申办人提出的申请，应当根据下列情况分别作出处理：①申请事项不属于本部门职权范围的，应当即时作出不予受理的决定，发给《不予受理通知书》，并告知申办人向有关食品药品监督管理部门申请。②申请材料存在可以当场更正的错误的，应当允许申办人当场更正。③申请材料不齐或者不符

合法定形式的，应当当场或者在 5 日内发给申办人《补正材料通知书》，一次性告知需要补正的全部内容。逾期不告知的，自收到申请材料之日起即为受理。④申请事项属于本部门职权范围，材料齐全、符合法定形式，或者申办人按要求提交全部补正材料的，发给申办人《受理通知书》。《受理通知书》中注明的日期为受理日期。

(3) 食品药品监督管理机构自受理申请之日起 30 个工作日内，依据本办法第五条规定对申报材料进行审查，作出是否同意筹建的决定，并书面通知申办人。不同意筹建的，应当说明理由，并告知申办人依法享有申请行政复议或者提起行政诉讼的权利。

(4) 申办人完成筹建后，向受理申请的食品药品监督管理机构提出验收申请，并提交以下材料：①药品经营许可证申请表。②工商行政管理部门出具的拟办企业核准证明文件。③营业场所、仓库平面布置图及房屋产权或使用权证明。④依法经过资格认定的药学专业技术人员资格证书及聘书。⑤拟办企业质量管理文件及主要设施、设备目录。

(5) 受理申请的食品药品监督管理机构在收到验收申请之日起 15 个工作日内，依据开办药品零售企业验收实施标准组织验收，作出是否发给《药品经营许可证》的决定。不符合条件的，应当书面通知申办人并说明理由，同时，告知申办人享有依法申请行政复议或提起行政诉讼的权利。

(三)《药品经营许可证》的管理

1.《药品经营许可证》的管理 省、自治区、直辖市食品药品监督管理部门负责本辖区内药品批发企业《药品经营许可证》发证、换证、变更和日常监督管理工作，并指导和监督下级食品药品监督管理机构开展《药品经营许可证》的监督管理工作。

设区的市级食品药品监督管理机构或省、自治区、直辖市食品药品监督管理部门直接设置的县级食品药品监督管理机构负责本辖区内药品零售企业《药品经营许可证》发证、换证、变更和日常监督管理等工作。

《药品经营许可证》有效期为 5 年。有效期届满，需要继续经营药品的，持证企业应在有效期届满前 6 个月内，向原发证机关申请换发《药品经营许可证》。原发证机关按本办法规定的申办条件进行审查，符合条件的，收回原证，换发新证。不符合条件的，可限期 3 个月进行整改，整改后仍不符合条件的，注销原《药品经营许可证》。

食品药品监督管理部门应当将已经颁发的《药品经营许可证》的有关信息予以公开，公众有权进行查阅。对公开信息后发现企业在申领《药品经营许可证》过程中，有提供虚假文件、数据或其他欺骗行为的，应依法予以处理。《药品经营许可证》是企业从事药品经营活动的法定凭证，任何单位和个人不得伪造、变造、买卖、出租和出借。

2.《药品经营许可证》经营范围的核定 药品经营企业的经营范围包括麻醉药品、精神药品、医疗用毒性药品、生物制品、中药材、中药饮片、中成药、化学原料药及其制剂、抗生素原料药及其制剂、生化药品。

从事药品零售的，应先核定经营类别，确定申办人经营处方药或非处方药、乙类非处方药的资格，并在经营范围中予以明确，再核定具体经营范围。

医疗用毒性药品、麻醉药品、精神药品、放射性药品和预防性生物制品的核定按照国家特殊药品管理和预防性生物制品管理的有关规定执行。

3.《药品经营许可证》的变更与换发 《药品经营许可证》变更分为许可事项变更和登记事项变更。许可事项变更是指经营方式、经营范围、注册地址、仓库地址(包括增减仓库)、企业法定代表人或负责人以及质量负责人的变更。登记事项变更是指上述事项以外的其他事项的变更。

药品经营企业变更《药品经营许可证》许可事项的，应当在原许可事项发生变更 30 日前，向原发证机关申请《药品经营许可证》变更登记。未经批准，不得变更许可事项。

企业分立、合并、改变经营方式、跨原管辖地迁移，按照本办法的规定重新办理《药品经营许可证》。企业法人的非法人分支机构变更《药品经营许可证》许可事项的，必须出具上级法人签署意见的变更申请书。

药品经营企业变更《药品经营许可证》的登记事项的，应在工商行政管理部门核准变更后 30 日内，向原发证机关申请《药品经营许可证》变更登记。原发证机关应当自收到企业变更申请和变更申请资料之日起 15 个工作日内为其办理变更手续。

4.《药品经营许可证》的注销　有下列情形之一的,《药品经营许可证》由原发证机关注销:①《药品经营许可证》有效期届满未换证的。②药品经营企业终止经营药品或者关闭的。③《药品经营许可证》被依法撤销、撤回、吊销、收回、缴销或者宣布无效的。④不可抗力导致《药品经营许可证》的许可事项无法实施的。⑤法律、法规规定的应当注销行政许可的其他情形。

食品药品监督管理部门(机构)注销《药品经营许可证》的,应当自注销之日起 5 个工作日内通知有关工商行政管理部门。

5.《药品经营许可证》的监督检查　食品药品监督管理部门(机构)应加强对《药品经营许可证》持证企业的监督检查,监督检查可以采取书面检查、现场检查或者书面与现场检查相结合的方式。持证企业应当按规定接受监督检查。

监督检查的内容主要包括:企业名称、经营地址、仓库地址、企业法定代表人(企业负责人)、质量负责人、经营方式、经营范围、分支机构等重要事项的执行和变动情况;企业经营设施设备及仓储条件变动情况;企业实施 GSP 情况及发证机关需要审查的其他有关事项。

第四节　医药企业的生产与经营

一、药品生产应遵循的规定

(一) 药品生产遵循的依据和生产记录规定

生产新药或已有国家标准的药品(没有实施批准文号管理的中药材和中药饮片除外),须经国务院食品药品监督管理部门批准,并取得药品批准文号。实施批准文号管理的中药材和中药饮片,其品种目录由国务院食品药品监督管理部门会同国务院中医药管理部门制定。

药品生产(中药饮片的炮制除外)必须按照国家药品标准和国务院食品药品监督管理部门批准的生产工艺进行生产。药品生产企业改变影响药品质量的生产工艺的,必须报原批准部门审核批准。

GMP 规定,所有药品的生产和包装均应当按照批准的工艺规程和操作规程进行操作并有相关记录,以确保药品达到规定的质量标准,并符合药品生产许可和注册批准的要求。

生产药品必须有生产记录,生产记录必须完整准确。

(二) 对原辅料的规定

"原料"是指生产药品所需的原材料;"辅料"是指生产药品和调配处方时所用的赋形剂和附加剂。《药品管理法》规定:生产药品所用原料、辅料必须符合药用要求。

《实施条例》对原料药作了更为详细的要求:"药品生产企业生产药品所使用的原料药,必须具有国务院食品药品监督管理部门核发的药品批准文号或者进口药品注册证书、医药产品注册证书;但是未实施批准文号管理的中药材、中药饮片除外。"

GMP 规定,药品生产所用的原辅料、与药品直接接触的包装材料应当符合相应的质量标准。

(三) 关于药品生产检验的规定

药品生产检验是药品生产企业对其生产的药品进行的检验,与药品监督检验性质不同,其目的是为了发现药品生产中的不合格品,使之不流入下道工序,确保出厂的药品达到国家药品标准。

《药品管理法》规定:"药品生产企业必须对其生产的药品进行质量检验;不符合国家药品标准或者不按照省、自治区、直辖市人民政府药品监督管理部门制定的中药饮片规范炮制的不得出厂"。

(四) 中药饮片生产

中药饮片必须按照国家药品标准炮制;国家药品标准没有规定的,必须按照省、自治区、直辖市人民政府食品药品监督管理部门制定的炮制规范炮制。省、自治区、直辖市人民政府食品药品监督管理部门制定的炮制规范应当报国务院药品监督管理部门备案。

(五) 委托生产药品

委托生产药品是指拥有药品生产批准文号的企业,委托其他药品生产企业进行药品代加工,其批准文号不变。委托生产药品实行审批制度,批准部门为国家食品药品监督管理局及其授权的省级食品药品监督管理局。

《药品生产监督管理办法》的有关规定：

(1) 药品委托生产的委托方应当是取得该药品批准文号的药品生产企业。

(2) 药品委托生产的受托方应当是持有与生产该药品的生产条件相适应的GMP认证证书的药品生产企业。

(3) 委托方负责委托生产药品的质量和销售。委托方应当对受托方的生产条件、生产技术水平和质量管理状况进行详细考查，应当向受托方提供委托生产药品的技术和质量文件，对生产全过程进行指导和监督。

受托方应当按照GMP进行生产，并按照规定保存所有受托生产文件和记录。

(4) 委托生产药品的双方应当签署合同，内容应当包括双方的权利与义务，并具体规定双方在药品委托生产技术、质量控制等方面的权利与义务，且应当符合国家有关药品管理的法律法规。

(5) 注射剂、生物制品(不含疫苗制品、血液制品)和跨省、自治区、直辖市的药品委托生产申请，由国家食品药品监督管理局负责受理和审批。

疫苗制品、血液制品以及国家食品药品监督管理总局规定的其他药品不得委托生产。

麻醉药品、精神药品、医疗用毒性药品、放射性药品、药品类易制毒化学品的委托生产按照有关法律法规规定办理。

(6) 其他药品委托生产申请，由委托生产双方所在地省、自治区、直辖市(食品)药品监督管理部门负责受理和审批。

(7)《药品委托生产批件》有效期不得超过2年，且不得超过该药品批准证明文件规定的有效期限。

(8) 委托生产药品的质量标准应当执行国家药品质量标准，其处方、生产工艺、包装规格、标签、使用说明书、批准文号等应当与原批准的内容相同。在委托生产的药品包装、标签和说明书上，应当标明委托方企业名称和注册地址、受托方企业名称和生产地址。

(9) 药品生产企业接受境外制药厂商的委托在中国境内加工药品的，应当在签署委托生产合同后30日内向所在地省、自治区、直辖市食品药品监督管理部门备案。所加工的药品不得以任何形式在中国境内销售、使用。

二、药品GMP认证

《药品生产质量管理规范认证管理办法》第二条明确提出，药品GMP认证是药品监督管理部门依法对药品生产企业药品生产质量管理进行监督检查的一种手段，是对药品生产企业实施药品GMP情况的检查、评价并决定是否发给认证证书的监督管理过程。

(一) 我国GMP认证的组织机构

(1) CFDA主管全国药品GMP认证管理工作。负责注射剂、放射性药品、生物制品等药品GMP认证和跟踪检查工作；负责进口药品GMP境外检查和国家或地区间药品GMP检查的协调工作。

(2) 省级食品药品监督管理部门负责本辖区内除注射剂、放射性药品、生物制品以外其他药品GMP认证和跟踪检查工作以及CFDA委托开展的药品GMP检查工作。

(3) 省级以上食品药品监督管理部门设立的药品认证检查机构承担药品GMP认证申请的技术审查、现场检查、结果评定等工作。

(二) 申请、受理与审查程序

(1) 新开办药品生产企业或药品生产企业新增生产范围、新建车间的，应当按照《药品管理法实施条例》的规定申请药品GMP认证。

(2) 已取得《药品GMP证书》的药品生产企业应在证书有效期届满前6个月，重新申请药品GMP认证。

药品生产企业改建、扩建车间或生产线的，应按本办法重新申请药品GMP认证。

(3) 申请药品GMP认证的生产企业，应按规定填写《药品GMP认证申请书》并按《药品GMP认证申请资料要求》报送相关资料。

(4) 省级以上食品药品监督管理部门对药品GMP申请书及相关资料进行形式审查，申请材料齐全、符合法定形式的予以受理；未按规定提交申请资料的，以及申请资料不齐全或者不符合法定形式的，当场或者在5日内一次性书面告知申请人需要补正的内容。

(5) 药品认证检查机构对申请资料进行技术审查，需要补充资料的，应当书面通知申请企业。申请企业应按通知要求，在规定时限内完成补充资料，逾期未报的，其认证申请予以终止。

技术审查工作时限为自受理之日起20个工作日。需补充资料的，工作时限按实际顺延。

（三）现场检查

（1）药品认证检查机构完成申报资料技术审查后，应当制定现场检查工作方案，并组织实施现场检查。制订工作方案及实施现场检查工作时限为40个工作日。

（2）现场检查实行组长负责制，检查组一般由不少于3名药品GMP检查员组成，从药品GMP检查员库中随机选取，并应遵循回避原则。检查员应熟悉和了解相应专业知识，必要时可聘请有关专家参加现场检查。

（3）药品认证检查机构应在现场检查前通知申请企业。现场检查时间一般为3—5天，可根据具体情况适当调整。

（4）申请企业所在地省级药品监督管理部门应选派一名药品监督管理工作人员作为观察员参与现场检查，并负责协调和联络与药品GMP现场检查有关的工作。

（5）现场检查开始时，检查组应向申请企业出示药品GMP检查员证或其他证明文件，确认检查范围，告知检查纪律、注意事项以及企业权利，确定企业陪同人员。

申请企业在检查过程中应及时提供检查所需的相关资料。

（6）检查组应严格按照现场检查方案实施检查，检查员应如实做好检查记录。检查方案如需变更的，应报经派出检查组的药品认证检查机构批准。

（7）现场检查结束后，检查组应对现场检查情况进行分析汇总，并客观、公平、公正地对检查中发现的缺陷进行风险评定。

分析汇总期间，企业陪同人员应回避。

（8）检查缺陷的风险评定应综合考虑产品类别、缺陷的性质和出现的次数。缺陷分为严重缺陷、主要缺陷和一般缺陷，其风险等级依次降低。具体如下：

1）严重缺陷指与药品GMP要求有严重偏离，产品可能对使用者造成危害的；

2）主要缺陷指与药品GMP要求有较大偏离的；

3）一般缺陷指偏离药品GMP要求，但尚未达到严重缺陷和主要缺陷程度的。

（9）检查组向申请企业通报现场检查情况，对检查中发现的缺陷内容，经检查组成员和申请企业负责人签字，双方各执一份。

申请企业对检查中发现的缺陷无异议的，应对缺陷进行整改，并将整改情况及时报告派出检查的药品认证检查机构。如有异议，可做适当说明。如不能达成共识，检查组应做好记录并经检查组成员和申请企业负责人签字后，双方各执一份。

（10）现场检查工作完成后，检查组应根据现场检查情况，结合风险评估原则提出评定建议。检查组应在检查工作结束后10个工作日内，将现场检查报告、检查员记录及相关资料报送药品认证检查机构。

（四）审批与发证

（1）药品认证检查机构可结合企业整改情况对现场检查报告进行综合评定。综合评定应在收到整改报告后40个工作日内完成，如进行现场核查，评定时限顺延。

（2）综合评定应采用风险评估的原则，综合考虑缺陷的性质、严重程度以及所评估产品的类别对检查结果进行评定。

（3）药品认证检查机构完成综合评定后，应将评定结果予以公示，公示期为10个工作日。

对公示内容无异议或对异议已有调查结果的，药品认证检查机构应将检查结果报同级药品监督管理部门，由药品监督管理部门进行审批。

（4）经食品药品监督管理部门审批，符合药品GMP要求的，向申请企业发放《药品GMP证书》；不符合药品GMP要求的，认证检查不予通过，药品监督管理部门以《药品GMP认证审批意见》方式通知申请企业。行政审批工作时限为20个工作日。

（5）食品药品监督管理部门应将审批结果予以公告。省级食品药品监督管理部门应将公告上传CFDA网站。

（五）跟踪检查

食品药品监督管理部门对持有《药品GMP证书》的药品生产企业组织进行跟踪检查；《药品GMP证书》有效期内至少进行一次跟踪检查。食品药品监督管理部门负责组织药品GMP跟踪检查工作；药品认证检查机构负责制订检查计划和方案，确定跟踪检查的内容及方式，并对检查结果进行评定。

CFDA药品认证检查机构负责组织或委托省级食品药品监督管理部门药品认证检查机构对注射剂、放射性药品、生物制品等进行跟踪检查。

（六）《药品GMP证书》管理

（1）《药品GMP证书》载明的内容应与企业药品生产许可证明文件所载明相关内容相一致。《药品GMP证书》有效期内，与质量管理体系相关的组织结构、关键人员等如发生变化的，企业应自发生变化之日起30日内，按照有关规定向原发证机关进行备案。

（2）有下列情况之一的，由药品监督管理部门收回《药品GMP证书》。

1）企业（车间）不符合药品GMP要求的；

2）企业因违反药品管理法规被责令停产整顿的；

3）其他需要收回的。

食品药品监督管理部门收回企业《药品GMP证书》时，应要求企业改正。企业完成改正后，应将改正情况向食品药品监督管理部门报告，经食品药品监督管理部门现场检查，对符合药品GMP要求的，发回原《药品GMP证书》。

（3）有下列情况之一的，由原发证机关注销《药品GMP证书》：

1）企业《药品生产许可证》依法被撤销、撤回，或者依法被吊销的；

2）企业被依法撤销、注销生产许可范围的；

3）企业《药品GMP证书》有效期届满未延续的；

4）其他应注销《药品GMP证书》的。

三、药品生产监督检查

《药品生产监督管理办法》明确规定，省、自治区、直辖市食品药品监督管理部门负责本行政区域内药品生产企业的监督检查工作，应当建立实施监督检查的运行机制和管理制度，明确设区的市级食品药品监督管理机构和县级食品药品监督管理机构的监督检查职责。

CFDA可以直接对药品生产企业进行监督检查，并对省、自治区、直辖市食品药品监督管理部门的监督检查工作及其认证通过的生产企业GMP的实施及认证情况进行监督和抽查。

监督检查的主要内容是药品生产企业执行有关法律、法规及实施GMP的情况，监督检查包括《药品生产许可证》换发的现场检查、GMP跟踪检查、日常监督检查等。

四、GSP认证

GSP认证是食品药品监督管理部门依法对药品经营企业药品经营质量管理进行监督检查的一种手段，是对药品经营企业实施GSP情况的检查、评价并决定是否发给认证证书的监督管理过程。实行药品GSP认证制度，对加强药品流通监督管理，确保药品的安全有效，推动我国医药商业质量管理的现代化、国际化具有非常重要的意义。

（一）GSP认证的管理机构

CFDA负责全国GSP认证工作的统一领导和监督管理；负责与国家认证认可监督管理部门在GSP认证方面的工作协调；负责国际间药品经营质量管理认证领域的互认工作。省、自治区、直辖市食品药品监督管理部门，负责药品经营企业的认证工作。

CFDA药品认证管理中心负责实施CFDA组织的有关GSP认证的监督检查；负责对省、自治区、直辖市GSP认证机构进行技术指导。

省、自治区、直辖市食品药品监督管理部门应在本地区设置GSP认证机构，承担GSP认证的实施工作。GSP认证机构，须经本地区省、自治区、直辖市食品药品监督管理部门授权后方可从事GSP认证工作。

GSP认证机构应具备以下条件：①机构主要负责人有大专以上学历或中级以上专业技术职称。②至少有3名具有药品质量管理工作2年以上经历，并具有药学或医学、化学、生物等相关专业技术职称的人员从事认证审查工作。③建立了适应机构管理需要的制度和工作程序。④具有相应的办公场所和设施。

（二）GSP认证检查员

GSP认证检查员是在GSP认证工作中专职或兼职从事认证现场检查的人员，应具有大专以上学历或中级以上专业技术职称，并从事5年以上食品药品监督管理工作或者药品经营质量管理工作。符合条件的人员参加由CFDA组织的培训和考试，考试合格的方可成为检查员。省、自治区、直辖市食品药品监督管理部门对本地区的检查员进行管理，建立检查员个人档案和定期进行考评。

(三) GSP 认证程序

1. 认证的申请与受理 符合规定条件的企业申请 GSP 认证,应填报《药品经营质量管理规范认证申请书》及相关材料。

药品经营企业将认证申请书及资料报所在地设区的市级食品药品监督管理机构或者省、自治区、直辖市食品药品监督管理部门直接设置的县级食品药品监督管理机构(以下简称初审部门)进行初审。初审部门应在收到认证申请书及资料起 10 个工作日内完成初审,初审合格的将其认证申请书和资料移送省、自治区、直辖市食品药品监督管理部门审查。省、自治区、直辖市食品药品监督管理部门在收到认证申请书及资料之日起 25 个工作日内完成审查,并将是否受理的意见填入认证申请书,在 3 个工作日内以书面形式通知初审部门和申请认证企业。不同意受理的,应说明原因。对同意受理的认证申请,省、自治区、直辖市食品药品监督管理部门应在通知初审部门和企业的同时,将认证申请书及资料转送本地区设置的认证机构。

2. 现场检查 认证机构收到省、自治区、直辖市食品药品监督管理部门转送的企业认证申请书和资料之日起 15 个工作日内,应组织对企业的现场检查。检查前,应将现场检查通知书提前 3 日发至被检查企业。应按照预先规定的方法,从认证检查员库随机抽取 3 名 GSP 认证检查员组成现场检查组。检查组依照《GSP 认证现场检查工作程序》《GSP 认证现场检查评定标准》和《GSP 认证现场检查项目》实施现场检查,检查结果将作为评定和审核的主要依据。

现场检查结束后,检查组应依据检查结果作出检查结论并提交检查报告。通过现场检查的企业,应针对检查结论中提出的缺陷项目提交整改报告,并于现场检查结束后 7 个工作日内报送认证机构。

3. 审批与发证 认证机构在收到审核意见之日起 10 个工作日内进行审查,送交省、自治区、直辖市食品药品监督管理部门审批。省、自治区、直辖市食品药品监督管理部门在收到审核意见之日起 15 个工作日内进行审查,作出认证是否合格或者限期整改的结论。省、自治区、直辖市食品药品监督管理部门在进行审查前应通过媒体向社会公示。在审查规定期限内,对该企业没有投诉、举报等问题,可根据审查结果作出认证结论。对认证合格的企业,省、自治区、直辖市食品药品监督管理部门应向企业颁发《药品经营质量管理规范认证证书》。

(四) GSP 证书的管理

《药品经营质量管理规范认证证书》,证书有效期 5 年,有效期满前 3 个月内,由企业提出重新认证的申请。省、自治区、直辖市食品药品监督管理部门依照本办法的认证程序,对申请企业进行检查和复审,合格的换发证书。审查不合格以及认证证书期满但未重新申请认证的,应收回或撤销原认证证书。

各级食品药品监督管理部门应对认证合格的药品经营企业进行监督检查。监督检查包括跟踪检查、日常抽查和专项检查三种形式。

省、自治区、直辖市食品药品监督管理部门应在企业认证合格后 24 个月内,组织对其认证的药品经营企业进行一次跟踪检查,检查企业质量管理的运行状况和认证检查中出现问题的整改情况。在认证证书有效期内,如果改变了经营规模和经营范围,或在经营场所、经营条件等方面以及零售连锁门店数量上发生了以下变化,省、自治区、直辖市食品药品监督管理部门应组织对其进行专项检查。

CFDA 对各地的 GSP 认证工作进行监督检查,必要时可对企业进行实地检查。对监督检查中发现的不符合《药品经营质量管理规范》要求的认证合格企业,食品药品监督管理部门应要求限期予以纠正或者给予行政处罚。对其中严重违反或屡次违反 GSP 规定的企业,其所在地省、自治区、直辖市食品药品监督管理部门应依法撤销其《药品经营质量管理规范认证证书》,并予以公示。

五、药品流通监督管理

药品流通的监督管理主要包括对药品生产、经营企业购销药品的监督管理、医疗机构购进、储存药品的监督管理等。为加强药品流通领域的监督管理,规范药品流通秩序 CFDA 颁布了《药品流通监督管理办法》。

(一) 药品流通监督管理部门及其职责

商务主管部门作为药品流通行业的管理部

门,负责研究制定药品流通行业发展规划、行业标准和有关政策,配合实施国家基本药物制度,提高行业组织化程度和现代化水平;食品药品监督管理部门负责对药品经营企业进行准入管理,制定药品经营质量管理规范并监督实施,监管药品质量安全;组织查处药品经营的违法违规行为。

(二) 药品生产、经营企业购销药品应遵守的规定

(1) 药品的购销行为由企业负责,承担法律责任。

(2) 加强药品销售人员管理:药品生产、经营企业应当对销售人员培训,建立培训档案;加强管理对其销售行为做出具体规定。违反者给予警告,并限期改正,逾期不改正的,给予罚款。

(3) 关于购销药品的场所、品种的规定

1) 对药品生产企业的规定:药品生产企业不得在核准的地址以外的场所储存或者现货销售药品。只能销售本企业生产的药品,不得销售本企业受委托生产的或者他人生产的药品;不得以展示会、博览会、交易会、订货会、产品宣传会等方式现货销售药品。不得为他人以本企业的名义经营药品提供场所,或资质证明文件。禁止非法收购药品。

2) 对药品经营企业的规定:药品经营企业应当按照《药品经营许可证》许可的经营范围经营药品,未经审核同意,不得改变经营方式。不得在核准的地址以外的场所储存或者现货销售药品;不得为他人以本企业的名义经营药品提供场所,或者资质证明文件,或者票据等便利条件;不得以博览会等方式现货销售药品;不得购进和销售医疗机构配制的制剂;禁止非法收购药品。

药品生产、经营企业违反上述规定的,按照《药品管理法》第 73 条无证生产、经营药品或 80 条、82 条违反许可证管理规定处罚。

(4) 资质证明文件和销售凭证:药品生产企业、药品批发企业销售药品时,应当提供下列资料:加盖本企业原印章的《药品生产许可证》或《药品经营许可证》和营业执照的复印件,所销售药品的批准证明文件复印件;销售人员授权书复印件。授权书原件应当载明授权销售的品种、地域、期限,注明销售人员的身份证号码,并加盖本企业原印章和企业法定代表人印章(或者签名)。销售人员应当出示授权书原件及本人身份证原件,供药品采购方核实。

药品生产企业、经营企业(包括零售企业)销售药品时应当开具销售凭证(标明供货单位名称、药名、生产厂商、批号、数量、价格等)。采购药品时,应索要、查验、留存资质证明文件,索取留存销售凭证,应当保存至超过药品有效期 1 年,不得少于 3 年。

违反上述规定的给予警告、罚款。

(5) 其他规定

1) 药品生产、经营企业不得为从事无证生产、经营药品者提供药品。

2) 药品零售企业应当凭处方销售处方药;当执业药师或者其他依法认定的药学技术人员不在岗时,停止销售处方药和甲类非处方药。

3) 药品说明书要求低温、冷藏储存的药品应按规定运输、储存。

4) 药品生产、经营企业不得向公众赠送处方药或者甲类非处方药。不得采用邮售、互联网交易等方式直接向公众销售处方药。

(三) 医疗机构购进、储存药品的规定

1. 购进、储存药品的要求

(1) 医疗机构购进药品时,应当索取、查验、保存供货企业有关证件、资料、票据。

(2) 医疗机构购进药品,必须建立并执行进货检查验收制度,并建有真实完整的药品购进记录。药品购进记录必须注明药品的通用名称、生产厂商(中药材标明产地)、剂型、规格、批号、生产日期、有效期、批准文号、供货单位、数量、价格、购进日期。药品购进记录必须保存至超过药品有效期 1 年,但不得少于 3 年。

(3) 医疗机构储存药品,应当制订和执行有关药品保管、养护的制度,并采取必要的冷藏、防冻、防潮、避光、通风、防火、防虫、防鼠等措施,保证药品质量。

2. 不得从事的行为

(1) 医疗机构和计划生育技术服务机构不得未经诊疗直接向患者提供药品。

(2) 医疗机构不得采用邮售、互联网交易等方式直接向公众销售处方药。

第五节 法律责任

《药品管理法》规定的有关医药企业违反药

品管理法的主要法律责任如下：

(1) 未取得《药品生产许可证》《药品经营许可证》或者《医疗机构制剂许可证》生产药品、经营药品的，依法予以取缔，没收违法生产、销售的药品和违法所得，并处违法生产、销售的药品（包括已售出的和未售出的药品，下同）货值金额两倍以上五倍以下的罚款；构成犯罪的，依法追究刑事责任。

(2) 生产、销售假药的，没收违法生产、销售的药品和违法所得，并处违法生产、销售药品货值金额两倍以上五倍以下的罚款；有药品批准证明文件的予以撤销，并责令停产、停业整顿；情节严重的，吊销《药品生产许可证》《药品经营许可证》或者《医疗机构制剂许可证》；构成犯罪的，依法追究刑事责任。

(3) 生产、销售劣药的，没收违法生产、销售的药品和违法所得，并处违法生产、销售药品货值金额一倍以上三倍以下的罚款；情节严重的，责令停产、停业整顿或者撤销药品批准证明文件、吊销《药品生产许可证》《药品经营许可证》或者《医疗机构制剂许可证》；构成犯罪的，依法追究刑事责任。

(4) 从事生产、销售假药及生产、销售劣药情节严重的企业或者其他单位，其直接负责的主管人员和其他直接责任人员十年内不得从事药品生产、经营活动。

对生产者专门用于生产假药、劣药的原辅材料、包装材料、生产设备，予以没收。

(5) 知道或者应当知道属于假劣药品而为其提供运输、保管、仓储等便利条件的，没收全部运输、保管、仓储的收入，并处违法收入百分之五十以上三倍以下的罚款；构成犯罪的，依法追究刑事责任。

(6) 药品的生产企业、经营企业、药物非临床安全性评价研究机构、药物临床试验机构未按照规定实施《药品生产质量管理规范》《药品经营质量管理规范》《药物非临床研究质量管理规范》《药物临床试验质量管理规范》的，给予警告，责令限期改正；逾期不改正的，责令停产、停业整顿，并处五千元以上二万元以下的罚款；情节严重的，吊销《药品生产许可证》《药品经营许可证》和药物临床试验机构的资格。

(7) 药品的生产企业、经营企业或者医疗机构违反本法第三十四条的规定，从无《药品生产许可证》《药品经营许可证》的企业购进药品的，责令改正，没收违法购进的药品，并处违法购进药品货值金额两倍以上五倍以下的罚款；有违法所得的，没收违法所得；情节严重的，吊销《药品生产许可证》《药品经营许可证》或者医疗机构执业许可证书。

(8) 伪造、变造、买卖、出租、出借许可证或者药品批准证明文件的，没收违法所得，并处违法所得一倍以上三倍以下的罚款；没有违法所得的，处二万元以上十万元以下的罚款；情节严重的，并吊销卖方、出租方、出借方的《药品生产许可证》《药品经营许可证》《医疗机构制剂许可证》或者撤销药品批准证明文件；构成犯罪的，依法追究刑事责任。

(9) 违反本法规定，提供虚假的证明、文件资料样品或者采取其他欺骗手段取得《药品生产许可证》《药品经营许可证》《医疗机构制剂许可证》或者药品批准证明文件的，吊销《药品生产许可证》《药品经营许可证》《医疗机构制剂许可证》或者撤销药品批准证明文件，五年内不受理其申请，并处一万元以上三万元以下的罚款。

(10) 药品的生产企业、经营企业、医疗机构违反本法规定，给药品使用者造成损害的，依法承担赔偿责任。

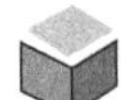

案例 19-1

制售"欣弗"劣药案

2006 年 8 月 3 日，卫生部办公厅发出通知，指出青海、广西、浙江、黑龙江和山东等省区陆续出现部分患者使用上海华源股份有限公司安徽华源生物药业有限公司生产的克林霉素磷酸酯葡萄糖注射液（"欣弗"）后，出现胸闷、心悸、心慌、寒战、肾区疼痛、腹痛、腹泻、恶心、呕吐、过敏性休克、肝肾功能损害等临床症状，要求控制该药品不再临床使用。截止至 2006 年 8 月 16 日，共计发现不良反应 81 例，其中 11 例死亡。

经查，该公司 2006 年 6 月至 7 月生产的欣弗未按批准的工艺参数灭菌，降低灭菌温度，缩短灭菌时间。按照批准的工艺，该药品应当经过 105 摄氏度、30 分钟的灭菌过程，但该公司却擅自将灭菌温度降低到 100 摄氏度至 104 摄氏度不等，将灭菌时间缩短到 1 至 4 分钟不等，明显违反规定。此外，增加灭菌柜装载量，影响了灭菌效果。经中国药品生物制品检定所对相关样品进行检验，结果表明，无菌检查和热原检查不符合规定。

食品药品监管部门根据《药品管理法》有关规定，对安徽华源生产的克林霉素磷酸酯葡萄糖注射液（欣弗）药品按劣药论处，并作出如下处理决定：

1. 由省食品药品监管局没收该企业违法所得，并处2倍罚款；

2. 责成省食品药品监管局监督该企业停产整顿，收回该企业的大容量注射剂《药品GMP证书》；

3. 由国家食品药品监管总局撤销该企业克林霉素磷酸酯葡萄糖注射液（欣弗）药品的批准文号，委托省食品药品监管局收回批件。

4. 对安徽华源召回的"欣弗"药品，由食品省药品监管部门依法监督销毁。

此外，省"欣弗"不良事件调查处理领导小组根据有关规定，对相关责任人作出处理：鉴于安徽华源生物药业有限公司总经理、常务副总经理、副总经理、二车间主任、质量保证部部长对"欣弗"不良事件负有主要领导责任和直接责任，给予撤销职务处分；企业法人代表对"欣弗"不良事件负有重要领导责任，给予记大过处分。企业生产管理部部长、二车间副主任、工艺员、对"欣弗"不良事件负有责任，给予记大过处分。

××市食品药品监管局局长负责市局食品药品监管全面工作，对"欣弗"不良事件的发生负有重要领导责任，给予行政警告处分。××市食品药品监管局副局长分管药品安全监管工作，对"欣弗"不良事件的发生负有主要领导责任，给予行政记过处分。XX市食品药品监管局药品安全监管科科长对企业日常监管不到位，对"欣弗"不良事件的发生负有监管不到位的直接责任，给予行政记大过处分。

资料来源：中国医药报

【分析提示】

请结合《药品管理法》和GMP的有关规定分析。

1. 变更药品生产工艺是否需要办理审批手续？

2. 劣药如何界定？

3. 比照美国掺假药的定义，谈谈自己的看法。

4. 对"欣弗"事件的处理决定中，为何对于企业的"并处二倍罚款"而不是从重处罚的最高三倍？

思 考 题

1. 开办药品生产企业应具备什么基本条件？简述开办药品生产企业的程序。

2. 开办药品经营企业必须具备的基本条件有哪些？简述申领《药品经营许可证》的程序。

3. 简述药品流通监督管理办法中药品生产、经营企业购销药品的规定。

4. GMP在药品生产企业中规定哪些人是关键人员？

第二十章　执业医师法律制度

医师是指依法取得执业医师资格或者执业助理医师资格，经注册在医疗、预防或者保健机构（包括计划生育技术服务机构）中执业的专业医务人员。医师包括执业医师和执业助理医师。

医师应当具备良好的职业道德，发扬人道主义精神，履行防病治病、救死扶伤、保护人民健康的神圣职责。全社会应当尊重医师。医师依法履行职责，受法律保护。

执业医师法律制度是指在调整加强医师队伍建设，提高医师职业道德和业务素质，保障医师的合法权益和保护人民健康活动中产生的各种社会关系的法律规范的总称。我国现行的执业医师法律制度主要是指自 1999 年 5 月 1 日起施行的《中华人民共和国执业医师法》，及根据该法颁布的《医师资格考试暂行办法》《医师执业注册暂行办法》《关于医师执业注册中执业范围的暂行规定》《乡村医生从业管理条例》《处方管理办法（试行）》《医师外出会诊管理暂行规定》等配套规章。

第一节　执业医师资格考试与注册

一、医师资格考试制度

（一）医师资格考试制度概述

医师资格考试是评价申请医师资格者是否具备执业所必须的专业知识与技能的考试。医师资格考试制度，是国家以法律的形式规定，只有经过医师资格考试且成绩合格，取得医师资格的人员，才具备从事医师执业资格的制度。它是一种执业准入控制制度。

《中华人民共和国执业医师法》明确规定，国家实行医师资格考试制度，医师资格考试分为执业医师资格考试和助理执业医师资格考试。卫生部于 1999 年 7 月颁布的《医师资格考试暂行办法》《传统医学师承和确有专长人员医师资格考核考试暂行办法》，与《中华人民共和国执业医师法》配套实施，确立了我国的医师资格考试制度。

我国的医师资格考试实行国家统一考试，由省级以上卫生行政部门组织实施，每年举行一次。考试类别分为临床、中医（包括中医、民族医、中西医结合）、口腔和公共卫生四类。考试方式分为实践技能考试和医学综合考试。实践技能考试合格者方可参加医学综合笔试。对考试成绩合格的人员，授予《医师资格证书》。

（二）医师资格考试的条件

1. 参加执业医师资格考试的条件　具有高等学校医学专业本科以上学历，在执业医师指导下，在医疗、预防、保健机构中试用期满 1 年的；具有高等学校医学专科学历，取得执业助理医师执业证书后，在医疗、预防、保健机构中工作满 2 年的；具有中等专业学校医学专业学历，在医疗、预防、保健机构中工作满 5 年的，可以参加医师资格考试。

2. 参加助理执业医师资格考试的条件　具有高等学校医学专科学历或者中等专业学校医学专业学历，在执业医师指导下，在医疗、预防、保健机构中试用期满 1 年的，可以申请参加助理执业医师资格考试。

3. 其他参加执业医师或助理执业医师资格考试的条件　国家对传统医学和确有专长者予以特殊保护，规定以师承方式学习传统医学满 3 年或者经多年实践医术确有专长的，经县级以上人民政府卫生行政部门确定的传统医学专业组织或者医疗、预防、保健机构考核合格并推荐，可以参加执业医师资格或者助理执业医师资格考试。其考试的内容和办法由国务院卫生行政部门制定。

二、医师执业注册制度

1. 医师执业注册制度概述　医师执业注册制度，是国家以法律的形式确定，取得医师资格且准备从事医师业务的人员，只有经过注册，在取得《医师执业证书》即取得执业许可后，方可从事医师执业活动的法律制度。该制度是卫生行政部门对医师活动进行监督管理的一项重要制度。

《中华人民共和国执业医师法》规定，国家实行医师执业注册制度。医师资格考试成绩合格，取得医师资格的人员，可以申请注册。医师经注册后，可以在医疗、预防、保健机构中按照注册的执业地点、执业类别、执业范围执业，从事相应的医疗、预防、保健业务。未经医师注册取得执业证书,不得从事医师执业活动。

医师执业注册分为初次注册、重新注册、变更注册。

2. 医师执业注册的程序

(1) 注册申请的提出:根据《中华人民共和国执业医师法》的规定,取得医师资格的人员可以向所在地县级以上人民政府卫生行政部门申请注册。一般情况下,申请医师执业注册需要提交以下材料:医师执业注册申请审核表;二寸免冠正面半身照片两张;医师资格证书;注册主管部门指定的医疗机构出具的申请人 6 个月以内的健康体检表;申请人身份证明;医疗、预防、保健机构拟聘用证明以及省级以上卫生行政部门规定的其他材料。若是重新注册的,除必须提交以上材料外,还应提交医师重新执业注册申请审核表和县级以上卫生行政部门指定的医疗、预防、保健机构或组织出具的业务水平考核结果证明。

(2) 注册申请的审核:注册主管部门应当自受到注册申请之日起 30 日内,对申请人提交的申请材料进行审核。对审核合格的,予以注册,并发给卫生部门统一印制的《医师执业证书》;对不符合注册条件的,也应书面通知申请人,并说明理由。

有下列情形之一的,不予注册:①不具有完全民事行为能力;②因受刑事处罚,自刑罚执行完毕之日起至申请注册之日止不满 2 年的;③在执业活动中,受吊销医师执业证书的行政处罚,自行政处罚决定之日起至申请注册之日止不满 2 年的;④有国务院卫生行政部门规定不宜从事医疗、预防、保健业务的其他情形的。

申请人对注册主管部门不予注册的决定有异议时,可以自收到通知之日起 15 日内,依法申请复议或者向人民法院提起行政诉讼。

3. 注销注册的规定 医师注册后有下列情形之一的,卫生行政部门应当注销注册,收回医师执业证书:①死亡或者被宣告失踪的;②受刑事处罚的;③受吊销《医师执业证书》行政处罚的;④因参加医师定期考核不合格暂停执业活动期满,再次考核仍不合格的;⑤中止医师执业活动满 2 年的;⑥有国务院卫生行政部门规定不宜从事医疗、预防、保健业务的其他情形的。

被注销注册的当事人如有异议,可以自收到注销注册通知之日起 15 日内,依法申请复议或者向人民法院提起行政诉讼。

4. 变更注册的规定 医师变更执业地点、执业类别、执业范围等注册事项的,应到准予注册的卫生行政部门办理变更注册手续。

注册主管部门应当自收到变更注册申请之日起 30 日内办理变更注册手续。对因不符合变更注册条件而不予变更的,也应在 30 日内书面通知申请人,并说明理由。申请人如有异议,可以依法申请复议或者向人民法院提起行政诉讼。

医师在办理变更注册手续过程中,如原《医师执业证书》注册事项已被变更,在未完成新的变更事项许可前,不得从事执业活动。

5. 重新注册的规定 医师中止执业活动或者被不予注册后,只要符合法律规定的条件,仍然可以申请重新注册执业。

根据《中华人民共和国执业医师法》的规定,执业医师中止执业活动 2 年,或者具备以下法定条件之一的,可以重新提出注册申请:①原来不具有完全民事行为能力,现已具备的;②受过刑事处罚,但自刑罚执行完毕之日起已满 2 年的;③受吊销《医师执业证书》行政处罚,自行政处罚决定之日起满 2 年的;④先有国务院卫生行政部门规定不宜从事医疗、预防、保健业务的其他情形,现该情形已消灭的。

申请重新注册的人员必须接受培训,由县级以上卫生行政部门委托的机构或组织对其业务水平、工作成绩等进行考核,考核合格后,方可获得重新注册。重新申请的手续、内容与首次申请注册的手续、内容基本相同。

6. 个体行医的规定 个体行医是指执业医师以个人名义从事医疗、预防、保健业务的行为。申请个体行医的执业医师须经注册后在医疗、预防、保健机构中执业满 5 年,并按照国家有关规定办理审批手续,获得《医疗机构执业许可证》,方可执业。未经批准,不得行医。

第二节 医师的执业权利与义务

一、医师的执业权利

医师的执业权利指取得医师资格、依法注册的医师在执业活动中依法所享有的权利,是医师能够做出或不做出一定行为,以及要求他人相应做出或不做出一定行为的资格,为法律所确认、设定和保护。它包含如下具体权益:

1. 执业自主权 医师在注册的执业范围内,在遵守法律法规和医疗卫生规章制度的前提下,有权进行医学诊查、疾病调查、医学处置、出具相应的医学证明文件，选择合理的医疗、预防、保健方案。

2. 执业条件保障权　医师有权按照卫生部规定的标准，获得与本人执业活动相当的医疗设备基本条件，其所在的医疗卫生机构应当保证提供。但医师绝不能因为条件的暂时不具备而拒绝对患者进行医疗诊治工作，当条件实在不具备时，医师应将患者转院到具备条件的医疗机构中去诊治。

3. 专业研习权　医师在完成日常执业活动的前提下，有权参加专业学术团体，从事医学研究、学术交流，参加专业培训，接受继续医学教育，参加专业学术团体并在其中兼任工作，而且在学术研究中可自由发表自己的见解和观点。

4. 获得尊重权　医师在执业活动中，人格尊严、人身安全不受侵犯。即医师在执业活动中，如遇有侮辱、诽谤、威胁、殴打或以其他方式侵犯其人身自由、干扰正常工作、生活的行为，有权要求依照《治安管理处罚法》的规定对行为人进行处罚。构成犯罪的，依法追究行为人的刑事责任。

5. 获取报酬权　医师在执业活动中有权获得工资报酬和津贴，享受国家规定的福利待遇。

6. 参与民主管理权　医师有权对所在机构的医疗、预防、保健工作和卫生行政部门的工作提出意见和建议，依法参与所在机构的民主管理。

二、医师的执业义务

医师的执业义务是指医师在执业过程中必须履行的责任。医师的执业义务和医师的执业活动密切相关，与医师的执业权利相对应。

医师的执业义务主要包括：

(1) 遵守法律、法规，遵守技术操作规范。

(2) 树立敬业精神，遵守职业道德，履行医师职责，尽职尽责为患者服务。医师应把为患者解除病痛，维护人民健康当作自己毕生为之奉献的崇高事业。这是每个医师应当努力要求自己达到的最高标准，也是国家、人民和每一个患者对医师寄予的深厚期望。

(3) 关心、爱护、尊重患者，保护患者的隐私。患者就医，会提供许多与疾病诊断相关的私人信息，医师应保护患者的隐私，如医师因泄露患者的隐私而造成严重后果，医师应承担一定的责任。

(4) 努力钻研业务、更新知识，提高专业技术水平。

(5) 宣传卫生保健知识，对患者进行健康教育。医师在执业活动中，不但要做出诊断、对症治疗，解除患者病痛，而且要向患者宣传卫生保健知识，医师应从医学科学角度向患者宣传知识，进行健康教育，这既是医师关心、爱护、尊重患者的表现，也是医师应尽的职责。

三、执业医师的执业规则

医师在执业活动中应遵守的执业规则主要是：

(1) 医师实施医疗、预防、保健措施，签署有关医学证明文件，必须亲自诊查、调查，并按照规定及时填写医学文书，不得隐匿、伪造或者销毁医学文书及有关资料；医师不得出具与自己执业范围无关或者执业类别不相符的医学证明文件。

(2) 对急危患者，医师应当采取紧急措施进行诊治，不得拒绝急救处置。

(3) 医师应当使用经国家有关部门批准使用的药品、消毒药剂和医疗器械。除正当诊断治疗外，不得使用麻醉药品、医疗用毒性药品、精神药品和放射性药品等。

(4) 医师应当如实向患者或家属介绍病情，但应注意避免对患者产生不利后果。医师进行实验性临床医疗，应当经医院批准并征得患者本人或者家属同意。

(5) 医师不得利用职务之便，索取、非法收受患者财物或者牟取其他不正当利益。

(6) 遇有自然灾害、传染病流行、突发重大伤亡事故及其他严重威胁人民生命健康的紧急情况时，医师应当服从县级以上人民政府卫生行政部门的调遣。

(7) 医师发生医疗事故或者发现传染病疫情时，应当按照有关规定及时向所在机构或者卫生行政部门报告；医师发现患者涉嫌伤害事件或者非正常死亡时，应当按照有关规定向有关部门报告。

第三节　执业医师的考核与培训

执业医师的考核和培训制度，是指国家以法律的形式，规定对执业医师进行定期考核及多种形式的培训，并为医师的继续医学教育提供条件的一系列制度。

一、执业医师的考核制度

执业医师的考核是对医师进行管理的主要环节，为了建设一支高素质的医师队伍，保证医师队伍的道德素质和业务素质能不断提高，不断地对医师进行考核便成为一项重要措施。

1. 考核的主体　县级以上人民政府卫生行

政部门委托的机构或组织。机构是指医疗、预防、保健机构，主要对本机构的医师进行考核；组织是指医学专业组织和社会团体，主要是对个体行医的执业医师进行考核。县级以上人民政府卫生行政部门负责指导、检查和监督医师考核工作。

2. 考核的内容 即医师的执业标准，包括职业道德、业务水平、工作成绩三个方面。

3. 考核的形式 定期考核。

4. 考核的结果 考核合格的，允许继续执业；考核不合格的，县级以上人民政府卫生行政部门可以责令其暂停执业活动三至六个月，并接受培训和继续医学教育。暂停执业活动期满后，再次考核后仍不合格的，将由县级以上人民政府卫生行政部门注销注册，收回医师执业证书；再次考核后合格的，允许其继续执业。

二、执业医师的培训制度

对医师进行培训和继续医学教育是以提高医师的业务水平和业务素质为目的的培训、教育活动，它不仅是广大医师的权利，也是应尽的义务。执业医师培训的具体内容包括人民政府卫生行政部门对医师实施培训和继续医学教育职责以及医疗、预防、保健机构对医师实施培训和继续医学教育职责的规定。

(1) 县级以上人民政府卫生行政部门应当制定医师培训计划，对医师进行各种形式的培训，为医师接受医学继续教育提供条件；应当采取有力措施，对在农村和少数民族地区从事医疗、预防、保健业务的医务人员实施培训。

(2) 医疗、预防、保健机构应当按照规定和计划保证本机构医师能够接受培训和继续医学教育，县级以上人民政府卫生行政部门委托的承担医师考核任务的医疗卫生机构应当为医师的培训和接受继续医学教育提供和创造条件。

第四节 法律责任

一、行政法律责任

(1) 以不正当手段取得医师执业证书的，由发给该证书的卫生行政部门予以吊销，对负有直接责任的主管人员和其他直接责任人员，依法给予行政处分。

(2) 医师在执业活动中，有下列行为之一的，由县级以上地方人民政府卫生行政部门给予警告或者责令暂停六个月以上、一年以下执业活动，情节严重者吊销其医师执业证书。

1) 违反卫生行政规章制度或者技术操作规范，造成严重后果的。

2) 由于不负责任延误急危病重患者的抢救和诊治，造成严重后果的。

3) 造成医疗责任事故的。

4) 未经亲自诊查、调查，签署诊断、治疗、流行病学等证明文件或者有关出生、死亡等证明文件的。

5) 隐匿、伪造或者擅自销毁医学文书及有关资料的。

6) 使用未经批准使用的药品、消毒药剂和医疗器械的。

7) 不按规定使用麻醉药品、医疗用毒性药品、精神药品和放射性药品的。

8) 未经患者或者其家属同意，对患者进行实验性临床医疗的。

9) 泄露患者隐私，造成严重后果的。

10) 利用职务之便，索取、非法收受患者财物的，或者牟取其他不正当利益的。

11) 发生自然灾害、传染病流行、突发重大伤亡事故以及其他严重威胁人民生命健康的紧急情况时，不服从卫生行政部门调遣的。

12) 发生医疗事故或者发现传染病疫情，患者涉嫌伤害事故或者非正常死亡，不按照规定报告的。

(3) 未经批准擅自开办医疗机构行医或者非医师行医的，由县级以上卫生行政部门予以取缔，没收其违法所得及其药品、器械，并处十万元以下的罚款；对医师吊销其执业证书。

(4) 阻碍医师依法执业，侮辱、诽谤、威胁、殴打医师或者侵犯医师人身自由、干扰医师正常工作、生活的，依照《治安管理处罚法》的规定处罚。

(5) 医疗、预防、保健机构未按照《中华人民共和国执业医师法》的有关规定履行报告职责，导致严重后果的，由县级以上卫生行政部门给予警告，并对该机构的行政负责人依法给予行政处分。

(6) 卫生行政部门工作人员或者医疗、预防、保健机构工作人员违反《中华人民共和国执业医师法》有关规定，弄虚作假、玩忽职守、滥用职权、徇私舞弊，尚不构成犯罪的，依法给予行政处分。

二、民事法律责任

医师在医疗、预防、保健工作中造成事故的，依照法律或者国家有关规定处理。未经批准擅自开办医疗机构行医或者非医师行医，给患者造成损害的,依法承担赔偿责任。

三、刑事法律责任

《中华人民共和国执业医师法》规定,违反本法,构成犯罪的,依法追究刑事责任。

根据我国刑法的规定,执业医师构成的犯罪,就其职业特征而言,主要是构成危害公共卫生罪,即指行为人违反卫生管理法规,严重危及或损害公民生命、财产安全,依法应受刑罚处罚的行为。具体包括:妨害传染病防治罪;传染病菌种;毒种扩散罪;妨害国境卫生检疫罪;非法采集、供应血液、制作、供应血液制品事故罪;医疗事故罪;非法行医罪;非法进行节育手术罪。

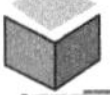

案例 20-1

北大医院"非法行医案"的是与非

1956年出生的熊卓为曾任武汉协和医院医生。1989年后,她先后到澳大利亚和新加坡进修和工作,并于2004年3月以澳籍华人专家的身份,到北大医院心血管研究所任研究员。她的丈夫王建国,是北京大学光华管理学院教授。2006年年初,由于腰腿疼痛,熊卓为到北大医院门诊接受保守治疗。1月18日,X光检查结果显示:腰椎骨关节病、腰4—5椎间盘病变、腰4Ⅰ度滑脱伴峡部裂。同一天,骨科主任李淳德给熊卓为开出了住院治疗通知单。1月23日,熊卓为入住北大医院,并于次日上午接受了"L4/5椎管减压,椎弓根钉内固定,后外侧植骨融合术"手术。李淳德事后说,手术很顺利。手术后三天,临近除夕,认为熊卓为并无异常的李淳德回老家过节。临走前他向在岗医生交代,要熊卓为加强运动。术后第六天,即2006年1月30日的中午12时,熊卓为出现呼吸困难,医嘱给予吸氧六小时。22时10分,事情突然急转直下,熊卓为下床只走了几米远,就摔倒在地,恶心呕吐。病历记录显示,22时15分,熊卓为感到呼吸困难;22时17分,熊卓为无自主呼吸,无神志,医务人员对其施行心肺复苏,并将她送入重症监护病房。

据北大医院记录,熊卓为出现异常情况后,主治医师刘宪义第一个赶来,值班的住院医师于峥嵘随后赶来。于峥嵘立刻将情况通知了心外科、心内科、骨科等各科室。据病历记载,当晚,多个科室的主任、副主任参与了抢救。然而,数小时的抢救依然未能挽回熊卓为的生命。《死亡志》记录:患者于2006年1月31日4时50分抢救无效,宣布死亡。

熊卓为的丈夫王建国在与医院协商未达成和解协议后,依法提起了诉讼。在诉讼过程中,王建国聘请的代理人、中国政法大学教授卓小勤等发现,在熊卓为的医嘱、死亡证明、手术记录等文书上,多次出现了于峥嵘、肖建涛和段鸿洲三个人的名字,而他们当时并未取得《医师执业证书》,上述医疗文书也没有上级医师的签字。于是,王建国等人向北京市卫生监督所举报北大医院违反了《医疗机构管理条例》第28条关于"医疗机构不得使用非卫生技术人员从事医疗卫生技术工作"的规定,属于违法行医。

根据《中华人民共和国执业医师法》,医师执业,严格地说,必须两证具备齐全,即《医师资格证书》和《医师执业证书》,并且依照执业证书确定的执业地点、类别、范围内执业,才是符合法律意义的依法行医。对于三位被指控"非法行医"的当事人而言,他们在案件当中难言的尴尬正与上述规定有关。三人当中的于峥嵘曾多次为熊卓为的医嘱单、病历等多份文书签名。他1997年至2005年7月在北京大学医学部就读本科生及硕士。早在2005年底,他就拿到了《医师资格证书》,但其执业医生注册日期是在2006年5月25日。也就是说,在治疗熊卓为期间,于峥嵘正好处于有医师资格、但并未完成注册的"过渡期"。另外两人肖建涛和段鸿洲获得执业资格的日期,也在熊卓为死亡之后。

法院经过审理,做出判决,北大医院承担民事责任,应赔偿原告王建国及其岳母75万余元;但同时,判决最终并未明文认定北大医院"非法行医"。

资料来源:http://www.med126.com/tcm/2014/20140329223009_785622.shtml

【分析提示】

结合本案例内容如何审视医师制度的窘境与实习医师行医资格的困惑?

思 考 题

1. 如何理解执业医师的权利和义务?
2. 讨论:关于医师的多点执业,你如何理解?

第二十一章　执业药师法律制度

执业药师是指经过全国统一考试取得《执业药师资格证书》，并在药品生产、经营、使用单位中执业的药学技术人员，包括执业药师和执业中药师。药品是关系人民群众生命健康的特殊商品，执业药师的执业关系到药品质量和药学服务质量，对于保障人民群众用药安全、有效、经济、合理，保护人民群众身体健康，具有不可代替的重要作用。执业药师法律是国家规范药师执业活动的重要工具。本章主要介绍执业药师的考试、注册及药师职责和继续教育，违反本法的法律责任。重点掌握执业药师的考试、注册及违反本法的法律责任。

第一节　概　　述

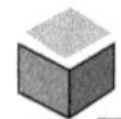

案例 21-1

世界卫生组织调查指出，全球的病有 1/3 是死于不合理用药，而不是疾病的本身。美国有人统计死亡病例中有 30%以上是由药疗事故造成的，国内不合理用药也相当严重，占用药患者的 12%—30%，药疗事故占医疗事故的 30%。2014 年 05 月 14 日，国家食品药品监督管理总局发布《国家药品不良反应监测年度报告(2013 年)》。2013 年，国家药品不良反应监测网络共收到药品不良反应/事件报告 131.7 万余份，比 2012 年增长 9.0%。其中，新的和严重的药品不良反应/事件报告 29.1 万份，占同期报告总数的 22.1%。药品的作用存在“两重性”，使用得当可防病治病，使用不则可能导致不良反应甚至严重不良反应的发生。在我国每年 5000 多万住院患者中，至少有 250 万与药品不良反应有关；发展中国家 1/3 的死亡病例的死因不是疾病本身，而是由于不合理用药，与我国人们的生活水平相适应，民众越来越关注用药安全问题，与此相关联的是，执业药师的地位和作用日益凸显。

【分析提示】

从本案例内容中结合现实谈谈对执业药师的身份地位、合法权益和责任义务应如何得以尊重和保障？

一、我国执业药师概述

（一）执业药师的涵义和作用

1. 执业药师的涵义　根据《执业药师资格制度暂行规定》我国执业药师的涵义可以理解为：执业药师是指通过国家统一执业药师资格考试并取得《执业药师资格证书》后，经省级药品监督管理部门核准注册、登记，在药品生产、经营、使用单位中执业的药学专业技术人员。

执业药师从属于药学技术人员，执业药师一定是药学技术人员，但药学技术人员不一定是执业药师。根据我国特殊国情，与世界其他国家只有执业（西）药师不同，我国的执业药师分为执业中药师和执业（西）药师两种类型。执业（中西）药师被国家认定允许的执业范围包括药品生产、经营和使用几个领域。执业药师只能在一个注册机构注册，只能在一个单位执业，执业药师执业单位（地点）必须在其注册机构所在的省、自治区、直辖市行政管辖范围内。

与执业药师的定义不同，我国的“药师”属于职称的概念，根据我国产生于计划经济条件下，沿袭了几十年的现行职称政策，药学技术人员的职称分为两大类型，即西药类和中药类。职称制度不同于职业准入制度，二者是两种根本不同的管理模式。前者只是一种专业技术资格，而后者不仅仅包括职业准入的资格认证，还包括体现职业准入控制的登记注册管理以及执业药师的业务、责任、权利、义务、行为规则规定和准入后的执业行为监管、继续教育管理等。

2. 执业药师的作用　药品为关乎民众健康、生命安全的特殊商品，执业药师是关系到民众健康、疾病的特殊职业，执业药师负责对药品质量的监督和管理，参与制定、实施药品全面质量管理，执业药师为病患提供对症的药品和优质的药学服务，以确保达到保障公众用药安全、有效的目标。

首先，执业药师必须对医师的处方进行审核，然后正确调配签字、销售；药师不能随意更改处方或给予代用药品。处方中如有配伍禁忌或超剂量，应拒绝调配销售，或与医生联系，或要求购买者请医生修改处方，才能调配销售。

其次，药师应对患者提供用药指导，特别是对使用非处方药进行自我药疗的消费者。为了保障消费者的用药安全，执业药师应完整地保存顾客的用药记录，随时检查可能产生的药物不良反应，并向消费者详细说明用药知识及注意事项。

此外，执业药师还应随时提供各种免费的健康检测，如体温、血压检测等，并耐心倾听，细心解释，向消费者提供迅速亲切的服务；执业药师还应细心调剂、提供最佳品质与疗效的产品，更要依照顾客的需要，主动提供专业的建议与咨询，并为消费者提供经济合理的价格以及有效用药与节约用药费用的方法，更客观、中立地推荐优质药品，尽最大的可能给消费者节约用药费用。

在人们日常生活中，执业药师扮演了“用药守护神”的作用，所以药师行业绝对不是自由进出的行业，必须通过法律对执业药师其资格准入、注册、继续教育、执业行为进行严格的监管和控制。

我国实施执业药师资格制度不仅可以严格药学专业技术人员的职业准入，而且有利于全面提高药学专业技术人员专业素质，客观、公正、科学地评价和选拔药学人才，建设一支精通药事管理和法规知识，专业水平高，工作能力强，并能严格依法执业的药师队伍，确保药品质量、保障病患安全、有效、合理用药。

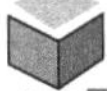
案例 21-2

“执业药师”作弊案后的待解难题

在发达国家，执业药师的职责是审查医生的处方，以及指导病人安全用药；而中国的执业药师，在这两项工作上几乎完全缺失，并始终徘徊在法律、制度及公众视野的边缘地带。

如果不是一下抓获数千名作弊考生，“执业药师”资格考试仅是药品零售界的一项常规考试而已。据报道，在2014年度中国执业药师资格考试中，多地发现大规模集体作弊现象。在西安市的7个考点中，共查出作弊人员2440人，最多的一个考点查出近800人，是陕西历年来执业药师考试中作弊最严重的一次；此外，四川共发现1070人舞弊，云南省查处作弊考生1027人次。与此相对应的另一个数据是，2014年中国共有80余万人报考执业药师资格考试，较2013年增加了40万人，创下了开考以来报考人数之最。

一方面是从冷门变成热门，另一方面是大规模集体作弊，这个此前被人忽略的职业，突然处于舆论的水火之间。

一位参加了此次考试的药店管理人员告诉《中国新闻周刊》：“因为大限将至，很多人不得不铤而走险。”大限，即2012年国务院颁布的《国家药品安全“十二五”规划》(以下简称“规划”)，其中设定的“规划目标”之一为：2015年零售药店和医院药房全部实现营业时有执业药师指导合理用药。

为配合“规划”对执业药师的配备要求，2013年6月，卫生部颁布《药品经营质量管理规范》，其中规定：药品企业负责人、批发企业质量负责人、新开办药店负责人等，必须具有执业药师资格；对已经存在的药品企业，则给出了一个过渡期，要求在2015年年底之前，达到规范要求，否则将被取消售药资格。执业药师资格证因此成为医药界的“热门证书”，报考人数呈几何式增长。

中国的药师，作用几乎为零。

执业药师认证中心专家顾问康震向《中国新闻周刊》介绍，目前中国执业药师数量短缺，但又地位不高，角色十分尴尬。

现实中的一店一“师”非常少见。一般来说，药店墙壁上大都悬挂着一张执业药师资格证书，但证书上的药师大都不在店中。

一位药店老板告诉《中国新闻周刊》：“真正在药店上班的执业药师并不多，执业药师大都在药店‘挂证’，这些人有医院的，也有药厂的，还一些退休药师，他们出租资格证，每年收取一定费用，药店则拿用这些证件来应付药监部门检查。”

在一些发达国家，医师、药师和护师并称“三师”，互为监督和补充。以美国为例，执业药师的第一项工作是审查医生的处方，一旦发现问题，他们会从专业角度与医生沟通；第二项工作是指导病人安全用药，记录、跟踪病人用药后的反应，以优化治疗结果。相比之下，中国的执业药师，在这两项工作上几乎完全缺失。医院的药师，基本上是根据医生的处方“发药”；药店的药师，则主要是“卖药”。“因此才会出现这种状况，一个普通感冒，国外给你的处方可能就是回去喝水，”“而在中国动辄要花成百上千的药费。

药师的作用几乎为零。”这种现象一方面说明有关部门监管不到位，更重要的是国家对药师的角色定位出了问题。——摘自2014年11月6日《中国新闻周刊》总第683期。

【分析提示】

结合本案例内容分析中国的执业药师角色到底出了什么问题？

(二) 执业药师的角色与定位

随着“医药分家”的逐步实施，医疗照顾流程发生了改变。当今的药师被赋予了新的角色。药师要追踪与管理病人的服药顺从度，分析病人的状况，为病人设订目标，并开展治疗策略、制订行动计划，追踪与控制病人的用药情况。

药师主要有两大专业功能：一是药事照顾(pharmaceutical care)，包含药师向病患提供判断性的、负责的服务，持续的照顾，选择适当的治疗药物，确定明确的治疗目标，帮助病患提升生活品质，体现为药师为顾客提供亲切热情的服务和关怀，为顾客提供用药咨询，讲解相关的健康知识，免费提供健康检测等。二是疾病暨疗效管理(disease & outcome management)，药师要针对一些常见疾病做出状况分析，确定目标人群，发展策略与行动计划，在具体的药事照顾中进行用药追踪与控制。针对慢性病，复杂疾病与特殊疾病，药师要收集检讨病人疾病与用药历史，确认已存在或潜在之用药问题，建立相应的疗效管理准则，依照该准则执业，提供病人用药指导，联合医院的医师，与医师或医师团队共同讨论并解决用药问题，药师追踪与监测药物治疗之成效，并作记录。药师提供的药学监护工作能明显降低药品不良反应的发生率，许多国家的实践证明药师干预能节省医疗费用；除此以外，药师合理指导用药，还可以提高病患的医疗经济效益，从社会的长期而言，更是避免的社会医疗费用的不必要的浪费。

从目前国际发展的趋势看，执业药师的职责越来越倾向于对患者提供直接的药学服务。药学服务的概念最早由美国学者 Hepler 和 Strand 在20世纪90年代提出，是指围绕提高公众生活质量这一既定目标，直接为公众提供负责任的、与药物治疗相关的服务。目前，这一概念已在世界范围内得到认同，并被专业的药学组织作为服务标准，以不同的形式、在不同程度上实施。

在对药师的定位上，有学者坦言：药师的角色已从过去关注产品、关注知识的阶段，发展到现在关注患者的阶段，即向患者提供优良的药学服务。美国药学实践联合委员会对药师角色的新定义是：“药师将成为健康领域的专业人员，负责提供患者关怀，保证最佳的药物治疗结果”。因此，执业药师提供的药学服务已由传统的“配制制剂、提供药品、保障药品质量”转变为“对患者用药结果负责”，这直接反映了现代社会的人本主义和人道主义思想。由此，社会药房的功能也随着药师职能的改变而得到逐步拓展。

目前，我国仍在实施的《执业药师资格制度暂行规定》(简称《暂行规定》)，在很大程度上借鉴了欧美国家药师管理办法的一些做法。如《暂行规定》第二十条规定：“执业药师在执业范围内负责对药品质量的监督和管理，参与制定、实施药品全面质量管理及对本单位违反规定的处理”；第二十一条规定：“执业药师负责处方的审核及监督调配，提供用药咨询与信息，指导合理用药，开展治疗药物的监测及药品疗效的评价等临床药学工作”。依照国际发展的趋势，借鉴美、日、德等国家的一些制度和措施，我们可将执业药师主要定位为“优良药学服务的执行者、实施者”。

二、我国执业药师管理现状

1. 执业药师管理制度的起源 1993年11月14日，中共中央十四届三中全会召开，全会通过的《关于建立社会主义市场经济体制若干问题的决定》要实行学历文凭和职业资格两种证书制度，制定各种职业资格标准和录用标准。1994年2月22日原劳动部和原人事部联合发布《职业资格证书规定》指出：执业资格是政府对某些责任较大，社会通用性强，关系公共利益的专业(工种)实现的准入控制，是专业技术人员独立开业或独立从事某种专业技术工作学识、及时和能力的必备标准。1997年1月15日颁布的《中共中央、国务院关于卫生改革与发展的决定》指出，为适应卫生事业改革与发展，我国将实施卫生专业技术人员执业资格制度。

1994年3月，国家人事部、国家医药管理局颁布了《执业药师资格制度暂行规定》；1995年7月，人事部、国家中医药管理局颁布了《执业中药师资格制度暂行规定》，从此我国开始实施执业药师资格制度。

但这两部法规实施范围仅限于医药生产与

流通领域。1995 年 10 月 28—29 日，我国举行了首次国家统一的执业药师资格考试，首批执业药师得到认定，这也标志着我国执业药师资格制度的正式实施。2000 年 1 月开始实施的《处方药与非处方药流通管理暂行规定》明确要求药店销售处方药和甲类非处方药必须有执业药师。2002 年 9 月实施的《中华人民共和国药品管理法实施条例》将配备执业药师作为药品零售企业开业的条件之一。2008 年国家药监局又颁布了《关于执业药师注册管理暂行办法的补充意见》，对执业药师的注册管理工作做出更加明确的规定。

执业药师制度是我国医药事业为实现“两个根本转变”，由计划经济转变为市场经济，推行医药事业法制化和促进医药体制改革的必然产物，也是加强宏观管理及药品分类管理的必然产物。推行执业药师制度有利于加强医药事业制度人力资源科学化管理，促进药学专业技术人员整体素质的提高，加强药师队伍建设；有利于提高全民健康水平，维护公民健康权益，规范医药市场管理，监管药品生产、经营和使用，保障病患安全、有效、合理用药；有利于促进中国医药事业的发展，早日进入世界医药先进国家行列。

2. 有关执业药师管理的法律法规 在国家相关部委颁布《执业药师资格制度暂行规定》和《执业中药师制度暂行规定》后，原国家医药管理局陆续发布了《执业药师资格认定办法》《执业药师资格考试实施办法》《执业药师继续教育管理办法》《执业药师注册管理暂行办法》等一系列法规，和国家已经颁布实施的《药品管理法》及其《实施条例》等法律法规一起形成了我国最初的执业药师的法规体系。1999 年人事部与国家药品监督管理局对原法规中的有关内容进行了调整，发布新修订的《执业药师资格制度暂行规定》和《执业药师资格考试实施办法》，明确执业药师、中药师统称为执业药师。对执业药师的资格考试实行了五个统一的管理方式，即统一名称、统一政策、统一管理、统一考试、统一注册。为与国际接轨，文件明确规定了执业药师的执业范围扩展到医疗机构，即药品的使用单位，而不是过去的仅限于药品的生产与流通领域。

新修订的《药品经营质量管理规范》（Good Supply Practice，GSP）（简称“新版 GSP”）于 2013 年 6 月 1 日起正式实施，2013 年版 GSP 明确规定：“企业质量管理部门负责人应当具有执业药师资格和 3 年以上药品经营质量管理工作经历，能独立解决经营过程中的质量问题；企业法定代表人或者企业负责人应当具备执业药师资格。企业应当按照国家有关规定配备执业药师，负责处方审核，指导合理用药”。新法规的发布和实施给医药行业内部带来巨大的震动，特别是对于零售终端药店将面临一次新的洗牌。全面提升和规范了药品经营管理活动中必须具备的条件和要求。

根据以上法规，我国已经进行了近二十次全国执业药师资格统一考试 根据国家食品药品监督管理总局与人力资源和社会保障部共同确定的考试合格标准以及人力资源和社会保障部人事考试中心提供的数据，截至 2013 年 12 月底我国拥有执业药师从业资格的人数为 277 940 人。根据执业药师资格考试认证中心的统计数据，截至 2014 年 5 月 30 日 在取得执业药师资格的 277 940 人中 注册执业药师仅为 121 596 人，执业药师注册率仅 43.7%。这些注册执业药师中，分布在社会药店的只有 88 607 人，医院药房 2674 人，其余的则分布在药品研发企业和生产企业等，零售药店的执业药师分布数仅为 0.12 人家，远低于 2013 年版 GSP 中对于零售药店都必须配备执业药师的要求。而 2010 年国家统计局公布的数据显示全国常住人口数 133 972 万，按全国人口数与执业药师数量进行计算我国每万人口执业药师数为 0.58 个。从以上数据看出：我国执业药师注册率低 每万人口执业药师数量不足，执业药师短缺现象严重 难以满足我国普通百姓不断提高的药事服务需求。

而与之不匹配的是，国内高端药学人才绝大多数分布在药品研发单位、高校和药品生产企业，而在药品的使用环节，一方面执业药师的数量严重不足；另一方面注册的执业药师在指导患者安全合理用药方面的服务意识和服务质量差强人意。

3. 执业药师管理机构及其职责 1998 年国务院进行机构改革，国家药品监督管理局（后又改名为国家食品药品监督管理局）成立，并负责实施执业药师资格制度。国家食品药品监督管理局（以下简称为国家药监局）主管全国药品监督管理工作。国家药监局负责消费环节的食品药品安全，医疗器械和化妆品的全面监管。国家药监局分为国家级、省级、市级和县级四级，实行垂直管理。见图 21-1：

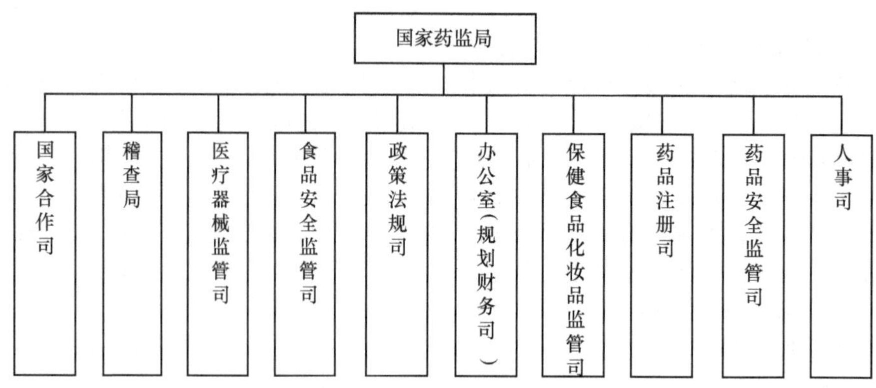

图 21-1 国家药监局机构设置

国家药监局还下辖有十几个单位，其中有执业药师资格认证中心，它主要承担执业药师资格考试、注册、继续教育等专业技术业务组织工作，受国家食品药品监督管理局委托，起草执业药师业务规范，以及承办国家食品药品监督管理局交办的其他事项。

国家药监局的职责包含 13 项内容，国家药监局 13 项职能中与执业药师管理相关的职能是第 11 项："拟订并完善执业药师资格准入制度，指导监督执业药师注册工作。"

第二节 执业药师资格考试与注册

一、执业药师管理的内容

执业药师是我国对药学技术人员实行职业准入控制的产物，是药品质量的把关者，是药学服务的专业力量，是合理用药的重要保障。为了实行对药学技术人员的职业准入控制，科学、公正、客观地评价和选拔人才，全面提高药学技术人员的素质，建设一支既有专业知识和实际能力，又有药事管理和法规知识、能严格依法执业的药师队伍，以确保药品质量、保障人民用药的安全有效，国家实行执业药师资格制度。

（一）执业药师资格准入制度

执业药师是指经全国统一考试合格，取得《执业药师资格证书》并经注册登记，在药品生产、经营、使用单位中执业的药学技术人员。凡从事药品生产、经营、使用的单位均应配备相应的执业药师，并以此作为开办药品生产、经营、使用单位的必备条件之一。

执业药师资格认证是国际通行制度，我国执业药师资格考试属于职业准入考试，凡符合条件经过本考试并成绩合格者，国家发给《执业药师资格证书》，表明其具备执业药师的学识、技术和能力，资格证书在全国范围内有效。

由于我国执业药师资格考试的报考条件非常宽泛，在《执业药师资格制度暂行规定》中没有提到年龄限制，凡是具有中华人民共和国国籍和获准在我国境内工作的非中国籍外国人均可以参加我国的执业药师资格考试，而且在学历、所学专业和从事与药学和中药学相关工作的工龄方面有如下要求：考试人员的专业应该是药学、中药学或者是前两者的相近专业，例如化学专业、医学专业、生物专业、护理专业等；学历要求也非常宽泛，从中专、大专、本科、硕士研究生以及博士研究生均可以报考。学历越低，其从事药学或中药学专业工作的年限要求适当增加，其中：具备中专学历的考生须从事药学或中药学专业工作不少于七年，具备大学专科学历的考生须从事药学或中药学专业工作五年或以上，具备大学本科学历的考生须从事药学或中药学专业工作至少三年，具备双学位其中有药学或中药学本科学位、硕士学位、研究生班结业等从事药学或中药学的考生须工作至少一年，具备药学、中药学或相关专业博士学位的考生无工作年限要求。报考执业药师必须经本人所在工作单位审核同意，并由本人向所在地药监局提出申请获批后，考生本人携带有关证明材料到当地考试管理机构办理报名手续，考试管理机构审查合格后，准予考试。执业药师报考人员属于党中央、国务院各部门、部队及其直属单位的，按属地原则报名参加考试。执业药师考场须设在省辖市以上的中心城市和行政专员公署所在地。

此外，我国执业药师制度还在减免考试科目方面做了一些规定，如执业药师考试只考药事管理与法规和药学综合知识与技能，专业知识(一)和(二)免试，条件包括：中药学徒、药学或中药学专业中专毕业，连续从事药学或中药学专业工作至少20年；取得了药学、中药学专业或相关专业大专以上学历，连续从事药学或中药学专业工作至少15年等。

执业(西)药师与执业中药师的考试科目均为四科，见表21-1。

表21-1 执业西药师与执业中药师的考试科目

药师类别	考试科目
执业西药师	药学专业知识Ⅰ
	药学专业知识Ⅱ
	药事管理与法规
	药学综合知识与技能
执业中药师	药事管理与法规
	中药学综合知识与技能
	中药学专业知识Ⅰ
	中药学专业知识Ⅱ

从表21-1中可以看出：国家执业药师资格考试分为四个科目：药学(中药学)专业知识(一)、药学(中药学)专业知识(二)、药事管理与法规和药学(中药学)综合知识与技能。

其中，药事管理与法规为执业药师共同考试科目；药学专业知识(一)、药学专业知识(二)和药学综合知识与技能为药学类考试科目；中药学专业知识(一)、中药学专业知识(二)和中药学综合知识与技能为中药学类考试科目。从事药学或中药学专业工作的人员，可根据所从事的专业，选择药学类或中药学类考试科目。

《执业药师资格制度暂行规定》中规定我国执业药师资格考试每年只考一次，10月份举行，考试分两天进行。改变了最初的一年内四科必须全部通过的规定，参加考试的人可以在连续2年内的考试通过全部四门考试科目，也就是说，如果第一年考过了三科，但是剩下的最后一科第二年没有通过或干脆就没有参加考试，则第一年通过的三科成绩作废，第三年还要从头再来；同时还规定获得免试资格的考生须在考试当年通过除免试以外的全部科目的考试。执业药师考试通过后，通过者将获得由所在省、自治区、直辖市人事部门颁发的由国家人事部统一印制的《执业药师资格证书》，该证书全国范围内通用。

国家执业药师资格考试实行全国统一大纲、统一命题、统一组织的考试制度。考试方法为笔试(闭卷)。试题类型全部为选择题，应考人员从固定的答案中选择正确的、最佳的答案，填写在专门设计的答题卡上，无需作解释和论述。

(二)执业药师注册制度

注册是执业的必备条件。同世界上许多国家一样，我国执业药师管理也实行执业药师资格注册制度。

为保证执业药师资格制度的实施，加强执业药师注册管理工作，根据人事部、国家药品监督管理局联合颁发的《执业药师资格制度暂行规定》，执业药师实行注册制度。执业药师只能在一个执业药师注册机构注册，在一个执业单位按照注册的执业类别、执业范围执业。执业药师的注册地可以不是其户口所在地，执业药师可以异地执业。

持有《执业药师资格证书》的人员，经向注册机构申请注册并取得《执业药师注册证》后，方可以执业药师身份执业。

1. 注册管理机构 国家药品监督管理局执业药师资格认证中心为全国执业药师注册管理机构，各省、自治区、直辖市药品监督管理局为本辖区执业药师注册机构。

注册管理规定注册共分为首次注册、再注册、变更注册以及注销注册四种。

2. 首次注册 第一次到执业药师注册机构办理注册手续为首次注册。执业药师资格考试成绩合格，获得执业药师资格证书后，要想到某地执业，首先必须到执业目的地的药品监督管理部门进行注册。

申请执业药师注册的人员，必须同时具备的条件：

(1) 取得《执业药师资格证书》；

(2) 遵纪守法，遵守职业道德；

(3) 身体健康，能坚持在执业药师岗位工作；

(4) 经执业单位同意。

有下列情况之一者，不予注册：

(1) 不具有完全民事行为能力的；(完全民事行为能力是指年满18周岁及以上的自然人，精神健康、智力健全；或者16周岁以上不满18周岁的公民，以自己的劳动收入为主要生活来源的，视为完全民事行为能力人。不具有完全民事行为能力的人是指限制民事行为能力人，年满十四周岁不满十八周岁的自然人为限制民事行为能力人，也可称其为不完全民事行为能力人。不完全民事行为能力人可以在其行为能力允许范围内为民事行为，超出其能力范围所为民事行为，应当经其法定代理人追认，否则不发生法律效力。)

(2) 因受刑事处罚，自刑罚执行完毕之日到申请注册之日不满二年的；

(3) 受过取消执业药师执业资格处分不满二年的；

(4) 国家规定不宜从事执业药师业务的其他情形的。如注册有效期届满未延续的，无正当理由不在执业单位超过半年以上的，因各种原因不能继续从事执业药师工作的，受开除行政处分的，被吊销《执业药师资格证书》的，以及宣告死亡或被宣告失踪的执业药师，将被注销注册。

3. 再注册 是指注册执业药师继续在同一执业单位(地点)执业，没有变更执业单位，且申请第二、第三次注册的行为。条件之一是执业药师必须有参加执业药师继续教育的记录。

4. 执业药师注册的有效期 执业药师注册有效期为三年。有效期满前3个月，持证者须持参加继续教育的证明到注册机构办理再次注册手续。超过期限，不办理再次注册手续的人员，其《执业药师注册证》自动失效，并不能再以执业药师身份执业。申请再次注册者，须填写《执业药师再次注册申请表》，并提交以下材料：

(1)《执业药师资格证书》和《执业药师注册证》；

(2) 执业单位考核材料；

(3)《执业药师继续教育登记证书》；

(4) 县级(含)以上医院出具的本人6个月内的健康体检表。

5. 执业药师变更注册 执业药师只能在一个省、自治区、直辖市注册。执业药师变更执业地区、执业范围应及时办理变更注册手续。

执业药师在原执业地区变更执业单位或执业范围的，须到原执业药师注册机构办理变更注册手续，如果执业药师变更执业地区，应当持《执业药师资格证书》和《执业药师注册证》正、副本原件及复印件，并填写《执业药师变更注册申请表》，向新执业单位所在地区执业药师注册机构申请办理变更注册手续，为变更注册。

执业类别分药学类、中药学类。执业范围为药品经营的执业药师，注册机构须在其《执业药师注册证》上注明药品经营(批发)或药品经营(零售)字样。在药品零售或门店注册的，须在其执业药师注册证上注明药品经营(零售)字样。执业药师须在《执业药师注册证》有效期满前三个月到注册机构办理再次注册手续。

需变更执业地区和执业单位的，应填写《执业药师再次注册申请表》，并提交《执业药师资格证书》《执业药师注册证》《执业药师资格继续教育登记证书》、县级以上(含县)疾病预防控制机构出具的健康证明原件及复印件一份，还有加盖了公章的新执业单位合法开业证明复印件一份。注册机构经对原件和复印件核对无误后，应当场将原件返还申请人。

6. 执业药师注销注册的情形 执业药师有下列情形之一的，由所在单位向注册机构办理注销注册手续：

(1) 死亡或被宣告失踪的。宣告死亡是指自然人离开住所，下落不明达到法定期限，经利害关系人申请，由人民法院宣告其死亡的法律制度。公民下落不明满四年的；因意外事故下落不明，从事故产生之日起满二年的，申请宣告死亡的利害关系人的范围和顺序是：①配偶；②父母、子女；③兄弟姐妹、祖父母、外祖父母、孙子女、外孙子女；④其他有民事权利义务关系的人。人民法院受理宣告死亡案件之后，必须发出寻找下落不明人的公告，公告期间为1年，被申请宣告死亡的公民因遇到意外事故下落不明，经有关机关证明其不可能生存的，公告期间为3个月。

公民下落不明满两年的，利害关系人可以向人民法院申请他为失踪人。宣告失踪必须具备以下三个条件：①主体条件：必须由利害关系人向人民法院申请。利害关系人包括配偶、父母、成年子女、祖父母、外祖父母、兄弟姐妹以及与被宣告失踪的人有民事权利义务关系的公民和法人。②客体条件：有下落不明的事实。如发生洪水、地震、战争等情况。如果知道某人在某地，即使很久没有回来，也不能认为失踪。下落不明必须满两年。其中战争期间下落不明的，下落不明的时间从战争结束之日起算。③形式条件。申请必须采用书面形式，不得口头申请。必须经人民法院依照法定程序宣告失踪，任何单位与个人没有这个权利。

(2) 受刑事处罚的。

(3) 受取消执业资格处分的。

(4) 因健康或其他原因不能或不宜从事执

业药师业务的。

凡注销注册的，由所在省（区、市）的注册机构向国家药品监督管理局备案，并由国家药品监督管理局定期公告。

注册机构必须把首次注册、再次注册、变更注册、注销注册许可决定在执业药师注册服务平台或办公场所以及电子政务网上公告。执业药师注册管理是执业许可管理。

执业药师注册管理的目的是通过登记注册，把握进入药学流通、使用领域的药学技术人员的素质，及时规范执业行为，监督违法违规情况，保证执业药师为病患提供高质量、高水平的对症药品供应和药学服务，保障病患用药的安全和有效。

第三节　执业药师职责与继续教育

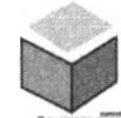

案例 21-3

执业药师职责是什么？

2006 年 8 月 23 日，市民刘长勇吃了从百信药业茶店子健康店买回的药后，不到两小时即殒命。经司法鉴定，药品没问题，问题出在过量服用。刘长勇服用的“感冒药”中有 3 种处方药——“比特力”“乙酰螺旋霉素”和复方甘草片，而刘长勇服用的“比特力”超量，诱发冠心病死亡。“比特力”（盐酸西替利嗪）药物主要用于治疗鼻炎、荨麻疹、过敏和皮肤瘙痒等症，并非感冒类用药。

刘长勇家人认为，给刘长勇配药的店员吴尧没有医师资格也没有处方权，他在患者没有出示医生处方情况下，擅自将盐酸西替利嗪药物、乙酰螺旋霉素片等处方药随意配方，结果导致刘长勇超剂量服用处方药，最终出现呼吸困难而死亡。

张药师是一名退休的主管中药师，又是执业中药师。20 世纪 60 年代，他随老师学习中医，经县卫生局同意，曾独立行医（有批文）；后因工作需要改医从药，于 20 世纪 90 年代参加省统一考试，经市人事局核实评定为主管中药师。因张药师曾独立行医，所以退休后不少熟悉他的群众经常到他家请求荐药或开中药处方。张药师也愿把自己的知识和经验贡献于民众，免费义务地为当地群众荐药或开中药处方。他的女儿是县医院的主任医师，告诉他：“主管药师不同于主管医师，没有处方权，您这样做，属非法行医。”听了这话，张药师犯了难。读者朋友，您说有人再请他荐药或开中药处方，张药师该怎么办？

【分析提示】

观点一：药师没有处方权，只能荐药不能开处方。

执业药师没有处方权，不能开处方。张药师退休后愿以自己的知识和经验免费义务为群众服务值得尊敬，但他不能开处方，而应该将自己的行为限制在审核处方和指导用药方面，因为这才是药师的工作职责。

观点二：并非违法开“处方”。非法行医是指无医生执业资格从事诊疗活动的行为。有人认为，“张药师免费义务为当地群众荐药或开中药处方”不属于非法行医行为，张药师可以继续为广大群众提供服务。

到底哪一种观点是正确的？

分析：这里涉及执业药师的职责问题。张药师曾经学过中医，也独立行过医，后来改医从药，参加的是药师考试，最终确定的是药师，而不是医师。《处方管理办法》法律上明确规定：医师具有诊断权和开具处方权，但无调配处方权；药师具有审核、调配处方权，但无诊断和开具处方权。张药师应该严格按照法律上规定的药师职责权限来合法从事自己的执业行为，而不能超越权限，否则就是违法。鉴于这种情况，对于那些前来求医问药的患者，张药师可根据自身的经验，给予相应的用药指导和用药推荐。

结合本案谈谈你的认识。

一、执业药师的职责

目前我国规定执业药师的职责主要是对药品质量负责，保证人们用药安全有效，负责对药品质量的监督和管理，负责处方的审核及监督调配，提供用药信息、指导合理用药，开展治疗药物的监测及药品疗效的评价等临床药学工作。

药师所履行的职责包含两个方面：一是法律法规中规定的；另一是为了维护患者相应的权利所需要履行的义务，即职责和责任。具体来说，主要体现在以下方面。

1. 遵守法律、法规、规章 药师在执业过程中，应当严格按照《中华人民共和国药品管理法》(简称《药品管理法》)、《医疗机构管理条例》和《麻醉药品和精神药品管理条例》等有关法律法规，即合法性原则。这一原则包含了药师在执业过程中应当遵守的具体规范和应当履行的义务，如为保障患者能够及时用药，药师无正当理由不得拒配处方；遵照医嘱；在调配处方过程中严格对处方的适宜性进行审查；向公众宣传合理用药知识等。

2. 审核调配处方 审核调配处方是药师在日常工作中一项重要的职责。药师在调配处方时，首先应当进行处方审核，然后进行调配和药品发放。药师在调配处方的过程中，如果发现医师处方严重不适宜时，有拒绝调配的权利，并要求医师在处方上签字确认无误或重新开具处方后方可调配。当然，为构建和谐的医患关系，避免患者因来回奔波而引起不满和纠纷，可以考虑在药房窗口附近请一位高年资医师担任坐堂医师，以便对问题处方及时进行处理。

3. 指导患者合理用药 药师指导患者合理用药的义务，主要包括：①进行用药指导。根据医师处方的医嘱，在发药的同时，应当告诉患者药品的用法用量以及药品的储存条件、用药时间和特殊剂型药品的使用注意事项等。同时，还需要将这些用药信息全部打印出来，防止患者遗忘。②提供药物咨询。医院药房和药店的工作量往往较大，药师在发药过程中的用药指导不可能面面俱到，尤其是药品的禁忌证、不良反应及某些注意事项可能会有遗漏。因此，有必要在医院药房和药店另外设立一个药物咨询窗口，以便为患者提供更为详尽的用药咨询服务，确保患者的用药安全、合理、有效，这也是药师的一项重要工作和义务。

4. 保护患者的隐私 药师有义务有责任保护患者的隐私。《中华人民共和国侵权责任法》第 62 条规定，医疗机构及其医务人员应当对患者的隐私保密。泄露患者隐私或未经患者同意公开其病历资料，造成患者损害的，应当承担侵权责任。药师该如何保护患者的隐私权呢？主要应包括以下几个方面：①处方。处方具有法律效力，上面记载着患者的姓名、年龄、用药等基本信息。药师应当根据《处方管理办法》的规定，对患者的处方妥善保管，除日常工作、科研需要外，不得将患者的任何相关信息外泄。②药师与患者的交流。在窗口进行处方审核、调配及发放过程中，要尤为注意对患者的隐私进行保护。特别是一些计划生育科、妇产科、泌尿科、皮肤及性病科和传染科的患者。③特殊情况。就是家属知道病情，而患者本人并不知情，如一些肿瘤患者，如何帮助患者的家属做好保密工作，帮助患者能够有一个良好的心理状态应对疾病，使患者可以有一个更好的生活质量和更长的生存期，也是执业药师的责任和义务。

二、执业药师的继续教育

从我国开始了执业药师准入制度以来，执业药师继续教育也几乎同时展开。继续教育培训可使执业药师及时学习各种新知识、新技能、新的法律法规；学习与药学服务相关的知识如临床药学知识、医学心理学和药事管理学等方面的知识，从而可以提高执业药师队伍的业务水平和工作能力，提高队伍的整体素质，逐步缩小与世界先进水平的差距。

1. 执业药师继续教育的内容和学习方式 《执业药师资格制度暂行规定》要求执业药师要努力钻研业务，不断学习新知识、新技能，掌握最新医药科技信息，保持较高的专业技能水平。

《执业药师继续教育管理暂行办法》明确规定：接受继续教育是执业药师的权利和义务。国家药品监督管理局负责制定执业药师继续教育管理办法，组织拟定、审批继续教育内容。省级药品监督管理局负责本地区执业药师继续教育的实施工作。国家药监局指定中国执业药师协会管理执业药师继续教育工作，中国执业药师协会负责拟订国家执业药师继续教育大纲，组织专家依据大纲要求评估执业药师继续教育培训教材，编写继续教育培训教材，同时遴选、确认和公布执业药师继续教育年度必修内容和面向全国的选修内容，并向国家药监局报送年度执业药师继续教育工作。

继续教育的学习方式多种多样，有面授、函授、网上学习等等，继续教育的内容包括药学、医学等专业知识，例如疾病的发病特点规律、疾病新的治疗方法、新药介绍等；还有药事管理方面的内容；与“药”相关的各种法律法规的学习；以及执业药师的职业道德教育。

2. 继续教育采取学分制 我国执业药师继续教育与许多国家一样采用的是学分制，每名执业药师不管是否注册，每年必须修满 15 学分，在每个注册周期三年里必须修满45学分才能达标。

执业药师接受继续教育经考核合格后，由省级药品监督管理局培训部门在证书上盖章，并且以此作为再注册的条件之一。

第四节 执业药师的法律责任

执业药师的法律责任有三种：行政责任、刑事责任和民事责任。这三者性质不同，但可以并行不悖。也就是说，执业药师因一种违法行为，有时仅发生一种法律责任，有时则可同时发生两种或三种法律责任，但是对于同一违法行为不得以同一事实给予两次以上同一种类的行政处罚。

1. 行政责任 执业药师的行政责任是指在执业过程中因违反《执业药师法》，而必须承担的能直接产生法律效果的某种行政行为。

行政责任包括行政处分和行政处罚两个方面的内容。行政处分一般分为警告、记过、记大过、降级、降职、撤职、开除等种类，根据管理相对人违法事实的不同性质，可以规定不同的行政处分种类；行政处罚是对行政违法行为的一种制裁，是对违法行为人的一种惩罚，也就是合法地使违法人的权益受到损失，通过行政处罚造成违法者精神或者经济等利益受到限制或损害的后果，从而使违法者吸取教训，杜绝重犯。

首先，我国有关药品最具权威的法律是《中华人民共和国药品管理法》，执业药师必须严格遵守。其次，我国管理执业药师的法，目前只有"法规"，而没有"法律"，目前只有《执业药师资格制度暂行条例》对执业药师行为进行管理。在《条例》第六章罚则对执业药师的错误行为做出处罚规定：

第一，在执业药师岗位工作，但未取得执业药师职业资格的人员，必须经过强化培训并取得执业药师资格证后，才能在执业药师岗位工作；

第二，如果执业药师违反条例规定，经所在单位上报后，由药品监督管理部门做出处罚决定，并由注册机构对执业药师所受处罚在其《执业药师资格证书》中的《执业情况记录》栏内及时加以记载；

第三，对于利用不正当手段得到《执业药师资格证书》《执业药师注册证》的人员，药品监督管理部门负责收回证书，取消其职业资格，注销注册，并根据有关规定给予行政处分，情节严重者移交国家司法机关依法追究其法律责任；

行政处罚是一种使用范围最广泛，使用次数最多，与广大执业药师联系最密切的法律制裁方法。我国行政处罚的种类，按照其性质可分为精神罚、行为罚以及经济处罚三类，具体来说可采取警告、训诫、罚款、暂停执业活动、撤销执业许可证、撤销执业药师证书等行政措施。行政处罚是国家法律责任制度的重要组成部分，是行政机关依法行政的重要手段。

(1) 精神罚：它的主要目的和作用不是单纯的制裁，而是通过对违法行为人精神的惩戒，以申明其有违法行为，并使其以后不再违法，否则就要受到更严厉的处罚。

(2) 行为罚：限制或剥夺违法行为人特定的行为能力的行政处罚。行为罚限制或剥夺了行为人某一方面的行为能力(资格)，也就限制或剥夺了行为人从事某一方面活动的权利，它是属于比较严厉的行政处罚。我国《药品管理法》对于制、售假劣药品等重大违法行为规定予以责令停产、停业整顿、吊销《药品生产许可证》《药品经营许可证》《医疗机构制剂许可证》的处罚即属于行为罚。

(3) 经济处罚：罚款是我国行政执法实践中应用最广泛的一种行政处罚，经催缴后，逾期仍未缴纳者，应移送法院强制执行。

2. 民事责任 执业药师因职务上的侵权行为，导致民事上的损害赔偿责任。执业药师在执业时如果因故意或过失，致使公民、法人合法权益遭受损害，依照民法规定，应负相应的赔偿责任。对于此类损害赔偿案，应该从保护消费者权益的角度出发，首先由法人给受害人赔偿后，再由法人向致害人求偿。执业药师承担损害赔偿责任必须是危害后果是由其故意或过失所致。所谓故意是指：明知行为会发生危害后果，却积极实施这种危害或者放任危害后果的发生。过失系指应当预见而没有预见，或者虽已预见，但轻信能够避免危害后果的发生。如果不是故意或过失所致，则有关单位无求偿权。

3. 刑事责任 《中华人民共和国刑法》第一百四十一条、第一百四十二条、第一百四十五条对于生产销售假药、劣药以及不符合保障人体健康的国家标准、行业标准的医疗器械、医用卫生材料等违法行为；第三百四十七条、三百五十五条对依法从事生产、运输、管理、使用国家管制的麻醉药品、精神药品的人员分别向走私贩毒或吸毒分子提供毒品的都规定了相应的刑事法律责任。但是我国原有执业药师规章中，对执业药师在执业期间违法构成犯罪者，虽说明由司法机关依法追究刑事责任，但相对比较笼统而没有详细的规定。对执业药师违法构成犯罪的处罚，应借鉴他国的经验，如日本药剂师法规定，药剂师必须按处方配药，不得随意更改处方，违反规定者可处一年以下劳役或五万日元以下的罚金或两者并罚。加拿大的药剂师法特别强调执业行为的个人责任，对于构成犯罪者的惩处，初、再犯均为数额不等的罚款，如第三次犯罪或者每一次连续犯罪，则除罚款外，还可以判六个月以下的徒刑，这种处罚涉及违法的药师、官员或公司代理人。如果在药房出现欺诈、虚假注册，不仅造假者要承担法律责任，批准甚至默许造假的管理者也要承担连带责任，使得管理者在行使监管职权时，一刻也不能掉以轻心。

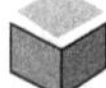

案例 21-4

"挂职"药师多次不在岗，药店销售处方药如何处理？

2009年1月7日，A县食品药品监管局在GSP专项检查中，发现辖区内B药店在执业药师陈某不在岗的情况下，未悬挂警示牌告知消费者，也未停止销售处方药和甲类非处方药。检查结束后，执法人员依据《药品流通监督管理办法》第十八条第二款规定，给B药店下达了《责令改正通知书》，责令该药店执业药师陈某要在7日内到岗履职；同时，要求B药店在药师不在岗时，要悬挂警示牌告知消费者和停止销售处方药、甲类非处方药。同年1月16日，该局对B药店改正措施落实情况进行复查，发现B药店执业药师陈某已到岗履职。7月13日，该局在日常

监督检查中又发现B药店在执业药师陈某不在岗的情况下，未悬挂警示牌告知消费者，也未停止销售处方药和甲类非处方药。执法人员随即根据《药品流通监督管理办法》第三十八条第二款的规定，就B药店的违法行为下达了当场行政处罚决定书，给予了警告的行政处罚。2010年1月9日，A县食品药品监管局接到举报称，B药店陈某为"挂职"药师，长期不在岗履职。接到举报后，执法人员立即到现场检查，发现B药店执业药师陈某不在岗，药店内也未悬挂警示牌告知消费者和停止销售处方药、甲类非处方药。

评析：《药品流通监督管理办法》（以下简称《办法》）第十八条第二款规定，经营处方药和甲类非处方药的药品零售企业，执业药师或者其他依法经资格认定的药学技术人员不在岗时，应当挂牌告知，并停止销售处方药和甲类非处方药。第三十八条第二款规定，违反上述规定，药品零售企业在执业药师或者其他依法经过资格认定的药学技术人员不在岗时销售处方药或者甲类非处方药的，责令限期改正，给予警告；逾期不改正的，处以1000元以下的罚款。

这一规定虽然简单，但如何适用该规定对本案作出符合法律本义的处理，却是一个难题：被药品监管部门责令改正和警告之后，B药店在一段时间内改正了原来的违法行为，但在监管部门回访检查结束之后，立即故态复萌。过了一段时间，又出现了同样的违法行为，后来发现的违法行为到底算是新的违法行为，还是原来的违法行为逾期没有改正？对这一问题的结论不同，下一步的处理就不同。如果把后来发现的违法行为视为新的违法行为，就必须从头"责令限期改正和警告"；如果视为前次违法行为未在限定的期限内改正，那么就可以对该药店直接处以罚款。

经验告诉我们，药店在监管部门跟踪回访结束后，立即故态复萌，说明该药店没有真正改正原来的违法行为，应当对其实施更为严厉的处罚，而不能重新回到"责令限期改正和警告"的最低处罚，这时药品监管部门可依据《办法》第三十八条第二款后半部分的规定，对该药店直接处以罚款。

【分析提示】

如何进行制度设计，增强行政执法机关的执法力度，又改善药店遵守法律规定的自觉性？

思 考 题

1. 执业药师的职责是什么？和我们的生活有什么关系呢？

2. 执业药师的报考条件有哪些？

3. 你是刚刚考取的执业药师吗？你知道如何注册吗？

4. 我国执业药师再次注册的依据是什么？

第二十二章　护士管理法律制度

护士，是指经执业注册取得护士执业证书，依照规定从事护理活动，履行保护生命、减轻痛苦、增进健康职责的卫生技术人员。

护理是人类的需要，护理工作是医疗卫生工作的重要组成部分，护士作为一个职业的从业人员，在医疗、预防、保健、康复领域中担负着促进健康、预防疾病、恢复健康、减轻痛苦的重要职能。护理职业固有的道德观念是珍惜生命，尊重人类尊严，不受国家、种族、信仰、肤色、年龄、性别、政治和社会地位的限制。

为了加强护士管理，提高护理质量，保障医疗和护理安全，保护护士的合法权益，2008 年 1 月 31 日国务院颁布了《护士条例》，自 2008 年 5 月 12 日起施行。明确规定国家发展护理事业，促进护理学科的发展。护士的劳动受全社会的尊重，护士的执业权利受法律保护，任何单位和个人不得侵犯。

第一节　护士执业考试与注册

一、护士执业资格考试

护士执业资格考试是为保证护理行业执业人员的业务水准，正确评价申请护士执业者是否具备护士执业所必需的专业知识和技能，加强护士行业的执业准入控制的考试制度。

根据 2010 年卫生部、人力资源社会保障部联合发布的《护士执业资格考试办法》，具有护理、助产专业中专和大专学历的人员，参加护士执业资格考试并成绩合格，可以取得护理初级(士)专业技术资格证书；护理初级(师)专业技术资格按照有关规定通过全国卫生专业技术资格考试取得。具有护理、助产专业本科以上学历的人员，参加护士执业资格考试并成绩合格，可以取得护理初级(士)专业技术资格证书；在达到《卫生技术人员职务试行条例》规定的护师专业技术职务任职资格年限后，可直接聘任护师专业技术职务。

(一) 考试原则和科目

《护士执业资格考试办法》规定，护士执业资格考试遵循公平、公开、公正原则。护士执业资格考试每年举行一次，实行全国统一组织、统一大纲、统一试题、统一合格标准。

考试由国家医学考试中心具体组织实施，地、市以上卫生行政部门的医政部门承担本地区的考试实施工作。护士执业资格考试包括专业实务和实践能力两个科目。一次考试通过两个科目为考试成绩合格。考试采用标准化考试模式，分中、西医两个专业。考试内容包括基础护理学、内科护理学、外科护理学、妇产科护理学和儿科护理学五个科目。为加强对考生实践能力的考核，原则上采用“人机对话”考试方式进行。

(二) 考试申请

申请参加护士资格考试的人员，应当在公告规定的期限内报名，并提交以下材料：①护士执业资格考试申请表；②本人身份证明；③近 6 个月二寸免冠正面半身照片 3 张；④本人毕业证书；⑤报考所需的其他材料。

申请人为在校应届毕业生的，应当持有学校出具的应届毕业生毕业证明，到学校所在地的考点报名。学校可以为本校应届毕业生办理集体报名手续。申请人为非应届毕业生的，可以选择到人事档案所在地报名。

香港特别行政区、澳门特别行政区和台湾地区居民符合规定和《内地与香港关于建立更紧密经贸关系的安排》《内地与澳门关于建立更紧密经贸关系的安排》或者内地有关主管部门规定的，可以申请参加护士执业资格考试。

二、护士执业注册

《护士条例》规定，护士执业，应当经执业注册取得护士执业证书。2008 年卫生部发布的《护士执业注册管理办法》规定，护士经执业注册取得护士执业证书后，方可按照注册的执业地点从事护理工作；未经执业注册取得护士执业证书者，不得从事诊疗技术规范规定的护理活动。

1. 护士执业注册条件　申请护士执业注册，应当具备下列条件：①具有完全民事行为能力；②在中等职业学校、高等学校完成国务院教育主管部门和国务院卫生主管部门规定的普通全日制3年以上的护理、助产专业课程学习，包括在教学、综合医院完成8个月以上护理临床实习，并取得相应学历证书；③通过国务院卫生主管部门组织的护士执业资格考试；④符合国务院卫生主管部门规定的健康标准。护士执业注册申请，应当自通过护士执业资格考试之日起3年内提出；逾期提出申请的，除应当具备前款第①项、第②项和第④项规定条件外，还应当在符合国务院卫生主管部门规定条件的医疗卫生机构接受3个月临床护理培训并考核合格。

2. 护士执业注册健康标准 申请护士执业注册，应当符合下列健康标准：①无精神病史；②无色盲、色弱、双耳听力障碍；③无影响履行护理职责的疾病、残疾或者功能障碍。

3. 护士执业注册提交材料 申请护士执业注册，应当提交下列材料：①护士执业注册申请审核表；②申请人身份证明；③申请人学历证书及专业学习中的临床实习证明；④护士执业资格考试成绩合格证明；⑤省、自治区、直辖市人民政府卫生行政部门指定的医疗机构出具的申请人6个月内健康体检证明；⑥医疗卫生机构拟聘用的相关材料。

4. 护士执业注册办法 获得中华人民共和国护士执业证书者，方可申请护士执业注册。申请护士执业注册的，应当向拟执业地省、自治区、直辖市人民政府卫生主管部门提出申请。收到申请的卫生主管部门应当自收到申请之日起20个工作日内做出决定，对具备《条例》规定条件的，准予注册，并发给护士执业证书；对不具备《条例》规定条件的，不予注册，并书面说明理由。

护士执业注册有效期为5年。护士在其执业注册有效期内变更执业地点的，应当向拟执业地省、自治区、直辖市人民政府卫生主管部门报告。收到报告的卫生主管部门应当自收到报告之日起7个工作日内为其办理变更手续。护士跨省、自治区、直辖市变更执业地点的，收到报告的卫生主管部门还应当向其原执业地省、自治区、直辖市人民政府卫生主管部门通报。

护士执业注册有效期届满需要继续执业的，应当在护士执业注册有效期届满前30日向执业地省、自治区、直辖市人民政府卫生主管部门申请延续注册。收到申请的卫生主管部门对具备《条例》规定条件的，准予延续，延续执业注册有效期为5年；对不具备《条例》规定条件的，不予延续，并书面说明理由。

根据《护士执业注册管理办法》，护士执业注册后有下列情形之一的，原注册部门应当依照行政许可法的规定注销其执业注册：①注册有效期届满未延续注册；②受吊销《护士执业证书》处罚；③护士死亡或者丧失民事行为能力。县级以上地方人民政府卫生主管部门应当建立本行政区域的护士执业良好记录和不良记录，并将该记录记入护士执业信息系统。

第二节 护士执业权利与义务

一、护士的执业权利

《护士条例》规定，护士的执业权利受法律保护，护士的劳动受全社会的尊重。护士依法履行职责的权利受法律保护，任何单位和个人不得侵犯。护士在执业过程中享有如下执业权利：

1. 获得报酬权 护士执业，有按照国家有关规定获取工资报酬、享受福利待遇、参加社会保险的权利。任何单位或者个人不得克扣护士工资，降低或者取消护士福利等待遇。医疗卫生机构应当执行国家有关工资、福利待遇等规定，按照国家有关规定为在本机构从事护理工作的护士足额缴纳社会保险费用，保障护士的合法权益。

2. 获得保护权 护士执业，有获得与其所从事的护理工作相适应的卫生防护、医疗保健服务的权利。医疗卫生机构应当为护士提供卫生防护用品，并采取有效的卫生防护措施和医疗保健措施。从事直接接触有毒有害物质、有感染传染病危险工作的护士，有依照有关法律、行政法规的规定接受职业健康监护的权利；患职业病的，有依照有关法律、行政法规的规定获得赔偿的权利。

3. 专业研习权 护理工作是一门专业性、实践性、应用性很强的学科。护士有按照国家有关规定获得与本人业务能力和学术水平相应的专业技术职务、职称的权利；有参加专业培训、从事学术研究和交流、参加行业协会和专业学术团体的权利。医疗卫生机构应当制定、实施本机构护士在职培训计划，并保证护士接受培训。护士培训应当注重新知识、新技术的应用；根据临床专科护理发展和专科护理岗位的需要，开展对护士的专科护理培训。护士接受进修学习、接受继续医学教育，不仅是广大护士的权利，也是应尽的义务。

4. 获取执业的信息权 护士有获得疾病诊疗、护理相关信息的权利和其他与履行护理职责相关信息的权利。获取执业的相关信息，这是护士开展护理工作的前提，也是护士更好为患者服务的必要条件。

5. 参与民主管理权 执业过程中，护士可以对医疗卫生机构和卫生主管部门的工作提出意见和建议，参与相关部门的管理。相关部门应该积极采取措施，提供渠道，听取护士对各级卫生部门工作的意见和建议，保证实现护士的民主管理权。

二、护士的执业义务

护士执业，应当遵守法律、法规、规章和诊疗技术规范的规定。在执业过程中，护士应积极履行以下义务：

1. 依法执业义务 护士应该遵守法律、法规、规章和诊疗技术规范的规定，严格落实各项规章制度，正确执行临床护理实践和护理技术规范；遵守医院值班制度，严格执行无菌和消毒隔离技术；按照要求技术、准确、完整、规范书写病历文书，认真管理病历，不伪造、隐匿或者违规涂改、销毁病历，有义务保持医疗护理文件的真实性。

2. 积极救治义务 护士在执业活动中，护士应该仔细观察病人的身心状态，对病人进行科学的护理，发现患者病情危急，应当立即通知医师并配合抢救；在紧急情况下为抢救垂危患者生命，应当先行实施必要的紧急救护。

3. 严格执行医嘱义务 在执业活动中，护士应该正确处理和严格执行医嘱，发现医嘱违反法律、法规、规章或者诊疗技术规范规定的，应当及时向开具医嘱的医师提出；必要时，应当向该医师所在科室的负责人或者医疗卫生机构负责医疗服务管理的人员报告。

4. 保护患者隐私义务 在医疗服务中，由于医疗活动的特点，患者就医时主动或被动地向医务人员介绍自己的病史、症状、体重、家庭史及个人的习惯、嗜好等等隐私和秘密，这些个人的隐私和秘密应当受到保护，而且越来越多的人认为病人的病情、治疗方案也属于当事人的隐私，也应当受到保护。保护病人的隐私，是一名合格护士必须做到的，护士应当注重与患者有效沟通，尊重、关心、爱护患者，保护患者的隐私，体现人文关怀，为患者提供安全优质的护理服务。

5. 服从调遣义务 护士有义务参与公共卫生和疾病预防控制工作。发生自然灾害、公共卫生事件等严重威胁公众生命健康的突发事件，护士应当服从县级以上人民政府卫生主管部门或者所在医疗卫生机构的安排，参加医疗救护。

第三节 护士执业的规则与职责

一、医疗卫生管理机构及其职责

《护士条例》规定，卫生部负责全国的护士监督管理工作，县级以上卫生主管部门负责本行政区域的护士监督管理工作。医疗卫生机构在规范护理行为、保障护士合法权益等方面负有管理、监督职责。

《护士条例》规定，医疗卫生机构配备护士的数量不得低于国务院卫生主管部门规定的护士配备标准。《护士条例》施行前，尚未达到护士配备标准的医疗卫生机构，应当按照卫生部规定的实施步骤，自《护士条例》施行之日起三年内达到护士配备标准。

医疗卫生机构应当设置专门机构或者配备专(兼)职人员负责护理管理工作，对不履行职责或者违反职业道德的护士进行调查处理。医疗卫生机构不得允许下列人员在本机构从事诊疗技术规范规定的护理活动：①未取得护士执业证书的人员；②未依照规定办理执业地点变更手续的护士；③护士执业注册有效期届满未延续执业注册的护士。在教学、综合医院进行护理临床实习的人员应当在护士指导下开展有关工作。

医疗卫生机构应当维护护士的各项合法权益：①为护士提供卫生防护用品，并采取有效的卫生防护措施和医疗保健措施。②执行国家有关工资、福利待遇等规定，按照国家有关规定为在本机构从事护理工作的护士足额缴纳社会保险费用，保障护士的合法权益。对在艰苦边远地区工作，或者从事直接接触有毒有害物质、有感染传染病危险工作的护士，所在医疗卫生机构应当按照国家有关规定给予津贴。③制定、实施本机构护士在职培训计划，并保证护士接受培训。护士培训应当注重新知识、新技术的应用；根据临床专科护理发展和专科护理岗位的需要，开展对护士的专科护理培训。④按照国务院卫生主管部门的规定，设置专门机构或者配备专（兼）职人员负责护理管理工作。⑤建立护士岗位责任制并进行监督检查。

护士因不履行职责或者违反职业道德受到投诉的，其所在医疗卫生机构应当进行调查。经查证属实的，医疗卫生机构应当对护士做出处理，并将调查处理情况告知投诉人。

二、护士执业的规则与职责

护理工作涉及维护和促进人的健康，是医疗卫生工作的重要部分，具有专业性、服务性的特点，是医药卫生工作的一个重要部分。护士作为医药卫生技术人员，在医疗、预防、保健、康复等领域发挥着重要作用，承担着重要职责。

（一）护士执业的规则

1. 强化“以患者为中心”护理服务理念，科学有效护理患者 护士应当坚持和发扬救死扶伤的人道主义精神，以现代护理观为指导，以护理科学知识为基础，对病人进行身心整体护理。医学面对的是有着丰富情感的人，处在身心痛苦之中的患者特别需要医务人员的同情和关爱。护理工作中的服务绝不仅仅是微笑和柔声细语，更重要的是严谨的工作态度和对患者病情的细心体察，掌握个性化沟通、人性化服务的本领，才能真正得到患者的认可。所以，在护理工作中，要求护理人员有机地将躯体护理与心理护理结合起来，除了对病人的生理要求：如饮食、营养、睡眠等，提供一个安静、整洁、适宜的环境。还应掌握病人的心理要求，针对性地进行疏导说服和安慰，并采取一系列良好的心理措施，去改变疾病的心理状态和行为，促进患者的康复。另外，护理人员接触病人比医师更为密切和直接，护士常常能最早发现病人细微症状和体征，最先掌握病情变化的各项资料，护士对病情的观察，了解到的变化，提供的信息，可作为医师确定、修正和补充诊疗方案的参考依据。所以，护理人员观察病情应当仔细周到，养成“手勤、脚勤、眼勤、脑勤”的习惯，深入病房巡视病人，密切留心病情变化，善于发现问题，提出问题，提供具有价值的病情变化资料，及时报告，及时处理。

2. 遵守职业道德和医疗护理工作的规章制度及技术操作规范，依法执业 护士应该全面履行医学照顾、病情观察、协助诊疗、心理支持等护理职责，严格遵守技术操作规程，努力工作，为患者提供安全优质的护理服务。在护理工作中，是否严格遵守各种技术操作规程，认真做好各种查对工作，直接关系到护理质量的好坏，病人生命的安危。例如用药时不认真贯彻“三查七对”制度，是常见的药源性医疗差错和医疗事故发生的重要根源。打针、给氧、插管、引流、灌肠、输血、导尿等，不按操作规程办事，执行医嘱不严，轻则降低治疗效果，重则造成病人伤残、甚至死亡。卫生部颁布的《医院工作人员职责》规定各级各类医务人员均要认真执行各项规章制度和技术操作规程，违反者由卫生行政部门视情节予以警告、责令改正、中止注册直至取消其注册。《护士条例》也作出相应的规定。目的是为了加强护理队伍的建设，提高护士的职业道德和业务素质，保障护士的合法权益，保护患者的身心健康。

3. 承担预防保健工作、宣传防病治病知识工作，对患者进行健康康复指导、健康教育、提供卫生咨询 预防疾病、促进健康是护士的重要职责。随着社会发展和科技进步，人类对危害自身健康因素的认识逐渐加深，卫生事业的内涵也不断丰富扩大。影响人类健康的因素很多，其中生活环境、公共卫生以及吸烟、酗酒等不良习惯对人体健康的影响，已引起社会的广泛关注，对这些因素的控制和改善，单靠卫生行政部门的工作显然是不够的。许多人患病，往往是由于缺乏卫生保健知识，以及不卫生的生活方式造成的。护士在开展整体护理和社区护理工作中，应当从科学的角度向患者宣传卫生知识，进行健康教育。树立“大卫生”的观念，在患者及其家属人群中开展健康教育活动，普及医学卫生知识教育，引导其养成良好的卫生习惯，倡导文明健康的生活方式，提高健康意识和自我保健知识。因此，宣传卫生保健知识，对患者进行健康教育，也是护士应当承担的重要工作组成部分。

4. 增强法律意识，培养法律思维，保护患者权益 临床护理过程中，护患纠纷时有发生，护士应该树立浓厚的法律意识，培养法律思维，养成从法律的角度思考和处理问题的习惯和取向，做到“讲法律”“讲证据”“讲程序”“讲法理”。例如，在执行医嘱的过程中，医嘱代表着患者的利益，护理人员应主动及时准确地执行医嘱。以任何借口拖延执行医嘱或随意更改医嘱，或弄虚作假地执行医嘱都会延误患者的医治，是违法的行为。但是，对于不当医嘱不能盲目执行，应该根据医嘱及具体的护理情况，依据常规进行判断，如有不当之处，护理人员应当及时向医师提出修改医嘱的意见，使医嘱更有利于患者的利益。但是，在未得到医师的同意之前，不可随意更改医嘱。又如，护理人员在接诊伤害患者时，也需要具备长足的法律意识，保护患者利益。接诊伤害患者时，医护人员需要查看身体创伤，确定患者是自伤还是他伤，检查损伤状况，判断损伤严重程度，观察损伤的性质，如枪伤则可能为被追捕的逃犯，舌头、生殖器被咬伤的可能为强奸犯罪嫌疑人，有新旧合并的全身多处软组织挫伤、划伤、烫伤的患者，可能存在家庭暴力或者虐待等。判断与患者或陪同人员陈述是否一致，发现违法犯罪的，在正常接待患者进行诊疗和记录的同时，应当立即报告单位保卫部或公安机关。

5. 护士依法履行职责的权利受法律保护，任何单位和个人不得侵犯 非法阻挠护士依法执业侵犯护士人身权利的，由护士所在单位提请公安机关予以治安行政处罚；情节严重，触犯刑律的，提交司法机关依法追究刑事责任。

人身权利是公民的一项基本权益，我国《宪法》第三十八条规定："中华人民共和国公民人格尊严不受侵犯。"护士在执业活动中，有时因为医患矛盾，引起患者或其家属侵犯护士的人格尊严和人身安全，如侮辱、诽谤、谩骂甚至殴打护士，影响极为恶劣、严重干扰护士正常的执业活动。护士在执业活动中，人格尊严、人身安全不受侵犯，一切扰乱医疗秩序、谩骂或殴打医务人员的行为都是违法行为，应当受到社会舆论的谴责和法律的制裁。侵犯护士人格尊严、人身安全造成损害的，必须依法承担法律责任。

（二）护士的职责

1. 门诊护士职责

（1）在门诊护士长领导下进行工作。

（2）协助医师的工作，按医嘱给病人进行各项治疗和处理。

（3）经常观察病员的病情变化，如发现异常及时通知医生。

（4）做好消毒隔离工作，防止交叉感染。

（5）认真执行各项规章制度和操作规程，严格查对制度，做好交接班，严防差错事故的发生。

（6）负责诊疗室的整洁、安静，做好宣教工作。

（7）按期分工，负责领取，保管药品器械和其他物品。

2. 急诊科护士工作职责

（1）在急诊科护士长领导下进行工作。

（2）做好急诊病员的检诊工作，按病情决定优先就诊，有困难时请示医师决定。

（3）急症病员来诊，应立即通知值班医师，在医师未到以前，遇特殊危急病员，可行必要的急救处置，随即向医师报告。

（4）准备各项急救所需用品、器材、敷料，在急救过程中，应迅速而准确地协助医师进行抢救工作。

（5）经常巡视观察病员，了解病情、思想和饮食情况，及时完成治疗及护理工作，严密观察与记录留观病员的情况变化，发现异常及时报告。

（6）认真执行各项规章制度和技术操作常规，做好查对和交接班工作，努力学习业务技术，不断提高分诊业务能力抢救工作质量，严防差错事故。

（7）准备各项急救所需药品、器材、敷料。

（8）护送危重病员及手术病员到病房或手术室前。

3. 输液室护士职责

（1）输液准备间限制人员进出。

（2）严格执行消毒隔离制度、查对制度及药品管理制度，急救器材和药品专人管理，定期检查。

（3）严格执行无菌操作，注意药物配伍禁忌。

（4）安排病人就座（或躺），并在位置上输液，合理安排输液次序。

（5）每30—50病人至少有一名护士巡视，随时观察病情、输液滴速和注射部位有无异常，遇有输液反应及时报告医生、处理并记录。

（6）接触病人后的输液用品一律不能带入治疗室，按消毒隔离制度要求处理。

（7）抗生素药物做到现配现用。

4. 注射室护士职责

（1）接待病人，安排病人就座，注射时用屏风遮挡。

（2）严格执行查对制度、消毒隔离制度。

（3）严格按医嘱执行，对过敏的药物、必须询问过敏史，按规定做好注射前的过敏试验。

(4) 每天检查抢救设备和药品。

5. 病房护士工作职责

(1) 在护士长领导和上级护理人员指导下进行工作。

(2) 认真执行各项规章制度和护理技术操作规程，正确执行医嘱，准确及时地完成各项护理工作，严格执行交接班和查对制度、消毒隔离制度，防止差错事故发生。

(3) 做好基础护理和患者的情志护理工作。经常巡视病房，了解病情及病人思想、生活、饮食情况，对危重病人及手术病人要随时做好护理记录。

(4) 认真做好危重患者的抢救工作及各种抢救物品、药品的准备、保管工作。

(5) 协助医师进行各种治疗工作，负责采集各种检验标本，接送病员进行检查、治疗等工作。

(6) 参加院及科室业务学习、护理教学和科研，不断提高护理知识，做好护理工作。

(7) 指导实习护士、护理员、配膳员、卫生员工作。

(8) 组织患者学习、宣传卫生知识和住院规则，宣传普及防病知识，经常征求病人意见。有条件者，根据病员情况，适当安排，辅导病员进行康复活动。为出院患者做好健康教育指导。

(9) 办理出、入院、转科、转院手续及有关登记工作。

(10) 认真书写住院患者护理计划及各种护理记录。

(11) 做好病员管理、消毒隔离、物资保管工作。

6. 手术室护士职责

(1) 在护士长领导下担任器械或巡回护士等工作，并负责手术前的准备和手术后的整理工作。

(2) 认真执行各项规章制度和技术操作规程，督促检查参加手术人员的无菌操作，注意病人安全，严防差错事故。

(3) 参加卫生清扫，保持手术室整洁、肃静，调节空气和保持室内适宜的温度。

(4) 负责手术后病员的包扎、保暖、护送和手术标本的保管和送检。

(5) 按分工进行器械、敷料的打包消毒和药品的保管，做好登记统计工作。

(6) 指导进修、实习护士和卫生员的工作。

第四节 法律责任

一、医疗卫生机构违反《护士条例》规定职责的法律责任

(1) 医疗卫生机构有下列情形之一的，由县级以上地方人民政府卫生主管部门依据职责分工责令限期改正，给予警告；逾期不改正的，根据国务院卫生主管部门规定的护士配备标准和在医疗卫生机构合法执业的护士数量核减其诊疗科目，或者暂停其 6 个月以上 1 年以下执业活动；国家举办的医疗卫生机构有下列情形之一、情节严重的，还应当对负有责任的主管人员和其他直接责任人员依法给予处分：①护士的配备数量低于国务院卫生主管部门规定的护士配备标准的；②允许未取得护士执业证书的人员或者允许未依照本条例规定办理执业地点变更手续、延续执业注册有效期的护士在本机构从事诊疗技术规范规定的护理活动的。

(2) 医疗卫生机构有下列情形之一的，依照有关法律、行政法规的规定给予处罚；国家举办的医疗卫生机构有下列情形之一、情节严重的，还应当对负有责任的主管人员和其他直接责任人员依法给予处分：①未执行国家有关工资、福利待遇等规定的；②对在本机构从事护理工作的护士，未按照国家有关规定足额缴纳社会保险费用的；③未为护士提供卫生防护用品，或者未采取有效的卫生防护措施、医疗保健措施的；④对在艰苦边远地区工作，或者从事直接接触有毒有害物质、有感染传染病危险工作的护士，未按照国家有关规定给予津贴的。

(3) 医疗卫生机构有下列情形之一的，由县级以上地方人民政府卫生主管部门依据职责分工责令限期改正，给予警告：①未制定、实施本机构护士在职培训计划或者未保证护士接受培训的；②未依照本条例规定履行护士管理职责的。

二、护士违反《护士条例》规定执业规则的法律责任

护士在执业活动中有下列情形之一的，由县级以上地方人民政府卫生主管部门依据职责分工责令改正，给予警告；情节严重的，暂停其 6 个

月以上1年以下执业活动，直至由原发证部门吊销其护士执业证书：①发现患者病情危急未立即通知医师的；②发现医嘱违反法律、法规、规章或者诊疗技术规范的规定，未依照《护士条例》的规定提出或者报告的；③泄露患者隐私的；④发生自然灾害、公共卫生事件等严重威胁公众生命健康的突发事件，不服从安排参加医疗救护的。

护士在执业活动中造成医疗事故的，依照医疗事故处理的有关规定承担法律责任。护士被吊销执业证书的，自执业证书被吊销之日起2年内不得申请执业注册。

扰乱医疗秩序，阻碍护士依法开展执业活动，侮辱、威胁、殴打护士，或者有其他侵犯护士合法权益行为的，由公安机关依照《中华人民共和国治安管理处罚法》的规定给予处罚；构成犯罪的，依法追究刑事责任。

案例 22-1

一名出生刚40天的患儿，因轻咳、间断性抽搐3天于16时40分在某医院儿科住院，入院诊断佝偻病性低钙抽搐、上呼吸道感染，其中一项医嘱是10%葡萄糖7ml加5%氯化钙5ml缓慢静脉注射。儿科护士李某拿着处方去药房取药，值班药剂人员将10%氯化钾注射液10ml误认为是5%的氯化钙10ml一支发出。值班护士也没有查对，便将氯化钾当作氯化钙加入10%葡萄糖7ml中，给患儿静脉缓慢注射，注射中患儿就出现面色苍白、口唇发绀、心跳停止，经抢救无效死亡。抢救结束发现推注药物的注射器上套着10%的氯化钾安瓿，才发现问题的症结。

案例 22-2

一位脑神经系统疾患的17岁女性患者在一家医院住院，一位护士发现该患者使用的蒸馏水（用于人工呼吸机加湿器）已用完，便予以更换。可她错将酒精当作蒸馏水放于患者床下，各班护士每隔2h为患者用注射器抽吸数十毫升加入加湿器，就这样直到患者出现发热等感染症状且病情急剧恶化时，多方查找原因才发现问题。错误操作经过了数名护士之手，加入的酒精约600—700ml，由于未能及时采取酒精中毒治疗措施，患者不幸死亡。

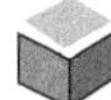

案例 22-3

某病员因截肢术后伤口疼痛，夜间无法入睡而请经治医生给予解决，医生下达医嘱："25%硫酸镁100毫升静脉注射，一日二次"。按照用药常规，静脉注射时应使用2.5%的硫酸镁，而不该是25%，医生疏忽，将2.5%错写成了25%，而护理人员也未发现其中的错误，照样给患者静注了25%硫酸镁，结果药液尚未注完，患者就出现了颜面苍白，脉搏变缓，还没来得及抢救，患者即呼吸心跳停止死亡。

【分析提示】

1. 严格执行医嘱是护士的一项执业义务，护士在执行医嘱过程中应认真仔细，如若失之毫厘，威胁到的将是患者的生命安全。

2. 护士工作具有很强的专业性，护理人员除了被动执行医生的指令外，还应具有主动性，根据《护士管理条例》的规定，护士在执业活动中发现医嘱违反法律、法规、规章或者诊疗技术规范规定的，应当及时向开具医嘱的医师提出。

综上，护士除了是医师医嘱的执行者还应是监督者。

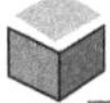

案例 22-4

关于美国护士资格认证考试

CGFNS考试（美国护士认证考试），成为近年来人才市场上备受关注的话题。目前，世界上许多先进国家都严重缺乏护士。据介绍，美国预计到2020年将有20万个注册护士职位空缺。其他一些发达国家如英国、澳大利亚、新西兰、加拿大、新加坡等，也都面临着同样的问题。

一、考试概况

美国国外护士学校毕业生审查委员会（CGFNS）是在美国劳工部和卫生教育与福利部（现为卫生与大众服务部）的要求下，由美国护士协会和全国护理联合会于1977年成立的。该委员会的工作任务是对国际上具有护士教育背景的毕业生进行资格审核，以确保合格的人选在美国通过注册护士执照考试（NCLEX-RN）后从事护士职业。

CGFNS提供的证书项目使具有国际教育背景的护士能够在申请进入美国之前把握他们通过美国护士执照考试的机会。自从CGFNS于1978年第一次举行考试以来，持有CGFNS证书的具有国际教育背景的护士百分之八十九以上的人通过了各州的注册护士执照考试。

CGFNS证书项目(CGFNS-CP)只是为希望有机会通过美国注册护士执照考试，即NCLEX-RN考试，并在美国获得护士执照的那些在美国以外接受教育或持有执照的初级普通护士而设计的。

该证书项目由资质审核、一项为期一天的护理知识资格考试和一项英语水平考试构成。考生只有成功地满足了该项目上述三项条件后，方可获得CGFNS颁发的证书。

二、考试时间

CGFNS-CP护理知识资格考试目前在中国每年举行三次，分别为三月、七月和十一月。考试分为两部分，上午进行第一部分考试，时间为2小时30分钟；第二部分下午进行，时间为1小时50分钟。

CGFNS-CP证书项目资格申请由申请人通过网上或书面直接向CGFNS递交，审核通过后，将被告之具体的考试时间和地点。考试结果由CGFNS直接通知考生。

三、报名时间

美国CGFNS资格考试每年4次在世界范围内同时进行，分别在每年的3、7、9、11月举行。

全世界各洲所有考试中心都在同一天举行考试。考试时间共260分钟，上午150分钟，下午110分钟。

2003年中国大陆考试中心在北京正式成立，现在有北京、上海、广州、成都四个考点。

四、考试内容

考试具体内容包括：成人护理、儿童护理、妇婴护理、精神护理、心理健康护理、社区健康护理。CGFNS考试采用多项选择题形式并以笔试方式进行。

试题结构：

Safety effective care environment 安全有效的护理环境(12%—24%)；

Health promotion and maintenance 人体的生长发育与健康保健(12%—24%)；

Psychosocial integrity 社会心理完整(10%—22%)；

Physiological integrity 生理完整(31%—55%)。

考试分为两部分，共260道试题。第一部分为150道选择题，考试时间为150分钟；第二部分为110—121道选择题，考试时间为110钟。

五、报考要求

CGFNS考试报考要求：考生必须是本国一级专业护士，亦成为注册护士或职业护士。如在本国是二级护士如助产护士或护士助理，则不符合考试的资格。考生必须在本国领有护士执照，受过全面的护理教育。只持有单科护理执照，如产科护士或助产士、儿科护士、精神科护士或其他专业的护士，不符合考试条件。

资料来源：http://site.douban.com/244817/widget/notes/17496269/note/400265961/

【分析提示】

1. 美国CGFNS资格考试在世界范围内进行说明了什么？

2. 通过CGFNS的试题结构，你认为对护士从业人员的知识结构提出了什么要求？

思 考 题

1. 护士的执业规则是什么？
2. 讨论：中国护士是否应该有处方权？

第二十三章　医疗事故处理法律制度

医疗事故是引发医疗纠纷的原因之一，更是典型的医疗侵权行为。为了规范医疗事故的处理，我国特别制定了《医疗事故处理条例》。《医疗事故处理条例》与其他法律的配套实施，主要针对医疗纠纷案件诸如案由、举证责任、赔偿标准、鉴定程序、患者权利等作了明确的规范，是国家认识、预防、处理和解决医疗事故的法律规定。本条例主要介绍医疗事故的概念和特征，预防与处置，技术鉴定，行政处理与监督，经济赔偿和法律责任等法律规定。重点掌握医疗事故的概念和特征，技术鉴定、行政处理与监督、经济赔偿和法律责任等法律制度。

第一节　医疗事故概述、定义

一、概　　述

医疗事故本身是个行政概念，具有浓厚的行政认定的色彩。国务院 1987 年颁发的《医疗事故处理办法》对“医疗事故”的表述为“在诊疗护理工作中，因医务人员诊疗护理过失，直接造成病员死亡、残疾、组织器官损伤导致功能障碍的”。该说法在实践中引起极大争议，这个定义在主体范围、发生原因、主观过错、因果关系、法定后果诸方面都存在缺陷。经过十多年的实践，这个定义已显然不能概括新时期医疗事故所呈现出的变化，不能适应保护医患双方合法权益的需要。

2002 年 4 月由国务院颁布，同年 9 月 1 日起实施的《医疗事故处理条例》第 2 条对“医疗事故”的定义进行了很大修改，重新予以界定，规定“本条例所称医疗事故，是指医疗机构及其医务人员在医疗活动中，违反医疗卫生管理法律、行政法规、部门规章和诊疗护理规范、常规，过失造成患者人身损害的事故”。

在《现代汉语词典》中，“事故”是指“意外的损失或灾祸（多指发生在生产、工作上发生的），如工伤事故、责任事故”等。在被废止的《医疗事故处理办法》及新颁布的《医疗事故处理条例》中，之所以仍坚持采用“医疗事故”这一称谓，其原因就在于起草两个行政法规的主要部门就是卫计委，作为中国最高卫生行政管理机关的卫计委显然是站在对医疗活动进行行政管理的角度上思考问题的。但是，很多学者认为，在民事法律领域中用来描述医疗事故所界定的对象更为准确的词应是“医疗损害”。因为在民事法律尤其是侵权行为法领域中注重的不是对行为人所施加的行政管理，而是要求行为人应当尽到法律要求的相应义务以免给他人造成损害，如果行为人违反义务的行为造成他人损害，则应当赔偿责任。医疗机构及其医务人员违反法律义务而造成患者损害，患者因此有损害赔偿请求权，此种损害事实因医疗活动而产生，所以称为“医疗损害”。

二、医疗事故的构成要件

（一）主体必须是医疗机构及其医务人员（主体要件）

“医疗事故”发生在医疗机构及其医务人员的医疗活动中，这指明了医疗事故发生的场所和活动范围，依法取得执业许可或者执业资格的医疗机构和医务人员在其合法的医疗活动中发生的事故。应当注意的是，凡不具有合法资质而提供医疗服务的所谓“医疗机构和医务人员”，过失造成患者人身伤害的，决非医疗事故，而是“非法行医”的行为。当然，对于此种行为，也要追究其相应的民事责任、行政责任，造成较大危害的，还要追究其刑事责任。

注意：并非医务人员的任何造成患者人身损害结果的行为都构成医疗事故，造成医疗事故的医务人员必须处于正常工作状态之中。也就是说，医务人员只有在正常工作时间、医疗机构的指定工作场所、本人工作职责范围内，在从事诊疗护理工作的过程中，所造成患者人身损害的事故，才能构成医疗事故。

（二）医疗人员必须具有诊疗护理工作中的过失（主观要件）

主观要件指的是行为人的主观状态，在医疗事故中，主观状态是过失。在医疗事故中，医务人员主观上的过失存在疏忽大意的过失和过于自信的过失。(已在前面讲述)在医疗事故中是不存在“故意”。如果医务人员在从事诊疗护理工作过程中,故意造成患者死亡、残疾、功能障碍等人身损害后果,那么就已构成故意杀人或故意伤害,而非医疗事故了。

(三)医务人员必须有违法行为,且有较严重的损害后果(客观要件)

“违法性”主要是指在诊疗护理过程中,违反国家法律法规的规定。在这里,法律应当作广义的理解,即既包括宪法、法律、法规,也包括卫生行政管理部门和医疗机构自己制定的诊疗护理规章制度及技术操作规程。在实践中,这些制度或者规程可以是成文的,也可以是约定俗成并得以普遍遵循的习惯。

如果医务人员的诊疗护理行为是合法行为,即无违反法律、规章制度、操作规程、技术规范要求的行为在主观上无过失,即使造成事实上的损害结果,也不构成医疗事故,无需承担医疗事故赔偿责任。实践中,“违法行为”的表现形式是多种多样的,基本上可以分为作为和不作为两种。实践中,医务人员在诊疗护理工作中因不作为而造成损害结果的,主要有以下几种情况:

(1) 属于临床各科诊治范围的急、危、重病患,医务人员借故推诿、拒绝收治;或者借口因某种条件所限,接诊医生对病患未做任何检查和处理,便转科、转院,以致延误、丧失有效抢救时机而造成损害结果的。

(2) 值班医师擅离职守;或者因工作粗心大意,不仔细检查病员,不清楚了解病史、草率进行医疗处理;或者因病员病情急剧恶化,医生接到通知后无故不予诊视或者不予处理,延误抢救时机,造成损害结果的。

(3) 属于急、危、重病员,虽非本科急诊范围,按当时条件及医师的技术水平,可以也应该积极进行抢救,或者及时请其他科室进行会诊或者治疗,本来可以避免造成损害结果,却因推诿、不负责任而延误抢救、治疗时机,造成损害结果的。所谓“危害性”,主要是指在诊疗护理实践中,不能因为从事诊疗护理的医务人员有一般过失行为就构成医疗事故,必须视为其行为在实际上是否造成了对患者的较严重损害结果,没有造成损害后果的,不能认定为医疗事故。

医疗差错,是指在诊疗护理过程中,虽然由于医务人员的过失行为而给病员造成了一定程度的损害结果,但尚未达到《条例》中所规定的严重程度。具体来说,医疗差错就是由于诊疗护理中的过失行为而给病员造成低于四级医疗事故的损害结果。也就是说,医疗差错与医疗事故的行为性质是一样的,只是由于前者并未达到法律规定的严重程度,而不能被认定为医疗事故。医疗差错本身又可分为严重差错和一般差错。

一般医疗差错是指在诊疗护理过程中,医务人员虽有过失行为,但尚未给病员的身体健康造成损害,也没有任何不良后果。严重医疗差错是指在诊疗护理过程中,由于医务人员的诊疗护理的过失行为,给病员的身体健康造成了一定的损害结果,延长了治疗期间,给病员带来了痛苦,但并未造成病员其他不良后果。

(四)过失行为和后果之间存在因果关系

这是判定是否属于医疗事故的一个重要方面。虽然存在过失行为,但是并没有给患者造成损害后果,这种情况不应该被视为医疗事故;虽然存在损害后果,但是医疗机构和医务人员并没有过失行为,也不能判定为医疗事故。这种因果关系的判定,还关系到追究医疗机构和医务人员的责任,确定对患者的具体赔偿数额等。

三、不属于医疗事故的几种情况

现代医学虽然在不断地发展,但仍然不是一门已经发展成熟的科学,对于人体的种种奥秘,仍然不能完全了解,许多疾病的发生原理尚未认识,还有一些仍然使人们束手无策。所以,有时医务人员的诊治过程中,虽然已经严格按照现有规定操作、积极救治,有时仍然会发生一些患者人身损害的后果,这也与医务人员的主观愿望相悖。这些情况的出现属现代医学科学技术不能够预见且不能克服的情况,同时也符合我国民法关于不可抗力的规定,那么对于这种情况下发生的一些损害后果,就不构成医疗事故。

据此,《医疗事故处理条例》第 33 条规定了不属于医疗事故的 6 种情况,即医疗机构可以免责的事由。

(1) 在紧急情况下,为抢救垂危患者生命而采取紧急医学措施造成不良后果的医疗上的紧急情形表现为两种情况:一是时间上的紧急性。即由于患者病情的突发性而可以供医师诊疗的时间非常短暂，在技术上不可能作出十分全面的考虑及安排，如出血性休克或者患者突然出现呼吸、心跳停止等状况。二是事项上的紧急性。即由于患者所患疾病危重，而在治疗手段的选择上存在极大困难，所采取的治疗措施直接关系到患者的生死存亡，需要医师作出紧急性的决断。

(2) 在医疗活动中由于患者病情异常或患者体质特殊而发生医疗意外的 本条规定了医疗意外事件的一种表现形态，即由于患者病情异常或特殊体质而发生的难以预料和防范的不良后果。

由于在此种情况下，医务人员已经尽了所有的注意义务，医疗活动符合诊疗常规，仍然无法避免患者损害的不良后果的发生，故医务人员因无主观过错而无须承担责任。需要强调的是，医务人员必须是仅对不良后果的发生无法预料和无法防范，且对于诊治过程的其他环节在主观上均不存在过错。由于医疗纠纷的民事诉讼中举证责任部分倒置的规定，医务人员如果主张患者的损害后果属医疗意外，就需要证明两个事实：第一，损害的发生属医务人员自身以外的原因所造成的；第二，医务人员已经尽到了他当时应当和能够尽到的注意。

在实践中，有时不良后果的原因既包括医疗意义，也包括医务人员的过失。这时医务人员仅就其过失承担相应的责任。

(3) 在现有医学科学技术条件下，发生无法预料或者不能防范的不良后果的。这是《医疗事故处理条例》对医疗意外事件另一种表现形态的规定。

现代医学虽然取得了突飞猛进的发展，但仍然有很多不能克服的困难。医务人员在面对一种新型疾病时，往往有一个摸索的过程，如2003年春天肆虐全国的“非典”，医务人员在疫情初发时期的误诊误治以及发生一些损害后果就属于此类情况，医疗机构应予以免责。

(4) 无过错输血感染造成不良后果的。输血实际上包括输全血及血液制品(如成分血等)，统称输血。输血作为一种有效的治疗手段，经过多年实践，其疗效已得到确定，尤其在抢救失血性休克、大出血的患者时，还是一种不可或缺的治疗手段。然而，由于当前科学技术的限制，输血这种治疗方法具有很大的风险。因为医院在为患者做身体检查中，或是采血机构在对供血的检测时存在“窗口期”，即患者原有某种疾病不适合接受输血，但在检查时没有反映出来，或是供血者血液中含有某种病毒，但在供血机构检测时处于潜伏期而无法检测出来；再加上现代医学科学技术的限制，不能100%地检测出血液中的病毒。因此，即使医务人员完全认真地履行义务，仍有可能出现患者因输血而感染输血传染疾病的后果。在这种情况下，医务人员没有主观过错，不属于医疗事故。

(5) 因患方原因延误诊疗导致不良后果的。疾病的诊断治疗是一个互动的过程，离不开患者及其家属的配合。在医生为患者诊断疾病时，患者的主诉是很重要的依据。如果患者及其家属采取不合作的态度，不如实向医务人员提供准确可靠的情况，那么容易造成误诊与误治。

应提醒注意的是，对于一些患有严重疾病，特别是有器官功能障碍的患者，像高血压、心脏病、糖尿病等，医务人员应当特别提醒患者及亲属，配合治疗还包括在日常生活饮食、起居等方面要注意的事项。

(6) 因不可抗力造成不良后果的。不可抗力在大多数国家的合同法和侵权法中都被认为一种抗辩事由。我国《民法通则》对不可抗力规定为：不能预见、不能避免并不能克服的客观情况。一般认为，医疗活动中的不可抗力可分为两方面因素：一是民法理论公认的事件，如地震、水灾、战争等；二是源于疾病方面的事件，如疾病的自然发展和并发症。例如现代医学对于一些疾病仍然没有治愈的方法，仅能延缓其发展或采取姑息疗法以减轻患者痛苦，例如晚期癌症、艾滋病等。这些疾病的恶化乃至死亡是不可避免的，与医疗措施没有因果关系。所谓并发症，是指在医疗活动中，患者发生了虽然能预见，但不能避免或不能防范的不良后果。例如，在外科手术中，确系患者手术部位的组织器官有严重的粘连、解剖变异等手术中无法识别的情况导致正常的组织及器官造成损伤，引起不良后果的，应属于外科手术治疗中的并发症。

第二节　医疗事故的预防与处置

一、医疗事故的预防

医院的管理水平提高后，将从整体上防范医疗事故以及医患纠纷的发生。具体有：

1. 重视全院工作的协调一致　医疗纠纷常

常发生在医院管理工作的一些薄弱环节上，这些薄弱环节常常是一些工作死角、无人过问、无人问津的地方。因此，医院领导必须强调全院一盘棋的思想，全院职工从上到下都要积极行动，消灭工作死角，作好补位工作。这种工作上的死角和补位，既包括工作环节上的死角和联系脱节，也包括工作进行中时间上的死角和联系脱节。比如交接班时间，节假日时间，夜班时间，等等。

2. 学习有关的卫生法律 有关卫生法律知识，尤其是新出台的卫生法规，新制定和修改的一些医疗制度和规定，管理人员必须及时熟悉和掌握，及时调整本医院的工作管理制度，及时向涉及人员贯彻。医院的一切工作必须围绕法律规定来开展工作，按照法律的要求来规范工作，才可能使自己的工作在日后发生的医疗纠纷中立于不败之地。比如，有关输血单的保存问题、病历书写保存问题，等等，都有专门的法律、法规作了专门规定。现在医院对这个问题不够重视，发生医疗纠纷后常常“举证不能”，最终导致败诉。

3. 规范岗位职责 规范各级医务人员、各个工作岗位的职责在全院工作统一步调的思想指导下，明确规定各级医师的工作范围、工作内容。工作要求是非常必要的。医师在工作时间应该做什么，怎么做？医师在手术前应该怎样向家属交代手术风险，交代哪些内容？主任、主治医师在术前怎样与患者家属沟通，这些都必须具体化，并落实到每个人的身上。只有职责清楚了，才不会有工作脱节，才不会有工作死角。

（二）提高医务人员的业务素质

1. 树立全心全意为病人服务的思想 医院与病人的关系应该是服务与被服务的关系，二者互相依赖、互相依存，但不应该互相对立。医师应该树立全心全意为人民服务的思想，把病人的病情、病人的需要放在首位，一切为了病人，一切服从于治疗。只有把医患双方的地位定位清楚之后，医师在接待病人、治疗疾病时才不会与病人发生矛盾和冲突。

2. 提高医务人员的医疗诊断技术水平 医师的医疗技术水平的高低，直接关系到医疗纠纷的发生与否。事实上，绝大多数医疗纠纷、临床并发症都与医师的技术水平和临床经验密切相关，医师的技术水平提高后，许多并发症可以避免，许多危急病情可以平安度过。许多少见病、罕见并发症也都能够自如处理。因此，医院必须树立良好的学风，树立比技术、比学术的风气。在用人制度上，必须把大夫的业务素质放在首位来考察。只有医师的业务水平从总体上提高后，医疗纠纷才可能避免。

3. 提升医务人员的书写病历记录病情变化的意识和能力 一切医疗活动和与医疗有关的行为均必须有书面记录，这是一个惯例，在诉讼中也便于法庭查证。医师在处理病人的病情上有一定的自主权，有根据病情作出医学决定的权力，只要这种决定是对病人有利、符合医疗常规就可以，无须病人同意。但是，怎样证明医师的决定是恰当、及时的，如何证明医师已经作出有利于病情好转的处置，必须记录。所有记录的文字资料，都可能成为医疗事故鉴定、法医医疗问题鉴定和法庭调查取证的主要依据，因此，临床医师必须高度重视自己的病历，注意病历的书写，注意将自己的思想和医疗行为记录在病历上。这是医师和医院保护自己的有效手段。另外。所有记录的内容必须正确，不得有疏漏，更不得有违反医疗常规的记录。笔误在法庭上是得不到承认的。

4. 提高医务人员的言语表达能力 当今我们提倡医护人员与病人及其家属接触，充分交待病情，与病人及其家属沟通思想，配合治疗，让病人及其家属理解医师的治疗措施和治疗中可能出现的不良并发症。同时我们又必须要求我们的医护人员在与病人接触的过程中，注意说话的方式、方法，注意说法的内容，注意什么东西该讲，什么东西不该讲，什么东西怎么讲，等等。医护人员必须要从有利于治疗，有利于病人康复的角度做工作，对于病人及其家属的提问，应该耐心、通俗地解答、解释。不要对病人的病情、治疗手段作保证性许诺，不要对其他医师的治疗方案作评价。如果发现其他医师的治疗方案和处置措施有问题，不要在病人面前说，应该及时找上级大夫反映，及时更正处理。大夫之间的意见分歧也不应该在病人中流露，以免影响病人的情绪和医院的整体形象。

5. 加强法律意识，学习医疗纠纷方面的法律知识 医务人员学法律知识是必要的，加强法律意识，有利于更好地做好医疗工作，更好地执行上级大夫的指示，更好地保护医务人员自己和医院的权益，有针对性地作好病人的思想工作，将医疗纠纷的苗头在萌芽时就给予化解。

二、建立健全医院的各项规章制度

1. 病情告知和解释制度 病人的病情应该

及时向病人或者家属告知，让病人一方及时了解病人病情的严重程度和医院对病情的估计和已经采取或者将要采取得治疗措施、检查措施。所谓病人的知情权，告知病情应该是知情权中最重要的组成部分。在作好病情告知的同时，还应该将有关交待的情况和病人一方的反映、态度和要求及时记录在病历上，及时向上级汇报，重大问题可以写成书面报告递交上级或者医院。通过病情告知，可以及时发现问题，及时掌握患者一方的要求和思想动态，有利于治疗。同时，通过病情告知，也可以取得病人及其家属对医院医疗行为的理解，也体现医院对病人病情的重视。

2. 病历书写和复查制度 病历的书写项目和书写内容以及书写要求都必须有明确、具体的规定，使得病人的病情在病历上有充分反映，医师开展的任何治疗或者与治疗有关的工作在病历上也有记载。同时，上级大夫和医院的医务管理人员应该定期抽查，发现问题及时就诊。对于已经发生的重大漏记事件，应该作为典型批评处理，同时追究所在科室领带及其上级大夫的责任，科以必要的经济处罚。

3. 医患沟通制度 医患关系绝不是对立的关系，而应该是融洽、友好的朋友关系。首先，医护人员必须把病人及其家属当作朋友来对待。

4. 奖惩制度

(1) 工作疏漏者罚，及时补位者奖。

(2) 激化医患关系、产生医疗纠纷者罚，化解医疗纠纷者奖。

(3) 全心全意为病人治疗服务、成功治疗重危病人者奖。

(4) 树立岗位标兵和业务能手。

5. 医疗事故处理程序制度 根据国务院《医疗事故处理办法》和卫生部有关处理医疗事故、医疗纠纷的文件精神，建立行之有效的医院医疗纠纷处理制度，包括医疗纠纷汇报制度、医疗纠纷讨论制度、医疗纠纷现场保护制度以及全院对医疗纠纷事件的迅速反应制度。行政、保卫部门，应该通力协作，对于临床报告的医疗纠纷事件，应该迅速及时赶到现场，处理纠纷，制止有关当事人的过激言行。

三、医疗事故的处置

医疗机构一旦发生医疗事故，必须立刻启动医疗事故的处置程序，最大限度的保障患者和自身的权利和医务人员的权利。

(一) 报告

《医疗事故处理条例》第十三条规定：“医务人员在医疗活动中发生或者发现医疗事故，可能引起医疗事故的医疗过失行为或者发生医疗事故争议的，应当立即向所在科室负责人报告，科室负责人应当及时向本医疗机构负责医疗服务质量监控的部门或者专(兼)职人员报告；负责医疗服务质量监控的部门或者专(兼)职人员接到报告后，应当立即进行调查、核实，将有关情况如实向本医疗机构的负责人报告，并向患者通报、解释。”第十四条规定：“发生医疗事故的，医疗机构应当按照规定向所在地卫生行政部门报告。发生下列重大医疗过失行为的，医疗机构应当在12小时内向所在地卫生行政部门报告。”规定报告制度有以下作用：

(1) 发生医疗事故或事件后，立即报告上级医师或行政领导，便于及时采取有效的补救措施，尽最大可能地减轻事故或事件给患者带来的不良影响。

(2) 及时掌握第一手资料和证据，有助于医疗事故或事件的准确鉴定、准确定性和正确处理。因此，发生医疗事故或事件后，只有立即报告，医疗单位才能及时派专门人员保管各种为查明案情所需的材料和封存保留现场，以避免发生某些不利于医疗事故或事件的鉴定和处理的情况。医疗事故发生以后，医疗机构和患者及其家属对事故或事件的性质及发生的原因往往发生争议，难以统一认识，这就要求进行技术鉴定或尸检。立即报告，医疗单位或卫生行政部门才能及时进行调查、处理，特别是对死亡事件，可以及时进行尸检，确保尸检结果的准确性。尸检应在48小时内组织有资格的机构和人员进行。医疗单位或者病员家属拒绝进行尸检，或者拖延尸检时间超过48小时，影响对死因的判定的，由拒绝或拖延的一方负责。

(3) 对医疗事故的确认和处理有争议时，提请地市医学会进行鉴定，由卫生行政部门处理。对医疗事故技术鉴定专家组所做的结论或者对卫生行政部门所做的处理不服的，病员及其家属和医疗单位均可在接到结论或者处理通知书之日起15日内，向上一级医疗事故技术办公室共同申请再次鉴定，或者向上一级卫生行政部门申请复议，也可以直接向当地人民法院起诉。

(二)及时采取措施防止损害扩大

《医疗事故处理条例》第一十五条规定:"发生或者发现医疗过失行为,医疗机构及其医务人员应当立即采取有效措施,避免或者减轻对患者身体健康的损害,防止损害扩大。"医疗机构采取的及时有效的措施包括:为确认过失行为造成的损害程度而进行必要的辅助检查;为减轻损害后果而采取必要的药物、手术等治疗方法;为避免医疗事故争议而采取的其他措施。这些措施应具有很强的针对性和有效性,以力争把对患者造成的损害程度降低到最低。

(三)保管各种资料,封存现场实物

《医疗事故处理条例》第九条规定:"严禁涂改、伪造、隐匿、销毁或者抢夺病例资料。"第16条规定:"发生医疗事故争议时,死亡病例讨论记录、疑难病例讨论记录、上级医师查房记录、会诊意见、病程记录应当在医患双方在场的情况下封存和启封。封存的病历资料可以是复印件,由医疗机构保管。"第十七条规定:"疑似输液、输血、注射、药物等引起不良后果的,医患双方应当共同对现场实物进行封存和启封,封存的现场实物由医疗机构保管;需要检验的,应当由双方共同指定的、依法具有检验资格的检验机构进行检验;双方无法共同指定时,由卫生行政部门指定。疑似输血引起不良后果,需要对血液进行封存保留的,医疗机构应当通知提供该血液的采供血机构派员到场。"

掌握第一手资料和证据,是对医疗事故或事件做出准确鉴定、准确定性、正确处理的前提条件。因此,医疗单位在接到有关当事医务人员、其所在科室发生医疗事故的报告以后,应依法做好保管和封存工作,以免发生不利于医疗事故处理的事情。

(四)调查

医疗单位对发生的医疗事故或事件,应立即进行调查、处理,并报告上级卫生行政部门。个体开业的医务人员发生的医疗事故或事件,由当地卫生行政部门组织调查、处理。病员及其家属也可以向医疗单位提出查处要求。对医疗事故或事件进行调查的过程,实际上就是为处理医疗事故或事件寻找根据,分析造成事故或事件的原因和过程,这是整个处理医疗事故或事件的关键环节。调查的过程一般涉及以下几个方面:

第一,证据的检验。首先,病员的病历是记载病情发展过程、记录医生医治方法和思路、反映医生责任心的最原始的资料。为了查明事故真相,必须对病历进行文件检验以判断病历是否被涂改。其次,对现场勘察提取的药品、药瓶和残存的药液、病员的血液、尿液及分泌物做药物分析和标本。再次,如果怀疑病员错输异型血、怀疑换错新生儿、怀疑同种异体器官移植不当,则需要做血型检验。最后,若怀疑事故是由医疗设备故障造成,则需请专业人员对医疗设备及医疗器械等进行检验,以确定是否存在设计缺陷,有无机械故障或电路故障等。

第二,对活体进行检查,对尸体进行解剖。对活体进行检查是指对患者进行体格检查以确定患者是否残废,是否有组织器官损害导致的功能障碍,确定残废的程度及功能障碍的程度,为医疗事故的正确处理提供客观、科学的依据。对尸体进行尸检主要是对尸体进行病理解剖和法医解剖,以确定死亡的原因。

第三,对医疗单位负责人、责任医务人员、病员及其亲属、在场病友等的调查访问,针对医学疑难问题咨询医学权威等。在处理医疗事故过程中,不应忽视对医患双方的询问。因为对医患双方进行询问可以得到一些对医疗事故处理有用的信息,而且可以更好地消除医患双方的矛盾,沟通双方,以使医疗事故顺利得以解决。

(五)做出结论

医疗事故处理部门应在调查、研究的基础上,最后做出对事故的处理意见。对不构成医疗事故的案件,应以书面形式详细地向患者及其家属说明情况和理由。对构成医疗事故的案件,则要根据《医疗事故处理条例》及其他法律法规的规定,责令医疗责任人员承担民事责任或行政责任,对构成医疗事故罪的,要依法追究其刑事责任。

医疗纠纷情况复杂,政策性强,医疗单位和卫生行政部门在接待和处理上必须严肃认真,做好各个环节的工作。

1. 接待 接待来访者的首要问题是使来访者建立起信赖感。无论有无医疗过失,都要向病人或家属表示慰问,态度诚恳热情,即使对方发怒或语言不逊,也要疏导、说服,切勿动怒。对初访者一定要耐心听,认真记,尽量多搜集与纠纷

有关的材料,为开展调查提供依据。对问题不要轻易做肯定或否定的回答。来访者陈述意见时不要打断,不要插话或者做不必要的解释,防止误认为是包庇、袒护。最后必须根据事实做结论,只有周密的调查研究才能做出正确的分析判断。因此,病历、实物、现场需妥善保存和保护。

2. 尸体解剖 家属流露出对医疗过程有不满时,有关医务人员就要有所准备,病员死后书面通知并引导家属进行尸检。根据相关规定,尸检要由卫生行政部门认可的专门机构和有资格的人员进行,目的是分析诊断死因,查明有无过失,手术是否误伤器官等,为鉴定和处理争议提供客观依据。

3. 善后处理 善后处理一定要不徇私情,坚持原则,力求定性准确,处理恰当,结案迅速,不留尾巴。这就要争取病员或亲属的谅解、配合和支持,紧紧依靠当地政府和社会各有关部门。在达成协议的基础上最好履行公证手续,签订公证协议书,以免反复,使协议具有法律效力。

第三节 医疗事故等级及医疗事故鉴定

一、医疗事故等级

根据对患者人身造成的损害程度,《医疗事故处理条例》将医疗事故分为四级:一级医疗事故是指造成患者死亡、重度残疾的;二级医疗事故是指造成患者中度残疾、器官组织损伤导致严重功能障碍的;三级医疗事故是指造成患者轻度残疾、器官组织损伤导致一般功能障碍的;四级医疗事故是指造成患者明显人身损害的其他后果的。

1. 一级医疗事故

(1) 一级甲等医疗事故:造成患者死亡。

(2) 一级乙等医疗事故:重要器官缺失或功能完全丧失,其他器官不能代偿,存在特殊医疗依赖,生活完全不能自理。

2. 二级医疗事故

(1) 二级甲等医疗事故:器官缺失或功能完全丧失,其他器官不能代偿,可能存在特殊医疗依赖,或生活大部分不能自理。

(2) 二级乙等医疗事故:存在器官缺失、严重缺损、严重畸形情形之一,有严重功能障碍,可能存在特殊医疗依赖,或生活大部分不能自理。

(3) 二级丙等医疗事故:存在器官缺失、严重缺损、明显畸形情形之一,有严重功能障碍,可能存在特殊医疗依赖,或生活部分不能自理。

3. 三级医疗事故

(1) 三级甲等医疗事故:存在器官缺失、大部分缺损、畸形情形之一,有较重功能障碍,可能存在一般医疗依赖,生活能自理。

(2) 三级乙等医疗事故:器官大部分缺损或畸形,有中度功能障碍,可能存在一般医疗依赖,生活能自理。

(3) 三级丙等医疗事故:器官大部分缺损或畸形,有轻度功能障碍,可能存在一般医疗依赖,生活能自理。

(4) 三级丁等医疗事故:器官部分缺损或畸形,有轻度功能障碍,无医疗依赖,生活能自理。

(5) 三级戊等医疗事故:器官部分缺损或畸形,有轻微功能障碍,无医疗依赖,生活能自理。

4. 四级医疗事故 四级医疗事故系指造成患者明显人身损害的其他后果的医疗事故。

二、医疗事故的鉴定机构

原有的医疗事故鉴定机构是根据1981年国务院颁布的《医疗事故处理办法》的规定,由各级医疗事故鉴定委员会担任。但《医疗事故处理条例》对医疗事故技术鉴定机构的设立进行了重大改革。出发点就是弱化医疗事故技术鉴定中的行政色彩,增强其社会中立性,最终达到公平、公正、公开,维护双方当事人的合法权益,提高医疗事故技术鉴定的公信力,以最大限度地减少一个案件反复鉴定、重复鉴定,浪费社会资源。

《医疗事故处理条例》取消了原由卫生行政部门设立医疗鉴定委员会的做法,改由各级医学会负责组织医疗事故技术鉴定,建立医疗事故技术鉴定专家库制度。《条例》第21条规定:“设区的市级地方医学会和省、自治区、直辖市直接管辖的县(市)地方医学负责组织首次医疗事故技术鉴定工作。省、自治区、直辖市地方医学会负责组织再次鉴定工作。必要时,中华医学会可以组织疑难、复杂并在全国有重大影响的医疗事故争议的技术鉴定工作。”《条例》规定,医疗事故的技术鉴定将由中华医学会及其各地的分会组织实施。中华医学会是全国医学科学技术工作者自愿组成的依法登记成立的学术性、公益性、非营利性法人社团。中华医学会成立于1915年,现有会员43万。由具有群众组织性质的医学会组织鉴定，其目的是为了提高鉴定结果的公正性。

医学会从其法律性质上来说，属于社团法人。按照《民法通则》的规定，所谓社团法人是指具有民事权利能力和民事行为能力，依法独立享有民事权利和承担民事义务的社会组织，并应具备四项法人条件：①依法成立；②有必要的财产或经费；③有自己的名称、组织机构和场所；④能够独立承担民事责任。我国医学会的设立分为中华医学会和地方医学会。中华医学会是全国医学科学技术工作者自愿组成的依法登记成立的学术性、公益性、非营利性法人社团，属于行业性学会。

（一）医学会的管辖范围：

(1) 设区的市级地方医学会负责组织本行政区划范围内所有医疗纠纷的首次技术鉴定工作。所有医疗纠纷是指发生在该范围内所有医疗机构，包括市属医院、省（部）属医院、医学院校附属医院，以及县、市辖区附属医院、乡镇卫生院、乡村卫生所、个体诊所等所发生的医疗纠纷。

(2) 省、自治区、直辖市直接管辖的县（市）地方医学会，负责医疗事故技术鉴定的工作。范围与市级医学会一样，也承担本地区内医疗纠纷的首次技术鉴定。

(3) 省、自治区、直辖市医学会负责本行政区划范围内，当事人因对首次医疗事故技术鉴定结论不服，在收到鉴定书 15 日内提起的再次鉴定。

(4) 中华医学会为全国最高级别的医学会，在组织医疗事故技术鉴定上享有特殊权力。其不负责一般意义上的医疗纠纷的技术鉴定，只负责组织疑难、复杂并在全国有重大影响的医疗事故争议的鉴定。不受鉴定级别的限制，即可以组织首次鉴定，也可以组织再次鉴定。

所谓“疑难”的医疗事故争议可以表现为多种形式，如：患者所患疾病非常罕见；首次鉴定结论与再次鉴定结论存在重大分歧，难以认定的；省级医学会依据现有法律、法规和医学常规无法作出鉴定结论的等。

所谓“复杂”的医疗事故争议是指患者经过长期、多处治疗，诊疗真实性难以辨清，相关医疗机构数量众多，分布广泛，或具有其他特殊情形，如涉外因素等。

除了要具有上述“疑难”“复杂”的情形外，还必须具有全国范围的重大影响，而且在必要时才由中华医学会组织进行鉴定。如何正确理解和把握这个尺度，实际上是比较困难的。在实践中，中华医学会采取只接受一定机构委托的办法，如卫生部、省、自治区、直辖市人民政府卫生行政部门，或最高人民法院、最高人民检察院，各省、自治区、直辖高级人民法院。

（二）医疗事故鉴定人员

《医疗事故处理条例》第二十三条规定：“负责组织医疗事故技术鉴定工作的医学会应当建立专家库。”

设立医疗事故技术鉴定的专家库是《条例》的一次大变革。将原有的“鉴定委员会”制度取消代之以专家库，从体制上剔除了行政色彩，真正建立了一种具有中介性的、独立于行政机关之外的，具有医学特色的专业技术鉴定组织形式；另一方面，鉴定时采取随机抽取并且严格按照相关学科组成的方式确定鉴定人，每个医疗事故争议的鉴定专家组的组成人员都不同，不再是原来几个固定成员“包打天下”的形式，最大限度地保证了鉴定程序的公正与公开。

《条例》还规定：医疗事故鉴定专家库，不受行政区域限制。

此规定是为了保证医疗事故鉴定的科学性和公正性，保证不同地区的医疗事故技术鉴定专家库的实际鉴定能力可以维持在一个大致相近的水平上，从实际上考虑到我国目前的各地区存在的技术能力的局限性，以及医疗事故技术鉴定工作的医学技术特点而作出的规定。这一规定对于提高医疗事故技术鉴定结论的科学性、公正性、公信力都有重大意义。

关于专家库的日常管理工作，《条例》没作规定。从《条例》精神和目前实践来看，专家库的日常工作管理由组建该库的医学会负责，主要应作好以下工作：

1. 对专家库专家的业务素质和执业品德进行动态监控 虽然《条例》只对良好的业务素质进行了指标性规定：“受聘于医疗卫生机构或者医学教学、科研机构并担任相应专业高级技术职务 3 年以上”。但是，专家组专家在对争议事实进行评判时，除了掌握诊疗护理技术规范、常规外，还必须要熟悉医疗卫生管理法律、行政法规、部门规章等，而且法律规定总是在不断推陈出新，故医学会就必须经常组织鉴定专家学习、了解有关法律、法规的知识。

2. 完善进出机制，主要是建立退出机制

随着时间的推移，专家库也要不断地吐故纳新。对于退出机制的建立，《条例》没有明确规定。专家库组成人员的条件：

(1) 专家库成员必须是依法取得相应执业资格的医疗卫生专业技术人员，这是最基本的前提条件。目前，我国对于医疗卫生专业技术人员执业实行两种管理方法：一种是采取全国统一的执业资格考试和执业注册，如执业医师、执业护师的管理(执业药师制度主要是对从事药品生产、流通领域的专业技术人员的管理，目前还不是对卫生专业技术人员的管理)；另一种是采取单位内部的专业技术职称评定和工作聘任的办法，主要适用于医师、护师以外的卫生技术人员。

(2) 必须具备良好的业务素质。"业务素质"不仅要求具有比较深厚、扎实的专业理论知识，娴熟的临床技术职能，在理论与实践上均有较深造诣、较强的分析能力和判断能力，在学术界或者本专业范围内具有一定的知名度、影响力和权威性，还必须对医疗卫生管理法律、行政法规、部门规章具有一定的掌握，否则就无法做好医疗事故技术鉴定工作，对争议事实依法作出正确的判定。

(3) 必须具有良好的执业品德。医疗事故技术鉴定工作的重要作用之一，就是要客观鉴定结论的科学性和公正性，而公正性的前提则取决于参加鉴定工作的专家所具有的执业品德。专家库成员必须尊重事实、尊重科学、尊重法律，做到秉公鉴定，不偏不倚。

(4) 必须具有一定的资历和工作经验。临床医学是一门经验科学，如果不具有相当长时间的理论学习和实践积累，就难以对医疗事故争议提出正确鉴定意见，不能胜任鉴定工作。于是《条例》规定：进入专家库的人员担任相应高级技术职务的时间必须在3年以上。

(三) 医疗事故鉴定的启动

医疗事故技术鉴定的启动有三种情况，但《条例》中规定了两种方式：

1. 卫生行政部门移交鉴定　这种启动方式适用于两种情况：医疗机构发生重大医疗过失行为和医患任何一方要求卫生行政部门处理医疗事故争议。

(1) 医疗机构发生重大医疗过失行为后的移交鉴定：所谓"重大医疗过失行为"，是指医疗机构及其医务人员实施了严重违反医疗卫生管理法律、行政法规、部门规章和诊疗护理规范常规的行为，同时导致患者死亡或可能为二级以上的医疗事故或导致3人以上人身损害后果及卫生部、省、自治区、直辖市卫生行政部门规定的其他情形。

(2) 要求卫生行政部门处理的移交鉴定：医患双方发生医疗事故争议后，任何一方均可以要求卫生行政部门处理。卫生行政部门依照《条例》规定进行审查，予以受理并将认为需要进行医疗事故技术鉴定的争议，移交负责医疗事故技术鉴定的医学会。

负责移交鉴定的卫生行政部门为医疗机构所在地的县级人民政府的卫生行政部门，或者直辖市的区、县人民政府卫生行政部门。如果有患者死亡或可能为二级以上医疗事故等情形的，该争议处理申请则移交上一级人民政府卫生行政部门。

卫生行政部门应当自收到医疗事故争议处理申请之日起10日内进行审查，作出是否受理的决定。对需要进行医疗事故技术鉴定的，应当自作出受理决定之日起5日内将有关材料交由负责医疗事故技术鉴定工作的医学会组织鉴定，并书面通知申请人；对不符合规定不予以受理的，应当书面通知申请人并说明理由。

2. 医患双方共同委托鉴定　是指医患双方当事人对发生的医疗损害事实、损害的程度等问题有不同看法，引发争议后，都同意进行医疗事故技术鉴定以明确责任，因而共同委托负责组织医疗事故技术鉴定的医学会进行医疗事故技术鉴定，启动鉴定程序的方式。这种启动方式必须同时具备三个条件：

(1) 医患双方共同提出医疗事故技术鉴定申请，或一方提出申请，另一方表示同意鉴定的；

(2) 医患双方按鉴定机构要求提供鉴定所需病案材料、实物等；

(3) 接受鉴定机构的调查，如实提供相关情况。

3. 司法机构委托鉴定　所谓司法鉴定，应指在诉讼过程中，为查明案件事实，人民法院依据职权，或者应当事人及其他诉讼参与人的申请，指派或委托具有专门知识的人，对专门性问题进行检验、鉴别和评定的活动。

《医疗事故处理条例》属于行政法规，不能也未对司法机构的委托进行规定，也无权限。但是最高人民法院2003年1月6日下发了《关于参照〈医疗事故处理条例〉审理医疗纠纷民事案件的通知》，在第2条规定："人民法院在民事审判中，根据当事人的申请或依职权决定进行医疗事故司法鉴定的，交由条例所规定的医学会组织鉴定"，也即由医学会组织的医疗事故技术鉴定完全可以应人民法院的委托而启动。在这种情况下，进行的医疗事故技术鉴定就属于司法鉴定的范畴。

鉴定申请的受理是指负责组织医疗事故技术鉴定的医学会，收到卫生行政部门移交鉴定书或鉴定委托书后，作出表示接受移交或委托的法律行为。

《条例》对于医学会收到移交或委托的书面材料后，多长时间内决定受理并未规定。从实践看，若无特殊情况，医学会对材料进行审查认为符合受理条件的应当即决定受理，并在受理之日起5日内通知医疗事故争议双方当事人提交进行医疗事故技术鉴定所需材料。

(1) 医疗机构应提交的材料包括：

1) 住院患者的病程记录、死亡病例讨论记录、疑难病例讨论记录、会诊意见、上级医师查房记录等病历资料原件；

2) 住院患者的住院志、体温单、医嘱单、化验单(检验报告)、医学影像检查资料、特殊检查同意书、手术同意书、手术及麻醉记录单、病理资料、护理记录等病历资料原件；

3) 抢救急危患者，在规定时间内补记的病历资料原件；

4) 封存保留的输液、注射用物品、实物作出的检验报告；

5) 与医疗事故技术鉴定有关的其他材料；

6) 书面陈述和答辩。

(2) 患方应提交的材料：

1) 在医疗机构建有病历档案的门诊、急诊患者，其病历资料由医疗机构提供；没有在医疗机构建立病历档案的，由患者提供；

2) 书面陈述和答辩。

《条例》规定："参加医疗事故技术鉴定的相关专业的专家，由医患双方在医学会主持下从专家库中随机抽取。在特殊情况下，医学会根据医疗事故技术鉴定工作的需要，可以组织医患双方在其他医学会建立的专家库中随机抽取相关专业的专家参加鉴定或者函件咨询"。"专家鉴定组进行医疗事故技术鉴定，实行合议制。专家鉴定组人数为单数，涉及的主要学科的专家一般不得少于鉴定组成员的二分之一；涉及死因、伤残等级鉴定的，并应当从专家库中随机抽取法医参加专家鉴定组"。

应当注意的是，医疗事故技术鉴定原则上以本地区专家进行鉴定为主，只有在特殊情况下才考虑从外地专家库中抽取专家参加鉴定或咨询。例如：重大疑难案件；本地区鉴定专家不足的；在本地影响较大的案件。聘请外地专家组成专家组的程序与本地专家组组成的程序一致。

(四) 调查制度

1. 鉴定前的调查 鉴定前的调整是指负责组织医疗事故技术鉴定的医学会在立案后，指派专门人员对所需鉴定的专门性问题收集资料和核实医疗行为的相关情况，为确定前所做的准备工作。一般采取以下方法：询问证人及当事人；收集有关物证；进行技术鉴定或检验；调查原始书证。鉴定前的调查不是鉴定必经程序，仅在涉及个人隐私、技术秘密、国家机密的情况下，有些对鉴定起着重要作用的证据当事人无法获取时，医学会才依职权或应当事人申请进行鉴定前调查。

2. 鉴定中的调查 鉴定中的调查是指专家鉴定组为查明事实，在鉴定过程中就有关问题向医患双方进行询问、了解，并对医患双方的陈述及答辩进行核实的过程。鉴定中的调查由专家鉴定组承担(而鉴定前调查由医学会承担)，主要以询问为主。

(五) 专家鉴定会

举行鉴定会是整个医疗事故技术鉴定程序中最关键的环节。鉴定会一般按下列步骤进行：

(1) 通知：负责组织医疗事故技术鉴定的医学会应当在医疗事故技术鉴定前7日内，将鉴定程序的时间、地点、要求等书面通知双方当事人。双方当事人应按要求参加鉴定，双方当事人每一方人数不超过3人。任何一方当事人无故缺席、自行退席或拒绝参加鉴定的，不影响鉴定的进行。

(2)会前程序；

(3)鉴定会的审查与调查；

(4)讨论(鉴定组之内的讨论)；

(5)形成鉴定结论；

(6)制作鉴定书；

(7)送达；

(8)确定鉴定费用(鉴定费用已预先缴付)。

第四节 医疗事故的赔偿

根据《医疗事故处理条例》第50条的规定，医疗事故赔偿的项目包括11项，具体为：医疗费、误工费、住院伙食补助费、陪护费、残疾生活补助费、残疾用具费、丧葬费、被扶养人生活费、交通费、住宿费、精神损害抚慰金等，并较为明确地规定了上述赔偿项目的计算标准和计算办法。所规定的赔偿项目和标准与《中华人民共和国民法通则》第119条的规定基本一致，将原医疗事故的一次性补偿制度正式确立为民事损害赔偿制度。但在具体的医疗事故处理中，如何确定赔偿项目，正确计算赔偿数额，由于目前未出台相关解释，以致出现医患双方乃至卫生行政机关、司法机关因理解不一而发生分歧的情况。本文根据条例的起草背景和立法原意，结合《民法通则》等相关法律法规及司法解释，就医疗事故中如何确定赔偿项目和计算赔偿数额问题进行探讨。

1. 医疗费 医疗费按照医疗事故对患者造成的人身损害进行治疗所发生的医疗费用计算，凭据支付，但不包括原发病医疗费用。结案后确实需要继续治疗的，按照基本医疗费用支付。医疗费包括挂号费、检查费、治疗费、(中西)药费、住院费、医疗机构的护理费等。

2. 误工费 患者有固定收入的，按照本人因误工减少的固定收入计算，对收入高于医疗事故发生的上一年度职工平均工资3倍以上的，按照3倍计算；无固定收入的，按照医疗事故发生地上一年度职工年平均工资计算。误工费计算方式按患者有无固定收入分为两种。

(1) 固定收入是指在国家机关、企事业单位、社会团体工作的人员本应按期得到的、却因医疗事故就医造成耽误工作而丧失的工资、奖金、津贴、特殊工种的补助费等合法收入。一般以单位出具的收入证明和工资表为准，奖金以患者上年度的单位人均奖金计算，超过奖金税起征点的以起征点为限。需要注意的是，个人独资、合伙企业等私营企业以及财务不健全的有限公司出具的特别是证明患者“固定收入”高于上年度职工年平均工资3倍以上的收入证明，不到单独作为认定依据，须结合税务机关的个人所得税纳税证明等材料方能认定。

(2) 无固定收入包括两类人员，一是从事农、林、牧、渔业生产的农村村民；二是有街道办事处、乡镇人民政府或者有关凭证，在医疗事故发生前从事某种劳动，其收入能维持本人正常生活的，包括承包经营户、城乡个体工商户、打工者(散工、短工、临工)、家庭劳动服务人员等。均按医疗事故发生地上一年度职工年平均工资计算。

3. 住院伙食补助费 《条例》规定：“按照医疗事故发生地国家机关一般工作人员的出差伙食补助标准计算。”

4. 陪护费 “患者住院期间需要专人陪护的，按照医疗事故发生地上一年度职工年平均工资计算。”

“陪护费”这一称谓比国务院1991年颁布的《交通事故处理办法》中所称的“护理费”要科学一些，因为医护人员进行的医疗活动中也有护理活动。陪护费的计算期间只限于患者发生医疗事故后的“住院期间”，均以上一年度事故发生地职工年平均工资为标准按日计算。需指出的是，《医疗事故处理条例》作为行政法规，所规定的“一刀切”陪护费计算方式与最高法院《关于贯彻执行〈民法通则〉若干问题的意见》第145条规定的陪护费计算方式有所不同，该条规定：“经医院批准应以当地的一般临时工的工资标准为限。”人民法院在审理医疗事故损害赔偿案件时，如何适用还有待于最高法院解释的明确。

5. 残疾生活补助费 “根据伤残等级，按照医疗事故发生地居民年平均生活费计算，自定残之月起赔偿30年；但是，60周岁以上的，不超过15年；70周岁以上的，不超过5年。”

“平均生活费”是指事故发生地人民政府统计部门公布的，该地方上一年度居民家庭人均生活消费支出额。

6. 残疾用具费 “因伤残需要配置补偿功能器具的，凭医疗机构证明，按照普及型器具的费用计算。”残疾用具包括假肢、轮椅、助听器、义眼、义齿(假牙)、假发、眼镜等。其中义眼、假发等虽无功能补偿作用，但为社会普遍观念所认同，仍属残疾用具。计算费用时既包括残疾用具的购入费，也包括安装费。费用按照市场上普及型器具的价格计算，也可以参照城镇职工医疗保险报销范围的规定。同时还应按照残疾用具的使用年限和人均寿命年限(75岁)把将来需要更换的费用计算在内。

7. 丧葬费 “按照发生地规定的丧葬费补助标准计算。”

丧葬费是指受害者死亡时,其家属因安葬患者而支出的费用。《条例》规定该项费用按照发生地规定的丧葬费补助标准计算。但是,在实践中,由于各地民政和财政部门规定的丧葬费标准过低,因此出于公平与合理的考虑,无论是法院判决还是双方协商,其最终数额多略高于《条例》的规定。

目前,各地民政和财政部门都规定有丧葬费的具体标准,如重庆市规定的丧葬费标准为1500元,北京规定为800元。按《医疗事故处理条例》起草者的解释,此丧葬费已包括了“存尸费、尸体运转费、尸体整容费、火化费、寿衣费等费用。”至于死者方大办丧事所增加的费用,不予赔偿。

8. 被扶养人生活费 “以死者生前或者残疾者丧失劳动能力前实际扶养且没有劳动能力的人为限,按照其户籍所在地或者居所地居民最低生活保障标准计算。对不满16周岁的,扶养到16周岁。对年满16周岁但无劳动能力的,扶养20年;但是,60周岁以上的,不超过15年;70周岁以上的,不超过5年。”

9. 交通费 “按照患者实际必需的交通费用计算,凭据支付。”

包括必须转院治疗所必需的合理的交通费用等,一般视患者病情、伤型情况并结合当地交通条件而定。但是患者出于故意耗费而支付的不必要的各种交通费用,不应当列入赔偿范围。

10. 住宿费 “按照医疗事故发生地国家机关一般工作人员的出差住宿补助标准计算,凭据支付。”

住宿费是指患者因转院治疗、检查往返等原因未能住院也未能住在家里确需就地住宿的扶养。需要指出的十,这里的“凭据支付”不是凭住宿发票上的金额支付,它只是表明患者确有住宿实施及计算住宿天数的凭据,发票金额高低不论,只按住宿天数支付出差住宿补助费,如重庆市目前规定标准为30元/人、天。

11. 精神损害抚慰金 “按照医疗事故发生地居民年平均生活费计算。造成患者死亡的,赔偿年限最长不超过6年;造成患者残疾的,赔偿年限不超过3年。”

精神损害抚慰金是指患者及其近亲属因医疗事故遭受心理上或生理上的痛苦而以金钱支付方式给予的抚慰。最高人民法院《关于确定民事侵权精神损害赔偿责任若干问题的解释》规定,自然人的生命权、健康权、身体权、姓名权、肖像权、名誉权、荣誉权、人格尊严权、人身自由权等人格权利遭受非法侵害时,可以依法请求赔偿精神损害。《医疗事故处理条例》在赔偿项目中未列“死亡补偿费”而直接规定为“精神损害抚慰金”,与民法原理及司法解释是相符的,名称更为合理。因为“死亡补偿费”实际上就是对死者亲属的精神损害赔偿费用。

患者死亡后,有权要求赔偿精神损害抚慰金的,必须是死者的近亲属。最高人民法院《关于确定民事侵权精神损害赔偿责任若干问题的解释》第7条规定:“自然人因侵权行为致死,……死者的配偶、父母、子女向人民法院起诉请求赔偿精神损害的,列其配偶、父母、子女为原告;没有配偶、父母和子女的,可以由其他近亲属提起诉讼,列其他近亲属为原告。”根据最高人民法院《关于贯彻执行〈民法通则〉若干问题的意见》第12条规定,近亲属包括配偶、父母、子女、兄弟姐妹、祖父母、孙子女、外孙子女。故死者无近亲属时,其他人不得主张精神损害赔偿。

与残疾生活补助费同样的道理,精神损害抚慰金并不是对每一例都计算为6年、3年。更不是对死者的每一个近亲属都要计算一笔精神损害抚慰金。具体计算年限时,可根据患者原有疾病状况、医疗过失行为的责任程度、医疗机构承担责任的经济能力、所在地平均生活水平等因素确定。对残疾者也可掌握在一至四级伤残赔偿3年、五至八级伤残赔偿2年、九至十级伤残赔偿1年的原则。否则,如果一级伤残与十级伤残的精神损害抚慰金没有区别的话,似乎不公。

此外,根据《医疗事故处理条例》第51条的规定,参加医疗事故处理的患者近亲属以及参加丧葬活动的患者的配偶和直系亲属所需交通费、误工费、住宿费、按上述相关规定计算,但计算费用的人数不超过2人。

把上述1至11项计算出的所有费用相加后所得出的总和,即为该起医疗事故给患者造成的损失总额。但是,计算出全部损失后,并不等于一律由医疗机构全部赔偿,具体赔偿金额要根据医疗机构在医疗事故中的责任程度大小来确定,卫生部颁布的《医疗事故技术鉴定暂行办法》第36条规定,医疗事故中医疗过失行为责任程度分为四种：

（1）完全责任，指医疗事故损害后果完全由医疗过失行为造成。

（2）主要责任，指医疗事故损害后果主要由医疗过失行为造成，其他因素起次要作用。

（3）次要责任，指医疗事故损害后果主要由其他因素造成，医疗过失行为起次要作用。

（4）轻微责任，指医疗事故损害后果绝大部分由其他因素造成，医疗过失行为起轻微作用。

故确定赔偿时应根据医疗机构的过错责任大小来划分：医疗机构负全部责任的，应承担全部损失的100%；负主要责任的，应承担全部损失的60%—90%；负次要责任的，应承担全部损失的10%—40%；负轻微责任的，应承担全部损失的10%。

第五节　法律责任

医疗事故中的法律责任是指，在医疗、护理工作中，因医务人员违反规章制度、操作常规，主观上具有过失，客观上直接造成病员死亡、残废、组织器官损伤导致功能障碍的行为所应承担的法律后果。

1. 自然人法律责任　以医疗事故为由，寻衅滋事、抢夺病历资料，扰乱医疗机构正常医疗秩序和医疗事故技术鉴定工作，依照刑法关于扰乱社会秩序罪的规定，依法追究刑事责任；尚不够刑事处罚的，依法给予治安管理处罚。

2. 医疗机构及医务人员的法律责任　医疗机构发生医疗事故的，由卫生行政部门根据医疗事故等级和情节，给予警告；情节严重的，责令限期停业整顿直至由原发证部门吊销执业许可证，对负有责任的医务人员依照刑法关于医疗事故罪的规定，依法追究刑事责任；尚不够刑事处罚的，依法给予行政处分或者纪律处分。

对发生医疗事故的有关医务人员，除依照前款处罚外，卫生行政部门并可以责令暂停6个月以上1年以下执业活动；情节严重的，吊销其执业证书。

医疗机构违反本条例的规定，有下列情形之一的，由卫生行政部门责令改正；情节严重的，对负有责任的主管人员和其他直接责任人员依法给予行政处分或者纪律处分：

（1）未如实告知患者病情、医疗措施和医疗风险的；

（2）没有正当理由，拒绝为患者提供复印或者复制病历资料服务的；

（3）未按照国务院卫生行政部门规定的要求书写和妥善保管病历资料的；

（4）未在规定时间内补记抢救工作病历内容的；

（5）未按照本条例的规定封存、保管和启封病历资料和实物的；

（6）未设置医疗服务质量监控部门或者配备专（兼）职人员的；

（7）未制定有关医疗事故防范和处理预案的；

（8）未在规定时间内向卫生行政部门报告重大医疗过失行为的；

（9）未按照本条例的规定向卫生行政部门报告医疗事故的；

（10）未按照规定进行尸检和保存、处理尸体的。

3. 参加医疗事故技术鉴定工作的人员的法律责任　参加医疗事故技术鉴定工作的人员违反本条例的规定，接受申请鉴定双方或者一方当事人的财物或者其他利益，出具虚假医疗事故技术鉴定书，造成严重后果的，依照刑法关于受贿罪的规定，依法追究刑事责任；尚不够刑事处罚的，由原发证部门吊销其执业证书或者资格证书。

4. 卫生行政部门工作人员的法律责任　卫生行政部门的工作人员在处理医疗事故过程中违反本条例的规定，利用职务上的便利收受他人财物或者其他利益，滥用职权，玩忽职守，或者发现违法行为不予查处，造成严重后果的，依照刑法关于受贿罪、滥用职权罪、玩忽职守罪或者其他有关罪的规定，依法追究刑事责任；尚不够刑事处罚的，依法给予降级或者撤职的行政处分。

5. 卫生行政部门的法律责任　卫生行政部门违反本条例的规定，有下列情形之一的，由上级卫生行政部门给予警告并责令限期改正；情节严重的，对负有责任的主管人员和其他直接责任人员依法给予行政处分：

（1）接到医疗机构关于重大医疗过失行为的报告后，未及时组织调查的；

（2）接到医疗事故争议处理申请后，未在规定时间内审查或者移送上一级人民政府卫生行政部门处理的；

（3）未将应当进行医疗事故技术鉴定的重

大医疗过失行为或者医疗事故争议移交医学会组织鉴定的；

(4) 未按照规定逐级将当地发生的医疗事故以及依法对发生医疗事故的医疗机构和医务人员的行政处理情况上报的；

(5) 未依照本条例规定审核医疗事故技术鉴定书的。

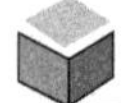

案例 23-1

某卫生院值班医生由于家中有事，就让一位刚刚卫校毕业的学生顶替自己上夜班。晚上收治了一名患大叶性肺炎的病人，遂给予输液治疗。夜里，当第一瓶液体滴完后，病人家属找医生续下一瓶液体。该学生睡眼惺忪，在昏暗的房间中信手拿起一个“葡萄糖注射液”瓶，以为是那瓶已经事先加入抗生素准备给病人用的液体，换上液体后，继续给病人输液。大约 10 分钟之后，病人突然大声惊叫，继之抽搐，迅速死亡。再仔细检查输入药物，发现是将装在葡萄糖瓶中的煤油误输给病人了。

http://www.moh.gov.cn/mohzcfgs/pfg/200804/18307.

中华人民共和国国务院令（第 351 号）——医疗事故处理条例

【分析提示】

本案例是否属于医疗事故？为什么？请结合实际简要分析。

思 考 题

1. 简述医疗事故的概念和构成要件，并比较医疗事故与医疗纠纷的区别。
2. 医疗事故分为哪四级？
3. 不属于医疗事故的情形有哪些？
4.《条例》中关于病历的管理有哪些规定？
5. 医疗事故技术鉴定的内容是什么？
6. 医疗事故赔偿争议的解决途径有哪些？

第二十四章　卫生防疫法律制度

卫生防疫法律制度是为了有效地预防和控制对人群健康影响较大的疾病和事件发生而制定的法律规定。在我国重点是依法规范和控制对人民群众生命和健康危害最大的传染病及突发公共卫生事件。本章主要阐述传染病防治、艾滋病、突发公共卫生事件、传染性非典型肺炎防治管理的法律规定。重点掌握传染病防治、艾滋病、突发公共卫生事件、传染性非典型肺炎防治管理等法律制度。

第一节　传染病防治的法律规定

传染病是指由各种病原体引起的能在人与人、动物与动物或人与动物之间相互传播的一类疾病。这类疾病具有传染性、反复性和流行性的特点。在人类历史上，它对人类的危害不亚于战争，黑死病造成欧洲2500多万人死亡，直接导致了古罗马帝国的毁灭。曾经辉煌的古罗马文明、玛雅文明、印加文明都是因为传染病的爆发流行而消亡的。可以说，一部人类的历史，也是同传染病作斗争的历史。

为了预防、控制和消除传染病的发生和流行，保障人体健康，1989年2月12日，第七届全国人大常委会第六次会议通过了《传染病防治法》，并于同年9月1日起实施。这部《传染病防治法》，以保障人民的生命健康为宗旨，总结了新中国成立以来传染病防治工作的经验，对我国预防和控制传染病的发生和流行，保障公民身体健康，促进经济发展起到保障作用，特别是在2003年“非典”期间发挥了重要作用。为了进一步适应传染病防治的工作要求和满足保护人民群众身体健康的需要，2004年第十届全国人大常委会第十一次会议通过了经过修订的《中华人民共和国传染病防治法》（以下简称《传染病防治法》）。

一、传染病防治方针与原则

为了预防、控制、消除传染病的发生和流行，保障人体健康和公共卫生，国家对传染病防治实施预防为主的方针，防治结合、分类管理、依靠科学、依靠群众。

预防为主是指传染病防治要把预防工作放在首位，从预防传染病发生入手，通过采取各种防治措施，使传染病不发生、不流行。预防为主并不是不要重视医疗，而是要求无病防病，有病治病，立足预防。防治结合要求在贯彻预防为主方针的前提下，实行预防措施和治疗措施相结合。分类管理要求对不同的传染病采取适当的预防、控制、监测、报告及救治措施，做到原则性与灵活性相结合。依靠科学要求在传染病防治工作中，要发扬科学精神，坚持科学决策，普及科学知识，做好科学预防、治疗，组织科学攻关。依靠群众要求传染病防治工作必须发动群众自觉参加和积极配合。

二、法定传染病的分类

根据传染病的危害程度和我国的实际情况，《传染病防治法》将全国发病率较高、流行面积较大、危害较为严重的39种急慢性传染病定为法定管理的传染病，并根据其对人类的危害程度及传播方式和速度的不同，分为甲、乙、丙三类，实行分类管理。分类管理既有利于把有限的卫生资源合理配置、有效投入，也有利于突出重点，争取最大效益。

甲类传染病（2种）：鼠疫、霍乱。

乙类传染病（26种）：传染性非典型性肺炎、人感染高致病性禽流感、病毒性肝炎、细菌性和阿米巴痢疾、伤寒和副伤寒、艾滋病、淋病、梅毒、脊髓灰质炎、麻疹、百日咳、白喉、新生儿破伤风、流行性脑脊髓膜炎、猩红热、流行性出血热、狂犬病、钩端螺旋体病、布鲁菌病、炭疽、流行性乙型脑炎、肺结核、血吸虫病、疟疾、登革热、甲型H1N1流感。

对乙类传染病中的传染性非典型肺炎、炭疽中的肺炭疽和人感染高致病性禽流感，采取甲类传染病的预防、控制措施。

丙类传染病（11种）：流行性和地方性斑疹伤寒、黑热病、丝虫病、包虫病、麻风病、流行性感冒、流行性腮腺炎、风疹、急性出血性结膜炎，以及除霍乱、痢疾、伤寒和副伤寒以外的感染性腹泻病、手足口病。

除上述规定的其他传染病,根据其暴发、流行情况和危害程度,需要列入乙类、丙类传染病的,由国务院卫生行政部门决定并予以公布。省、自治区、直辖市人民政府对本行政区域内常见、多发的其他地方性传染病,可以根据情况决定按照乙类或者丙类传染病管理并予以公布,报国务院卫生行政部门备案。

三、传染病的预防

传染病预防,是传染病管理工作中一项极其重要的措施,是贯彻国家对传染病实行"预防为主"原则的集中体现。做好传染病的预防工作,防患于未然,就能减少、控制和消灭传染病的发生和流行。对此,《传染病防治法》规定必须做好下列各项工作。

(一)开展卫生宣传教育,普及传染病防治知识

开展健康宣传教育,普及传染病防治知识,使群众掌握预防传染病和识别传染病的知识,养成良好的卫生习惯,是减少和预防传染病发生,及早发现传染病的重要环节。《传染病防治法》将其作为一项法定的义务予以确认,要求各级政府应当分工协作,承担具体的实施工作,全体公民有接受卫生健康教育的义务。新闻媒体应当无偿开展传染病防治和公共卫生教育的公益宣传,各级各类学校应对学生进行健康知识和传染病预防知识的教育。

(二)消除各种传染病的传播媒介

传染病是由各种病原微生物引起的,能在人与人、动物与动物或者人与动物之间相互传播。病媒生物是传染病传播的重要媒介。广义的病媒生物包括脊椎动物和无脊椎动物,脊椎动物媒介主要是鼠类,属哺乳纲啮齿目动物;无脊椎动物媒介主要是昆虫纲的蚊、蝇、蟑螂、蚤等和蛛形纲的蜱、螨等。最常见四大害为:苍蝇、蚊子、老鼠、蟑螂。其中的螨虫无处不在,却不易为人察觉。病媒生物不仅可以直接通过叮咬和污染食物等,影响或危害人类的正常生活,更可以通过多种途径传播一系列的重要传染病。在我国法定报告的传染病中有许多属于病媒生物性传染病,如鼠疫、流行性出血热、钩端螺旋体病、疟疾、登革热、地方性斑疹伤寒、丝虫病等;而一些消化道传染病则通过病媒生物的机械性传播在人群中扩散,如痢疾、伤寒等。

因此,预防控制传染病的传播与流行,开展群众性卫生活动,消除传染病的传播媒介是一项重要的基础性工作。要发动群众开展爱国卫生运动,农牧、林业、卫生、城建、水利等部门协调配合,共同做好灭鼠、消除各种病媒昆虫及传播传染病或引起人畜共患传染病的畜禽等宿主动物的防治管理。

(三)加强管理和改善公共卫生状况

加强公共卫生管理是预防传染病发生的重要措施。地方各级政府应有计划地建设和改造公共卫生设施,对污水、污物、粪便等进行无害化处理,改善饮用水卫生条件。

(四)实行有计划的预防接种制度

国家对儿童实行预防接种证制度。医疗机构、疾病预防控制机构与儿童的监护人应当相互配合,保证儿童及时接受预防接种。儿童出生后1个月内,其监护人应当到儿童居住地承担预防接种工作的接种单位为其办理预防接种证。接种单位对儿童实施接种时,应当查验预防接种证,并做好记录。儿童入托、入学时,托幼机构、学校应当查验预防接种证,发现未依照国家免疫规划受种的儿童,应当向所在地的县级疾病预防控制机构或者儿童居住地承担预防接种工作的接种单位报告,并配合疾病预防控制机构或者接种单位督促其监护人在儿童入托、入学后及时到接种单位补种。

(五)严格遵守各项卫生制度

1. 健康检查制度 从事易使传染病扩散如饮水、饮食、美容、保育等行业的从业人员,必须按照国家有关规定取得健康合格证后方可上岗。

2. 医疗机构防止传染病的医源性感染和医院感染 医疗机构必须严格执行国务院卫生行政部门规定的管理制度、操作规范,防止传染病的医源性感染和院内感染。医疗机构应当确定专门部门或人员,承担传染病疫情报告,本单位的传染病预防、控制以及责任区域内的传染病预防工作,承担医疗活动中与医院感染有关的危险因素监测、安全防护、消毒、隔离和医疗废物处理工作。

3. 建立传染病菌种、毒种库制度 传染病菌种、毒种和传染病监测样本具有传染性,如果

管理不善将会成为可怕的传染源。加强传染病菌种、毒种和传染病监测样本的管理，防止其扩散和实验室感染，保证生物安全是传染病防治工作的重要组成部分。

4. 严防传染病病原体的实验室感染和病原微生物的扩散　传染病病原体的实验室感染和病原微生物的扩散，对社会造成的危害也是不容忽视的。《传染病防治法》规定，疾病预防控制机构、医疗机构的实验室和从事病原微生物实验的单位，应当符合国家规定的条件和技术标准，建立严格的监督管理制度，对传染病病原体样本要按照规定的措施实施严格监督管理制度。

四、传染病监测和预警制度

1. 传染病监测制度　建立传染病监测制度对于早发现、早控制传染病非常重要，《传染病防治法》规定国家建立传染病监测制度。国务院卫生行政部门制定国家传染病监测规划和方案；省、自治区、直辖市人民政府卫生行政部门根据国家传染病监测规划和方案，制定本行政区域的传染病监测计划和工作方案。

各级疾病预防控制机构对传染病发生、流行以及影响其发生、流行的因素，进行监测。

传染病监测分为日常监测和对新发现传染病监测两个方面。随着国际交往频率增加，新传染病传入国内的可能性也增加了，为此，本法强调要加强对国外发生、国内尚未发生的传染病或者国内新发生的传染病进行监测。

2. 传染病预警制度　建立传染病预警制度是世界卫生组织大力提倡及世界各国十分关注的工作。根据规定，国务院卫生行政部门根据对传染病监测情况，负责对全国或某个地区发出预警；省、自治区、直辖市人民政府根据国务院卫生行政部门的预警及本地区的实际监测情况，负责对本地区发出预警。

五、疫情报告

（一）疫情报告管理原则

疫情报告应遵循属地管理原则。疾病预防控制机构、医疗机构和采供血机构及执行职务的人员发现传染病疫情或者发现其他传染病暴发、流行及突发原因不明的传染病时，应当按照属地管理原则，按照国务院规定或国务院卫生行政部门规定的内容、程序、方式和时限报告。

（二）疫情报告人

分为责任报告人和义务报告人。疾病预防控制机构、医疗机构和采供血机构及其执行职务的人员为责任报告人。责任报告人是疫情报告的主体，应当履行法定的传染病疫情报告责任，发现传染病疫情或者发现其他传染病暴发、流行及突发原因不明的传染病时，要按照国务院规定或国务院卫生行政部门的规定及时报告，保证传染病疫情信息报告的准确和畅通，不得隐瞒、谎报、缓报传染病疫情。义务报告人是指任何单位和个人。任何单位和个人发现传染病病人或者疑似传染病病人时，都有义务及时向附近的疾病预防控制机构和医疗机构报告。

（三）疫情报告的程序与方式

传染病报告卡由首诊医生或其他执行职务的人员负责填写。现场调查时发现的传染病病例，由属地疾病预防控制机构的现场调查人员填写报告卡；采供血机构发现艾滋病病毒（HIV）两次初筛阳性检测结果也应填写报告卡。

传染病疫情信息实行网络直报，没有条件实行网络直报的医疗机构，在规定的时限内将传染病报告卡报告属地县级疾病预防控制机构。

（四）疫情报告的时限

根据卫生部《传染病信息报告管理规范》，责任报告单位则责任疫情报告人发现甲类传染病和乙类传染病中的肺炭疽、传染性非典型肺炎、脊髓灰质炎、人感染高致病性禽流感的病人或者疑似病人时，或发现其他传染病和不明原因疾病暴发时，应于2小时内将传染病报告卡通过网络报告；未实行网络直报的责任报告单位应于2小时内以最快的通讯方式（电话、传真）向当地县级疾病预防控制机构报告，并于2小时内寄送出传染病报告卡。

对其他乙、丙类传染病病人、疑似病人和规定报告的传染病病原体携带者在诊断后，实行网络直报的责任报告单位应于24小时内进行网络报告；未实行网络直报的责任报告单位应于24小时内寄出传染病报告卡。

县级疾病预防控制机构收到无网络直报条件责任报告单位报送的传染病报告卡后，应于2小时内通过网络直报。

其他符合突发公共卫生事件报告标准的传染病暴发疫情，按《突发公共卫生事件信息报告管理规范》要求报告。

六、传染病疫情的通报

国务院卫生行政部门应当及时向国务院其他有关部门和省、自治区、直辖市人民政府卫生行政部门通报全国传染病疫情以及监测、预警的相关信息。毗邻的以及相关的地方人民政府卫生行政部门，应当及时互相通报本行政区域的传染病疫情以及监测、预警的相关信息。县级以上人民政府有关部门发现传染病疫情时，应当及时向同级人民政府卫生行政部门通报。

县级以上地方人民政府卫生行政部门应当及时向本行政区域内的疾病预防控制机构和医疗机构通报传染病疫情以及监测、预警的相关信息。接到通报的疾病预防控制机构和医疗机构应当及时告知本单位的有关人员。

七、传染病疫情信息的公布

《传染病防治法》规定，国家建立传染病疫情信息公布制度。公布传染病疫情信息应当及时、准确。国务院卫生行政部门定期公布全国传染病疫情信息。省、自治区、直辖市人民政府卫生行政部门定期公布本行政区域的传染病疫情信息。

传染病暴发、流行时，国务院卫生行政部门负责向社会公布传染病疫情信息，并可以授权省、自治区、直辖市人民政府卫生行政部门向社会公布本行政区域的传染病疫情信息。

八、传染病疫情控制

(一) 医疗机构采取的措施

医疗机构发现甲类传染病时，应当采取下列措施：

(1) 对病人、病原携带者，予以隔离治疗，隔离期限根据医学检查的结果确定；

(2) 对疑似病人，确诊前在指定场所单独隔离治疗；

(3) 对医疗机构内的病人、病原携带者、疑似病人的密切接触者，在指定场所进行医学观察和采取其他必要的预防措施。

对于拒绝隔离治疗或者隔离期限未满擅自脱离隔离治疗的，可以由公安机关协助医疗机构采取强制隔离治疗措施。

医疗机构发现乙类或者丙类传染病病人，应当根据病情采取必要的治疗和控制传播措施。医疗机构对本单位内被传染病病原体污染的场所、物品以及医疗废物，必须依照法律、法规的规定实施消毒和无害化处置。

(二) 疾病预防控制机构采取的措施

疾病预防控制机构发现传染病疫情或者接到传染病疫情报告时，应当及时采取下列措施：

(1) 对传染病疫区进行流行病学调查，根据调查情况提出划定疫点、疫区的建议，对被污染的场所进行卫生处理，对密切接触者，在指定场所进行医学观察和采取其他必要的预防措施，并向卫生行政部门提出疫情控制方案；

(2) 传染病暴发、流行时，对疫点、疫区进行卫生处理，向卫生行政部门提出疫情控制方案，并按照卫生行政部门的要求采取措施；

(3) 指导下级疾病预防控制机构实施传染病预防、控制措施，组织、指导有关单位对传染病疫情的处理。

(三) 紧急措施

当传染病暴发、流行时，县级以上地方人民政府应立即组织力量，按照预防、控制预案进行防治，切断传染病的传播途径，必要时，报经上一级人民政府决定，可以采取下列紧急措施并予以公告：

(1) 限制或停止集市、影剧院演出或者其他人群聚集的活动；

(2) 停工、停业、停课；

(3) 封闭或者封存被传染病病原体污染的公共饮用水源、食品及相关物品；

(4) 控制或者捕杀染疫野生动物、家畜家禽；

(5) 封闭可能造成传染病扩散的场所。

上级人民政府接到下级人民政府关于采取上述紧急措施的报告时，应当立即作出决定。当疫情得到控制，需要解除紧急措施的，由原决定机关决定并宣布。

(四) 疫区封锁

甲类、乙类传染病暴发、流行时，县级以上地方人民政府报经上一级人民政府决定，可以宣布本行政区域部分或者全部为疫区；国务院可以决定并宣布跨省、自治区、直辖市的疫区。县级以上地方人民政府可以在疫区内采取相应的紧急措施，并可以对出入疫区的人员、物资和交通工具实施卫生检疫。

省、自治区、直辖市人民政府可以决定对本行政区域内的甲类传染病疫区实施封锁；但是，封锁大、中城市的疫区或者封锁跨省、自治区、直辖市的疫区，以及封锁疫区导致中断干线交通或者封锁国境的，由国务院决定。

疫区封锁的解除，由原决定机关决定并宣布。

（五）紧急调集人员、物资

传染病暴发、流行时，根据传染病疫情控制的需要，国务院有权在全国范围或者跨省、自治区、直辖市范围内，县级以上地方人民政府有权在本行政区域内紧急调集人员或者调用储备物资，临时征用房屋、交通工具以及相关设施、设备。

紧急调集人员的，应当按照规定给予合理报酬。临时征用房屋、交通工具以及相关设施、设备的，应当依法给予补偿；能返还的，应当及时返还。

（六）尸体卫生处理

患甲类传染病、炭疽死亡的，应当将尸体立即进行卫生处理，就近火化。患其他传染病死亡的，必要时，应当将尸体进行卫生处理后火化或者按照规定深埋。

九、传染病的医疗救治

对传染病病人施行医疗救治是传染病防治工作不可或缺的组成部分，在传染病暴发、流行时，显得尤其重要。

（一）医疗救治的方式

医疗救治的方式分为医疗救护、现场救援、接诊治疗。

1. 医疗救护 急救机构根据当时、当地条件和病情，对传染病病人或者疑似传染病病人施行一般性紧急医疗处理后，将病人送至指定的医疗机构或者其他具备相应救治能力的医疗机构救治。

2. 现场救援 在具备相应救治能力的医疗机构以外的地点，例如学校、居民区建筑工地、交通工具等，对不宜转送或者不便立即转送的传染病病人或者疑似传染病病人采取就地隔离、就地治疗措施。

3. 接诊治疗 具备相应救治能力的医疗机构对传染病病人或者疑似传染病病人进行诊断与治疗。

（二）实行传染病预检、分诊制度

所谓传染病预检、分诊制度，是指医疗机构安排有一定临床经验的、经过传染病尤其是甲类传染病和经国务院批准采取甲类传染病控制措施的其他传染病知识培训的高年资内科（尽可能是传染科）医师，在相对隔离的诊室对传染病病人或者疑似传染病病人进行初诊，根据检查结果，引导其至相应的诊室做进一步诊断的就医程序。传染病预检、分诊制度可以减少传染病病人或者疑似传染病病人与其他病人的接触机会，也可以减少传染病病人或者疑似传染病病人之间的接触机会，既有效预防与控制传染病在医疗机构内传播，又方便传染病病人或者疑似传染病病人就医，十分必要。

（三）转院

当传染病暴发、流行时，转院的发生频率会很高，并直接影响到对传染病的控制效果。实行首诊负责制。转院时，转出的医疗机构应当将病人的病历复印件随同病人一并交付转入的医疗机构，认真办理交接手续。

十、法律责任

（一）地方各级人民政府及其有关部门的法律责任

（1）地方各级人民政府未依照规定履行报告职责，或者隐瞒、谎报、缓报传染病疫情，或者在传染病暴发、流行时，未及时组织救治、采取控制措施的，由上级人民政府责令改正，通报批评；造成传染病传播、流行或者其他严重后果的，对负有责任的主管人员，依法给予行政处分；构成犯罪的，依法追究刑事责任。

（2）县级以上人民政府卫生行政部门违反规定，未依法履行传染病疫情通报、报告或者公布职责，或者隐瞒、谎报、缓报传染病疫情的；发生或者可能发生传染病传播时未及时采取预防、控制措施的；未依法履行监督检查职责，或者发现违法行为不及时查处的；未及时调查、处理单位和个人对下级卫生行政部门不履行传染病防治职责的举报的；其他失职、渎职行为，由本级人民政府、上级人民政府卫生行政部门责令改正，通报批评；造成传染病传播、流行或者其他严重后果的，对负有责任的主管人员和其他直接责任人员，依法给予行政处分；构成犯罪的，依法追究刑事责任。

(3) 县级以上人民政府有关部门未依照规定履行传染病防治和保障职责的，由本级人民政府或者上级人民政府有关部门责令改正，通报批评；造成传染病传播、流行或者其他严重后果的，对负有责任的主管人员和其他直接责任人员，依法给予行政处分；构成犯罪的，依法追究刑事责任。

(二) 疾病预防控制机构的法律责任

疾病预防控制机构违反规定，有下列情形之一的，由县级以上人民政府卫生行政部门责令限期改正，通报批评，给予警告；对负有责任的主管人员和其他直接责任人员，依法给予降级、撤职、开除的处分，并可以依法吊销有关责任人员的执业证书；构成犯罪的，依法追究刑事责任：①未依法履行传染病监测职责的；②未依法履行传染病疫情报告、通报职责，或者隐瞒、谎报、缓报传染病疫情的；③未主动收集传染病疫情信息，或者对传染病疫情信息和疫情报告未及时进行分析、调查、核实的；④发现传染病疫情时，未依据职责及时采取本法规定的措施的；⑤故意泄露传染病病人、病原携带者、疑似传染病病人、密切接触者涉及个人隐私的有关信息、资料的。

(三) 医疗机构的法律责任

医疗机构违反规定，有下列情形之一的，由县级以上人民政府卫生行政部门责令改正，通报批评，给予警告；造成传染病传播、流行或者其他严重后果的，对负有责任的主管人员和其他直接责任人员，依法给予降级、撤职、开除的处分，并可以依法吊销有关责任人员的执业证书；构成犯罪的，依法追究刑事责任：①未按照规定承担本单位的传染病预防、控制工作、医院感染控制任务和责任区域内的传染病预防工作的；②未按照规定报告传染病疫情，或者隐瞒、谎报、缓报传染病疫情的；③发现传染病疫情时，未按照规定对传染病病人、疑似传染病病人提供医疗救护、现场救援、接诊、转诊的，或者拒绝接受转诊的；④未按照规定对本单位内被传染病病原体污染的场所、物品以及医疗废物实施消毒或者无害化处置的；⑤未按照规定对医疗器械进行消毒，或者对按照规定一次使用的医疗器具未予销毁，再次使用的；⑥在医疗救治过程中未按照规定保管医学记录资料的；⑦故意泄露传染病病人、病原携带者、疑似传染病病人、密切接触者涉及个人隐私的有关信息、资料的。

第二节　艾滋病监测和预防的法律规定

艾滋病是指人类免疫缺陷病毒(艾滋病病毒)引起的获得性免疫缺陷综合征。艾滋病(AIDS)是由艾滋病病毒(HIV)引起的，这个病毒的全称是人类免疫缺陷病毒(human immunodeficiency virus，缩写为 HIV)，它能摧毁人类身体内的防御系统。患上艾滋病的人因为失去抵御所有疾病的能力，最终死去。目前还没有治愈艾滋病的办法。艾滋病是威胁人类生存和发展的重大疾病。

我国政府高度重视和关心艾滋病防治工作。1998 年经国务院批准，卫生部等部委联合发布了《艾滋病监测管理的若干规定》，1999 年卫生部颁布了《关于艾滋病病毒感染者和艾滋病病人的管理意见》。2006 年 1 月 29 日国务院颁布了《艾滋病防治条例》。虽然艾滋病在中国仍然处于低流行态势，但疫情依然呈上升趋势，正处于高发临界点，防控形势很严峻。2012 年 2 月 29 日公布的《中国遏制与防治艾滋病“十二五”行动计划》指出，中国要加大艾滋病防治力度。

一、艾滋病防治方针

艾滋病防治工作坚持预防为主、防治结合的方针，建立政府组织领导、部门各负其责、全社会共同参与的机制，加强宣传教育，采取行为干预和关怀救助等措施，实行综合防治。

二、防治艾滋病的宣传教育

地方各级人民政府和政府有关部门应当组织开展艾滋病防治以及关怀和不歧视艾滋病病

毒感染者、艾滋病病人及其家属的宣传教育，提倡健康文明的生活方式，营造良好的艾滋病防治社会环境。

三、监测和控制

国家建立健全艾滋病监测网络，实行艾滋病自愿咨询和自愿检测制度。县级以上地方人民政府和政府有关部门应当依照规定，根据本行政区域艾滋病的流行情况，制定措施，鼓励和支持居民委员会、村民委员会以及其他有关组织和个人推广预防艾滋病的行为干预措施，帮助有易感染艾滋病病毒危险行为的人群改变行为。

血站、单采血浆站应当对采集的人体血液、血浆进行艾滋病检测；不得向医疗机构和血液制品生产单位供应未经艾滋病检测或者艾滋病检测阳性的人体血液、血浆。医疗机构应当对因急用血而临时采集的血液进行艾滋病检测，对临床用血艾滋病检测结果进行核查；对未经艾滋病检测、核查或者艾滋病检测阳性的血液，不得采集或者使用。

四、治疗与救助

(一) 治疗

医疗机构应当为艾滋病病毒感染者和艾滋病病人提供艾滋病防治咨询、诊断和治疗服务。医疗机构不得因就诊的病人是艾滋病病毒感染者或者艾滋病病人，推诿或者拒绝对其其他疾病进行治疗。

对确诊的艾滋病病毒感染者和艾滋病病人，医疗卫生机构的工作人员应当将其感染或者发病的事实告知本人；本人为无行为能力人或者限制行为能力人的，应当告知其监护人。

医疗卫生机构应当按照国务院卫生主管部门制定的预防艾滋病母婴传播技术指导方案的规定，对孕产妇提供艾滋病防治咨询和检测，对感染艾滋病病毒的孕产妇及其婴儿，提供预防艾滋病母婴传播的咨询、产前指导、阻断、治疗、产后访视、婴儿随访和检测等服务。

(二) 救助

县级以上人民政府应当采取下列艾滋病防治关怀、救助措施：①向农村艾滋病病人和城镇经济困难的艾滋病病人免费提供抗艾滋病病毒治疗药品；②对农村和城镇经济困难的艾滋病病毒感染者、艾滋病病人适当减免抗机会性感染治疗药品的费用；③向接受艾滋病咨询、检测的人员免费提供咨询和初筛检测；④向感染艾滋病病毒的孕产妇免费提供预防艾滋病母婴传播的治疗和咨询。生活困难的艾滋病病人遗留的孤儿和感染艾滋病病毒的未成年人接受义务教育的，应当免收杂费、书本费；接受学前教育和高中阶段教育的，应当减免学费等相关费用。县级以上地方人民政府应当对生活困难并符合社会救助条件的艾滋病病毒感染者、艾滋病病人及其家属给予生活救助。

县级以上地方人民政府有关部门应当创造条件，扶持有劳动能力的艾滋病病毒感染者和艾滋病病人，从事力所能及的生产和工作。

五、艾滋病病人和艾滋病病毒感染者的权利和义务

(一) 权益保护

任何单位和个人不得歧视艾滋病病毒感染者、艾滋病病人及其家属。艾滋病病毒感染者、艾滋病病人及其家属享有的婚姻、就业、就医、入学等合法权益受法律保护。未经本人或者其监护人同意，任何单位和个人不得公开艾滋病病毒感染者、艾滋病病人及其家属的姓名、住址、工作单位、肖像、病史资料以及其他可能推断出其具体身份的信息。

(二) 义务

艾滋病病毒感染者和艾滋病病人应当履行下列义务：①接受疾病预防控制机构或者出入境检验检疫机构的流行病学调查和指导；②将感染或者发病的事实及时告知与其有性关系者；③就医时，将感染或者发病的事实如实告知接诊医生；④采取必要的防护措施，防止感染他人。艾滋病病毒感染者和艾滋病病人不得以任何方式故意传播艾滋病。

第三节 突发公共卫生事件应急条例

突发公共卫生事件（以下简称突发事件）是指突然发生的，造成或可能造成社会公众健康严重损害的重大传染病疫情、群体性不明原因疾

病、食品安全和职业危害、动物疫情程序，以及其他严重影响公众健康和生命安全的事件。各类突发公共卫生事件按照其性质、严重程度、可控性和影响范围，一般分为四级：Ⅰ级(特别重大)、Ⅱ级(重大)、Ⅲ级(较大)、Ⅳ级(一般)。

为了有效预防、及时控制和消除突发公共卫生事件的危害，保障公众身体健康与生命安全，维护正常的社会秩序，针对2003年在防治传染性非典型肺炎过程中暴露出的突出问题，国务院于2003年5月9日颁布了国务院第376号令，公布《突发公共卫生事件应急条例》，并于公布之日正式施行。突发事件应急工作，应当遵循预防为主、常备不懈的方针，贯彻统一领导、分级负责、反应及时、措施果断、依靠科学、加强合作的原则。

一、突发公共卫生事件应急处理体制

突发公共卫生事件发生后，国务院设立全国突发事件应急处理指挥部，由国务院有关部门和军队有关部门组成，国务院主管领导人担任总指挥，负责对全国突发事件应急处理的统一领导、统一指挥。国务院卫生行政主管部门和其他有关部门，在各自的职责范围内做好突发事件应急处理的有关工作。省、自治区、直辖市人民政府成立地方突发事件，省、自治区、直辖市人民政府主要领导人担任总指挥，负责领导、指挥本行政区域内突发事件应急处理工作。县级以上地方人民政府卫生行政主管部门只具体负责组织突发事件的调查、控制和医疗救治工作。县级以上地方人民政府有关部门，在各自的职责范围内做好突发事件应急处理的有关工作。国务院有关部门和县级以上地方人民政府及其有关部门，应当建立严格的突发事件防范和应急处理责任制，切实履行各自的职责，保证突发事件应急处理工作的正常进行。

二、制定突发事件应急预案

国务院卫生行政主管部门按照分类指导、快速反应的要求，制定全国突发事件应急预案，报请国务院批准。省、自治区、直辖市人民政府根据全国突发事件应急预案，结合本地实际情况，制定本行政区域的突发事件应急预案。

全国突发事件应急预案应当包括以下主要内容：①突发事件应急处理指挥部的组成和相关部门的职责；②突发事件的监测与预警；③突发事件信息的收集、分析、报告、通报制度；④突发事件应急处理技术和监测机构及其任务；⑤突发事件的分级和应急处理工作方案；⑥突发事件预防、现场控制，应急设施、设备、救治药品和医疗器械以及其他物资和技术的储备与调度；⑦突发事件应急处理专业队伍的建设和培训。突发事件应急预案应当根据突发事件的变化和实施中发现的问题及时进行修订、补充。

三、建立突发事件预防控制体系

县级以上地方人民政府应当建立和完善突发事件监测与预警系统。县级以上各级人民政府卫生行政主管部门，应当指定机构负责开展突发事件的日常监测，并确保监测与预警系统的正常运行。监测与预警工作应当根据突发事件的类别，制定监测计划，科学分析、综合评价监测数据。对早期发现的潜在隐患以及可能发生的突发事件，应当依照本条例规定的报告程序和时限及时报告。

四、报告与信息发布的法律规定

(一) 突发事件应急报告制度

国家建立突发事件应急报告制度。国务院卫生行政主管部门制定突发事件应急报告规范，建立重大、紧急疫情信息报告系统。有下列情形之一的，省、自治区、直辖市人民政府应当在接到报告1小时内，向国务院卫生行政主管部门报告：①发生或者可能发生传染病暴发、流行的；②发生或者发现不明原因的群体性疾病的；③发生传染病菌种、毒种丢失的；④发生或者可能发生重大食物和职业中毒事件的。国务院卫生行政主管部门对可能造成重大社会影响的突发事件，应当立即向国务院报告。

突发事件监测机构、医疗卫生机构和有关单位发现有本条例第十九条规定情形之一的，应当在2小时内向所在地县级人民政府卫生行政主管部门报告；接到报告的卫生行政主管部门应当在2小时内向本级人民政府报告，并同时向上级人民政府卫生行政主管部门和国务院卫生行政主管部门报告。

县级人民政府应当在接到报告后 2 小时内向设区的市级人民政府或者上一级人民政府报告;设区的市级人民政府应当在接到报告后 2 小时内向省、自治区、直辖市人民政府报告。任何单位和个人对突发事件,不得隐瞒、缓报、谎报或者授意他人隐瞒、缓报、谎报。接到报告的地方人民政府、卫生行政主管部门依照本条例规定报告的同时,应当立即组织力量对报告事项调查核实、确证,采取必要的控制措施,并及时报告调查情况。

(二) 突发事件应急通报制度

国务院卫生行政主管部门应当根据发生突发事件的情况,及时向国务院有关部门和各省、自治区、直辖市人民政府卫生行政主管部门以及军队有关部门通报。突发事件发生地的省、自治区、直辖市人民政府卫生行政主管部门,应当及时向毗邻省、自治区、直辖市人民政府卫生行政主管部门通报。接到通报的省、自治区、直辖市人民政府卫生行政主管部门,必要时应当及时通知本行政区域内的医疗卫生机构。县级以上地方人民政府有关部门,已经发生或者发现可能引起突发事件的情形时,应当及时向同级人民政府卫生行政主管部门通报。

(三) 突发事件信息发布制度

国家建立突发事件的信息发布制度。国务院卫生行政主管部门负责向社会发布突发事件的信息。必要时,可以授权省、自治区、直辖市人民政府卫生行政主管部门向社会发布本行政区域内突发事件的信息。信息发布应当及时、准确、全面。

五、突发事件的医疗救护

(1) 医疗卫生机构应当对因突发事件致病的人员提供医疗救护和现场救援,对就诊病人必须接诊治疗,并书写详细、完整的病历记录;对需要转送的病人,应当按照规定将病人及其病历记录的复印件转送至接诊的或者指定的医疗机构。医疗卫生机构内应当采取卫生防护措施,防止交叉感染和污染。医疗卫生机构应当对传染病病人密切接触者采取医学观察措施,传染病病人密切接触者应当予以配合。医疗机构收治传染病病人、疑似传染病病人,应当依法报告所在地的疾病预防控制机构。接到报告的疾病预防控制机构应当立即对可能受到危害的人员进行调查,根据需要采取必要的控制措施。

(2) 传染病暴发、流行时,街道、乡镇以及居民委员会、村民委员会应当组织力量,团结协作,群防群治,协助卫生行政主管部门和其他有关部门、医疗卫生机构做好疫情信息的收集和报告、人员的分散隔离、公共卫生措施的落实工作,向居民、村民宣传传染病防治的相关知识。对传染病暴发、流行区域内流动人口,突发事件发生地的县级以上地方人民政府应当做好预防工作,落实有关卫生控制措施;对传染病病人和疑似传染病病人,应当采取就地隔离、就地观察、就地治疗的措施。对需要治疗和转诊的,应当依照条例规定执行。

(3) 有关部门、医疗卫生机构应当对传染病做到早发现、早报告、早隔离、早治疗,切断传播途径,防止扩散。县级以上各级人民政府应当提供必要资金,保障因突发事件致病、致残的人员得到及时、有效的救治。具体办法由国务院财政部门、卫生行政主管部门和劳动保障行政主管部门制定。

在突发事件中需要接受隔离治疗、医学观察措施的病人、疑似病人和传染病病人密切接触者在卫生行政主管部门或者有关机构采取医学措施时应当予以配合;拒绝配合的,由公安机关依法协助强制执行。

六、法律责任

(一) 县级以上地方人民政府及其有关部门违法的法律责任

县级以上地方人民政府及其卫生行政主管部门未依照本条例的规定履行报告职责,对突发事件隐瞒、缓报、谎报或者授意他人隐瞒、缓报、谎报的,对政府主要领导人及其卫生行政主管部门主要负责人,依法给予降级或者撤职的行政处分;造成传染病传播、流行或者对社会公众健康造成其他严重危害后果的,依法给予开除的行政处分;构成犯罪的,依法追究刑事责任。

国务院有关部门、县级以上地方人民政府及其有关部门未依照本条例的规定,完成突发事件应急处理所需要的设施、设备、药品和医疗器械等物资的生产、供应、运输和储备的,对政府主要领导人和政府部门主要负责人依法给予降级或者撤职的行政处分；造成传染病传播、流行或者对社会公众健康造成其他严重危害后果的，依法给予开除的行政处分；构成犯罪的，依法追究刑事责任。

突发事件发生后，县级以上地方人民政府及其有关部门对上级人民政府有关部门的调查不予配合，或者采取其他方式阻碍、干涉调查的，对政府主要领导人和政府部门主要负责人依法给予降级或者撤职的行政处分；构成犯罪的，依法追究刑事责任。

县级以上各级人民政府卫生行政主管部门和其他有关部门在突发事件调查、控制、医疗救治工作中玩忽职守、失职、渎职的，由本级人民政府或者上级人民政府有关部门责令改正、通报批评、给予警告；对主要负责人、负有责任的主管人员和其他责任人员依法给予降级、撤职的行政处分；造成传染病传播、流行或者对社会公众健康造成其他严重危害后果的，依法给予开除的行政处分；构成犯罪的，依法追究刑事责任。

县级以上各级人民政府有关部门拒不履行应急处理职责的，由同级人民政府或者上级人民政府有关部门责令改正、通报批评、给予警告；对主要负责人、负有责任的主管人员和其他责任人员依法给予降级、撤职的行政处分；造成传染病传播、流行或者对社会公众健康造成其他严重危害后果的，依法给予开除的行政处分；构成犯罪的，依法追究刑事责任。

（二）医疗机构违法的法律责任

医疗卫生机构有下列行为之一的，由卫生行政主管部门责令改正、通报批评、给予警告；情节严重的，吊销《医疗机构执业许可证》；对主要负责人、负有责任的主管人员和其他直接责任人员依法给予降级或者撤职的纪律处分；造成传染病传播、流行或者对社会公众健康造成其他严重危害后果，构成犯罪的，依法追究刑事责任：①未依照本条例的规定履行报告职责，隐瞒、缓报或者谎报的；②未依照本条例的规定及时采取控制措施的；③未依照本条例的规定履行突发事件监测职责的；④拒绝接诊病人的；⑤拒不服从突发事件应急处理指挥部调度的。

（三）有关单位和个人违法的法律责任

在突发事件应急处理工作中，有关单位和个人未依照本条例的规定履行报告职责，隐瞒、缓报或者谎报，阻碍突发事件应急处理工作人员执行职务，拒绝国务院卫生行政主管部门或者其他有关部门指定的专业技术机构进入突发事件现场，或者不配合调查、采样、技术分析和检验的，对有关责任人员依法给予行政处分或者纪律处分；触犯《中华人民共和国治安管理处罚条例》，构成违反治安管理行为的，由公安机关依法予以处罚；构成犯罪的，依法追究刑事责任。

在突发事件发生期间，散布谣言、哄抬物价、欺骗消费者，扰乱社会秩序、市场秩序的，由公安机关或者工商行政管理部门依法给予行政处罚；构成犯罪的，依法追究刑事责任。

第四节　传染性非典型肺炎防治管理办法

传染性非典型肺炎，是指严重急性呼吸综合征。为了有效预防和控制传染性非典型肺炎的发生与流行，保障公众的身体健康和生命安全，2003 年 5 月 12 日，卫生部根据《传染病防治法》和《突发公共卫生事件应急条例》发布了《传染性非典型肺炎防治管理办法》，此办法为传染性非典型肺炎的防治提供了具体指导。传染性非典型肺炎防治工作坚持预防为主，防治结合，分级负责，依靠科学，依法管理的原则。

一、防治管理的对象

传染性非典型肺炎病人或者疑似传染性非典型肺炎病人都是防治管理对象。任何单位和个人，必须接受疾病预防控制机构、医疗机构、卫生监督机构有关传染性非典型肺炎的查询、检验、调查取证、监督检查以及预防控制措施，并有权检举、控告违反《传染性非典型肺炎防治管理办法》的行为。

二、预防和控制

任何单位和个人发现传染性非典型肺炎病人或者疑似传染性非典型肺炎病人（以下简称病人或者疑似病人）时，都应当及时向当地疾病预防控制机构报告。任何单位和个人对传染性非典型肺炎疫情，不得隐瞒、缓报、谎报或者授意他人隐瞒、缓报、谎报。

医疗机构及其医务人员、疾病预防控制机构的工作人员发现病人或者疑似病人，必须立即向当地疾病预防控制机构报告，并及时采取控制措施。疾病预防控制机构发现疫情或者接到疫情报告,应当立即报告上级疾病预防控制机构和当地卫生行政部门。卫生行政部门接到报告后应当立即报告本级人民政府,同时报告上级卫生行政部门和国务院卫生行政部门。

三、医疗救治

(一) 完善机构建设

县级以上地方卫生行政部门应当指定专门的医疗机构负责收治病人或者疑似病人;实行首诊负责制。

收治病人或者疑似病人的医疗机构应当符合卫生行政部门规定的隔离、消毒条件,配备必要的救治设备;对病人和疑似病人应当分开隔离治疗;采取有效措施,避免交叉感染。

(二) 认真履行职责

各级各类医疗机构应当设立预防保健组织或者人员,承担本单位和责任地段的传染病预防、控制和疫情管理工作。医疗机构应当执行卫生部关于医院感染管理规范、医院消毒卫生标准等有关规定,采取严格的防护措施,使用有效防护用品,防止医务人员感染。医务人员应当增强传染病防治的法律意识,接受专门的业务培训,遵守操作常规,按照有关规定做好个人防护。

(三) 实行医疗救助

1. 对流动人口中的病人、疑似病人应当按照就地隔离、就地观察、就地治疗的原则,及时送当地指定的专门收治病人和疑似病人的医疗机构治疗。

2. 医疗机构收治病人或者疑似病人,实行先收治、后结算的办法,任何医疗机构不得以费用为由拒收病人。对农民(含进城务工农民)和城镇困难群众中的传染性非典型肺炎病人实行免费医疗,所发生救治费用由政府负担,具体办法按国家有关部门规定执行。

四、监督管理

卫生部对全国传染性非典型肺炎防治工作进行督察、指导。省、自治区、直辖市卫生行政部门对本行政区域的传染性非典型肺炎防治工作进行督察、指导。

卫生部和省、自治区、直辖市卫生行政部门建立领导、协调机构,组建预防控制专家组和医疗救治专家组,组织和协调技术攻关。卫生部组织制定传染性非典型肺炎防治的指导原则和技术规范。

设区的市级以上地方卫生行政部门应当组织疾病预防控制人员和医疗救治队伍,加强对农村及传染性非典型肺炎疫情严重地区的疫情控制、业务培训和技术指导,提高农村地区控制疫情的能力和诊断、治疗水平。

卫生部根据需要在全国范围内统筹协调卫生资源,调集医疗卫生人员参加防治工作;县级以上地方卫生行政部门在本行政区域内指定医疗机构承担医疗救治任务,组织医疗卫生人员参加防治工作。

疾病预防控制机构和医疗机构及其人员必须服从卫生行政部门的调遣。

五、法律责任

(一) 卫生行政部门法律责任

县级以上地方卫生行政部门有下列行为之一的,由上级卫生行政部门责令改正,通报批评,给予警告,对其主要负责人由有关部门依法给予降级或者撤职的行政处分;造成传染性非典型肺炎传播、流行或者对社会公众健康造成其他严重危害后果的,依法给予开除的行政处分;构成犯罪的,依法追究刑事责任:

(1) 未按照规定履行报告职责,隐瞒、缓报、谎报或授意他人隐瞒、缓报、谎报疫情的;

(2) 在防治工作中玩忽职守,失职、渎职的;

(3) 对上级卫生行政部门的督察、指导不予配合,或者采取其他方式阻碍、干涉的。

(二) 疾病预防控制机构和医疗机构的法律责任

疾病预防控制机构和医疗机构及其人员有下列行为之一的,由县级以上卫生行政部门责令改正,通报批评,给予警告;情节严重的,依法吊销医疗机构执业许可证,并由有关部门对主要负责人给予降级或者撤职的行政处分;对有关医疗卫生人员,由其所在单位或者上级机关给予纪律处分,并由县级以上卫生行政部门依法吊销执业证书;造成传染性非典型肺炎传播、流行或者对社会公众健康造成其他严重危害后果,构成犯罪的,依法追究刑事责任:

(1)未依法履行疫情报告职责,隐瞒、缓报或者谎报的;

(2) 拒绝服从卫生行政部门调遣的;

(3) 未按照规定及时采取预防控制措施的;

（4）拒绝接诊病人或者疑似病人的；

（5）未按照规定履行监测职责的。

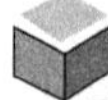

案例 24-1

2015年5月26日，一名韩国籍男子金某，乘坐航班于12时50分抵达香港，在未向中国口岸检疫部门申报相关健康记录的情况下，乘坐直达大巴经深圳沙头角口岸入境抵达惠州。据韩国媒体报道，这名44岁的男子是韩国第三例中东呼吸综合征（MERS）患者的儿子，属于MERS密切接触者。这名男子2015年5月16日曾前往医院探望父亲，在病房停留几小时。19日，他出现发烧等症状。虽未确诊，但由于出现体温过高等中东呼吸综合征常见症状，曾在家中接受隔离观察。25日，医生建议这名男子取消前往中国出差的计划，不过，他没有听从医生的建议。

27日，韩国卫生当局确认该男子出境，即通知了世界卫生组织和中国卫生部门。中国卫生部门在27日晚接到世卫组织通报后，经过4个小时排查、锁定等程序，将金某隔离在惠州市中心人民医院进行治疗。并对其密切接触者就地隔离观察。

在惠州市中心人民医院缺医疗人才，缺硬件设施的情况下，国家、省、市三级联动，一方面成立由中国工程院院士钟南山担任组长的广东省中东呼吸综合征临床专家组，并实行临床专家"派驻＋轮值"制度，由一名临床专家相对固定长驻惠州，其他专家机动派往惠州，协同指导开展患者治疗和院感防控工作；另一方面，紧急协调采购了检验设施送往惠州市中心人民医院，并开辟新的检验场所，专门用于患者的临床检验和开展强化氧疗措施。

经过28天的积极救治，金某已超过10天无发热，已无临床症状。在19日、25日两次标本检测结果为阴性后，达到出院标准。2015年6月26日上午9时30分左右，在惠州市中心人民医院ICU病房门口，捧着鲜花，面戴口罩，他对媒体说，非常感谢医务人员的付出，这将是一家让他难以忘记的医院。

【分析提示】

中国隔离救治韩国MERS患者的行为体现了《传染病防治法》的哪些规定？

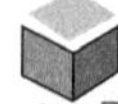

案例 24-2

埃博拉疫情是2014年国际社会极为关注的重大事件之一，因为这牵系着万千生灵的生与死。在这场与"看不见的魔鬼"的搏斗中，中国有情有义有担当，赢得了非洲人民的心，中国的有情有义体现在创造多个"第一"上。埃博拉疫情暴发后中国第一时间对外宣布援助举措，第一个向西非提供埃博拉疫情专项援助，第一个向疫区派出专家组和医疗队指导并直接参加一线救治，第一个用专机运送医疗防护物资，援助物资在第一时间运抵疫区并迅速分发使用，是累计向非洲提供援助批次最多和医疗物资最多的国家之一。中国人对非洲雪中送炭，体现了大国的担当。这是一组带着温度的数字：截至2014年11月21日，中国政府已先后提供4轮总价值7.5亿元人民币的紧急援助，中方在疫区的医疗人员约400人；在塞拉利昂，中国援助的移动实验室检测量占该国检测样本总量超20%，检测结果准确率达100%；在几内亚，其接收的抗疫援助物资三分之二来自中国；疫区周边10国的防疫物资几乎全部来自中国。未来数月，中国将有1000人次的医务人员、公共卫生专家奔赴疫区一线，中方还计划培训1万名医疗护理人员和社区骨干防控人员。

【分析提示】

中国抗击MERS和埃博拉疫情的行为体现了《传染病防治法》的哪些规定？

思 考 题

1. 传染病预防为主的方针有什么意义？
2. 对传染病的疫情报告、通报和公布作了哪些规定？
3. 艾滋病、突发公共卫生事件、传染性非典型肺炎的概念含义各是什么？
4. 什么是突发事件应急报告制度？

第二十五章　食品安全法律制度

食品安全(food safety)指食品无毒、无害,符合应当有的营养要求,对人体健康不造成任何急性、亚急性或者慢性危害,是一门专门探讨在食品加工、存储、销售等过程中确保食品卫生及食用安全,降低疾病隐患,防范食物中毒的一个跨领域学科,它包括生产安全,经营安全;结果安全,过程安全;现实安全,未来安全。

为了加强对食品的管理,国家制定了《中华人民共和国食品安全法》,本法着重阐述食品安全法的相关概念;食品安全标准与食品检验;食品生产经营企业管理;食品安全监督管理的法律规定。重点掌握食品安全法的概念与适用范围;食品经营许可制度;食品安全事故的预防与处置;食品召回制度等法律规定。

第一节　概　　述

一、立法背景

"国以民为本,民以食为天",食品安全直接关系到广大人民群众的身体健康和生命安全,关系到社会和谐稳定及国家经济健康发展。随着人们生活水平和富裕程度的提高,社会公众对食品安全的关注程度大大增强。继1982年《食品卫生法》(试行)、1995年《食品卫生法》之后,在2009年2月28日,十一届全国人民代表大会常务委员会第七次会议通过了《中华人民共和国食品安全法》,并于同年6月1日起施行。但是,2009年的《食品安全法》施行以来,我国的食品安全事件仍然层出不穷,例如"皮革奶""地沟油""瘦肉精""镉大米""毒生姜"等,这些关乎人民生命健康的食品安全事件屡屡引发社会公众对食品安全的心理恐惧,一次又一次地成为社会关注的焦点,甚至还影响了中国产品的国际形象。为此,对现行食品卫生制度加以补充完善,从制度上保证食品的安全,已成为我们必须面对且亟须解决的重大民生问题和与国际接轨的重大课题。因此,2013年6月17日,实施四年的我国首部《中华人民共和国食品安全法》列入国务院法制办2013年立法计划。2014年12月25日,中华人民共和国食品安全法修订草案二审稿提请全国人大常委会审议。2015年4月24日,《中华人民共和国食品安全法》(以下简称《食品安全法》)已由中华人民共和国第十二届全国人民代表大会常务委员会第十四次会议修订通过,修订后的《食品安全法》将于2015年10月1日起施行。此外,目前由卫生部和国务院有关部门依法制定颁布的食品卫生管理办法、规范、程序、规程、条例、规定等单项法律文件有100多个,食品卫生标准有近500个,还有一系列配套的地方法律文件,从而使我国的食品安全工作朝着法制化、规范化方向发展。

二、食品安全的概念

根据世界卫生组织的定义,食品安全是指"食品中有毒、有害物质对人体健康影响的公共卫生问题"。食品安全要求食品对人体健康造成急性或慢性损害的所有危险都不存在,起初是一个较为绝对的概念,后来人们逐渐认识到,绝对安全是很难做到的,食品安全更应该是一个相对的、广泛的概念。一方面,任何一种食品,即使其成分对人体是有益的,或者其毒性极微,如果食用数量过多或食用条件不合适,仍然可能对身体健康引起毒害或损害,譬如食盐过量会中毒、饮酒过度会伤身;另一方面,一些食品的安全性是因人而异的,譬如鱼、虾、蟹类水产品对多数人是安全的,可确实有些人吃了会产生过敏等不良反应。因此,评价一种食品或者其成分是否安全,不能单纯地看它内在固有的"有毒、有害物质",更重要的是看它是否造成实际危害,即食品的种植、养殖、加工、包装、贮藏、运输、销售、消费等活动符合国家强制标准和要求,不存在可能损害或威胁人体健康的有毒、有害物质致消费者病亡或者危及消费者及其后代的隐患。

三、《食品安全法》的立法宗旨

新修订的《食品安全法》秉承了一直以来"保证食品安全,保障公众身体健康和生命安全"的立法宗旨,并且被称为"史上最严"的食品安全法,原因在于,新法围绕最严谨的标准,最严格的监管,最严厉的处罚和最严肃问责的要求,切实化解食品安全治理的难题,确保人民群众的饮食安全。

为了实现“保证食品安全,保障公众身体健康和生命安全”的立法宗旨,《食品安全法》进行了一系列的制度设计,包括:更加突出食品安全的预防工作,建立最严格的全过程监控,创新食品安全的监管制度,建立最严格的法律责任制度,突出食品安全制度共治体系等。

第二节 食品安全风险监测和评估

食品安全风险监测和评估是预防食品安全危险发生的重要制度,这一制度的确立,体现了食品安全监督管理“预防在先”的理念,表明我国在食品安全管理中,已经把预防工作放在了重要位置。通过建立食品安全风险监测制度和风险评估制度,实现食品安全问题早发现、早决策,采取有针对性的监管措施,把食品安全隐患化解在萌芽状态,预防和减少群体性食品安全事故的发生。

一、食品安全风险监测

国家建立食品安全风险监测制度,对食源性疾病、食品污染以及食品中的有害因素进行监测。

(一)食品安全风险监测的负责机构

1. 国家食品安全风险监测的负责机构 国家食品安全风险监测计划由国务院卫生行政部门会同国务院有关部门制定、实施。国务院食品药品监督管理部门和其他有关部门获知有关食品安全风险信息后,立即核实并向国务院卫生行政部门通报,国务院卫生行政部门会同有关部门进行分析研究,认为必要的,会及时调整国家食品安全风险监测计划。

2. 地方食品安全风险监测的负责机构 省、自治区、直辖市人民政府卫生行政部门会同同级食品药品监督管理、质量监督等部门,根据国家食品安全风险监测计划,结合本行政区域的具体情况,制定、调整本行政区域的食品安全风险监测方案,报国务院卫生行政部门备案并实施。

(二)食品安全风险监测的工作要求

承担食品安全风险监测工作的技术机构应当根据食品安全风险监测计划和监测方案开展监测工作,保证监测数据真实、准确,并按照食品安全风险监测计划和监测方案的要求报送监测数据和分析结果。

(三)食品安全风险监测的工作人员权利

食品安全风险监测工作人员有权进入相关食用农产品种植养殖、食品生产经营场所采集样品、收集相关数据。采集样品应当按照市场价格支付费用。

(四)出现食品安全隐患的处理办法

食品安全风险监测结果表明可能存在食品安全隐患的,县级以上人民政府卫生行政部门应当及时将相关信息通报同级食品药品监督管理等部门,并报告本级人民政府和上级人民政府卫生行政部门,食品药品监督管理等部门根据相关情况组织开展进一步调查。

二、食品安全风险评估

食品安全风险评估制度是运用科学方法,根据食品安全风险监测信息、科学数据以及有关信息,对食品、食品添加剂、食品相关产品中生物性、化学性和物理性危害因素进行风险评估。

(一)食品安全风险评估的负责机构

国家的食品安全风险评估工作由国务院卫生行政部门负责组织,由医学、农业、食品、营养、生物、环境等方面的专家组成的食品安全风险评估专家委员会进行评估。食品安全风险评估专家委员会的专家除了进行食品安全风险评估,还应当参加对农药、肥料、兽药、饲料和饲料添加剂等的安全性评估。

(二)食品安全风险评估的启动

国务院食品药品监督管理、质量监督、农业行政等部门在监督管理工作中发现需要进行食品安全风险评估的,应当向国务院卫生行政部门提出食品安全风险评估的建议,并提供风险来源、相关检验数据和结论等信息、资料。

（三）食品安全风险评估结果的通报

食品安全风险评估结果由国务院卫生行政部门公布。国务院卫生行政、农业行政部门应当及时相互通报食品、食用农产品的安全风险评估结果等信息。省级以上人民政府卫生行政、农业行政部门应当及时相互通报食品、食用农产品的安全风险监测信息。

（四）食品安全风险评估结果的作用

1. 为制定、修订食品安全标准和实施食品安全监督管理提供科学依据　经食品安全风险评估，得出食品、食品添加剂、食品相关产品不安全结论的，需要制定、修订相关食品安全国家标准的，国务院卫生行政部门应当会同国务院食品药品监督管理部门立即制定、修订。

2. 便于有关部门采取相关措施　经食品安全风险评估，得出食品、食品添加剂、食品相关产品不安全结论的，国务院食品药品监督管理、质量监督等部门应当依据各自职责立即向社会公告，告知消费者停止食用或者使用，并采取相应措施，确保该食品、食品添加剂、食品相关产品停止生产经营。

3. 警示食品安全风险　国务院食品药品监督管理部门应当会同国务院有关部门，根据食品安全风险评估结果、食品安全监督管理信息，对食品安全状况进行综合分析。经综合分析表明可能具有较高程度安全风险的食品，国务院食品药品监督管理部门应当及时提出食品安全风险警示，并向社会公布。

第三节　食品安全标准与食品检验

一、食品安全标准

我国食品安全标准存在多方面问题，一直严重影响着我国食品安全监管，为了改变这种状况，2009 年的《食品安全法》明确了统一制定食品安全国家标准的原则，要求国务院卫生行政部门对现行的食用农产品质量安全标准、食品卫生标准、食品质量标准等予以整合，统一公布为食品安全国家标准。2015 年的《食品安全法》对食品安全标准进一步细化。

（一）食品安全标准的性质与原则

食品安全标准是强制性执行的标准，除食品安全标准外，不得制定其他食品强制性标准。制定食品安全标准必须做到科学合理、安全可靠，以保障公众身体健康这一宗旨为原则。

（二）食品安全标准的内容

对食品进行安全检查的标准包括以下几个方面：第一，食品、食品添加剂、食品相关产品中的致病性微生物，农药残留、兽药残留、生物毒素、重金属等污染物质以及其他危害人体健康物质的限量规定；第二，食品添加剂的品种、使用范围、用量；第三，专供婴幼儿和其他特定人群的主辅食品的营养成分要求；第四，对与卫生、营养等食品安全要求有关的标签、标志、说明书的要求；第五，食品生产经营过程的卫生要求；第六，与食品安全有关的质量要求；第七，与食品安全有关的食品检验方法与规程；第八，其他需要制定为食品安全标准的内容。

（三）食品安全标准的分类与制定机构

我国食品安全标准分为国家标准、地方标准、企业标准。

1. 国家标准的制定机构　食品安全国家标准由国务院卫生行政部门会同国务院食品药品监督管理部门制定、公布，国务院标准化行政部门提供国家标准编号；食品中农药残留、兽药残留的限量规定及其检验方法与规程由国务院卫生行政部门、国务院农业行政部门会同国务院食品药品监督管理部门制定；屠宰畜、禽的检验规程由国务院农业行政部门会同国务院卫生行政部门制定。

制定食品安全国家标准应当依据食品安全风险评估结果，并充分考虑食用农产品安全风险评估结果，同时参照相关的国际标准和国际食品安全风险评估结果。制定出的食品安全国家标准草案要向社会公布，广泛听取食品生产经营者、消费者、有关部门等方面的意见，而且食品安全国家标准应当经国务院卫生行政部门组织的食品安全国家标准审评委员会审查通过。食品安全国家标准审评委员会由医学、农业、食品、营养、生物、环境等方面的专家以及国务院有关部门、食品行业协会、消费者协会的代表组成，对食品安全国家标准草案的科学性和实用性等进行审查。

2. 地方标准的制定机构 对地方特色食品，没有食品安全国家标准的，省、自治区、直辖市人民政府卫生行政部门可以制定并公布食品安全地方标准，报国务院卫生行政部门备案。食品安全国家标准制定后，该地方标准即行废止。

3. 企业标准的制定机构 国家鼓励食品生产企业制定严于食品安全国家标准或者地方标准的企业标准，在本企业适用，并报省、自治区、直辖市人民政府卫生行政部门备案。

（四）食品安全标准的公布

省级以上人民政府卫生行政部门应当在其网站上公布制定和备案的食品安全国家标准、地方标准和企业标准，供公众免费查阅、下载。对食品安全标准执行过程中的问题，县级以上人民政府卫生行政部门应当会同有关部门及时给予指导、解答。

（五）食品安全标准的后期评价

为对食品安全国家标准和地方标准的执行情况进行跟踪评价，省级以上人民政府卫生行政部门应当会同同级食品药品监督管理、质量监督、农业行政等部门做出评价结果，并根据评价结果及时修订食品安全标准。

省级以上人民政府食品药品监督管理、质量监督、农业行政等部门应当对食品安全标准执行中存在的问题进行收集、汇总，并及时向同级卫生行政部门通报。食品生产经营者、食品行业协会发现食品安全标准在执行中存在问题的，应当立即向卫生行政部门报告。

二、食品检验

食品生产企业对所生产的食品进行检验，可以自行检验，也可以委托符合规定的食品检验机构进行检验。食品行业协会和消费者协会等组织、消费者需要委托食品检验机构对食品进行检验的，应当委托符合规定的食品检验机构进行。值得注意的是，食品添加剂的检验，同样适用《食品安全法》有关食品检验的规定。

（一）食品检验机构与检验人

食品检验实行食品检验机构与检验人负责制，食品检验报告应当加盖食品检验机构公章，并有检验人的签名或者盖章，食品检验机构和检验人对出具的食品检验报告负责。

1. 食品检验机构 食品检验活动由符合条件并按照国家有关认证认可的规定取得资质认定的食品检验机构承担。食品检验机构的资质认定条件和检验规范，由国务院食品药品监督管理部门规定。

2. 食品检验人 食品检验由食品检验机构指定的检验人独立进行。检验人应当依照有关法律、法规的规定，并按照食品安全标准和检验规范对食品进行检验，秉承尊重科学，恪守职业道德的职业守则，出具客观、公正的检验报告。

（二）对食品的抽样检验

县级以上食品药品监督管理部门对食品进行定期或者不定期的抽样检验，并依据有关规定公布检验结果，不得免检。进行抽样检验应当购买抽取的样品，委托符合本法规定的食品检验机构进行检验，并支付相关费用，不得向食品生产经营者收取检验费和其他费用。

（三）对食品检验结论有异议的处理办法

对食品检验结论有异议的食品生产经营者，可以自收到检验结论之日起七个工作日内向实施抽样检验的食品药品监督管理部门或者其上一级食品药品监督管理部门提出复检申请，由受理复检申请的食品药品监督管理部门在公布的复检机构名录中随机确定复检机构进行复检。复检机构与初检机构不得为同一机构，复检机构出具的复检结论为最终检验结论。复检机构名录由国务院认证认可监督管理、食品药品监督管理、卫生行政、农业行政等部门共同公布。

采用国家规定的快速检测方法对食用农产品进行抽查检测，被抽查人对抽查检测结果有异议的，可以自收到检测结果时起四小时内申请复检，复检不得采用快速检测方法。

第四节 食品生产经营管理

一、食品生产经营的要求

食品的生产经营应当符合食品安全标准，并符合相应的原料处理场所和生产经营设备等食品安全管理要求。《食品安全法》对食品的生产经营者提出了十一条的具体要求，明确禁止生产经营十三类不符合法律、法规或者食品安全标准的食品、食品添加剂、食品相关产品，并禁止生产经营的食品中添加除按照传统既是食品又是中药材的药品。

二、食品生产经营许可制度

(一) 食品生产经营许可的范围

国家对食品生产经营实行许可制度，从事食品生产、食品销售、餐饮服务，应当依法取得食品生产许可、食品销售许可、餐饮服务许可。但是，销售食用农产品，不需要取得许可。

(二) 食品生产经营许可的程序

县级以上地方人民政府食品药品监督管理部门依照《中华人民共和国行政许可法》的规定，审核申请人提交的相关资料，必要时对申请人的生产经营场所进行现场核查，对符合规定条件的，准予许可，对不符合规定条件的，不予许可并书面说明理由。

(三) 对食品生产加工小作坊和食品摊贩的管理

食品生产加工小作坊和食品摊贩等从事食品生产经营活动，应当符合《食品安全法》规定的与其生产经营规模、条件相适应的食品安全要求，保证所生产经营的食品卫生、无毒、无害。食品生产加工小作坊和食品摊贩等的具体管理办法由省、自治区、直辖市制定。

县级以上地方人民政府对食品生产加工小作坊、食品摊贩等进行综合治理，加强服务和统一规划，改善其生产经营环境，鼓励和支持其改进生产经营条件，进入集中交易市场、店铺等固定场所经营，或者在指定的临时经营区域、时段经营。

(四) 对网络食品交易第三方平台提供者的管理

《食品安全法》新增了对网络食品交易第三方平台提供者的规定，要求第三方平台提供者对入网食品经营者进行实名登记，明确其食品安全管理责任。当网络食品交易第三方平台提供者发现入网食品经营者有违反本法规定行为的，应当及时制止并立即报告所在地县级人民政府食品药品监督管理部门；发现严重违法行为的，应当立即停止提供网络交易平台服务。

三、对食品采购、出厂、贮存、标签和说明书的要求

(一) 食品采购制度

食品生产者在采购时，应当查验供货者的许可证和产品合格证明，对无法提供合格证明的食品原料，应当按照食品安全标准进行检验，并建立进货查验记录制度，相关记录和凭证保存期限不得少于产品保质期满后六个月，没有明确保质期的，保存期限不得少于二年。

食品经营者采购食品，应当查验供货者的许可证和食品出厂检验合格证或者其他合格证明。并建立食品进货查验记录制度，相关记录和凭证保存期限不得少于产品保质期满后六个月，没有明确保质期的，保存期限不得少于二年。

(二) 食品出厂检验记录制度

食品生产企业应当建立食品出厂检验记录制度，查验出厂食品的检验合格证和安全状况，如实记录食品的名称、规格、数量、生产日期或者生产批号、保质期、检验合格证号、销售日期以及购货者名称、地址、联系方式等内容，并保存相关凭证。记录和凭证保存期限不得少于产品保质期满后六个月，没有明确保质期的，保存期限不得少于二年。

(三) 食品的贮存要求

食品经营者应当按照保证食品安全的要求贮存食品，定期检查库存食品，及时清理变质或者超过保质期的食品。食品经营者贮存散装食品，应当在贮存位置标明食品的名称、生产日期或者生产批号、保质期、生产者名称及联系方式等内容。

(四) 食品的标签和说明书

食品经营者应当按照食品标签标示的警示标志、警示说明或者注意事项的要求销售食品，不得含有虚假内容，不得涉及疾病预防、治疗功能。食品的包装上应当有标签，并标明名称、规格、净含量、生产日期，成分或者配料表，生产者的名称、地址、联系方式，保质期，产品标准代号，贮存条件，所使用的食品添加剂在国家标准中的通用名称，生产许可证编号等法律、法规或者食

品安全标准规定应当标明的其他事项。值得注意的是，专供婴幼儿和其他特定人群的主辅食品在标签上还应标明主要营养成分及其含量。

四、食品的广告要求

食品广告的内容应当真实合法，不得含有虚假内容，不得涉及疾病预防、治疗功能。食品生产经营者对食品广告内容的真实性、合法性负责。

县级以上人民政府食品药品监督管理部门和其他有关部门以及食品检验机构、食品行业协会不得以广告或者其他形式向消费者推荐食品。消费者组织不得以收取费用或者其他牟取利益的方式向消费者推荐食品。

五、食品添加剂的生产使用制度

食品添加剂是指为改善食品品质和色、香、味以及为防腐、保鲜和加工工艺的需要而加入食品中的人工合成或天然物质。

(一) 食品添加剂的生产许可制度

我国对食品添加剂生产实行许可制度。从事食品添加剂生产，应当具有与所生产食品添加剂品种相适应的场所、生产设备或者设施、专业技术人员和管理制度，并依照《食品安全法》规定的程序，取得食品添加剂生产许可。

(二) 食品添加剂的使用标准

食品生产经营者必须按照食品安全国家标准使用食品添加剂，并且食品添加剂应当在技术上确有必要且经过风险评估证明安全可靠，食品生产经营者方可使用食品添加剂。

六、特殊食品的监管制度

我国对保健食品、特殊医学用途配方食品和婴幼儿配方食品等特殊食品实行严格监督管理。生产特殊食品的企业要按照良好生产规范的要求建立与所生产食品相适应的生产质量管理体系，定期对该体系的运行情况进行自查，保证其有效运行，并向所在地县级人民政府食品药品监督管理部门提交自查报告。

(一) 保健食品的监管制度

保健食品声称保健功能，应当具有科学依据，不得对人体产生急性、亚急性或者慢性危害。

保健食品原料目录和允许保健食品声称的保健功能目录，应当包括原料名称、用量及其对应的功效。列入保健食品原料目录的原料只能用于保健食品生产，不得用于其他食品生产。该目录由国务院食品药品监督管理部门会同国务院卫生行政部门、国家中医药管理部门制定、调整并公布。

保健食品的标签、说明书不得涉及疾病预防、治疗功能，内容应当真实，与注册或者备案的内容相一致，载明适宜人群、不适宜人群、功效成分或者标志性成分及其含量等，并声明“本品不能代替药物”。

(二) 特殊医学用途配方食品的监管制度

特殊医学用途配方食品应当经国务院食品药品监督管理部门注册。注册时，应当提交产品配方、生产工艺、标签、说明书以及表明产品安全性、营养充足性和特殊医学用途临床效果的材料。

(三) 婴幼儿配方食品的监管制度

《食品安全法》特别增加了对婴幼儿配方食品监管的规定，本法要求生产企业实施从原料进厂到成品出厂的全过程质量控制，对出厂的婴幼儿配方食品实施逐批检验，保证食品安全。

要求婴幼儿配方食品生产企业将食品原料、食品添加剂、产品配方及标签等事项向省、自治区、直辖市人民政府食品药品监督管理部门备案。并且要求婴幼儿配方乳粉的产品配方在向国务院食品药品监督管理部门注册时，提交配方研发报告和其他表明配方科学性、安全性的材料。不得以分装方式生产婴幼儿配方乳粉，同一企业不得用同一配方生产不同品牌的婴幼儿配方乳粉。

七、从业人员健康管理制度

食品生产经营者应当建立并执行从业人员健康管理制度。从事接触直接入口食品工作的食品生产经营人员应当每年进行健康检查，取得健康证明后方可上岗工作，患有国务院卫生行政部门规定的有碍食品安全疾病的人员，不得从事接触直接入口食品的工作。

八、对食品生产经营者建立健全食品安全管理制度

食品生产经营企业应当建立健全食品安全管理制度，配备食品安全管理人员，并对职工进行食品安全知识培训，加强食品检验工作，依法从事生产经营活动。食品生产经营企业应当配备食品安全管理人员，并对其进行培训和考核，经考核不具备食品安全管理能力的，不得上岗，食品药品监督管理部门应当对企业食品安全管理人员随机进行免费的监督抽查考核并公布考核情况。

九、食品安全全程追溯制度

《食品卫生法》新增了食品安全全程追溯制度，要求食品生产经营者保证食品可追溯，并鼓励食品生产经营者采用信息化手段采集、留存生产经营信息，建立食品安全追溯体系。

十、食品召回制度

（一）食品生产者、食品经营者的召回责任

食品生产者或食品经营者发现其生产或经营的食品不符合食品安全标准或者有证据证明可能危害人体健康的，应当立即停止生产或经营，并且召回已经上市销售的食品，同时通知相关生产经营者和消费者，并记录召回和通知情况。

（二）食品生产经营者对召回食品的处理

食品生产经营者应当对召回的食品采取无害化处理、销毁等措施，防止其再次流入市场。但是，对因标签、标志或者说明书不符合食品安全标准而被召回的食品，食品生产者在采取补救措施且能保证食品安全的情况下可以继续销售，销售时应当向消费者明示补救措施。

食品生产经营者应当将食品召回和处理情况向所在地县级人民政府食品药品监督管理部门报告；需要对召回的食品进行无害化处理、销毁的，应当提前报告时间、地点，食品药品监督管理部门认为必要的，可以实施现场监督。

（三）政府有关行政主管部门责令召回

食品生产经营者未依照《食品安全法》规定召回或者停止经营的，县级以上人民政府食品药品监督管理部门可以责令其召回或者停止经营。

第五节 食品的进出口管理

一、进口食品的管理

（一）进口食品的安全标准

进口的食品、食品添加剂、食品相关产品应当符合我国食品安全国家标准。进口尚无食品安全国家标准的食品，由境外出口商、境外生产企业或者其委托的进口商向国务院卫生行政部门提交所执行的相关国家（地区）标准或者国际标准。国务院卫生行政部门对相关标准进行审查，认为符合食品安全要求的，决定暂予适用，并及时制定相应的食品安全国家标准。

（二）进口食品的检验

进口食品由出入境检验检疫机构依照进出口商品检验相关法律、行政法规的规定进行检验。

（三）进口预包装食品的标志规定

进口的预包装食品、食品添加剂应当有中文标签，依法应当有说明书的，还应当有中文说明书。标签、说明书应当符合本法以及我国其他有关法律、行政法规的规定和食品安全国家标准的要求，并载明食品的原产地以及境内代理商的名称、地址、联系方式。预包装食品没有中文标签、中文说明书或者标签、说明书不符合本条规定的，不得进口。

（四）食品进口和销售记录

进口商应当建立食品、食品添加剂进口和销售记录制度，如实记录食品、食品添加剂的名称、规格、数量、生产日期、生产或者进口批号、保质期、境外出口商和购货者名称、地址及联系方式、交货日期等内容，并保存相关凭证。记录和凭证保存期限不得少于产品保质期满后六个月；没有明确保质期的，保存期限不得少于二年。

（五）进口食品中严重食品安全问题的通报

县级以上人民政府食品药品监督管理部门对国内市场上销售的进口食品、食品添加剂实施监督管理，发现存在严重食品安全问题的，国务院食品药品监督管理部门应当及时向国家出入境检验检疫部门通报，国家出入境检验检疫部门应当及时采取相应措施。

境外发生的食品安全事件可能对我国境内造成影响，或者在进口食品、食品添加剂、食品相关产品中发现严重食品安全问题的，国家出入境检验检疫部门应当及时采取风险预警或者控制措施，并向国务院食品药品监督管理、卫生行政、农业行政部门通报，接到通报的部门应当及时采取相应措施。

（六）对进口商的规定

进口商应当建立境外出口商、境外生产企业审核制度，审核不合格的，不得进口。进口商发现进口食品不符合我国食品安全国家标准或者有证据证明可能危害人体健康的，应当立即停止进口，并依照本法的规定召回。

二、出口食品的管理

出口食品生产企业应当保证其出口食品符合进口国（地区）的标准或者合同要求并且向国家出入境检验检疫部门备案。

国家出入境检验检疫部门要对进出口食品的进口商、出口商和出口食品生产企业实施信用管理，建立信用记录，并依法向社会公布，对有不良记录的进口商、出口商和出口食品生产企业，应当加强对其进出口食品的检验检疫。同时，国家出入境检验检疫部门可以对向我国境内出口食品的国家（地区）的食品安全管理体系和食品安全状况进行评估和审查，并根据评估和审查结果，确定相应检验检疫要求。

第六节　食品安全监督管理

食品安全监管体制的理顺是食品安全立法最重要的使命之一。《食品安全法》在监管体制、监管依据、监管内容、监管手段、监管信息等方面，都作出了具体的规定。

一、食品安全监督管理的内容

县级以上人民政府食品药品监督管理、质量监督部门在履行各自食品安全监督管理职责时，有权进入生产经营场所实施现场检查，对生产经营的食品、食品添加剂、食品相关产品进行抽样检验，查阅、复制有关合同、票据、账簿以及其他有关资料，查封、扣押有证据证明不符合食品安全标准或者有证据证明存在安全隐患以及用于违法生产经营的食品、食品添加剂、食品相关产品，查封违法从事生产经营活动的场所等。

二、食品安全信用档案

县级以上人民政府食品药品监督管理部门应当建立食品生产经营者食品安全信用档案，记录许可颁发、日常监督检查结果、违法行为查处等情况，依法向社会公布并实时更新。

食品生产经营过程中存在食品安全隐患，未及时采取措施消除的，县级以上人民政府食品药品监督管理部门可以对食品生产经营者的法定代表人或者主要负责人进行责任约谈。食品生产经营者应当立即采取措施，进行整改，消除隐患。责任约谈情况和整改情况应当纳入食品生产经营者食品安全信用档案。

三、举报制度

食品监管部门接受咨询、投诉、举报后，对属于本部门职责的，应当受理并在法定期限内及时答复、核实、处理；对不属于本部门职责的，应当移交有权处理的部门并书面通知咨询、投诉、举报人，有权处理的部门应当在法定期限内及时处理，不得推诿。对查证属实的举报，给予举报人奖励，有关部门应当对举报人的信息予以保密，保护举报人的合法权益，举报人举报所在企业的，该企业不得以解除、变更劳动合同或者其他方式对举报人进行打击报复。

四、加强对食品安全监管执法人员的管理

对食品安全监管执法人员进行食品安全法律、法规、标准和专业知识与执法能力等的培训，并组织考核，不具备相应知识和能力的，不得从事食品安全执法工作。食品安全监管执法人员在执法过程中有违反法律、法规规定的行为以及不规范执法行为的，可以向有关部门投诉、举报。

五、建立统一的食品安全信息平台

国家建立统一的食品安全信息平台，实行食

品安全信息统一公布制度。国家食品安全总体情况、食品安全风险警示信息、重大食品安全事故及其调查处理信息和国务院确定需要统一公布的其他信息由国务院食品药品监督管理部门统一公布。公布食品安全信息要做到准确、及时，并进行必要的解释说明，避免误导消费者和社会舆论。

第七节　法律责任

《食品安全法》加大了违法违规成本，对用非食品原料生产食品、在食品中添加食品添加剂以外的化学物质和其他可能有害人体健康的物质，用回收食品做原料生产食品，或者生产经营营养成分不符合食品安全标准的专供婴幼儿和其他特定人群的主辅食品，经营病死、毒死或者死因不明的禽、畜、兽、水产动物肉类，或者生产经营其制品，未通过安全性评估利用新的食品原料生产食品或者生产食品添加剂新品种的生产等违法行为，详细规定了相关的行政、刑事和民事责任。概括如下：

未取得食品生产经营许可从事食品生产经营活动，或者未取得食品添加剂生产许可从事食品添加剂生产活动的，由有关部门没收违法所得及相关物品；违法生产经营的食品、食品添加剂货值金额不足一万元的，并处五万元以上十万元以下罚款；货值金额一万元以上的，并处货值金额十倍以上二十倍以下罚款。同时，针对使用非食品添加剂、用回收食品作原料生产食品、拒不召回等违法行为，可视情节，吊销其食品安全许可证。针对采购、使用不符合食品安全标准的食品原料、食品添加剂、食品相关产品；在食品中添加药品；未建立并遵守查验记录制度、出厂检验记录制度等严重违法行为，情节严重的，可责令停产停业，直至吊销许可证。被吊销食品生产许可证的单位，其直接负责的主管人员自发出决定做出之日起5年内不得从事食品经营管理工作。另外，对生产不符合食品安全标准的食品，或者销售明知不符合食品安全标准的食品，消费者有权要求损失赔偿，还可以向生产者或者经营者要求支付价款十倍或者损失三倍的赔偿金；增加赔偿的金额不足一千元的，为一千元。为了保障消费者的权益，当生产经营者财产不足以同时承担民事赔偿责任和缴纳罚款、罚金时，先承担民事赔偿责任。

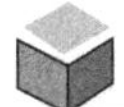

案例 25-1

非法添加罂粟壳吸引“回头客”，合川两餐饮老板被判刑

水煮耗儿鱼”“邮亭鲫鱼”“麻辣火锅”……这些都是重庆人最爱的美食。然而为了吸引“回头客”，自2013年开始，李某、陈某为牟取非法利益，明知罂粟壳是国家明令禁止添加的非食品原料，仍向杨某、唐某购买罂粟壳，碎成粉末后制作底料、油料。陈某在其经营的“杨氏耗儿鱼餐馆”，李某在其经营的“合川区洞口邮亭鲫鱼餐馆”内，将掺入罂粟壳粉末制作的底料、油料用于“水煮耗儿鱼”“邮亭鲫鱼”等食品中供顾客食用。

重庆市食品药品监督管理局合川区分局于2014年6月12日、2014年10月18日，分别对李某经营的“合川区洞口邮亭鲫鱼餐馆”，陈某经营的“杨氏耗儿鱼餐馆”进行检查，并提取火锅底料、混合香料等物。经检验，在李某处、陈某处提取的各种香料和底料中均检测出吗啡、那可定、罂粟碱等物质。

据了解，吗啡、可待因、罂粟碱等物质在罂粟壳中含量较高，是罂粟壳的主要成分。人体长期摄入这些物质对身体健康影响很大，轻则出现发冷、乏力、面黄肌瘦等症状，重则对神经系统、消化系统造成损害。最终可能导致内分泌失调，吸食毒品成瘾。因此，国家早在2009年就明文禁止非法供应、运输、使用罂粟壳。

近日，合川法院以生产、销售有毒、有害食品罪，分别判处李某、陈某有期徒刑一年，缓刑一年六个月，并处罚金20000元。缓刑考验期限内，李某、陈某禁止从事食品生产、销售及相关活动。

【分析提示】

1. 本案例中合川两餐饮老板触犯了食品卫生法的哪些规定？

2. 结合本案内容谈谈你对于加强食品安全法教育必要性和重要性的认识。

思　考　题

1. 我国《食品安全法》的适用范围是什么？

2. 我国的食品安全监督机构有哪些？其职责是什么？

3. 对食品的生产经营活动有哪些要求？哪些食品禁止生产经营？

4. 食品召回制度有哪些内容？

第二十六章 药品管理法律制度

药品是指用于预防、治疗、诊断人的疾病，有目的地调节人的生理机能并规定有适应证或者功能主治、用法和用量的物质，包括中药材、中药饮片、中成药、化学原料药及其制剂、抗生素、生化药品、放射性药品、血清、疫苗、血液制品和诊断药品等。药品管理是为了保证药品质量，增进药品疗效，保障人民用药安全，维护人民身体健康，从而达到使药品能够真正防病、治病、解除人民群众疾病痛苦的目的。国家先后于2001年和2013年对《药品管理法》进行了修改。2013年全国人大对《药品管理法》的改动主要是减少《药品生产许可证》和《药品经营许可证》在工商行政管理部门注册、变更和注销环节，以及根据最新药品价格管理改革方向正式将药品价格“市场化”。为了保障药品管理法规的贯彻执行，2003年以后国务院设立了国家食品药品监督管理局，负责食品安全管理和药品质量监督管理。本章主要介绍药品的概念，药品生产与经营、药品监督管理、特殊药品管理、法律责任等法律制度。重点掌握药品生产与经营、药品监督管理、特殊药品管理、禁止生产和销售、使用假药和劣药和违反药品管理法的法律责任等内容。

第一节 药品生产与经营管理的法律规定

一、药品生产的管理

加强药品生产的监督管理，是保证药品质量的关键。关于药品生产管理的法律，除《药品管理法》及其实施条例外，公布的部门规章有：《药品生产质量管理规范》《药品生产监督管理办法》《直接接触药品的包装材料和容器管理办法》《药品说明书和标签管理规定》。

(一) 开办药品生产企业的条件

药品生产企业是指生产药品的专营企业或者兼营企业。开办药品生产企业必须具备以下条件：①具有依法经过资格认定的药学技术人员、工程技术人员及相应的技术工人。②具有与其药品生产相适应的厂房、设施和卫生环境。③具有能对所生产药品进行质量管理和质量检验的机构、人员及必要的仪器设备。④具有保证药品质量的规章制度。

2013年12月28日第十二届全国人民代表大会常务委员会第六次会议修订后的《药品管理法》规定：“开办药品生产企业，须经企业所在地省、自治区、直辖市人民政府药品监督管理部门批准并发给《药品生产许可证》。无《药品生产许可证》的，不得生产药品。《药品生产许可证》应当标明有效期和生产范围，到期重新审查发证。”删去了旧法中“凭《药品生产许可证》到工商行政管理部门办理登记注册”的规定。这种修改减少了工商备案环节，取消了不必要的审批手续，从一定程度上减少了对企业的限制。《药品生产许可证》有效期5年，有效期届满，需要继续生产药品的，持证企业应当在规定期限内申请换发《药品生产许可证》。

(二) 药品生产质量管理规范认证制度(GMP制度)

药品生产质量管理规范即“good manufacture practice”(简称GMP)，是世界各国对药品生产全过程监督管理采用的法定技术规范。

根据《药品管理法》第九条的规定，药品生产企业必须按照国务院药品监督管理部门依据本法制定的《药品生产质量管理规范》组织生产。药品监督管理部门按照规定对药品生产企业是否符合《药品生产质量管理规范》的要求进行认证；对认证合格的，发给认证证书。

药品监督管理部门对取得药品GMP证书的药品生产企业实施跟踪检查，跟踪检查情况及时报国家食品药品监督管理局，检查结束后，药品监督管理部门要向被检查企业发放药品GMP认证跟踪检查意见。被检查企业不符合药品GMP认证检查标准的，按《药品生产监督管理办法》规定，收回相应剂型的药品GMP证书，并予以公告。同时，由企业所在省、自治区、直辖市药品监督管理部门按《药品管理法》及有关规定处理。

国家食品药品监督管理局主管全国药品

GMP 认证工作，药品 GMP 有效期 5 年，药品生产企业应当在药品 GMP 证书有效期届满前 6 个月，按有关规定重新申请药品 GMP 认证，药品监督管理部门应在药品 GMP 证书届满前作出审批决定。

（三）药品生产应遵循的规定

除中药饮片的炮制外，药品必须按照国家药品标准和国务院药品监督管理部门批准的生产工艺进行生产，生产记录必须完整准确。药品生产企业改变影响药品质量的生产工艺的，必须报原批准部门审核批准。

中药饮片必须按照国家药品标准炮制；国家药品标准没有规定的，必须按照省、自治区、直辖市人民政府药品监督管理部门制定的炮制规范炮制。省、自治区、直辖市人民政府药品监督管理部门制定的炮制规范应当报国务院药品监督管理部门备案。

生产药品所需的原料、辅料，必须符合药用要求。

药品生产企业必须对其生产的药品进行质量检验；不符合国家药品标准或者不按照省、自治区、直辖市人民政府药品监督管理部门制定的中药饮片炮制规范炮制的，不得出厂。

经省、自治区、直辖市人民政府药品监督管理部门批准，药品生产企业可以接受委托生产药品。疫苗、血液制品和国务院药品监督管理部门规定的其他药品，不得委托生产。

（四）药品包装管理

1. 药品包装、材料要求 《药品管理法》规定直接接触药品的包装材料和容器，必须符合药用要求，符合保障人体健康、安全的标准，并由药品监督管理部门在审批药品时一并审批。药品生产企业不得使用未经批准的直接接触药品的包装材料和容器。对不合格的直接接触药品的包装材料和容器，由药品监督管理部门责令停止使用。

药品包装必须适合药品质量的要求，方便储存、运输和医疗使用。发运中药材必须有包装。在每件包装上，必须注明品名、产地、日期、调出单位，并附有质量合格的标志。

2. 药品标签、说明书规定 药品包装必须按照规定印有或者贴有标签并附有说明书。标签或者说明书上必须注明药品的通用名称、成分、规格、生产企业、批准文号、产品批号、生产日期、有效期、适应证或者功能主治、用法、用量、禁忌、不良反应和注意事项。麻醉药品、精神药品、医疗用毒性药品、放射性药品、外用药品和非处方药的标签，必须印有规定的标志。

（五）从业人员健康检查

药品生产人员应有健康档案。药品生产企业直接接触药品的工作人员，必须每年进行健康检查。体表有伤口者及患有传染病、皮肤病或者其他可能污染药品的疾病者，不得从事直接接触药品的工作。

二、药品经营的管理

加强药品经营流通的监督管理也是保证药品质量的重要环节。为了保证药品经营质量、保证人民用药安全，政府必须依据法律规定的条件对药品的经营企业的开办进行事前审查批准，并对其日常经营活动进行规范和监管。

我国对药品经营企业实施监督管理的法律规范主要有《药品管理法》《药品经营质量管理规范》《药品经营许可证管理办法》等。

（一）开办药品经营企业的条件

药品经营企业是指经营药品的专营企业或者兼营企业。开办药品经营企业，应遵循合理布局和方便群众购药的原则。开办药品经营企业应具备以下条件：①具有依法经过资格认定的药学技术人员。②具有与所经营药品相适应的营业场所、设备、仓储设施和卫生环境。③具有与所经营药品相适应的质量管理机构或者人员。④具有保证所经营药品质量的规章制度。

新修订的《药品管理法》规定：开办药品批发企业，须经企业所在地省、自治区、直辖市人民政府药品监督管理部门批准并发给《药品经营许可证》；开办药品零售企业，须经企业所在地县级以上地方药品监督管理部门批准并发给《药品经营许可证》。无《药品经营许可证》的，不得经营药品。删去了旧法中“凭《药品经营许可证》到工商行政管理部门办理登记注册”的规定。这种修改同样符合国务院减轻企业负担的精神。

（二）药品经营质量管理规范认证制度（GSP 制度）

GSP（good supplying practice for drugs）全称

是《药品经营质量管理规范》。GSP 是针对药品在流通环节中所有可能发生质量事故的因素，为保证药品质量，防止质量事故发生而制定的一套药品经营管理的质量保证规范，是药品经营质量管理的基本准则。

药品经营企业必须按照《药品经营质量管理规范》经营药品；药品监督管理部门按照规定对药品经营企业是否符合《药品经营质量管理规范》的要求进行认证；对认证合格的，发给认证证书。

（三）药品经营应遵守的规定

药品经营企业购进药品，必须建立并执行进货检查验收制度，验明药品合格证明和其他标志；不符合规定要求的，不得购进。药品经营企业购销药品，必须有真实完整的购销记录。购销记录必须注明药品的通用名称、剂型、规格、批号、有效期、生产厂商、购(销)货单位、购(销)货数量、购销价格、购(销)货日期及国务院药品监督管理部门规定的其他内容。药品经营企业销售药品必须准确无误，并正确说明用法、用量和注意事项；调配处方必须经过核对，对处方所列药品不得擅自更改或者代用。对有配伍禁忌或者超剂量的处方，应当拒绝调配；必要时，经处方医师更正或者重新签字，方可调配。药品经营企业销售中药材，必须标明产地。

药品经营企业必须制定和执行药品保管制度，采取必要的冷藏、防冻、防潮、防虫、防鼠等措施，保证药品质量。药品入库和出库必须执行检查制度。

城乡集市贸易市场可以出售中药材，国务院另有规定的除外。城乡集市贸易市场不得出售中药材以外的药品，但持有《药品经营许可证》的药品零售企业在规定的范围内可以在城乡集市贸易市场设点出售中药材以外的药品。具体办法由国务院规定。

（四）药品流通管理

1. 药品生产、经营企业购销药品的规定 药品经营企业应按规定建立药品销售记录，记录药品的品名、剂型、规格、有效期、生产厂商、购货单位、销售数量、销售日期等项内容，销售记录应保存至超过药品有效期 1 年，但不得少于 3 年。

药品经营企业应按照国家有关不良反应报告制度的规定，注意收集由本企业售出的药品的不良反应情况，发现不良反应应按规定上报有关部门。

药品零售企业在营业时间内，应有执业药师或药师在岗并佩戴标明姓名、执业药师或其技术职称的胸牌。

处方药不应采用开架自选的销售方式，无医师开具的处方不得销售处方药。

药品销售不得采用有奖销售、附赠销售或礼品销售等方式。

2. 医疗机构购进、储存药品的规定 医疗机构购进药品，必须建立并执行进货检查验收制度，并建有真实完整的药品购进记录。医疗机构储存药品，应当制定和执行有关药品保管、养护的制度，保证药品质量。医疗机构不得采用邮售、互联网交易等方式直接向公众销售处方药、医疗机构和计划生育技术服务机构不得未经诊疗直接向患者提供药品。

（五）药品价格和广告的管理

1. 药品价格的管理 依法实行市场调节价的药品，药品的生产企业、经营企业和医疗机构应当按照公平、合理和诚实信用、质价相符的原则制定价格，为用药者提供价格合理的药品。药品的生产企业、经营企业和医疗机构应当遵守国务院价格主管部门关于药价管理的规定，制定和标明药品零售价格，禁止暴利和损害用药者利益的价格欺诈行为。

2013 年修改前的《药品管理法》在第 55 条规定我国药品价格实行政府定价、政府指导价和市场调节价。新修订的《药品管理法》删去了第 55 条，意味着中国多数药品价格限制将被取消，2700 余种国家定价药品将实现市场化定价。与国家发改委的《推进药品价格改革方案(征求意见稿)》内容相一致。自 1996 年开始，中国对药品实行三种定价形式：纳入基本医疗保险报销目录的药品及少数生产经营具有垄断性的药品，实行政府定价或政府指导价。其中，由财政购买免费向特定人群发放的药品，实行政府定价，目前约有 100 种，占已批准上市药品数量的 0.8%；其他药品实行政府指导价，具体形式为最高零售限价，约 2600 种，占 22%左右。除上述共 2700 种政府定价和政府指导价药品，其他 77%的药品此前已实行市场调节，由企业自主定价。第 55 条的取消，意味多达 2700 余种、占据中国药品 23%份额的政府定价药，将正式摆脱“计划定价”模式，正式改为“市场定价”。

虽然定价机制放开了，但是药品价格还是属于国家控制范围，国家并没有把药品的定价机制完全推给市场。取消药品政府定价后，由于有招标采购机制的约束，医院销售的药品价格不会上涨。预计在零售药店销售的属于原政府定价目录的部分药品价格可能会有所上涨。鉴于目前各省、自治区、直辖市药品采购政策动辄与最低价联动，或要求在销产品降价 10%—25%才能保住原有采购目录资格，再加上质量层次的划分方案仍未清晰，专利过期的处方药未来会越来越重视药品零售市场。

2. 药品广告的管理　药品广告须经企业所在地省、自治区、直辖市人民政府药品监督管理部门批准，并发给药品广告批准文号；未取得药品广告批准文号的，不得发布。

处方药可以在国家卫生行政部门和国家药品监督管理部门共同指定的医学、药学专业刊物上介绍，但不得在大众传播媒介发布广告或者以其他方式进行以公众为对象的广告宣传。

药品广告的内容必须真实、合法，以国务院药品监督管理部门批准的说明书为准，不得含有虚假的内容。药品广告不得含有不科学的表示功效的断言或者保证；不得利用国家机关、医药科研单位、学术机构或者专家、学者、医师、患者的名义和形象作证明。非药品广告不得有涉及药品的宣传。

省、自治区、直辖市人民政府药品监督管理部门应当对其批准的药品广告进行检查，对于违反《药品管理法》和《中华人民共和国广告法》的广告，应当向广告监督管理机关通报并提出处理建议，广告监督管理机关应当依法作出处理。

三、医疗机构制剂管理的法律规范

医疗机构制剂是指医疗机构根据本单位临床和科研需要，依照规定的药品工艺规程配制的符合质量标准要求的药物制剂。该制剂为常规配制、自用的固定处方制剂。医疗机构制剂的产生源于我国制药工业生产的落后。过去，我国制药工业生产的药品长期处于市场供不应求的状态，为了保证医疗工作的开展，解决患者急需的，市场上难以提供的药物治疗需要，医院医药技术人员建立了自己的制剂室，研究开发了一批疗效好、价格低、用途广的医院制剂，为解除患者痛苦，维护人民群众身体健康作出过积极贡献。由于医疗机构内部自产自用，缺乏中间管理环节和有效的监督，隐藏着极大的药品质量风险。因此，必须加强对医疗机构制剂的质量管理。

《药品管理法》规定，医疗机构配制制剂，须经所在地省、自治区、直辖市人民政府卫生行政部门审核同意，由省、自治区、直辖市人民政府药品监督管理部门批准，发给《医疗机构制剂许可证》，无《医疗机构制剂许可证》的，不得配制制剂。《医疗机构制剂许可证》有效期 5 年。

医疗机构申请配制的制剂，应当是本单位临床需要而市场上没有供应的品种，并须经所在地省、自治区、直辖市人民政府药品监督管理部门批准方可配制。检验合格，凭医师处方在本医疗机构中使用。特殊情况下，经省、自治区、直辖市人民政府药品监督管理部门批准，可以在指定的医疗机构之间调剂使用。医疗机构配制的制剂，不得在市场销售。

四、禁止生产、销售假药、劣药

《药品管理法》规定，禁止生产、销售假药、劣药。对于违法者给予处罚，特别是造成严重后果者，坚决实施法律制裁，直至死刑。

(一) 关于假药的规定

假药是指药品所含成分的名称与国家药品标准规定不符者，或者以非药品冒充药品，以他种药品冒充此种药品者。根据《药品管理法》第四十八条规定，有下列情形之一的按假药论处：

(1) 国务院药品监督管理部门规定禁止使用的；

(2) 依照本法必须批准而未经批准生产、进口，或者依照本法必须检验而未经检验即销售的；

(3) 变质的；

(4) 被污染的；

(5)使用依照本法必须取得批准文号而未取得批准文号的原料药生产的；

(6) 所标明的适应证或者功能主治超出规定范围的。

(二) 关于劣药的规定

劣药是指药品成分的含量不符合国家药品标准的。根据《药品管理法》第四十九条规定有下列情形之一的药品，按劣药论处：

(1) 未标明有效期或者更改有效期的；

(2) 不注明或者更改生产批号的；

(3) 超过有效期的；

(4) 接接触药品的包装材料和容器未经批准的；

(5) 擅自添加着色剂、防腐剂、香料、矫味剂及辅料的；

(6) 其他不符合药品标准规定的。

第二节　药品监督管理的法律规定

一、药品监督管理机构

《药品管理法》规定，国家食品药品监督管理局主管全国药品监督管理工作。国务院有关部门在各自的职责范围内负责与药品有关的监督管理工作。省级人民政府药品监督管理部门负责本行政区域内的药品监督管理工作。省级人民政府有关部门在各自的职责范围内负责与药品有关的监督管理工作。

二、药品监督管理的主要手段

根据相关法律规定，药品监督管理部门应当行使以下监督管理职权，并严格遵守《药品管理法》关于药品监督管理的有关禁止性规定。

(一) 监督检查

药品监督管理部门有权按照法律和行政法规的规定，对药品的研制、生产、流通、使用进行全过程的监督检查，接受监督检查的单位不得拒绝和隐瞒。

(二) 监督抽验

质量抽查检验是药品监督管理工作的基础，通过抽查检验可以了解生产、流通、使用中的药品质量状况，从而在各个环节实施有效的监督管理，杜绝假劣药品，公众用药安全、有效。《药品管理法》规定，药品监督管理部门根据监督检查的需要，可以对药品质量进行抽查检验。抽查检验应当按照规定抽样，并不得收取任何费用。

(三) 发布药品质量公告

国务院和省级药品监督管理部门应当定期公告药品质量抽查检验的结果；公告不当的，必须在原公告范围内予以更正。

(四) 采取行政强制措施

药品监督管理部门对有证据证明可能危害人体健康的药品及有关材料可以采取查封、扣押的行政强制措施，并在 7 日内做出行政处理决定；药品需要检验的，必须自检验报告书发出之日起 15 日内做出行政处理决定。

(五) 对药品不良反应危害采取有效控制措施

药品监督管理部门应当组织药品不良反应监测和上市药品再评价，对疗效不确切、不良反应大或者因其他原因危害人体健康的药品，国务院和省级药品监督管理部门可以采取停止生产、销售、使用的控制措施，并应当在 5 日内组织鉴定，自鉴定结论做出之日起 15 日内依法做出行政处理决定。

(六) 药品监督管理过程中的禁止性规定

在赋予药品监督管理部门权力的同时，也对行使权力规定了明确的禁止性规定，以规范、制约、监督行政权力的行使，防止滥用权力。

(1) 地方人民政府和药品监督管理部门不得以要求实施药品检验、审批等手段限制或者排斥非本地区药品生产企业生产的药品进入本地区。

(2) 药品监督管理部门及其设置的药品检验机构和确定的专业从事药品检验的机构不得参与药品生产经营活动，不得以其名义推荐或者监制、监销药品。

(3) 药品监督管理部门及其设置的药品检验机构和确定的专业从事药品检验的机构的工作人员不得参与药品生产经营活动。

三、药品标准的法律规定

药品标准是国家对药品质量规格和药品检验方法所给予的技术规定，是国家对药品进行监督管理的一种有效方法和手段，是药品生产、销售、使用和检验单位必须共同遵守的法定规则。根据《药品管理法》第三十二条规定，药品必须符合国家标准，国家药品标准是指由《中华人民共和国药典》和国家食品药品监督管理局颁布的药品标准，只有符合国家药品标准的药品才是合格的药品，才允许在市场上销售和使用。

（一）药品标准的基本要求

(1) 药品必须有确定的疗效，尽可能小的毒性和副作用。药品有效性是发挥治疗效果的基本条件，安全性是保证药品充分发挥作用又减少损伤和不良影响的必要条件。

(2) 工业生产的药品，应有成熟的工艺，稳定的质量保证，能进行批量生产。

(3) 中药材应是常用药、确有疗效，品种来源清楚，并有鉴别真伪和必要的质量规定。

(4) 中成药应使用面广，处方合理，工艺成熟，原料资源丰富。

(5) 临床必需的验方、制剂，确有疗效，对症治疗。

（二）药品标准的主要内容

(1) 药品名称、成分或处方的组成。

(2) 药品的含量及其检查、检验的方法。

(3) 制剂的原料及辅料。

(4) 允许的杂质及其限量、限度技术要求以及作用、用途、用法、用量。

(5) 注意事项。

(6) 贮存方法。

（三）制定药品标准的机构

国家食品药品监督管理局组织的药典委员会是负责制定和修订国家药品标准的专门机构，负责编纂《中华人民共和国药典》。《中华人民共和国药典》是具有法律约束力的药品质量规格标准的法典，是药品标准的最高法定形式。

四、药品注册

药品注册，是指国家食品药品监督管理局根据药品注册申请人的申请，依照法定程序，对拟上市销售的药品安全性、有效性、质量可控性等进行审查，并决定是否同意其申请的审批过程。为保证药品的安全、有效和质量可控，规范药品注册行为，2007 年 7 月国家食品药品监督管理局发布了《药品注册管理办法》，2008 年 1 月又发布了《中药注册管理补充规定》。

（一）药品注册的原则和制度

《药品管理法》规定，国家鼓励研究和创制新药，保护公民、法人和其他组织研究、开发新药的合法权益。《药品注册管理办法》规定，药品注册工作应遵循公开、公平、公正的原则。国家食品药品监督管理局对药品注册实行主审集体负责制，相关人员公示制和回避制，责任追究制，受理、检验、审评、审批、送达等环节接受社会监督。

药品监督管理部门、相关单位以及参加药品注册工作的人员，对申请人提交的技术秘密和实验数据有保密义务。

（二）药品注册申请的内容

药品注册申请包括新药申请、仿制药申请、进口药品申请、补充申请和再注册申请。境内申请人申请药品注册按照新药申请、仿制药申请的程序和要求办理，境外申请人申请药品注册按照进口药品申请程序和要求办理。

1. 新药申请　是指未曾在中国境内上市销售的药品的注册申请。已上市药品改变剂型、改变给药途径、增加新适应证的药品按照新药申请程序申报。

2. 仿制药申请　是指生产国家食品药品监督管理局已批准上市的已有国家标准的药品的注册申请，但是生物制品按照新药申请的程序申报。

3. 进口药品申请　是指在境外生产法人药品在中国境上市销售的注册申请。

4. 补充申请　是指新药申请、仿制药申请或者进口药品申请经批准后，改变、增加或取消原批准事项或内容的注册申请。

5. 再注册申请　是指药品批准证明文件有效期满后，申请人拟继续生产或进口该药品的注册申请。

五、处方药与非处方药管理的法律规定

为了保障人民群众用药安全，使用方便，我国对药品实行分类管理。《药品管理法》第三十七条规定：“国家对药品实行处方药与非处方药分类管理制度。”根据药品品种、规格、适应证、剂量以及给药途径不同，将药品分为处方药和非处方药。根据《药品管理法》的规定，国家食品和药品监督管理局于 1999 年 6 月 19 日颁布，并于 2000 年 1 月 1 日起实施《处方药与非处方药分类管理办法》(试行)。

（一）处方药与非处方药的分类

处方药(RX)是指必须凭执业医师或职业助理医师开的处方才能调配、购买和使用的药品。处方药有以下几类：

(1) 上市的新药。

(2) 可产生依赖性的药物。

(3) 药物本身毒性较大的药品。

(4) 用于治疗某些疾病所需的特殊药品。

(5) 粉针剂与大输液类药品。

非处方药(OTC)是指不需要凭医师处方即可自行判断购买和使用的药品。非处方药主要用于多发病、常见病的自行诊治，药品的安全性高，正常使用时无严重不良反应，使用者可以觉察到治疗效果，在正常条件下储存质量稳定，使用时不需要医生的指导与监控。根据药品安全性，非处方药分为甲、乙两类。甲类非处方药专有标志颜色为红色，乙类非处方药的专有标志颜色为绿色。

处方药和非处方药不是药品本质的属性，而是管理上的界定。无论是处方药还是非处方药都是经过国家食品药品监督管理部门批准的，其安全性有效性都是有保障的。

（二）处方药与非处方药分类管理的主要内容

(1) 国家食品药品监督管理局负责处方药目录的遴选、审批、发布和调整工作。

(2) 非处方药标签和说明书除符合规定外，用语应当科学、易懂，便于消费者自行判断、选择和使用。非处方药的标签和说明书必须经国家药品监督管理局批准。

(3) 经省级药品监督管理部门或其授权的药品监督管理部门批准的其他商业企业可以零售乙类非处方药。

(4) 医疗机构根据医疗需要可以决定或推荐使用非处方药。消费者有权自主选购非处方药，并须按非处方药标签和说明书所示内容使用。

(5) 处方药只准在专业性医药报刊进行广告宣传，非处方药经审批可以在大众传播媒介进行广告宣传。

(6) 处方药可在零售药店中销售，但必须凭医生处方才能购买使用。

六、药品不良反应监测报告制度

为了更科学地指导合理用药，保障上市药品的安全有效，根据《药品管理法》规定，国家实行药品不良反应报告制度。国家实行药品不良反应报告制度。药品生产企业、药品经营企业和医疗机构必须经常考察本单位所生产、经营、使用的药品质量、疗效和反应。发现可能与用药有关的严重不良反应，必须及时向当地省、自治区、直辖市人民政府药品监督管理部门和卫生行政部门报告。具体办法由国务院药品监督管理部门会同国务院卫生行政部门制定。对已确认发生严重不良反应的药品，国务院或者省、自治区、直辖市人民政府的药品监督管理部门可以采取停止生产、销售、使用的紧急控制措施。

（一）药品不良反应的定义

药品不良反应主要是指合格药品在正常用法用量下出现的与用药目的无关的或意外的有害反应。

（二）我国药品不良反应的报告范围

(1) 新药监测期内的药品应报告该药品发生的所有不良反应；新药监测期已满的药品，报告该药品引起的新的和严重的不良反应。药品生产企业还应进行年度汇报总结。

(2) 进口药品自首次获准进口之日起 5 年内，报告该进口药品发生的所有不良反应；满 5 年的，报告该进口药品发生的新的和严重的不良反应。此外，对进口药品的不良反应还应进行年度汇报总结。

进口药品在其他国家和地区发生新的或严重的不良反应，代理经营该进口药品的单位应于不良反应发现之日起 1 个月内报告国家药品不良反应监测中心。

药品不良反应实行逐级、定期报告制度，必要时可以越级报告。新的或严重的药品不良反应应与发现之日起 15 日内报告，死亡病例须及时报告。药品生产、经营企业和医疗卫生机构发现不良反应，应立即报告。其他按季度报告。

第三节　特殊药品管理的法律规定

特殊药品是指麻醉药品、精神药品、医疗用

毒性药品、放射性药品。《药品管理法》第三十五条规定：国家对麻醉药品、精神药品、医疗用毒性药品、放射性药品，实行特殊管理。

一、麻醉药品和精神药品管理

（一）麻醉药品和精神药品的概念

麻醉药品是指连续使用容易产生生理依赖性而能成瘾的药品。主要是指阿片类、可卡因类、大麻类、合成麻醉药类及卫生部门指定的其他已成瘾的药品、药用植物及其制剂。精神药品是指直接作用于中枢神经系统，使之兴奋或连续使用能产生依赖性的药品。根据其使人体产生的依赖性和损害健康的程度，分为第一类和第二类精神药品。麻醉药品和精神药品目录由国家药品监督管理部门会同公安部门、卫生主管部门制定、调整并公布。

（二）麻醉药品和精神药品的监督管理

1. 麻醉药品和精神药品的生产 国家根据麻醉药品和精神药品的医疗、国家储备和企业生产所需原料的需要确定需求总量，对麻醉药品药用原植物的种植、麻醉药品和精神药品的生产实行总量控制。国务院药品监督管理部门根据麻醉药品和精神药品的需求总量制定年度生产计划。国家药品监督管理部门和农业主管部门根据麻醉药品年度生产计划，制定麻醉药品药用原植物年度种植计划。国家对麻醉药品和精神药品实行定点生产制度。国家药品监督管理部门应当根据麻醉药品和精神药品的需求总量，确定麻醉药品和精神药品定点生产企业的数量和布局，并根据年度需求总量对数量和布局进行调整、公布。

2. 麻醉药品和精神药品的供应 国家对麻醉药品和精神药品实行定点经营制度。国家药品监督管理部门应当根据麻醉药品和第一类精神药品的需求总量，确定麻醉药品和第一类精神药品的定点批发企业布局，并应当根据年度需求总量对布局进行调整、公布。药品经营企业不得经营麻醉药品原料药和第一类精神药品原料药。麻醉药品和第一类精神药品不得零售。第二类精神药品零售企业应当凭执业医师出具的处方，按规定剂量销售第二类精神药品，并将处方保存2年备查；禁止超剂量或者无处方销售第二类精神药品；不得向未成年人销售第二类精神药品。

3. 麻醉药品和精神药品的运输 托运、承运和自行运输麻醉药品和精神药品的，应当采取安全保障措施，防止麻醉药品和精神药品在运输过程中被盗、被抢、丢失。

4. 麻醉药品和精神药品的使用 医疗机构需要使用麻醉药品和第一类精神药品的，应当经所在地设区的市级人民政府卫生主管部门批准，取得麻醉药品、第一类精神药品购用印鉴卡（以下称印鉴卡）。医疗机构应当按照国家卫生主管部门的规定，对本单位执业医师进行有关麻醉药品和精神药品使用知识的培训、考核，经考核合格的，授予麻醉药品和第一类精神药品处方资格。医疗机构应当对麻醉药品和精神药品处方进行专册登记，加强管理。麻醉药品处方至少保存3年，精神药品处方至少保存2年。

医疗机构、戒毒机构以开展戒毒治疗为目的，可以使用美沙酮或者国家确定的其他用于戒毒治疗的麻醉药品和精神药品。具体管理办法由国家药品监督管理部门、国务院安监部门和卫生主管部门制定。

二、医疗用毒性药品的管理

医疗用毒性药品（以下简称毒性药品），系指毒性剧烈、治疗剂量与中毒剂量相近，使用不当会致人中毒或死亡的药品。为加强医疗用毒性药品的管理，防止中毒或死亡事故的发生，1988年12月27日国务院发布了《医疗用毒性药品管理办法》，自发布之日起施行。

毒性药品年度生产、收购、供应和配制计划，由省、自治区、直辖市医药管理部门根据医疗需要制定；毒性药品的收购、经营，由各级医药管理部门指定的药品经营单位负责；医疗单位供应和调配毒性药品，凭医生签名的正式处方。国营药店供应和调配毒性药品，凭盖有医生所在的医疗单位公章的正式处方。每次处方剂量不得超过二日剂量。收购、经营、加工、使用毒性药品的单位必须建立健全保管、验收、领发、核对等制度；严防收假、发错，严禁与其他药品混杂，做到划定仓间或仓位，专柜加锁并由专人保管。毒性药品的包装容器上必须印有毒药标志，在运输毒性药品的过程中，应当采取有效措施，防止发生事故。

三、放射性药品的管理

放射性药品是指用于临床诊断或者治疗的

放射性核素制剂或者其标记药物。为了加强放射性药品的管理，1989 年 1 月 13 日国务院发布了《放射性药品管理办法》，自发布之日起施行。

国家根据需要，对放射性药品实行合理布局，定点生产。开办放射性药品生产、经营企业，必须具备《药品管理法》规定的条件，符合国家的放射卫生防护基本标准，并履行环境影响报告的审批手续，经能源部审查同意，卫生部审核批准后，由所在省、自治区、直辖市卫生行政部门发给《放射性药品生产企业许可证》《放射性药品经营企业许可证》。无许可证的生产、经营企业，一律不准生产、销售放射性药品。《放射性药品生产企业许可证》《放射性药品经营企业许可证》的有效期为 5 年。放射性药品生产、经营企业，必须建立质量检验机构，严格实行生产全过程的质量控制和检验。产品出厂前，须经质量检验。符合国家药品标准的产品方可出厂，不符合标准的产品一律不准出厂。

持有《放射性药品使用许可证》的医疗单位，在研究配制放射性制剂并进行临床验证前，应当根据放射性药品的特点，提供该制剂的药理、毒性等资料，由省、自治区、直辖市卫生行政部门批准，并报卫生部备案。该制剂只限本单位内使用。

持有《放射性药品使用许可证》的医疗单位，必须负责对使用的放射性药品进行临床质量检验，收集药品不良反应等项工作，并定期向所在地卫生行政部门报告。由省、自治区、直辖市卫生行政部门汇总后报卫生部。

第四节　法律责任

一、行政责任

行政责任的内容包括行政处分和行政处罚。在药品监督管理中，行政处分是指在当前药品管理中国家药品监督管理部门及各药品生产、经营企事业组织对所属工作人员或职工进行的处分，种类有：警告、记过、记大过、降职、撤职、开除公职。行政处罚是指县级以上药品监督管理部门对单位、个人违反药品法规所进行的处罚。根据《中华人民共和国行政处罚法》《药品管理法》以及《药品管理法实施条例》等，违反药品管理法律法规和行政处罚主要形式有：警告、罚款、没收药品和违法所得、责令停产、停业整顿、吊销“三证”（即《药品生产许可证》《药品经营企业许可证》《医疗机构制剂许可证》）。

行政处罚主要规定有：

(1) 未取得《药品生产许可证》《药品经营许可证》或者《医疗机构制剂许可证》而生产、经营药品的予以取缔，没收药品和违法所得并处罚款。

(2) 生产、销售假药的，没收违法生产、销售的药品和违法所得并处罚款；有药品批准证明文件的予以撤销，并责令停产、停业整顿；情节严重的，吊销卫生许可证。

(3) 生产、销售劣药的，没收违法生产、销售的药品和违法所得并处罚款；情节严重的，责令停产、停业整顿或者撤销药品批准证明文件、吊销卫生许可证。

(4) 从事生产、销售假药及生产、销售劣药情节严重的企业或者其他单位，其直接负责的主管人员和其他直接责任人员 10 年内不得从事药品生产、经营活动。对专门用于生产假药、劣药的原辅材料、包装材料、生产设备予以没收。

(5) 知道或者应当知道用于假劣药品而为其提供运输、保管、仓储等便利条件的，没收全部收入并处罚款。

(6) 药品的生产企业、经营企业、药物非临床安全性评价研究机构、药物临床试验机构未按照规定实施质量管理规范的，给予警告，责令限期改正。逾期不改正的，责令停产、停业整顿，并处罚款；情节严重的，吊销许可证和药物临床试验机构的资格。

(7) 药品的生产企业、经营企业或者医疗机构违反规定，从无许可证的单位购进药品的，责令改正，没收药品并处罚款。有违法所得的，没收违法所得。情节严重的，吊销《药品生产许可证》《药品经营许可证》或者医疗机构执业许可证书。

(8) 进口已获得药品进口注册证书的药品，未按照本法规定向允许药品进口的口岸所在地的药品监督管理部门登记备案的，给予警告，责令限期改正；逾期不改正的，撤销进口药品注册证书。

当事人对行政处罚决定不服的，可以在接到处罚通知之日起 15 日内向人民法院起诉。但是，对药品监督管理部门作出的药品控制的决定，当事人必须立即执行。对处罚决定不履行，逾期又不起诉的，由作出行政处罚决定的机关申请人民法院强制执行。

二、民事责任

《药品管理法》中规定的民事责任，是侵权民事责任的一种。《药品管理法》规定，药品的生产企业、经营企业、医疗机构违反法律规定，给药品使用者造成损害的，依法承担赔偿责任。药品检验机构出具的检验结果不实，造成损失的，应当承担相应的赔偿责任。损害赔偿范围，可适用《民法通则》；侵害公民身体造成伤害的，应当赔偿医疗费、因误工减少的收入、残废者生活补助费等费用；造成死亡的，并应当支付丧葬费、死者生前抚养的人必要的生活费等费用。原则上赔偿直接损失，不包括间接损失。

三、刑事责任

违反《药品管理法》的有关规定，构成犯罪的，依法追究刑事责任。

(1)《中华人民共和国刑法》第一百四十一条规定，生产、销售假药，足以严重危害人体健康的，处3年以下有期徒刑或者拘役，并处或者单处销售金额50%以上2倍以下罚金；对人体健康造成严重危害的，处3年以上10年以下有期徒刑，并处销售金额百分之五十以上二倍以下罚金；致人死亡或者对人体健康造成特别严重危害的，处10年以上有期徒刑、无期徒刑或者死刑，并处销售金额50%以上2倍以下罚金或者没收财产。

(2)《刑法》第一百四十二条规定，生产、销售劣药，对人体健康造成严重危害的，处3年以上10年以下有期徒刑，并处销售金额50%以上3倍以下罚金；后果特别严重的，处10年以上有期徒刑或者无期徒刑，并处销售金额50%以上2倍以下罚金或者没收财产。

(3)《刑法》第三百五十五条规定，依法从事生产、运输、管理、使用国家管制的麻醉药品、精神药品的人员，违反国家规定，向吸食、注射毒品的人提供国家规定管制的能够使人形成瘾癖的麻醉药品、精神药品的，处3年以下有期徒刑或者拘役，并处罚金；情节严重的，处3年以上10年以下有期徒刑，并处罚金。向走私、贩卖毒品的犯罪分子或者以牟利为目的，向吸食、注射毒品的人提供国家规定管制的能够使人形成瘾癖的麻醉药品、精神药品的，依照《中华人民共和国刑法》第三百四十七条关于走私、贩卖、运输、制造毒品的规定予以刑事处罚。单位犯上述罪的，对单位判处罚金，并对其直接负责的主管人员和其他直接责任人员，依照上述的规定处罚。

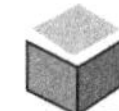

案例 26-1

在不少城市的医院附近、街边、小区门口，我们经常可以看到写有“高价收药”的小纸牌。在一些城乡结合部或农村，还能见到有人在自行车上挂着“收购药品”的牌子，堂而皇之地走街串巷。这些人收购的药品包括快过保质期甚至已经过期的药品。我们难免会产生这样的疑问，他们收购这些药干什么？

2014年7月，天津铁路运输法院开庭审理的一起非法经营药品案，就为我们解答了上面的疑问。2013年6月3日下午5点左右，吕德伟像往常一样，到中铁快运天津站办理托运手续，收件人写的是杨春艳，托运的货物，写的是保健品，正在吕德伟办理手续的时候，公安民警将他当场抓获，打开货物包装，1500多盒药品现了原形。吕德伟就是人们所说的“药贩子”。吕德伟从市场上收购的药品以治疗心脑血管病、糖尿病、肾病为主，有从市民手中收购的未吃完的药品，也有收购的使用医保卡购买后用于套现的药品。这些药品被运往哈尔滨、济南、太原等地进行再次销售。公诉机关指控，2010年12月23日至2013年6月3日间，吕德伟雇用被告人杨春艳帮助他在哈尔滨非法经营药品。证据显示，吕德伟181次通过中铁快运从天津站将自己收购的药品以药品和保健品的品名托运到哈尔滨，杨春艳在接收到药品后，按照吕德伟的要求将药品销售给哈尔滨的德善堂医药公司、宋振莹所在的医药公司等处。仅这两个途径打回的货款就有226万多元。

【分析提示】

上述案例触犯了《药品管理法》的哪些规定？是什么原因造就了药贩子非法买卖药品屡禁不止的现象？

思　考　题

1. 什么是药品GMP？
2. 什么是药品GSP？
3. 药品广告有哪些禁止性规定？
4. 什么是药品不良反应报告？药品不良反应报告和监测的内容有哪些？
5. 什么是处方药？什么是非处方药？
6. 什么是假药？什么是劣药？生产假药、劣药要承担哪些法律责任？

第二十七章　学校卫生监督法律制度

学校卫生(school health),是指根据儿童和青少年生长发育特点,通过改造条件和环境,消除不利因素对机体健康的影响,以达到卫生防病,促进儿童、青少年的正常发育和健康成长的目的。学校卫生包括普通中小学、农业中学、职业中学、中等专业学校、技工学校、普通高等学校。

为加强学校卫生工作,提高学生的健康水平,国家教委和卫生部联合颁布了《学校卫生工作条例》。本条例主要从学校卫生法制建设、学校卫生工作的任务和和内容、学校卫生工作的监督与管理、法律责任等方面简要说明。重点掌握学校卫生工作的任务和和内容、学校卫生工作的监督与管理、法律责任等内容。

第一节　概　　述

随着我国社会主义市场经济体制的逐步确立和不断发展,卫生事业的改革也日趋深化,人们在卫生服务实践活动中逐渐形成了完整的卫生服务经济关系和经济活动规律,从而有力地推动了卫生事业的改革和发展。学校卫生工作是卫生服务的重要组成部分。在经济建设和社会发展过程中,学校卫生工作的质量直接影响到人才的培养和儿童青少年的身心健康,从而引起卫生服务经济需求的改变。

学校卫生,是指学校建筑、设备、劳动安全卫生,以及体育锻炼、健康教育和常见病防治的总称。学校卫生包括普通中小学、农业中学、职业中学、中等专业学校、技工学校、普通高等学校的卫生,即是预防医学的一个重要组成部分,也是教育学的重要组成部分。

学校是培养祖国下一代的教育场所,我国有13亿人口,其中大学、中学、小学在校学生总共有2亿多人,他们正处于生长发育时期,做好这个时期的卫生保健工作对于培养德、智、体、美全面发展的建设人才,提高我国人口素质具有重大意义。所以,学校卫生工作的水平,关系到国家的繁荣、民族的兴旺发达。

为搞好学校卫生工作,提高学生健康水平,新中国成立以来,教育、卫生和其他有关部门发布了与学校卫生方面的全国性规定文件30多个。1990年4月,经国务院批准,由国家教育委员会和卫生部共同颁布了《学校卫生工作条例》,《学校卫生工作条例》在总结新中国成立以来学校卫生工作经验基础上,对学校卫生工作一系列问题作了明确规定,它标志着我国学校卫生制度更加规范化和法制化。2010年9月卫生部、教育部联合发布了《托儿所幼儿教育卫生保健管理办法》,2012年9月卫生部发布了《学校卫生监督工作规范》,完全证明了这一点。

第二节　学校卫生工作的任务和内容

一、学校卫生工作的任务

儿童青少年既是卫生经济关系中的主体,也是学校卫生工作的服务对象。学校卫生工作的根本目的是:使学生在受教育的过程中身心健康成长,体质不断增强,提高整体素质。学校卫生服务的对象是学龄儿童和青少年,其数量在全国总人口中占有相当大的比例,他们正处于生长发育的特殊阶段,且生活在学校这样的特殊环境中,各种因素都将直接或间接地影响他们的身心健康。因此,加强学校卫生工作更显得尤为重要,国家对学校卫生工作进行了相关的立法。《学校卫生工作条例》规定,学校卫生工作的主要任务是:监测学生健康状况;对学生进行健康教育,培养学生良好的卫生习惯;改善学校卫生环境和教学卫生条件;加强对传染病、学生常见病的预防和治疗。

2007年5月7日中共中央下发《中共中央国务院关于加强青少年体育增强青少年体质的意见》,即中央7号文件,确定了一系列增强青少年体质的政策措施。中央7号文件所强调的“青少年体育”是党和国家教育方针中的“一育”,加强青少年体育的政策措施既强调了加强学校体育方面的内容,也包括了对学校卫生各方面的要求。因此,中央7号文件针对青少年体质健康状况存在的突出问题,提出了一系列加强学校卫生工作的措施和要求。中央7号文件是中国历史上党和政府专门针对学校体育卫生工作行文规格最高的文件，既具有宏观政策的导向性，又具有具体实践的可操作性，是当前及今后一个时期开展学校卫生工作极其重要的纲领性文件。重点强调的以下几个方面的工作：

1. 加强青少年近视眼防治工作　近视眼高发的严峻形势已成为全社会高度关注的青少年健康问题，中央7号文件特别强调要帮助青少年掌握科学用眼知识和方法降低青少年近视率。中小学教师和家长都要关注学生的用眼状况，坚持每天上下午组织学生做眼保健操，及时纠正不正确的阅读、写字姿势，控制近距离用眼时间。

2. 科学合理地安排学生作息时间　中央7号文件强调要"确保青少年休息睡眠时间"和"制定并落实科学规范的学生作息制度"，保证小学生每天睡眠10个小时，初中学生9个小时，高中学生8个小时。

3. 加强学校健康教育　健康教育是学校卫生十分重要的基础工作，中央7号文件特别强调，要"积极开展疾病预防、科学营养、卫生安全、禁毒控烟等青少年健康教育，并保证必要的健康教育时间"，"根据新时期青少年青春期特征和成长过程中的心理特点，有针对性地加强心理健康教育，逐步建立健全青少年心理健康教育、指导和服务网络"。

4. 加强学生营养干预与指导　针对学生营养状况存在的突出问题，中央7号文件要求"加强学生营养干预与指导，建立和完善青少年营养干预机制，对城乡青少年及其家庭加强营养指导，通过财政资助、勤工俭学、社会捐助等方式提高农村寄宿制学校家庭经济困难学生伙食补贴标准，保证必要的营养需要"。

5. 加强食品卫生安全工作　学校食品卫生安全是事关青少年健康乃至生命安全的重要工作，中央7号文件特别强调要"加强青少年食品卫生专项监督检查"。要通过食品卫生专项监督检查，促使学校落实各项食品卫生安全措施。

6. 建立和完善学生健康体检制度　健康体检是对学生进行健康管理、防止学生意外伤亡和有效控制学校传染病传播的重要措施。中央7号文件明确要求"建立和完善学生健康体检制度，使青少年学生每年都能进行一次健康检查"。

7. 建立和健全学生体质健康监测制度　学生体质健康监测是教育管理一项十分重要的基础工作，对贯彻"学校教育要树立健康第一"的指导思想、保证教育行政的科学决策和科学管理具有十分重要的作用，特别是对科学评价和管理学校体育卫生工作具有十分重要的导向作用，对调动社会各界关心、支持学校体育卫生工作也具有重要的作用。中央7号文件特别强调要"健全学生体质健康监测制度，定期监测并公告学生体质健康状况。加大体育工作和学生体质健康状况在教育督导、评估指标体系中的权重，并作为评价地方和学校工作的重要依据"。

8. 要努力改善学校卫生设施与条件　必要的学校卫生设施与条件，是加强学校卫生管理和提高管理质量的重要条件之一。中央7号文件要求"制定国家学校体育卫生条件基本标准，加大执法监督力度。通过制定国家学校体育卫生条件基本标准，进一步明确国家对各级各类学校体育场地、器材设施、卫生条件和师资的基本要求。各级政府要认真贯彻执行义务教育法和学校体育卫生工作法律法规并加强督促检查。对学校体育卫生基本条件不达标的，要限期整改"。"在农村寄宿制学校建设工程、初中校舍改造工程和卫生新校园建设工程中，切实加大对学校食堂、饮用水设施、厕所、体育场地的改造力度。把义务教育阶段学生健康体检的费用纳入义务教育经费保障机制"。

9. 加强校医室和校医队伍建设　建立一支适应学校卫生工作需要的校医及保健教师队伍，是完成和做好学校卫生工作的基本保证。中央7号文件明确要求，"中小学要依据《学校卫生工作条例》规定，设立卫生室，配备校医或专(兼)职保健教师在卫生部门指导下开展学校卫生工作"。

二、学校卫生工作内容

1990年6月，国家教委与卫生部联合发布了《学校卫生工作条例》，《学校卫生工作条例》明确了学校卫生工作的要求。学校应该将健康教育纳入教学计划，开设健康教育选修课或者讲座，开展学生健康咨询活动，加强医学照顾和心理卫生工作，建立学生健康管理制度，配备可以处理一般伤病事故的医疗用品。

学校卫生工作的内容，主要概括为以下几个主要方面：

1. 教学过程卫生　《学校卫生工作条例》规定教学过程卫生主要包括以下三个方面：

(1) 教学、作息卫生：教学过程中要严格遵守卫生保障原则，根据学生年龄，合理安排教学进度和作息时间，使学生的学习能力保持在最佳状态。学生每日学习时间(包括自习)，小学不超过6小时，中学不超过8小时，大学不超过10小时。学校或者教师不得以任何理由和方式，增加授课时间和作业量，加重学生学习负担。

(2) 劳动卫生：普通中小学组织学生参加劳动，不得让学生接触有毒有害物质或者从事不安全的作业，不得让学生参加夜班劳动。普通高等学校、中等专业学校、技工学校、农业中学、职业中学组织学生参加生产劳动，接触有毒有害物质的，按照国家有关规定提供保障待遇。学校应当定期对他们进行体格检查，加强卫生防护。注意女学生的生理特点，给予必要的照顾。

(3) 体育卫生：主要包括体育课、课外体育活动和假期活动卫生。《健康促进学校工作指南》要求，保证学生每天至少有1小时的体育活动时间(包括课间和课外活动，体育及格率在85%以上)。学校要根据学生的生理特点和健康状况指导体育锻炼。学校体育场地和器材应当符合卫生和安全要求；运动项目和运动强度应当适合学生的生理承受能力和体质健康状况，防止发生伤害事故。为此，必须加强学校体育医务监督。

2. 建筑和设备卫生 根据《学校卫生工作条例》规定，新建、改建、扩建校舍，其选址、设计应当符合国家的卫生标准，并取得当地卫生行政部门的许可。竣工验收应当有当地卫生行政部门参加。

学校应当按照有关规定为学生设置厕所和洗手设施；寄宿制学校应当为学生提供相应的洗漱、洗澡等卫生设施；为学生提供充足的符合卫生标准的饮用水。

学校的教学建筑、环境噪声、室内微小气候、采光、照明等环境质量以及黑板、课桌椅的设置应符合国家的卫生标准。重点强调以下几个方面：第一，灯光方面，教室的电灯照明卫生要求与自然采光的卫生要求基本一致，光线要充足，分布要均匀。桌面上的平均明度不低于150 LX。第二，教室的通风的形式和设置方面，建立合理的通风制度，对于保持教室内空气的新鲜和适宜的小气候很有必要。第三，课桌椅标准方面，椅高、椅深、椅靠背、桌椅高差以及背椅距离有规范要求。椅面高度应与小腿高度相适应，使身体所处的姿势稳定。椅深，合适的椅深应相当于臀部至大腿全长的3/4。椅靠背，靠背的上缘高度以达到人的肩胛骨下角为宜，椅背向后倾斜度为7°左右。桌椅高差，对读书写字的儿童来说，应当是其坐高的1/3，而对少年、青年桌椅高差则应再提高1—2.5 cm。桌椅距离，具体的可分椅背距离和椅座距离两种。椅背距离，即椅靠背与桌边缘之间的水平距离。这个距离要求儿童、少年坐正时胸前应当有3—5 cm的空余距离。这样既可靠背，又可保护胸部不受挤压。椅座距离，即椅座前缘与桌边缘垂线之间的水平距离。为了使儿童、少年能保持良好的读书写字姿势，要求最好有4 cm以内的负距离。

3. 卫生保健 学校应当根据条件定期进行健康检查。有条件的应每年对中学、小学生做一次体检；暂时尚无条件的地区可在学生进入初小、高小及初中时各进行一次，初中及高中毕业时再进行一次；大学要认真做好新生入学体检复查工作。学校要建立学生健康管理制度，建立学生体质健康卡片，纳入学生档案。对体检检查中发现学生有器质性疾病的，学校应当配合学生家长做好转诊治疗。对残疾、体弱学生，学校要加强照顾和心理卫生工作。学校应当积极做好近视、弱视、龋齿、寄生虫、营养不良、贫血、脊柱弯曲、神经衰弱等学生常见疾病的群体预防和矫治工作，认真贯彻执行传染病防治法律、法规，做好急性、慢性传染病的预防和控制管理工作，同时做好地方疾病的预防和控制工作。

《健康促进学校工作指南》规定，各级医疗保健、卫生防疫机构和学校应向学生提供的健康服务及各种常见病的综合防治目标是：常见病防治覆盖率达100%；肠道蛔虫感染率、贫血患病率、营养不良检出率、肥胖检出率分别控制在5%、10%、10%和10%以下；12岁学生恒牙龋齿控制在0.5%以下，15岁学生牙龈炎充填虑达60%；沙眼患病率控制在5%以下；保健牙刷使用率和及时更换率达90%以上。

4. 卫生宣传和健康教育 学校应当积极开展卫生宣传教育，树立以讲卫生为光荣，不讲卫生为耻辱的新风尚。建立健全卫生管理制度，加强对学生个人卫生、环境卫生以及教室、宿舍卫生管理。学校应当把健康教育纳入教学计划。普通中小学必须开设健康教育课，普通高等学校、中等专业学校、技工学校、农业中学、职工中学应当开设健康教育选修课或者讲座，同时开展学生健康咨询活动。

5. 传染病预防和控制 学校应当认真贯彻执行传染病防治法律、法规，做好急、慢性传染病的预防和控制管理工作，同时做好地方病的预防和控制工作。

6. 营养与饮食卫生 学校应当认真贯彻食品卫生法律、法规，加强饮食卫生管理，办好学生膳食，加强营养指导，为学生提供优质卫生的食品，保障身体健康。

学生食堂与学生集体用餐管理是学校卫生工作的重要内容，依据教育部、卫生部 2002 年联合发布的《学校食堂与学生集体用餐卫生管理规定》，学校食堂与学生集体用餐的卫生管理必须坚持预防为主的工作方针，实行卫生行政部门监督指导、教育行政部门管理督查、学校具体实施的工作原则。对学校食堂及学生集体用餐的卫生管理工作，《规定》提出了四个方面的要求。

首先，是食堂建筑、设备与环境卫生要求。食堂应当保持内外环境整治，采取有效措施，消除老鼠、蟑螂、苍蝇和其他有害昆虫及其滋生条件；食堂的设施设备布局应当合理，应有相对独立食品原料存放间、食品加工操作间、食品出售场所及用餐场所；食堂加工操作间应当符合下列要求：①最小使用面积不得小于 8 平方米；②墙壁应有 1.5 米以上的瓷砖或其他防水、防潮、可清洗的材料制成的墙裙；③地面应由防水、防滑、无毒、易清洗的材料建造，具有一定坡度，易于清洗与排水；④配备有足够的照明、通风、排烟装置和有效的防蝇、防尘、防鼠，污水排放和符合卫生要求的存放废弃物的设施和设备。食堂应当有用耐磨损、易清洗的无毒材料制造或建成的餐饮具专用洗刷、消毒池等清洗设施设备。采用化学消毒的，必须具备 2 个以上的水池，并不得与清洗蔬菜、肉类等的设施设备混用。餐饮具保洁柜应当定期清洗、保持洁净。餐饮具所使用的洗涤、消毒剂必须符合卫生标准或要求。洗涤、消毒剂必须有固定的存放场所（橱柜），并有明显的标记。食堂用餐场所应设置供用餐者洗手、洗餐具的自来水装置。

其次，是食品采购、贮存及加工的卫生要求。食堂采购员必须到持有卫生许可证的经营单位采购食品，并按照国家有关规定进行索证；应相对固定食品采购的场所，以保证其质量。禁止采购以下食品：腐败变质、油脂酸败、霉变、生虫、污秽不洁、混有异物或其他感官性状异常，含有毒有害物质或被有毒、有害物质污染，可能对人体健康有害的食品；未经食品卫生检验或者检验不合格的肉类及其制品；超过保质期限或不符合食品标签规定的定型包装食品；其他不符合仪器卫生标准和要求的食品。食品贮存应当分类、分架、隔墙、离地存放，定期检查，及时处理变质或超过保质期限的食品；食品贮存场所禁止存放有毒、有害物品及个人生活物品；用于保存食品的冷藏设备，必须贴有标志、生食品、半成品和熟食品应分柜存放。用于原料、半成品、成品的刀、墩、板、桶、盆、筐、抹布以及其他工具、容器必须标志明显，做到分开使用，定位存放，用后洗净，保持清洁。食堂炊事员必须采用新鲜洁净的原料制作食品，不得加工或使用腐败变质和感官性状异常的食品及其原料。食品不得接触有毒物、不洁物，不得向学生出售腐败变质或者感官性状异常，可能影响学生健康的食物；职业学校、普通中等学校、小学、特殊教育学校、幼儿园的食堂不得制售冷荤凉菜。食品在烹饪后至出售前一般不超过 2 小时，若超过 2 个小时存放的，应当在高于 60 摄氏度或低于 10 摄氏度的条件下存放。食堂剩余食品必须冷藏，冷藏时间不得超过 24 小时，在确认没有变质的情况下，必须经高温彻底加热后，方可继续出售。

再次，是食堂从业人员卫生要求。食堂从业人员、管理人员必须掌握有关食品卫生的基本要求。食堂从业人员每年必须进行健康检查，新参加工作和临时参加工作的食堂生产经营人员都必须进行健康检查，取得健康证明后方可参加工作；凡患有痢疾、伤寒、病毒性肝炎等消化道疾病（包括病原携带者），活动性肺结核，化脓性或者渗出性皮肤病以及其他有碍食品卫生的疾病的，不得从事接触直接入口食品的工作。食堂从业人员及集体餐分餐人员在出现咳嗽、腹泻、发热、呕吐等有碍于食品卫生的病症时，应立即脱离工作岗位，待查明病因、排除有碍食品卫生的病症或治愈后，方可重新上岗。食堂从业人员应有良好的个人卫生习惯，必须做到：接触直接入口食品之前应洗手消毒；穿戴清洁的工作衣、帽，并把头发置于帽内；不得留长指甲、涂指甲油、戴戒指加工食品；不得在食品加工和销售场所内吸烟。

最后，是管理与监督方面的要求。学校应建立主管校长负责制，并配备专职或者兼职的食品卫生管理人员。学校应建立健全食品卫生安全管理制度；食堂实行承包经营时，学校必须把食品卫生安全作为承包合同的重要指标。学校食堂必须取得卫生行政部门发放的卫生许可证，未取得卫生许可证的学校食堂不得开办，要积极配合、主动接受当地卫生行政部门的卫生监督。食堂应建立严格的安全保卫措施，严格非食堂工作人员随意进入学校食堂的食品加工操作间及食品原料存放间，防止投毒事件的发生，确保学生用餐的卫生与安全。学校应当对学生加强饮食卫生教育，进行科学引导，劝阻学生不买街头无照（证）商贩出售的盒饭及食品，不食用来历不明的可疑食物。各级教育行政部门应根据《食品卫生法》及相关规定的要求，加强所辖学校的食品卫生工作的行政管理，并将食品卫生安全管理工作作为对学校督导评估的重要内容，在考核学校工作时，应将食品卫生安全工作作为重要的考核指标。教育行政部门及学校所属的卫生保健机构具有对学校食堂及学生集体用餐的业务指导和检查督促的职责，应定期深入学校食堂进行业务指导和检查督促。

学校应当建立食物中毒或者其他食源性疾患等突发事件的应急处理机制。发生食物中毒或疑似食物中毒事故后，应采取下列措施：一是立即停止生产经营活动，并向所在地人民政府、教育行政部门和卫生行政部门报告；二是协助卫生机构救治病人；三是保留造成食物中毒或者可能导致食物中毒的食品及其原料、工具、设备和现场；四是配合卫生行政部门进行调查，按卫生行政部门的要求如实提供有关材料和样品；五是落实卫生行政部门要求采取的其他措施，把事态控制在最小范围。学校必须建立健全食物中毒或者其他食源性疾患的报告制度，发生食物中毒或疑似食物中毒事故应及时报告当地教育行政部门和卫生行政部门；当地教育行政部门应逐级报告上级教育行政部门；当地卫生行政部门应当于6小时内上报卫生部，并同时报告同级人民政府和上级卫生行政部门。

第三节 学校卫生监督与管理

一、学校卫生监督

学校卫生监督，是指卫生行政部门及其卫生监督机构依据法律、法规、规章对辖区内学校卫生工作进行检查指导，督促改进，并对违反相关法律法规规定的单位和个人依法追究其法律责任的卫生行政执法活动。它是国家卫生监督制度的一个重要方面，是一项技术性和政策性很强的工作。根据《学校卫生工作条例》规定，县级以上卫生行政部门对学校卫生工作行使监督职权。其职责是：①对新建、改建、扩建校舍的选址、设计实施预防性卫生监督，以保证学校基建、设备等符合国家颁布的各项卫生标准和要求，为学生创造良好的学习和生活环境；②对学校内影响学生健康的学习、生活、劳动、环境、食品等方面的卫生和传染病防治工作实行经常性卫生监督，提出改进措施；③对学生使用的文具、娱乐器具、保健用品实行卫生监督；④学校内设医疗和保健室的卫生监督；⑤学校内公共场所的卫生监督。

行使学生卫生监督职权的机构可设立学校卫生监督员，由省级以上卫生行政部门聘任，并颁发《学校卫生监督员证书》，学校卫生监督员执行学校卫生监督任务。学校卫生监督员在执行任务时应出示证件，在进行卫生监督时，有权查阅与卫生监督有关的资料，搜集与卫生监督有关的情况，被监督的单位或者个人应当给予配合。学校卫生监督员对所掌握的资料、情况负有保密责任。

二、学校卫生管理

依据《学校卫生工作条例》的规定，教育、卫生行政部门负责学校卫生工作管理。各级教育行政部门应当将学校卫生工作纳入学校工作计划，作为考评学校工作的一项内容。普通高等学校、中等专业学校、技工学校和规模较大的农业中学、职业中学、普通中小学，可以设立卫生管理机制，管理学校的卫生工作。城市普通中小学、农村中心小学和普通中学设卫生室，按学生人数600：1的比例配备专职卫生技术人员；中等专业学校、技工学校、农业中学、职业中学，可以根据需要，配备专职卫生技术人员；学生人数不足六百人的学校，可以配备专职或者兼职保健教师，开展学校卫生工作。

经本地区卫生行政部门批准，可以成立区域性的中小学生卫生保健机构。区域性的中小学生卫生保健机构的主要任务是：调查研究本地区中小学生体质健康状况；开展中小学生常见疾病的预防与矫治；开展中小学卫生技术人员的技术培训和业务指导。学校卫生技术人员的专业技术职称考核、评定，按照卫生、教育行政部门制定的考核标准和办法，由教育行政部门组织实施。

教育行政部门应当将培养学校卫生技术人员的工作列入招生计划，并通过各种教育形式为学校卫生技术人员和保健教师提供进修机会。各级教育行政部门和学校应当将学校卫生经费纳入核定的年度教育经费预算。各级卫生行政部门应当组织医疗单位和专业防治机构对学生进行健康检查、传染病防治和常见病矫治，接受转诊治疗。供学生使用的文具、娱乐器具、保健用品，必须符合国家有关卫生标准。

加强学校的卫生管理，主要包括以下几个方面：

（一）提高思想认识，切实加强领导

学校是人群高度密集，各种传染病容易传播和群体性食物中毒等突发公共卫生事件容易发生的地方，因此要牢固树立“健康安全第一，责任重于泰山”的思想。第一：要从贯彻党和国家教育方针的高度，从保障广大师生身体健康和生命安全、维护社会稳定的大局出发，加强学校传染病防治、食品卫生安全和学生健康体检等工作，增强做好学校卫生安全工作的责任感、使命感和紧迫感，充分认识这项工作的重要性、紧迫性和长期性；第二：要成立学校卫生安全领导小组，并建立健全各项工作制度，明确目标责任，积极开展活动，做到活动有部署，实施有检查，工作有总结；第三：严格执行《传染病防治法》《学校集体食堂与学生集体用餐管理规定》《突发公共卫生事件应急条例》《学校卫生工作条例》等法律法规，将学校卫生防疫和食品卫生安全工作摆上重要议事日程，以高度负责的态度，切实加强领导，狠抓各项防治措施的落实。

（二）规范学校医务室、确保师生身体健康

1. 中小学要配备专职校医 硬件设施设备、从业人员资格能力、药品采购储存保管、药品使用等确定了明确的标准。要采取有效措施，切实保障校医队伍的稳定。要建立校医和保健教师培训制度，每 1 至 2 年培训一次，不断提高学校卫生人员的业务素质。

2. 认真做好学校卫生管理工作 这是预防和控制校园内突发公共卫生安全事件的发生，保护广大师生身体健康，维护学校正常教学秩序的重要环节。要做好学校卫生，加强传染病防治、食品卫生安全和学生健康体检等工作。

3. 加强常见病防治 学校要结合实际，制定切实可行的学生常见病防治工作计划，认真做好学生近视眼、龋齿、贫血、营养不良、肥胖、脊柱弯曲异常、肠道寄生虫等常见病的防治工作。采取以健康教育为先导、逐步改善学生学习和生活环境、检测与治疗相结合的综合防治措施。要掌握学生常见病的患病情况和变化趋势，为制定防治计划和改进工作提供可靠依据。

4. 加强健康宣教工作 一是学校要加强卫生安全教育，将传染病防治、食品卫生等公共卫生安全教育内容贯穿在日常教学之中。结合季节性、突发性传染病及食物中毒的预防，安排必要的课时进行相应的健康教育，促使公共卫生安全意识得到进一步加强和深入人心。二是要进一步规范学生健康体检制度，加强对学生常见病的预防和管理，及时防控学校传染病的发生和流行。三是学校发生食物中毒、传染病流行或其他重大公共卫生安全事件时，要及时报告教育局和城区疾病预防控制机构、城区卫生行政部门，立即组织专业技术人员调查处理，迅速控制事态扩大和蔓延，严防恶性事件发生。

5. 加强学校环境卫生 学校是学生学习和生活的重要场所。安全、安静、清洁、优美的学习、生活环境对学生的正常学习和身心健康十分重要。学校的教室、实验室、运动场馆、宿舍、食堂、厕所、洗手间、浴室等设施要符合国家标准，要努力改善教室的采光、照明、通风条件按照国家课桌椅卫生标准要求，配备适合学生身材的课桌椅，预防近视眼和脊柱弯曲异常等学生常见病的发生。要针对传染病流行的季节特点，搞好校园环境卫生。

（三）细化食堂宿舍管理

1. 食堂卫生管理要做到 ①食堂负责人和炊事人员要有健康证，并掌握食品安全相关知识，食品采购要索证，坚决杜绝“三无”产品流入校内；②炊事人员上班时要穿整洁的工作服，戴干净的工作帽，开饭时一律穿戴工作服、帽；③食堂、厨房及周围水沟要及时清洗，确保清洁；④食品加工用的工具、餐具和菜橱要定期清洗消毒，做到刀不锈、砧板不霉、加工台面清洁，抹布干净；⑤学生必须文明用餐，用餐完毕，要保持餐桌及地面卫生，要将饭盆和多余的饭菜清理至指定区域；⑥食堂各种证件要齐全。

2. 寄宿生宿舍卫生管理要做到 ①生管教

师(保育员)要切实负起责任,多检查督促学生做好卫生工作;②学生宿舍生活用品必须按学校的统一要求布置和摆设,宿舍内每天安排一人值日其职责为打扫宿舍地面卫生及门窗玻璃卫生,将垃圾倒入指定地点;③不准乱倒乱泼乱扔,不准乱涂乱画、乱张贴和乱吊挂,不允许向窗外、走廊、庭院等公共场所泼水、吐痰、抛弃杂物,不将食品带入宿舍,不在宿舍用餐,不能在宿舍内酗酒、吸烟、吃零食;④宿舍内不私接电源,不使用电炉、电热杯、电水壶、电热毯、酒精炉等器具,不在宿舍区内使用明火或焚烧杂物;⑤保持宿舍区安静,严禁大声喧哗、起哄,不允许在宿舍区内踢球、打球;⑥讲究个人卫生、勤理发、勤洗澡、勤洗衣物。

(四) 明确职责,做好传染病及突发事件的应急处理

学校要认真做好传染病的监测和防治工作,要借鉴传染性非典型肺炎和手足口病防治工作的经验,建立学校卫生防疫与食品卫生安全工作长效机制。要按照国务院《突发公共卫生事件应急条例》要求,共同研究制定学校传染病流行、群体性食物中毒等突发事件的应急处理工作预案。要建立学生和教职工定期健康体检制度和传染病监测的长效机制及时发现传染病患者并采取相应的隔离防范措施切断传染病在学校的传播途径。学校发生食物中毒或者疑似食物中毒事件或发生传染病流行必须立即报告县教育局以及城区卫生防疫机构。学校在食物中毒或传染病流行事件得到控制后,要将该事件的详细情况和处理结果向教育局报告。

(五) 细化举措,严格责任追究

1. 加强检查督促 教育局将对学校卫生安全工作进行定期或不定期进行专项检查。学校要经常性地对食堂、小卖部教学环境与生活设施进行自查,加强对食堂和小卖部的卫生管理,把不安全因素消灭在萌芽状态。

2. 落实第一责任人制度 学校要把卫生工作的责任目标分解落实到人,建立校长作为第一责任人总体抓,分管副校长重点抓,班主任、校医具体抓,学生自我管理配合抓的分级管理体系。各校校长担任学校卫生安全工作组组长,并要有一名副校长具体负责。

3. 加大追责力度 对落实食品卫生安全措施不力,导致学校传染病流行或食物中毒等事件发生,对学生身体健康和生命安全造成严重危害以及在事件发生后不及时报告或隐瞒不报的,要依法查处直接责任人,并追究有关领导的领导责任。

第四节 法律责任

单位或个人违反学校卫生工作相关法律法规,必须承担相应的法律责任,本文仅列举部分法律规范中责任追究的规定,作如下介绍:

依据《食品卫生法》的规定,生产经营不符合卫生标准的食品,造成食物中毒事故或者其他食源性疾患的,责令停止生产经营,销毁导致食物中毒或者其他食源性疾患的食品,没收违法所得,并处以违法所得一倍以上五倍以下的罚款;没有违法所得的,处以一千元以上五万元以下的罚款;生产经营不符合卫生标准的食品,造成严重食物中毒事故或者其他严重食源性疾患,对人体健康造成严重危害的,或者在生产经营的食品中掺入有毒、有害的非食品原料的,依法追究刑事责任。未取得卫生许可证或者伪造卫生许可证从事食品生产经营活动的,予以取缔,没收违法所得,并处以违法所得一倍以上五倍以下的罚款;没有违法所得,处以五百元以上三万元以下的罚款。涂改、出借卫生许可证的,收缴卫生许可证,没收违法所得,并处以违法所得一倍以上三倍以下的罚款;没有违法所得的,处以五百元以上一万元以下的罚款。食品生产经营过程不符合卫生要求的,责令改正,给予警告,可以处以五千元以下的罚款;拒不改正或者有其他严重情节的,吊销卫生许可证。生产经营禁止生产经营的食品的,责令停止生产经营,立即公告收回已售出的食品,并销毁该食品,没收违法所得,并处以违法所得一倍以上五倍以下的罚款;没有违法所得的,处以一千元以上五万元以下的罚款,情节严重的,吊销卫生许可证。

依据《传染病防治法实施办法》的规定,有下列行之一的,由县级以上政府卫生行政部门责令限期改正,可以处 5000 元以下的罚款;情节较严重的,可以处 5000 元以上 2 万元以下的罚款,对主管人员和直接责任人员由其所在单位或者上级机关给予行政处分:①集中式供水单位供应的饮用水不符合国家规定的《生活饮用水卫生标准》的;②单位自备水源未经批准与城镇供水系统连接的;③未按城市环境卫生设施标准修建公共卫生设施致使垃圾、粪便、污水不能进行无害化处理的等等。

依据《学校卫生工作条例》，凡违反规定者由卫生行政部门给予行政处罚：

(1) 对于未经卫生部门的许可，新建、改建、扩建校舍的，对直接责任单位或者个人给予警告，责令停止施工或者限期改正。

(2) 凡有下列行为之一的，对直接责任单位或者个人给予警告并责令限期改进；情节严重的，可以同时建议教育行政部门给予行政处分：①学校教学建筑、环境噪音、室内微小气候、采光、照明等环境质量以及黑板、课桌椅的设置不符合国家有关标准的；②学校未按有关规定为学生设置厕所和洗手设施的；③寄宿制学校没有为学生提供相应的洗漱、洗澡等卫生设施的；④学校体育场地和器材不符合卫生和安全要求的或者运动强度不适合学生的生理承受能力和体质健康状态，发生伤害事故的。由卫生行政部门对直接单位或个人给予警告并责令限期改进；情节严重的，可以同时建议教育行政部门给予行政处分。

(3) 对学校组织学生参加生产劳动，致使学生健康受到损害的，由卫生行政部门对直接责任单位或者个人给予警告，责令限期改进。

(4) 对学校提供学生使用的文具、娱乐器具、保健用品，不符合国家有关卫生标准的，由卫生行政部门对直接责任单位或者个人给予警告。情节严重的，可以会同工商行政部门没收其不符合国家有关卫生标准的物品，并处以非法所得两倍以下的罚款。

(5) 拒绝或者妨碍学校卫生监督员实施卫生监督的，由卫生行政部门对直接责任单位或者个人给予警告。情节严重的，可以建议教育行政部门给予处分或者200元以下的罚款。

依据《学校食堂与学生集体用餐卫生管理规定》，对违反本规定，玩忽职守、疏于管理，造成学生食物中毒或者其他食源性疾患的学校和责任人，以及造成食物中毒或其他食源性疾患后，隐瞒实情不上报的学校和责任人，由教育行政部门按照有关规定给予通报批评和行政处分；对不符合卫生许可证发放条件而发放卫生许可证造成食物中毒或其他食源性疾患的责任人，由卫生行政部门按照有关规定给予通报批评或行政处分；对违反本规定，造成重大食物中毒事件，情节特别严重的，要依法追究相应责任人的法律责任。

案例 27-1

2010年9月28日上午10时，某学校校医院陆续接到由老师带来或者自行到校医就诊的学生多人，经询问情况，约13名学生出现腹胀、恶心、呕吐症状。

该学校共有26个班，学生总数1237人，食堂仅提供课间餐，就餐时间为上午九点，当天就餐人数为1062人，学生就餐所为各班教室；出现症状的学生均集中在两个班级。该班级共有学生88名，两个班级分设在不同楼层。初步判定病例数为13人。患者主要症状为呕吐，多为2次至5次，个别出现腹痛，无腹泻、发热、头晕、头痛、视力模糊、手脚麻痹等症状。无危重、死亡病例。当日课间餐，食品为三鲜冬瓜汤，扬州炒饭。

【分析提示】

1. 该事件是否是应怀疑食物中毒？
2. 处理思路如何？具体处理方法是什么？
3. 谁应该对此次事件承担责任？承担什么责任？
4. 从该事件中，我们应吸取什么经验教训？

案例 27-2

小学生甲12岁，乙10岁，丙8岁。有一天早上一起逃课，相约去学校附近的一条小河游泳，三人玩水中捉迷藏，丙往深水区游去，被水冲走，他大声呼救，甲和乙非常惊慌，不敢出去救，乙想往回跑求人相救，甲突然想，如果去叫人来，那么自己逃课出来游泳就会被老师发现，会被惩罚，于是阻止乙去叫人，结果丙被淹死。事后发现，如果当时他们往回跑叫人帮忙，半路上就可能能够及时找到人帮忙，死亡事件就可能避免。

【分析提示】

1. 学校是否应该对此次事故承担？理由？
2. 联系本章内容，谈谈你对此案的看法？

思 考 题

1. 什么是学校卫生？
2. 学校卫生工作的任务是哪些？
3.《学校卫生工作条例》对教学过程卫生的要求？
4. 卫生监督机构的主要职责？
5. 发生食物中毒或疑似食物中毒事故后，应该采取什么措施？
6. 加强学校的卫生管理，包括哪几个方面？

第二十八章　中医药管理法律制度

中医药(traditional Chinese medicine)是中华民族在与疾病长期斗争中积累的宝贵财富,是中华民族优秀文化的重要组成部分,为中华民族的繁衍昌盛和人类健康做出了不可磨灭的贡献。

为传承和发展我国传统中医药的特点和精华,加强对中医药的规范管理,促进我国卫生事业的健康发展,国家高度重视,并努力建立和完善了诸如《中药现代化发展纲要》《中华人民共和国中医药条例》等一系列中医药的法律规定。本章着重介绍中医药法律制度的立法目的、指导原则、中医医疗结构以及中医从业人员的管理制度,中西医结合的管理,中医药教育与科研结合的管理,中医药发展的保障措施,违反中医药法律制度的法律责任等。着重掌握中医药法律制度的立法目的,中医医院的管理,中西医结合的管理,中医药教育与科研结合的管理,中医药发展的保障措施,违反中医药法律制度的法律责任等内容。

第一节　概　　述

中医药,是在中国古代哲学的影响和指导下,在长期的医疗实践中逐步形成的独特的医药理论体系及其以自然药物为主的诊疗实践。

中医药(民族医药)是我国各族人民在几千年生产生活实践和与疾病作斗争中逐步形成并不断丰富发展的医学科学。中医药是一个伟大的宝库,具有灿烂而悠久的历史,长期以来,中医药和西医药互相补充、协调发展,共同担负着维护和增进人民健康的任务,这是我国医药卫生事业的重要特征之一。中医药临床疗效确切,预防保健作用独特,治疗方式灵活,费用比较低廉,特别是随着健康观念变化和医学模式转变,中医药越来越显示出独特优势。

新中国成立后的中医药立法。新中国成立以来,党和国家始终高度重视中医药事业的发展,中医药的法制建设取得了较大进展。自1949年,我国的中医药立法工作大致可分两个阶段,一是新中国成立初期的50年代,国家卫生部集中颁布了一些有关中医药管理的规章;二是改革开放至今,随着法制建设的不断深入,使得中医药事业发展基本步入法制化、规范化的发展轨道。我国多层次、全方位关注中医药的法制发展,现已制定了一系列有关中医药的法律法规,颁布了一批专门的中医药行政法规,发布了数百项中医药部门规章、规范性文件和技术标准,不断推进中医药政策法规标准体系的建设。

现行中医药法律制度的特点:①中医药法制建设稳步推进。1982年通过的《中华人民共和国宪法》规定:“国家发展医药卫生事业,发展现代医药和我国传统医药。”这在法律层面确立了中医药等传统医药的地位,成为中医药事业健康发展和法律制度建设的根本法律依据和坚实的法律基础。目前,我国在国家层面已经形成了比较完整的包括专门规范和相关规范在内的中医药法律体系。中医药专门规范可以分为两类:一类是专门的法律规范,另一类是一般性医药类法律规范。前者主要有《中华人民共和国中医药条例》《中药品种保护条例》《中医药继续教育基地管理办法》等,在民事、行政、教育、生产等方面专门对中医药的相关问题进行法律规制;后者包括《中华人民共和国药品管理法》《中华人民共和国执业医师法》等。这些法律法规既是医药管理的一般法,同时也适用于中医药的规范管理。在现阶段,构成国家管理中医药的主要法律依据多交叉分散于一般性医药类法律规范中,不能适应中医药自身特色和客观规律,事实上也反映了我国在中医药管理上对于其特殊性考虑不够。相关法律规范包括《中华人民共和国价格法》《中华人民共和国专利法》《中华人民共和国商标法》《刑法》等,分别从药品定价、知识产权保护、定罪量刑等不同方面对中医药进行了法律规制。②地方立法发展迅速。近年来,地方性中医药立法工作得到各地政府和人大的广泛重视,先后有云南、四川、浙江、河南、上海等20余个省市和香港特别行政区颁布并实施了地方性中医药法规,这些中医药法制建设工作有力地保障和促进了中医药行业的改革与健康发展。③标准规范不断完善。新中国成立后,党和政府高度重视中医药标准体系的建设,将标准化作为国家科技发展的重要战略。以标准化带动现代化,如今已初具规模,我国业已颁布中医药标准规范百余项,内容涉及基础标准、管理标准、技术标准、工作标准等诸多方面。“十二五”期间，我国还将在中医药标准化、规范化的建设上持续发力。按效力等级，中医药标准规范可分为国家标准（如《中国药典》）、部颁标准（如《中华人民共和国卫生部药品标准》）、地方标准（如《云南省中药材标准》）和不具有强制性效力的行业标准、企业标准。按照标准所管辖的内容可以分为中药标准、中医医疗机构标准、中医药相关从业人员标准等。这些中医药标准的颁布施行，有效促进了中医药行业管理和学术水平的提高，推进了中医药的现代化。

1997年，中共中央、国务院《关于卫生改革与发展的决定》充分肯定了中医药的重要地位和作用，进一步明确了中医药并重的方针，把中医药确定为卫生事业发展的重要领域，为中医药事业的快速健康发展指明了方向。2002年10月，国务院办公厅转发了科技部、卫生部等8部委联合发布的《中药现代化发展纲要（2002—2010年）》。2003年11月，国家中医药管理局发布了《关于进一步加强中西医结合工作的指导意见》。2003年4月7日，国务院颁布了《中华人民共和国中医药条例》，这是新中国成立以来第一部对中医药进行管理和规范的行政法规。

为了满足国家经济社会发展和人民健康的需求，建设小康社会，实现中华民族的伟大复兴，进一步加快中医药现代化和国际化进程，2007年1月，经国务院同意，科技部、卫生部、国家中医药管理局、国家食品药品监督管理局等国务院16个部门联合发布了《中医药创新发展规划纲要（2006—2020年）》。为了加强民族医药机构和服务网络建设，努力提高防治能力和学术水平，进一步促进民族医药事业发展，为人民健康服务，为促进民族团结，为构建社会主义和谐社会做出应有的贡献，2007年10月25日，国家中医药管理局、国家民委、卫生部、发展改革委员会、财政部等11个部委局联合发布了《关于切实加强民族医药事业发展的指导意见》。

2009年中共中共、国务院《关于深化医药卫生体系改革意见》提出，充分发挥中医药（民族医药）在疾病预防控制、应对突发公共卫生事件、医疗服务中的作用。加强中医临床研究基地和中医院建设，组织开展中医药防治疑难疾病和联合攻关。在基层医疗卫生服务中，大力推广中医药适宜技术。采取扶持中医药发展政策，促进中医药继承和创新。为进一步扶持和促进中医药事业发展，落实医药卫生体制改革任务，2009年4月21日，国务院印发了《关于扶持和促进中医药事业发展的若干意见》。

第二节　中医医疗机构与从业人员

一、中医医疗机构

中医医疗机构，是指依法取得《医疗机构执业许可证》的中医、中西医结合医院、门诊部和诊所。

《关于扶持和促进中医药事业发展的若干意见》提出，加强中医医疗服务体系建设。县级以上地方人民政府要在区域卫生规划中合理规划和配置中医医疗机构（包括中西医结合和民族医医疗机构）。大力加强综合医院、乡镇卫生院和社区卫生服务中心的中医科室建设，积极发展社区卫生服务站、村卫生室的中医药服务。

开办中医医疗机构，应当符合国务院卫生行政部门制定的中医医疗机构设置标准和当地区域卫生规划，并按照《医疗机构管理条例》的规定办理审批手续，取得《医疗机构执业许可证》后，方可从事中医医疗活动。中医医疗机构从事医疗服务活动，应当充分发挥中医药特色和优势，遵循中医药自身发展规律，运用传统理论和方法，结合现代科学技术手段，发挥中医药在防病治病、保健、康复中的作用，为群众提供价格合理、质量优良的中医药服务。

（一）中医医院

中医医院是以医疗工作为中心，结合医疗进行教学和科学研究和发扬中医药学，培养中医药人才的基础。全国现有中医院2080多所，中医药卫生技术人员49.88万人，其中中医医师33.4万人。

（1）体现中医特设《中医药条例》《全国中医医院工作条例（试行）》《中医医疗机构管理条例（试行）》《中医病症诊断疗效标准》《全国示范中医医院建设验收标准》等法律规章，对中医医院的管理做出了明确的规定。中医医院要办成以中医医药为主，体现中医特点的医疗单位。医疗工作必须以四诊八纲、理法方药、辨证论治为指导、在诊断、治疗、急救、护理、营养、病房管理等一系列问题上，都必须本着“能中不西”的原则，充分发挥中医特产；同时，积极利用先进的科学技术和现代化手段，促进中医事业的发展。

(2) 业务科室设置中医医院的业务科室设置和病房分配比例，可根据中医专科特色和各自的规模、任务、特长及技术发展情况确定。在医生和药剂人员中，中医、中药人员要占绝对多数。

(3) 人才培养要重视职工在职教育和进行培训，积极承担临床教学任务，加强中医文献资料整理，名老中医经验总结和临床科研工作，探索中医执业医师多点执业的办法和形式，大力开展技术引进和学术交流活动，提高学术水平，增强中医药人员的技术素养。

(4) 加强药剂管理。根据《中药调剂室工作制度(试行)》《中药库管理制度(试行)》和《医院中药饮片管理规范》的规定，中医医院应当做到：第一，中药加工炮制、储藏保管、调剂煎熬配方必须遵守操作规程和规章制度，保证药品质量；第二，在坚持使用中药为主的前提下，应以饮片为主，中成药为辅；第三，重治轻补，严格中成药购销；第四，创造条件，开展中药剂型改革。

(二) 中医专科管理

综合医院中的中医专科和专科医院的中医科是中医医疗体系中一个重要的组成部分。卫生部在《关于加强医院、专科医院中医专科的工作意见》即《关于加强中医专科建设的通知》中指出，中医科的地位和作用，在医院内和其他各科同样重要。中医科在诊断、治疗、护理、病历书写、病房管理等各个环节，要保持和发展中医特色。中医病床，一般应占医院病床总数的5%至10%。针灸、推拿、骨伤、皮肤、耳鼻喉、眼科、气功等中医专科都具有简便验廉的特点，要认真总结专科老中医的经验和技术特长，通过传、帮、带，培养和造就一批中医专科人才，促进中医专科技术水平的不断提高。

(三) 中医医疗广告

《中医药条例》规定，发布中医医疗广告，医疗机构应当按照规定向所在地省、自治区、直辖市人民政府负责中医药管理的部门申请并报送有关资料，对符合规定要求的，发给中医医疗广告批准文号。未取得中医医疗广告批准文号的，不得发布中医医疗广告，发布的中医医疗广告，其内容应当与审查批准发布的内容一致。

二、中医从业人员

中医从业人员，应当依照有关卫生管理的法律、行政法规、部门规章的规定通过资格考试，并经注册取得执业证书后，方可从事中医服务活动。以师承方式学习中医学的人员以及确有专长的人员，应当按照国务院卫生行政部门的规定，通过执业医师或者执业助理医师资格考核考试，并经注册取得《医师执业证书》后，方可从事中医医疗活动。中医从业人员应当遵守相应的中医诊断治疗原则、医疗技术标准和技术操作规范。

第三节 中西医结合的管理

中西医结合指中国医学与西方医学的融合和统一。中西医结合是以现代医学等现代科学知识及手段来继承和发展中医药，中西医学相互补充，取长补短，诊治疾病的医学形式。是近代以来中国医学发展史上的特有过程。中医学和西医学分别产生和发展于不同的条件下，形成了各自特有的学术风格、学术内容、学术体系。随着近代西医东渐，在中国出现中西两医并存的局面，并形成中西两医相互渗透、相互融合的发展趋势。从理论上讲，中西两医的并存及一些地区性民族性医学体系的同时存在，是医学发展过程中出现的学派现象，随着医学的高度发达，中西两医将会统一。中西医结合开始于中国，现已具有一定国际性。

在一般意义上，中西医结合的含义还有：

1. 指我国医学发展的基本方针之一 毛泽东同志早在20年代就提倡“用中西两法治疗”；建国后多次强调将来只有一个医，不是两个医，要团结中西医；1956年明确提出：“把中医中药的知识和西医西药的知识结合起来，创造中国统一的新医学新药学。”从此，我国确定了中西医结合这一指导方针。其基本精神是：团结中西医，用中西两法防治疾病，提倡中医学习西医、西医学习中医，建立统一的新医学新药学。30多年来，已经取得一系列重要成果。

2. 指在中国新兴的医学学派 其特征是，对中医和西医进行结合研究以建立统一的新医药学。19世纪后期出现的中西汇通派是这一学派的早期代表。建国以后，在中西医结合方针的指导下，一批西医师在系统学习中医学的基础上，广泛地开展了临床研究、实验研究，理论研究，建立了专门的中西医结合门诊、病房、医院、研究机构，创办了《中西医结合杂志》，成立了中西医结合研究会,取得了一大批研究成果和学术专著,形成了新的学术风格和学术内容。1980年国家确定了中医、西医和中西医结合三支力量都要大力发展、长期并存的原则,明确肯定了中西医结合这一学派的学术地位、历史地位和社会地位。

3. 指一种新的医学研究方法 其特点是在同一研究课题中,同时应用中医和西医的两种理论、两种方法,各扬其长,避其短,互相补充,互相印证,以加深对生理、病理、药理及诊治规律的认识。如把整体观念和局部定位结合起来,把功能研究和形态研究结合起来,把辨证与辨病结合起来,把组方配伍和特异治疗结合起来等。这种研究方法能够克服单纯的中医或单纯的西医的研究方法的某些局限性,有其独到的优势。

4. 泛指一切中西药并用的医疗方法 这种方法日益成为群众乐于接受的普遍的综合治疗方法。

中西医结合,是指从我国卫生事业和具体情况出发,根据我国人民群众防病治病的需要,由学贯中西医的医务人员,取中西两医之长,以达到更好地防病治病效果的一种与中医、西医并立的医疗技术方法。中共中央、国务院《关于卫生改革与发展的决定》明确提出,中西医要加强团结,互相学习,取长补短,共同提高,促进中西医结合。《中西医条例》进一步规定,推动中医、西医两种医学体系的有机结合,全面发展我国中医药事业。2003年11月,国家中医药管理局发布了《关于进一步加强中西医结合工作的指导意见》。

中西医结合工作要积极吸收和利用中医药及现代医学的理论、技术和方法,通过多学科的交叉、渗透与融合,深入探索中西医的结合点;广泛开展中西医结合临床研究,特别是针对目前严重危害人类健康的重大疾病和疑难疾病,提出中西医结合防治的新理论、新方案和新方法;加强中西医结合基础研究,揭示中西医结合防病治病原理,促进中西医结合学术创新;培养和造就一支适应社会和学科发展需要高素质的中西医结合人才队伍;建设一批特色突出、优势显著、设施配套、功能齐全、管理科学的中西医结合医疗、科研基地;完善中西医结合技术标准规范,整体提高中西医结合学术水平和防病治病能力。

不论是中医药也好,西药也好,都是以个体实验为主,缺乏整体贯穿性。如中医和中药虽然是两个不同的概念,但两者是不可分割的整体。历来就有"病人信医、医信药"的说法。事实说明有医就有药,只有医没有药不行,只有药没有医也不行。中医药源于社会和自然,是以阴阳五行为基础,医药二者紧密相连。然而西医药的理论基础是源于分子结构,它与化学发展有着不可分割的关联,西医药与中医药在形成的过程中可以说是决然不同的两种文化体系。但不论是中医也好,西医也好,服务的对象都是人的疾病。基本方向是防病治病和人民的健康长寿,这是中西医的共同目的。问、听、叩、触是西医的诊病方法。望、闻、问、切四诊是中医对疾病的诊断方法和手段。以"金、木、水、火、土"这五种元素为中医药的基本理论,而且内容非常丰富,用相生相克把人体解释得淋漓尽致。这是从病人的身上和相关方面获取信息来诊断疾病的一种方法,如果把"阴、阳、五行"研究得深,学得透,其科学价值就非常之高。但现在大多从皮毛剖析一点点,以上、下;左、右;前、后;白天、黑夜的对应关系来说阴阳,此类幼稚的阴阳知识和学说,不能用来作为现代医学教育。故出现了现在部分学中医的人对中医药的基本理论的阴不阴,阳不阳的现状。

在中药方面,《本草纲目》是一部世界上非常著名的著作,是明代李时珍在历代的本草书籍基础上经过自己实地研究形成的一部药学专著,影响很大。但是中药在临床应用上,不能用本草纲目四个字简单概括它的全部,在中草药认识上和临床应用中还是有很多需要补充的内容来解读它。如中草药中所含的成分,它的药理作用与传统的功能主治的异同点在哪?中草药的性味归经与现代的成份及药理的作用部位是否相符?从现在的科学角度来看,应该怎样结合起来学习?有人说中西医不能结合,理由是什么?是理论上不能结合,还是化学成分不能结合?总得有个理由吧?笔者认为中草药的化学成分与化学药可以得到认同,以血虚吃动物肝补血的问题为例,按中医的说法肝藏血,所以动物肝补血,能说得通吗?既说不通也没道理。当然人家就有空可钻,说中医肝开窍于目,如果眼睛视物不清就认为是肝血不足,肝血不足就吃猪肝,脚痛就吃猪脚,全身痛要吃一只全猪来讽刺中医。如果用猪肝内所含的成分 B_{12} 来说明猪肝补肝血的作用,既把化学知识应用到了中医药中,也说明了猪肝补肝血的道理。现在中医药书籍能吸取现代理化知识供后世学医药的人学习的书可以说没有。西医教育也同样如此，把理化检测用为临床诊断的依据，造成临床诊断有果无因的局面，只看表面现象不问问题的实质的医学理论，完全脱离了人与自然相应的这一规律。有人说医学与自然不相干，正是这种无知的认识，才出现现在所谓可重复性的模式医学的理论，造成误诊率高达70%以上。西医药要渗透中医药知识说明人体的一个问题更是渺茫得很，真正的中西医结合是解决问题的出路。

第四节 中医药教育与科研结合的管理

一、中医药教育管理

中医是我们中国固有的一门自然科学。它是在中国发展的历史上，人民群众同自然界和生产斗争的过程当中，为了保障人民的健康逐渐形成的一门学科，也是中国文化的重要组成部分。中药是在中医理论指导下，利用了包括植物、动物、矿物等等在内的物质，习惯上叫中药。历来的中医中药是不分家的，前店后厂这种形式，在医药结合上和经营管理上有着深厚的文化内涵，更是形成了一套完整的理论体系。但是在中医这个理论指导下所用的一些药物，跟西药化学药不同。中药的植物药、矿物药和动物药，全国就有一万两千多种，中成药也有七八千种之多，所以中药必须得在中医理论指导下应用。

现在有人对中医药的科学价值产生怀疑，有人甚至还提出废掉中医药。这一现象的出现，主要是人们对中医药了解不多，认识不清造成的。而出现中国人不知中医药的原因，是中国的教育，中医药本身是中国文化不可分割的一部分，历来老百姓都能自用的中草药，现在的教育把它单纯当作一门专业来传授，使一个本应百姓都知晓的生存条件之一的中医药知识，在中医药的发源地成了人们心目中的一个谜。现在的中国人大部分人对中医药不知晓。因此，中医药的教育不能把它理解为单纯的中医药专业教育，更不能把中医与中药分割开来，现在的中医药教育成了各自为政，出现了学医的不懂药，学药的不懂医的现象。

《关于扶持和促进中医药事业发展的若干意见》提出，根据经济社会发展和中医药事业的需要，规划发展中医药院校教育。调整中医药高等教育结构和规模，坚持以中医药专业为主体，按照中医药人才成长规律施教，强化中医药基础理论教学和基本实践技能培养。选择部分高等中医药院校进行中医临床类本科生招生与培养改革试点。加强中医药职业教育，加快技能型人才培养。国家支持建设一批中医药重点学科、专业和课程，重点建设一批中医临床教学基地。同时，完善中医药师承，探索不同层次、不同类型的师承教育模式；完善中医药继续教育制度，健全继续教育网络。目前，全国现有独立设置的高等中医药院校23所、民族医药院校3所、中医药职业技术学院(专科)3所、中等中医药学校48所，50多所高等医学院校开办了中医药专业。

西医药院校成立的时间比较长，它的很多东西与理工学科有相似之处，故有一个比较规范的教育体系。但中医药就不同，中医药知识历来是以从师获取的。就中医药教育来讲，中华人民共和国成立后从60年代才正式把中医药列为高等教育之列，到现在已经将近50年的历史。现在全国有29所中医药院校，近几年来有十来所改成了中医药大学，中医药院校的师资力量这几年在形式上讲可以说是比较雄厚的，特别是近几年师资院校培养出来的博士、硕士有一大批充实到了中医药教育一线。现在要求高等教育的教员必须取得硕士以上学历、博士或博士后，第二种是中西医，学过西医又学中医，或者学过中医再学西医这部分人，还有一些老先生80多岁，这几个层次的师资队伍比较雄厚，不像刚成立的时候，师资缺乏。从统计数字上看，基本上可满足中医药教育的发展。但是中医药教育直到现在还是参照西医模式的，没有形成中医药特色的教育体系。现在虽然有一套自认为完整的教育教学考核办法，但实际上培养的学生根本满足不了人民看病的需求。

从现在对师资的要求不仅要懂得古典医学还要懂得现代医学、外语、计算机，都得了解。名义上知识增加了，实质上中医药的水平下降了。如中医的“五运六气”，与预防医学关系是什么？在名义上，现在培养的中医毕业生大概有40多个国家都有中医药大学的毕业生，但真正用中医望、闻、问、切四诊，理法方药运用于临床医疗的，可以说是微乎其微，大都是以针灸为主。针灸是中医的一个分支，现在国家教育部统一指定的学科目录，共有30多门课程，对于这个课程设置符不符合中医药的特点和规律，这就另当别论了。故现在中医药院校毕业生有90%的人都改了行，改行的一个最主要原因就是不能运用中医的基本理论应用于临床医疗。2007年，我们对岳阳市四县、五区、二个县级市进行了调查，调查的结果，全市有中医院6家，在中医院具有执业和助理执业资格的中医人员269人，中药人员150人，真正能用中医药基本理论为病人看病的还不到10%，而且这个10%之中还有相当一部分是学徒出身的，学校毕业的占不到二分之一。如有一人民医院，中医学院毕业的8人，都是副主任医师，但没有一个是看中医的，中医门诊是一个学徒出身姓田的医师，并且已经退休。一个县级中医院中草药月收入还不足两万元，为了生存不得不加挂县第二人民医院的牌子。150名中药人员懂中药加工炮制的还不到30人，这就是现时中医药的教育培养的中医药人才现状。

我国中医药教育有全日制五年至七年高等学历教育，按理说这种正规教育完全可以把中医的基本理论掌握好。另外一种不是正规的教育，就是在实干当中学习；还有一种是函授的或者是自学的；第四种是远程教育。在学历层次上有本科、专科；在学位上有学士、硕士、博士、博士后等多个层次；听起来好听，但在实际工作中没有几个是能得到病人认可的。这种讲不清原理的医学教育仅仅在传授一种技术，根本就不能算是高等教育。高等教育必须把医学原理讲深讲透，在讲清原理的同时教会学子诊病的方法，这才是一个完整的教育体系。否则就不能说现在的中医药教育得到了长足发展。一句话就是：时至今日，不管是哪种教育，都没有抓到中医药教育的根本。

师承教育，俗话说是“师带徒”。“师带徒”是培养造就中医药人才的有效模式，是继承发展中医药学术的最佳方法。中医院校教育为何取代不了传统的师承教育模式？因为师承教育是以“个性化”为特征，院校教育以“标准化”为特征。师承教育主要强调临证技能、技艺训练，而院校教育则主要解决学术与知识的大量积累，两者各有侧重。国家中医药管理局负责人指出，中医药学的特点和中医药人才成长规律的特殊性，决定了师承教育在中医药人才培养中具有至关重要的作用。中医药人才成长，必须坚持走“读书、从师、临证、再读书、再从师、再临证”的途径。

二、中医药科研管理

《中医药条例》规定，国家发展中医药科学技术，将其纳入科学技术发展规划，加强重点中医药科研机构建设。县级以上地方人民政府应当充分利用中医药资源，重视中医药科学研究和技术开发，采取措施开发、推广、应用中医药技术成果，促进中医药科学技术发展。

中医药科学研究应当注重运用传统方法和现代方法开展中医药基础理论研究和临床研究，运用中医药理论和现代科学技术开展对常见病、多发病和疑难病的防治研究。中医药科研机构、高等院校、医疗机构应当加强中医药科研的协作攻关和中医药科技成果的推广应用，培养中医药学科带头人和中青年技术骨干。捐献对中医药科学技术发展有重大意义的中医诊疗方法和中医药文献、秘方、验方的，参照《国家科学技术奖励条例》的规定给予奖励。

中医药科研重点做好以下几个方面：

1. 加强学科建设及中医药实验室建设 加强学科建设和中医药实验室建设是中医院发展的主要基础。中医院的临床研究基地，是以中医临床研究为主要任务的机构。它是把中医院建设成为中医临床研究项目的设计、组织、实施和管理中心、中医临床诊疗技术和方法的筛选、评价、规范和标准研究制定推广中心、中医临床信息的采集、整理和分析中心、中药新药临床研究开发中心的基础。利用现有的中医药实验中心，开展中医药的实质研究，提供中医药研究的客观依据，对中医药今后发展有较大的促进作用。

如某中医院以脾胃病、儿科及中医药实验中心为基础，带动及支持全院各学科发展，积极开展各项以中医基础理论与临床相结合的科研项目，开展中医药防治重大疑难疾病、常见病、多发病的研究，突出中医药特色，进一步推动中医药理论发展。该中医院承担的973课题为“胃癌前病变的中医病因学研究”，就是围绕现有的重点专科，进行进一步优化研究，加强肝病、心脑血管病等重点学科的建设，开展临床诊治方案研究，进行临床疗效评价，制定诊疗规范。对重点研究学科合理分配扶持力度，现阶段为了提高临床研究的设计、实施、评价和质量控制水平，该院将召集学科研究不同的人员，找出中医药优势的病种，制定其证效标准。

2. 加强规范科研管理制度 根据科研工作的需要，建立健全科研处职责范围和岗位责任制，修订不符合时代发展的旧有政策、规章、制度，与时俱进，使科研管理工作有章可循，井然有序，确保科研管理工作准确、及时、有条不紊地进行。积极开展科研内涵建设相关问题研讨，认真听取各方面的意见和建议，目标明确，态度端正，措施得力，计划缜密，积极做好中医临床研究基地建设工作，深化加强中医院的科研内涵建设，创建全国优秀的中医临床研究基地，提高中医院科研的整体水平。

3. 加强人才培养及科研团队建设 市场经济是竞争经济，而竞争的根本是人，为此需要制定出一系列的人才培养计划，建立科学培训体系。加大力度建立和健全管理制度，建立有效的激励及考核评估机制，加强信息处理及建立个人继续医学教育档案，利用信息技术开展远程医学教育，抓紧科研人员规范化培训，根据各科室开展科研工作的需要，定期邀请专家教授来院讲课、培训，选派医生外出参加学术会及培训班等，同时，还充分利用医院内部的教学资源和人才开展继续医学教育。

4. 继承和创新中医药研究 由于中医临床实践中积累了大量的临床经验，在防病治病的实践中行之有效，特别是一些目前西医仪器化验等检查尚不能确诊，或缺乏有效治疗方法的疑难病，或者是经过多种检查认为无病，而病人确实存在着疾病，或者用西医药治病发生严重副作用的药物性疾病，按照中医特有的病因病机和理、法、方、药分析处理，常常使部分病人取得良好效果，或者延长了生命，或者提高了生活质量，受到病人的欢迎，所以也就有了中医的治疗特色和市场需求，这就是中医临床经验中的科学内涵所在。

5. 走中医药特色道路 中医药有自己的优势，几千年兴旺不衰，就是以其明确的临床疗效得到广大患者的认可。当前中医药科学研究首先应从临床研究入手，运用现代科学方法观察病例，肯定疗效，总结经验，掌握规律，然后再通过实验研究印证、阐明其原理，这样既切实可行，又能充分体现中医药科学研究特色。

中医院要有自己的特色产品，要创建国家一流的中医院，没有特色就不能成为一流。中医院在全院范围内实施"院有专科，科有专病，人有专长，专科专病"的办院方略，创立有特点、出成果、有广阔的应用前景、能带来显著的经济效益和社会效益的特色项目。中医院开展"10 个优势病种的症候要素及辨证规律研究"的课题。该课题将以系统化、标准化的中医四诊采集方法收集临床资料，在临床流行病学基础上评价现行的中医辨证诊断标准，寻求符合中医药诊疗特点的疗效评价方法，最终获得中医证候分布规律，建立中医药的疗效评价体系，为继承发扬中医药传统、挖掘中医药的特色及创新中医药的研制开发奠定坚实基础。

中医药科研要有特色。当前中医药科学研究的任务、内容和范围主要有中医专科专病临床辨证论治、理、法、方、药规律的研究；老中医独特经验和学术思想的发掘整理总结研究；中医药理论、古籍文献和医史的挖掘整理研究；现代科学技术方法结合临床探讨中医药理论实质研究；中药品种鉴定、剂型改革、药化、药理毒理、中药传统炮制经验、复方作用原理的研究；中医药科研管理、科学规范、质量控制的研究等十个方面的内容。

在这些研究内容中都具有一个共同的特点——挖掘中医药的特色。即通过研究能使中医的整体观点，理、法、方、药及辨证论治的特色精华得到发扬，这是我们中医药科研工作始终关注和面临解决的一个重要问题。这就要求作为新时代的中医工作者首先应重视掌握传统中医学的理论并认真继承其学术经验，在扎实的中医基础理论的基础上，坚持中医特色，善于用中医的方法诊治疾病；中医工作者要认识到，中医之长在于掌握中医理论和诊治方法，要做到扬长避短而非以己之短比他人之长，在工作中不断坚定对中医的信心。

三、中医药对外交流与合作管理

国家支持中医药的对外交流与合作，推进中医药的国际传播。目前，我国已与世界大多数国家和台港澳地区的民间或官方建立了传统医药领域的合作关系，并与 40 多个国家和地区开展了政府间的中医药交流与合作；中医药已出口到 130 多个国家和地区；加强了与有关国际组织特别是世界卫生组织的联系与合作，先后建立了 7 个传统医药合作中心。《中医药条例》规定，重大中医药科研成果的推广、转让、对外交流，中外合作研究中医药技术，应当经省级以上人民政府负责中医药管理的部门批准，防止重大中医药资源流失，并遵守有关保守国家秘密的法律、行政法规和部门规章的规定。

第五节　中医药发展的保障措施

1. 加强对中医药工作的组织领导　充分发挥中医药工作部际协调机制作用，加强对中医药工作的统筹协调。地方各级人民政府应建立相应的中医药工作协调机制，切实加强对中医药工作的领导，及时研究解决中医药事业发展中的问题，认真落实各项政策措施。编制实施中医药发展专项规划。

2. 加大投入，建立和完善中医药投入保障机制　各级政府要逐步增加投入，切实落实对中医药的补助政策。合理确定中医医疗服务收费项目和价格，充分体现服务成本和技术劳务价值。制定优惠政策，鼓励企事业单位、社会团体和个人捐资支持中医药事业。在医疗保障政策中，将符合条件的中医医疗机构纳入城镇职工基本医疗保险、城镇居民基本医疗保险和新型农村合作医疗的定点机构范围，将符合条件的中医诊疗项目、中药品种和医疗机构中药制剂纳入报销范围。在基本药物实施过程中，调整国家基本药物目录、保障药品供应、完善定价报销、加强宣传培训、规范临床应用等工作要按照中西药并重的原则，充分考虑中药特色，促进中药的合理使用。落实国家西部大开发、援藏、援疆、扶贫等战略部署和要求，推进全国中医药区域协调发展。

3. 加强中医药行业自身建设与管理　各省（区、市）应参照国家中医药管理局模式建立健全中医药管理体系，各地（市）应设立中医药管理机构或在卫生行政部门设置中医科，各县要有机构和专人负责中医药工作，强化管理职能，提高管理水平。积极探索和推进县乡村一体化管理模式，切实加强对农村中医药工作的管理，保证中医药的方针、政策在基层得到顺利贯彻和落实。

加快中医药管理部门职能转变，履行政府社会管理和公共服务的职能，健全科学决策、民主决策、依法决策机制，推进政务公开，增强中医药政策制定透明度和公众参与度，不断提高行业管理能力和水平。切实加强思想道德教育、职业道德教育和思想政治工作，弘扬“大医精诚”的医德医风，树立既体现中医药传统优秀品德又符合新时代要求的服务理念。大力开展创先争优活动，大力宣传先进典型事迹，树立行业良好社会形象。围绕缓解群众看病难、看病贵问题，深化体制改革，强化行业监管，整顿服务秩序，规范从业行为，深入开展“三好一满意”活动。建立中医药监督管理体系，加强对中医医疗机构和中医医疗服务质量安全的监管，规范执业行为。严厉打击假冒中医名义的非法行医行为，加强中医医疗广告的审查、监测工作。

4. 加强中医药知识产权保护　国家切实加强中医药知识产权保护和利用，完善中医药专利审查标准和中药品种保护制度，研究制订中医药传统知识保护名录，明确中医药传统知识权利主体，逐步建立有利于中医药传统知识保护、使用、管理和传承的专门保护制度。加强中药道地药材原产地保护工作，将道地药材优势转化为知识产权优势。

5. 加强中医药改革发展战略和重大理论问题研究　加强中医药发展重大理论和实践问题的研究，开展中医药发展规律、发挥中医药特色与优势、中医药相关卫生经济学、深化医药卫生体制改革中发挥中医药作用、中医药走向世界等重大问题研究，及时发现和研究中医药事业发展中出现的新情况、新问题，进一步加强对中医药发展综合改革实验省、区中医药发展体制、机制和政策试点探索的指导和研究，为新形势下中医药发展提供理论支撑和实践指导。

6. 抓好规划贯彻落实　各级政府和有关部门要切实加强规划的组织实施，形成政策合力，积极采取措施，扎实推进规划各项任务的落实。制定分解落实方案，明确工作职责、时间进度和质量要求。加强地方规划、年度计划与本规划衔接，注重短期政策和长期政策配合，对主要指标要设置年度目标，充分体现本规划的发展目标和重点任务。实行规划年度监督、中期评估和终期检查制度。建立动态评估机制，强化规划实施情况的动态跟踪分析，并依照相关程序适时对规划内容进行调整。不断完善和优化规划实施方案和实施手段，促进规划目标顺利实现。

第六节 法律责任

一、行政责任

(1) 负责中医药管理的部门的工作人员在中医药管理工作中违反《中医药条例》的规定，利用职务上的便利收受他人财物或者获取其他利益，滥用职权，玩忽职守，或者发现违法行为不予查处，造成严重后果，尚不够刑事处罚的，依法给予降级或者撤职的行政处分。

(2) 中医医疗机构违反《中医药条例》的规定，有以下情形之一的，由县级以上地方人民政府负责中医药管理的部门责令限期改正；逾期不改正的，责令停业整顿，直至由原审批机关吊销其《医疗机构执业许可证》、取消其城镇职工基本医疗保险定点医疗机构资格，并对负有责任的主管人员和其他直接责任人员依法给予纪律处分：①不符合中医医疗机构设置标准的；②获得城镇职工基本医疗保险定点医疗机构资格，未按照规定向参保人员提高基本医疗服务的。

(3) 未经批准擅自开办中医医疗机构或者未按照规定通过职业医师或者职业助理医师资格考试取得职业许可，从事中医医疗活动的，依照《职业医师法》和《医疗机构管理条例》的有关规定给予处罚。

(4) 中医药教育机构违反《中医药条例》的规定，有下列情形之一的，由县级以上地方人民政府负责中医药管理的部门责令限期改正；逾期不改正的，由原审批机关予以撤销：①不符合规定的设置标准的；②没有建立符合规定标准的临床教学基地的。

(5) 违反规定，造成重大中医药资源流失和国家科学技术秘密泄露，情节严重，尚不够刑事处罚的，由县级以上地方人民政府负责中医药管理的部门责令改正，对负有责任的主管人员和其他直接责任人员依法给予纪律处分。

(6) 违反规定，损毁或者破坏中医药文献的，由县级以上地方人民政府负责中医药管理的部门责令改正，对负有责任的主管人员和其他直接责任人员依法给予纪律处分。

(7) 篡改经批准的中医医疗广告内容的，由原审批部门撤销广告批准文号，1 年内不受理该中医医疗机构的广告审批申请。负责中医药管理的部门撤销中医医疗广告批准文号后，应当自作出行政处理决定之日起 5 个工作日内通知广告监督管理机关。广告监督管理机关应当自收到负责中医药管理的部门通知之日起 15 个工作日内，依照《广告法》的有关规定查处。

二、刑事责任

负责中医药管理的部门的工作人员在中医药管理工作中违反《中医药条例》的规定，利用职务上的便利收受他人财物或者获取其他利益，滥用职权，玩忽职守，或者发现违法行为不予查处，造成严重后果，构成犯罪的，依法追究刑事责任。违反规定，造成重大中医药资源流失和国家科学技术秘密泄露，损毁或者破坏属于国家保护文物的中医药文献，情节严重，构成犯罪的，依法追究刑事责任。

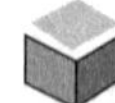

案例 28-1

反伪打假斗士方舟子提出，“中医是伪科学”。

【分析提示】

1. 你是否赞成？理由是什么？
2. 你认为中医与西医有区别和联系吗？
3. 你对我国的中医药建设有何种建议？

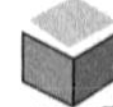

案例 28-2

李某出身于农民家庭，年轻时曾经当过一段时间的“赤脚医生”，略懂一点医学知识。近几年来由于年老体弱，难以从事农村体力活了，便操起了“赤脚医生”的老本行。因此，对其非法行医行为，区卫生行政部门分别在 2006 年 10 月和 2008 年 7 月两次给予行政处罚。在第二次对其处罚时有关人员明确警告他，如果再一次发现非法行医，将移送公安机关追究非法行医罪的刑事责任。此后，李某下决心不干了，也曾有几个乡亲找到他要就给打针配药也都被他回绝。

2008 年 10 月 19 日晚上六点多，同村农民田某突然跑到加来找到李某，说是他十二岁的儿子不知道吃了什么东西卡住了气管，人眼看就不行了，求李某去给想办法救一救。李某说自己也没有办法，没有医生资格也不能随便想什么办法。但由于想到救人要紧还是去了。来到现场后，李某见孩子呼吸、心跳已经停止，他知道县医院的救护车赶到至少也要五十分钟，孩子的命肯定不保了。在孩子父亲的哀求下，李某果断地为孩子实施了简易的气管切开手术。很快，手术见效了，孩子有了心跳和呼吸。果然五十分钟之后，救护车也赶到了。孩子的命保住了，但是半身瘫痪。医院的诊断结果认为是最初实施的气管切开手术不当导致的结果。县卫生行政部门知道这一情况后，将情况报告给公安机关，公安机关以李某的行为涉嫌非法行医罪立案侦查后向检察机关移送起诉。

【分析提示】

1. 本案中涉及的法律关系有哪些？
2. 本案中赤脚医生救命伤人如何定性？
3. 如果你是本案的法官，该如何判案？具体理由。

思 考 题

1. 扶持和促进中医药事业发展的基本原则是什么？
2. 中医医院管理的具体要求有哪些？
3. 什么是中医预防保健服务？其主要目标是什么？
4. 中药品种保护有哪些规定？
5. 民族医药法律地位的规定是什么？

第二十九章　医疗保障法律制度

医药卫生问题包括两个方面：一是谁来提供医疗服务，是医药卫生事业问题；二是谁来支付医疗费用，是医疗保障问题。医疗保障法律制度，是公民在患病时得到政府和社会帮助的一项制度，是国家、企业（集体）和个人防范和化解社会成员疾病风险的制度安排。有效的医疗保障体制是保障人们在生病的时候能够支付得起医疗费用从而得到及时医疗救治的制度保障。让每个社会成员享有公平的医疗保障，是社会公正的体现，也是政府应尽的职责。

第一节　医疗保障制度概述

医疗保障是社会保障的一种，它是指人因患病、负伤、年老、生育及失业，需要获得医疗救治及其他健康保护时，由国家或社会为其提供必要的医疗服务和物质帮助的社会保障。医疗保障制度一般包括免费医疗服务、医疗保险、医疗救助等内容，在世界许多国家已成为一项基本的社会经济制度。

一、医疗保障制度的产生与发展

健康是全人类的共同追求，而医疗保障制度则是保障国民健康的重要措施。人类社会每个成员都会遭遇疾病的风险，人们抵御风险的方式也随着时代的变化而变化。在以农业经济为主的社会中，人类以家庭或氏族组织形式来共同抵抗这些风险。17 世纪初，人们开始通过互助组织或者国家医疗救助的形式抵御疾病风险。到了 19 世纪工业化时期逐渐发展起医疗保障制度来抵御疾病风险。1883 年，德国颁布了全世界第一部医疗保障法律《企业工人疾病保险法》，标志着用社会保险的机制实现医疗保障的一项新制度的诞生。此后许多国家相继颁布法律建立医疗保险制度。在医疗保险制度诞生的 100 多年里，医疗保障制度的变迁经历了萌芽、建立、发展和改革几个阶段。特别是 1929—1933 年世界性经济危机后，医疗保险立法进入全面发展时期，这个时期的立法，不仅规定了医疗保险的对象、范围、待遇项目，而且对与医疗保险相关的医疗服务也进行了立法规范。目前，所有发达国家和许多发展中国家都建立了医疗保险制度。

二、西方发达国家医疗保障制度

国际上医疗保障制度大致有三种基本类型，即以英国为代表的国家卫生服务类型、以德国为代表的社会医疗保险类型、以美国为代表的商业医疗保险类型。

1. 国家卫生服务模式　以英国为代表，加拿大、澳大利亚等英联邦国家主要采取这种保障方式，其基本理念是《贝弗里奇报告》所提出的福利国家理论。1948 年，英国颁布《国民医疗服务法》，将国家卫生服务制度作为医疗保障制度体系的主体制度，其费用占到全国卫生保健总费用的 90%以上，居民享受免费程度很高的医疗卫生服务。在卫生保健的实施及管理方面强调国家中央集权控制卫生资源的分配，采取全科医生制度，医疗服务与资金管理一体化，以社区保健作为卫生服务的重点。其优点是全面覆盖，国民就医的直接费用低廉；不足之处是效率较低，就医等待时间长，医疗服务质量不高，公众满意度低，得不到及时治疗的患者不得不选择到私立医院或国外就医。

2. 社会保险模式　以德国为代表，法国、日本、韩国等多数国家都采取这种保障方式，其基本理念是社会成员团结互助。德国法定医疗保险覆盖了 90%以上的人口，是德国医疗保险制度体系的主体制度，由雇主和雇员双方缴费，政府适当补贴，同时覆盖参保人员无收入家属。私人保险约覆盖 10%的高收入人群。从筹资额来看，法定保险占 77.4%，私人保险占 8.4%，其余来自税收和个人自付。社会保险通过社会共济方式化解经济风险，能够形成稳定的资金筹集机制、费用分担机制和第三方付费的医疗服务制约机制，成为多数国家的选择。全世界建立了医保制度的 136 个国家和地区中，有 105 个国家（地区）以社会医疗保险作为其主体的基本医疗保障制度。捷克等部分转型国家也由原来的国家卫生服务模式转变为社会保险模式。其不足是随着医疗成本上涨，保费随之持续上涨。

3. 商业保险模式　以美国为代表，美国医疗保障制度是一个多元化的体系，体现自由主义理念下的制度安排。美国医疗保障制度由政府计划和私人计划两部分组成。政府保障计划约覆盖25%的人群，主要是老年人、儿童和贫困人口；私人保险计划覆盖60%的人群，主要是雇主以购买商业保险的方式为员工提供医疗保障。这样做的好处是政府承担有限责任，不足之处是由于商业保险具有强烈的营利动机，造成医疗费用昂贵。2007年美国卫生总费用占GDP的16%，人均卫生费用7290美元，为全球最高，但仍有4500万美国人没有任何医疗保障，而且人均期望寿命远低于发达国家平均值。美国模式的基本特点是：贵而不难。从上个世纪初开始，多任美国总统都曾把医疗保障作为竞选演讲中的亮点，信誓旦旦要实现全民医保，但除了罗斯福颁布了《社会保障法》，使老人、儿童有了基本保障之外，其他人都以失败告终。今年3月23日，美国总统奥巴马签署医改法案，计划今后10年投入9400亿美元，将3200万人纳入医保体系，将医保覆盖率从85%提高到95%，接近全民医保，被称为美国医保"百年梦想成真"。

各国的医疗保障制度虽然不同，无论是哪种制度，从根本上说，其设计的初衷都是旨在保障国民健康，免于伤病威胁。每个国家的医疗保障制度体系往往可以看作是按照不同国情对不同模式所进行的有机结合。

第二节　我国医疗保障制度历史沿革

新中国成立不久，党就对我国卫生工作制定了"面向工农兵、预防为主、团结中西医、卫生工作与群众运动相结合"的四大方针。在恢复和发展工农业生产的同时，由国家兴办各类卫生服务机构，培养和建设专业卫生队伍；在城镇建立职工公费医疗、劳保医疗制度和城市三级卫生保健；在农村建设三级医疗预防保健网，培训乡村医生，逐步推行合作医疗制度，使广大群众在一定程度上得到基本医疗卫生服务。新中国的医疗保障制度根据享受对象可以分为城市医疗保障制度和农村合作医疗保障制度。

一、公费医疗制度

公费医疗指国家为保障国家工作人员而实行的、通过医疗卫生部门按规定向享受人员提供免费医疗及预防服务的一项社保制度。

1. 发展过程　1952年6月，政务院颁布了《政务院关于全国各级人民政府、党派、团体及所属事业单位的国家工作人员实行公费医疗预防的指示》，确立了我国公费医疗制度。1952—1954年是公费医疗实施的初期，主要采取了先门诊后住院，并补发医药费的做法。1954—1965年，随着社会主义事业的发展，享受公费医疗人数增加，医疗费用逐渐上升。针对这一局面，1960年对报销范围作了具体限制，明确了公费与自费的界限，并对药物的使用做出规定。之后又进一步规定：享受公费医疗待遇人员治病的门诊挂号费和出诊费由个人缴纳，不得在公费医疗中报销。1966—1978年，享受公费医疗的人数进一步增加，加之我国政治形势动荡不安，各级部门对公费医疗的管理不力，出现了公费医疗费用恶性膨胀的趋势。1979年以后，随着改革开放和社会主义市场经济体制改革建立，计划经济体制下形成的公费医疗制度存在的弊端日趋明显。

2. 享受范围和对象　公费医疗享受对象包括：全国各级人民政府、党派、团体在编制的人员；全国各级文化、教育、卫生、经济建设事业单位工作人员；经中央人民政府政务院核定之各工作队人员；受长期抚恤的在乡革命残废军人和住荣军院、校的革命残废军人；国家正式核准设置的高等学校学生也享受公费医疗待遇。

3. 经费来源　由国家通过财政在国民收入中开支，属于国民收入的再分配。

4. 保障水平　由国家根据职工对医药方面的实际需求、国家财力以及医疗卫生资源，确定每人每年享受公费医疗待遇的预算定额，并将经费拨给地方财政管理使用，超支部分由地方财政补贴。从1980年起，国家将公费医疗定额标准交由各地方人民政府确定。享受公费医疗待遇的人员，门诊、住院所需要的诊疗费、手术费、住院费、门诊或住院中经医师处方的药品，均在公费医疗费中支付，经过批准转地就医治疗或疗养的路费，亦可在公费医疗费中报销。国家实行分级分工医疗，享受公费医疗待遇者一般须在指定的门诊部或医院诊疗。享受公费医疗者，离休、退休后，待遇不变。

二、劳保医疗制度

我国劳保医疗制度是国家以法律形式对企

业职工实施免费医疗，对职工家属实行半费医疗的一种企业医疗保健制度。劳保医疗制度是我国劳动保险制度的组成部分。

1. 发展过程　1948 年首先在东北解放区的军工、铁路、邮电等部门实行。1951 年政务院公布了《中华人民共和国劳动保险条例》，确立了我国劳保医疗制度。1952 年 2 月我国开始了重点试行《劳动保险条例》，以解决产业工人的医疗保健问题。1953 年针对这一制度进行实施细则修正草案的制定，并在全国范围内实行。

2. 享受范围和对象　主要是全民所有制工厂、矿场、铁路、航运、基建、地质、商业、外贸、粮食、供销合作、金融、民航、石油、水利、国营农林牧等部门。此外，区、县、乡的集体企业也按照或参照劳动保险条例，给职工和亲属提供劳保医疗待遇。企业职工本人患病时享受免费医疗，企业职工供养的直系亲属在指定医疗单位就诊，可享受半费医疗待遇。

3. 经费来源　劳保医疗经费直接来源于企业的纯收入，它是企业职工当年新创造的价值，属于国民收入的初次分配。国家规定劳保医疗经费属职工福利基金，按照国家规定的比率和企业职工工资总额，在生产成本项目中列出。1969 年，财政部规定将企业奖励基金、福利费、医疗卫生费合并为职工企业福利基金，按工资总额的 11%提取，其中医疗卫生费仍为工资总额的 5.5%。1984 年企业管理体制改革以后，国家规定凡属利润留成企业，由利润留成中提取职工福利基金，不再计入生产成本。劳保医疗基金仍在福利基金中按工资总额的 5.5%提取。

4. 保障水平　企业职工的医疗费用全部由企业负担。停止工作医疗期间，6 个月以内。按工龄长短，付给本人标准工资 60%—70%的病假工资；6 个月以上，按工龄长短付给本人标准工资的 40%—50%的救济费。因病完全丧失劳动能力的，付给本人标准工资 40%—50%的救济费。供养直系家属患病，医疗费由企业负担一半。非因公负伤、致残者的待遇和因病者相同；因公负伤致残者的待遇更高一些，例如住院期间的膳食也由企业负担等等。

5. 经费使用的原则　提取的经费由企业本身负责管理，超支部分由企业承担。

三、农村合作医疗制度

1. 发展过程　合作医疗制度是以农民为主体，政府给予适当支持和引导，农民互助共济，共同抵御疾病风险的一种医疗保障制度。合作医疗最早起源于 20 世纪 40 年代的陕甘宁边区医疗合作社，由群众采取集股的办法来支付医疗费用，共同承担疾病风险。50 年代中期，随着农业合作社的发展，农民在集体的扶持下，自愿组织起来，农民个人每年缴纳一定的“保健费”，看病时，只交挂号费或药费，另由公社、大队从公益金中补助一部分。1968 年，毛主席曾亲自批示“合作医疗好”，极大地推动了合作医疗的发展，到 70 年代末，一度覆盖了全国 90%以上的农村。20 世纪 80 年代初，农村实行以家庭联产承包为主的责任制后，社会主义计划经济体制向社会主义市场经济体制转轨，由于未能适应新的形势，合作医疗出现大面积滑坡，到 1989 年全国农村参加的人数占农村人口的比例不到 10%，农村实行合作医疗的行政村仅占全国的 4.8%。

2. 经费来源和保障水平　农村合作医疗具体作法多种多样，有的看病只交诊疗费，药费全免；有的医药费实行部分减免：有的免收诊疗费，只收药费。合作医疗经费的来源，一般是由农村集体经济组织中的公益金负担，农民个人出一部分；也有的全部由群众集资，或全部由公益金负担。有些地区实行医疗保健承包合同，把农村基层卫生所(室)或乡村医生与农村集体经济组织或社员个人之间的经济关系和双方的权利、义务，用合同形式确定下来。

四、医疗预防的免费制度

我国对预防接种实行免费制度。新中国成立后，党和政府十分重视预防保健事业的发展，我国的免疫预防也进入了飞速发展的新阶段。建国初期，确定了“预防为主”的卫生工作方针，整顿和构建了生物制品生产机构和防疫机构，在全国范围内开展了牛痘疫苗、鼠疫疫苗、霍乱疫苗的群众性接种运动，并积极推行卡介苗的接种。20 世纪 50 年代末至 60 年代初，卫生部先后下发《关于加强预防接种工作的通知》和《预防接种工作实施办法》，规定了接种白破疫苗、百日咳疫苗、乙脑疫苗和脊灰疫苗等的具体要求，奠定了我国计划免疫工作的基础。1977 年，全国卫生工作会议提出，克服盲目接种、开展计划免疫工作，到 1978 年全国已经有 1000 多个县市开展计划免疫，有效控制了传染病的发生和流行。进入 80 年代中期，我国计划免疫工作进入了一个新的发展阶段。我国政府对儿童计划免疫工作目标作出承诺:1988 年以省为单位儿童免疫接种率达到 85%,到 1990 年以县为单位儿童免疫接种率达到 85%,并把这个目标列入我国国民经济和社会发展"七五"计划。1986 年经国务院批准,由卫生部、国家教委、全国妇联等部门组成全国儿童计划免疫领导小组,确定每年 4 月 25 日为"全国儿童预防接种宣传日"。1989 年,《中华人民共和国传染病防治法》公布实施,规定了"国家实行有计划的预防接种制度",在法律上保证了计划免疫工作的开展。儿童免疫接种率进一步提高,经 WHO 审评确认我国按期实现了普及儿童免疫目标。

另外,国家对于血吸虫、疟疾、麻风、地方性甲状腺肿以及子宫脱垂等疾病,实行免费普查普治。对于革命烈士家属、革命军人家属,也制定了诊疗疾病的优待办法。在西藏和人口较少的地方,国家实行免费医疗制度。

第三节 我国现阶段的医疗保障制度

随着社会主义市场经济的建立和改革开放的深入,原有的医疗保障制度出现了不能适应新时期人们医疗保障的需要,国家对此进行了一系列医疗保障制度改革。目前,我国已经基本上建立起社会统筹和个人账户相结合的城镇基本医疗保险制度,逐步形成包括城镇职工医疗保险、新型农村合作医疗、补充医疗保险、商业医疗保险和社会医疗救助等多层次医疗保障体系。

一、城镇职工基本医疗保险制度

公费医疗制度和劳保医疗制度,在保护身体健康方面曾经发挥了巨大作用。由于这种制度本身存在的问题,使得这种制度运行四十年多年来,产生了花费不少、效率低下的最终结果,具体表现为:

第一,医疗费用增长过快,浪费严重,财政和企业不堪重负。全国职工医疗费用严重仅从 1978—1997 年,就增长了 28 倍。由 27 亿元增长到 774 亿元,年递增约 19%,而同期财政收入只增长了 6.6 倍,年递增约 11%。职工医疗费用的增长速度超过了同期财政的增长速度。同时,据有关部门调查分析,不合理的医疗费用支出约占全部医疗费用的 20%—30%。一些医疗单位在利益的驱动下,大量经销贵重药、进口药甚至营养滋补品、非医疗用品,盲目进口和使用 CT、核磁共振等高档医疗设备,乱收费,高收费。一些职工缺乏节约医疗费的意识,"小病大养","一人劳保,全家吃药"。

第二,很多困难企业职工,以及部分经济欠发达的事业单位职工医疗费用报销越来越困难,职工基本医疗保障问题日益突出。绝大多数企业已经无法执行劳保医疗制度的规定,而是采取定额包干或按比例报销的办法,一些企业一年也就报销几十元钱,一些困难企业则长年无力报销职工的医疗费。

第三,管理和服务的社会化程度低,企业社会负担过重,加之现行公费、劳保医疗制度仅覆盖机关事业单位、全民所有制企业及一部分集体所有制企业职工,改革开放以后发展起来的外商投资企业、股份制企业、私营企业及职工和个体工商户,基本没有纳入到公费、劳保医疗的范围内,这些都既不利于企业公平竞争,也不利于保护这些劳动者合法权益和劳动力的合理流动。

1993 年,国务院决定对我国公费医疗和劳保医疗制度进行改革,实行职工保险制度。1998 年 12 月 14 日国务院下发了《国务院关于建立城镇职工基本医疗保险制度的决定》,全国城镇职工基本医疗保险制度正式在全国全面启动。该方案确立了"低水平、广覆盖、双方负担、统筹结合"思路,提出了"保障城镇从业人员基本医疗,合理利用医疗卫生资源,构建医疗费用调控机制,遏制医疗费用过快增长,在社会各方经济承受能力许可的基础上公平合理地分配医疗卫生资源,保障有支付能力"的基本医疗保险的总体要求。

(一)城镇基本医疗保险原则

1. 低水平原则 低水平是指基本医疗保险的水平要与社会主义初级阶段生产力发展水平相适应。基本医疗保险的水平只能保障职工的基本医疗需求,保证职工在患病时能得到目前所能提供给他的、能支付得起的、适宜的治疗技术,它包括基本药物、基本服务、基本技术和基本费用等内容。

2. 广覆盖原则 广覆盖是指基本医疗保险要覆盖城镇所有用人单位和职工,不管是国有单位还是非国有单位,不管是效益好的还是效益不好的企业,都要参加基本医疗保险。

3. 双方负担原则 双方负担是指改变过去职工医疗费用由国家和企业包揽，个人不承担医疗保险责任，实行基本医疗保险费由单位和个人共同合理负担。

4. 统账结合原则 统账结合是指基本医疗保险实行社会统筹和个人账户相结合，建立医疗保险统筹基金和个人账户，并明确各自的支付范围，一般规定：个人账户主要支付门诊医疗费用、定点零售药店购药的费用及职工住院个人负担的部分。个人账户没有共济责任，自储自用，实际上是一种医疗储备；统筹基金主要支付大额及住院医疗费用。

（二）覆盖范围

城镇所有用人单位，包括企业、机关、事业单位、社会团体、民办非企业单位及其职工，都要参加城镇职工基本医疗保险。随着原劳动保障部对于灵活就业人员、农民工、非公有制经济组织参保政策的明确，城镇职工基本医疗保险实际上覆盖了城镇全体从业人员。截至2013年底，全国参加城镇职工基本养老保险人数为3.22亿人。

（三）筹资标准

医疗保险费由用人单位和职工共同缴纳。用人单位缴费率控制在职工工资总额的6%左右，在职职工缴费率为本人工资的2%，退休人员个人不缴费。具体缴费比例由各统筹地区根据实际情况确定。目前，用人单位缴费率全国平均水平为7.37%，个人缴费率全国平均为2%。

（四）基本医疗保险基金的使用

基本医疗保险基金由社会统筹基金和职工个人账户构成，职工个人缴纳的基本医疗保险费全部计入个人账户。用人单位缴纳的基本医疗保险费分为两部分，一部分用于建立统筹基金，一部分划入个人账户（一般为用人单位缴费的30%左右）。个人账户的资金主要用来支付门诊费用。社会统筹基金属全体投保人所有，由医疗保险机构集中调剂使用，实现社会的互助共济，主要用来支付广大职工住院费。2009年，城镇职工基本医疗保险政策范围内住院医疗费用报销比例约72%，实际住院费用支付比例约67%。

（五）支付方式

支付方式指医疗保险机构对于医疗卫生服务提供者为受益人提供医疗服务之后的费用给付办法，即以何种方式与医疗单位结算费用的问题。目前各地实行的城镇医疗保险结算方式、结算额度均不统一，存在差异。现有的结算方式主要有：

1. 按项目付费 即总费用＝服务项目×各项目收费标准。其特点是医院收入同提供服务项目多少有直接关系，医生行医行为不受约束，病人的要求能得到最大满足。但是这种付费方式容易导致诱导性医疗消费，造成医疗卫生资源的浪费。

2. 按床日费用标准定额收费 即按预先确定的住院日费用标准支付病人每天的费用，总费用＝住院日费用标准×住院天数。这种付费方式会刺激医院延长住院日。

3. 总额预算制 即由政府单方面确定每个医院年度总预算，实行费用封顶。其特点事先对医疗费用进行总额控制，医院的收入不能随服务量的增加和病人住院日增加，虽然能有效控制费用，但总额预算的依据不易确定，现行做法是由财政按财力随意而定，往往低于实际需求而拖欠医院，有的按床位数制定预算，却导致医院盲目扩大规模等。

4. 按病种付费 即根据国际疾病分类法，将住院病人疾病按诊断分类，再根据有无并发症及轻重程度来分级论价。其特点是医院收入与每个病例及其诊断有关，而与治疗这个病例的实际成本无关，因而迫使医院为获得利润主支降低成本防止长期住院，也使保险方面对受保人每次住院费用都有准确的标准，利于费用控制。但当诊断界限不明时，医生偏向于使诊断扩大，诱导病人住院和手术以及重复住院等。

目前，城镇职工基本医疗保险制度已在全国范围内普遍建立。经过不断探索，建立健全机制，完善政策规范，强化服务管理，城镇职工基本医疗保险制度的成效逐步显现：第一，广大参保人员的基本医疗需求得到了保障。城镇基本医疗保险制度运行平稳，基金收支基本平衡，一定程度上缓解了人民群众“看病难、看病贵”的问题。第二，建立了符合中国现实国情的基本保障机制和费用分担机制。基本医疗保险坚持基本保障的原则，即筹资水平与经济发展水平相适应，与单位、个人的实际缴费能力相适应；待遇水平既要确保参保人员的基本医疗需求，又要符合医疗保险基金的实际支付能力。通过建立费用分担机制，促进了费用约束机制的完善和自我保障意识的增强，为制度的可持续发展提供了保障。第三，初步建立了医疗服务的第三方监管机制。医疗保险机构代表参保人员利益对定点机构的医疗行为进行监管，促进医疗机构合理诊疗、合理用药，从而保障了参保人员合理的医疗权益。第四，建立了社会化管理服务体系，减轻了用人单位的事务性负担，增强了政府的公共服务功能。城镇基本医疗保险制度的顺利实施和平稳运行，对促进国企改革和经济体制转轨，维护改革发展稳定大局发挥了重要作用。

目前存在问题：第一，部分国有困难企业职工和关闭破产企业退休人员尚未参保。第二，各项医疗保障制度本身还有待完善，统筹模式和补偿方式有待优化；各项保险制度统筹层次较低，在人员流动和身份转化时还难以实现保险政策和待遇的衔接。第三，经办管理服务能力有待进一步提高。

二、新型农村合作卫生医疗制度

新型合作医疗制度是指由政府组织、引导、支持，农民自愿参加，个人、集体和政府多方筹资，以大病统筹为主的农民医疗互助共济制度。采取个人缴费、集体扶持和政府资助的方式筹集资金。它与旧的农村合作医疗有很大区别，旧的农村合作医疗是自发举办、一般没有财政支持。

随着家庭联产承包责任制在我国农村全面铺开，家庭成为农村的基本生产单位，绝大多数行政村变成“空壳村”，从而集体经济在某种程度上解体，农村合作医疗失去了依托；医院“市场化”了，医生“回城”了，曾经轰轰烈烈的农村合作医疗制度在大多数农村解体；到1985年，农村合作医疗覆盖率陡降至5%，20世纪90年代初期，全国仅存的合作医疗主要分布在上海和苏南地区，农村医疗保障制度在90%以上的农村成为空白。农村合作医疗的解体，农村缺医少药问题十分严重，国家大医院和高水平医生都集中在大城市的大医院，占总人口80%以上的农民只享受了20%的卫生资源。截止到2004年，中国79.1%的农村人口没有任何医疗保障，绝大多数居民靠自费看病，农村因病致贫、因病返贫的现象十分严重，这严重制约着农村的发展、农业的繁荣和农民的健康，成为农民群众脱贫致富奔小康的主要障碍。

(一) 新型农村合作医疗制度的建立

2002年10月30日，中共中央、国务院颁布了《关于进一步加强农村卫生工作的决定》，对建立和完善农村合作医疗制度作出了规定。

1. 逐步建立新型农村合作医疗制度　各级政府要积极组织引导农民建立以大病统筹为主的新型农村合作医疗制度，重点解决农民因患传染病、地方病等大病而出现的因病致贫、返贫问题。农村合作医疗制度应与当地经济社会发展水平、农民经济承受能力和医疗费用需要相适应，坚持自愿原则，反对强迫命令，实行农民个人缴费、集体扶持和政府资助相结合的筹资机制。农民为参加合作医疗、抵御疾病风险而履行缴费义务不能视为增加农民负担。有条件的地方要为参加合作医疗的农民每年进行一次常规性体检。要建立有效的农民合作医疗管理体制和社会监督机制。各地要先行试点，取得经验，逐步推广。到2010年，新型农村合作医疗制度要基本覆盖农村居民。经济发达的农村可以鼓励农民参加商业医疗保险。

2. 政府对农村合作医疗和医疗救助给予支持　省级人民政府负责制定农村合作医疗和医疗救助补助资金统筹管理办法。省、市(地)、县级财政都要根据实际需要和财力情况安排资金，对农村贫困家庭给予医疗救助资金支持，对实施合作医疗按实际参加人数和补助定额给予资助。中央财政通过专项转移支付对贫困地区农民贫困家庭医疗救助给予适当支持。从2003年起，中央财政对中西部地区除市区以外的参加新型合作医疗的农民每年按人均10元安排合作医疗补助资金，地方财政对参加新型合作医疗的农民补助每年不低于人均10元，具体补助标准由省级人民政府确定。

(二) 新型农村合作医疗工作的部署

2003年1月10日，卫生部、财政部和农业部联合发布《关于建立新型农村合作医疗制度的意见》，对如何建立新型农村合作医疗进行了详细的部署。

1. 目标和原则　新型农村合作医疗制度是由政府组织、引导、支持，农民自愿参加，个人、集体和政府多方筹资，以大病统筹为主的农民医疗互助共济制度。从2003年起，各省、自治区、直辖市至少要选择2—3个县(市)先行试点，取得经验后逐步推开。到2010年，实现在全国建立基本覆盖农村居民的新型农村合作医疗制度的目标，减轻农民因疾病带来的经济负担，提高农民健康水平。

建立新型农村合作医疗制度要遵循的原则：

(1) 自愿参加，多方筹资。农民以家庭为单位自愿参加新型农村合作医疗，遵守有关规章制度，按时足额缴纳合作医疗经费；乡(镇)、村集体要给予资金扶持；中央和地方各级财政每年要安排一定专项资金予以支持。

(2) 以收定支，保障适度。新型农村合作医疗制度要坚持以收定支，收支平衡的原则，既保证这项制度持续有效运行，又使农民能够享有最基本的医疗服务。

(3) 先行试点，逐步推广。建立新型农村合作医疗制度必须从实际出发，通过试点总结经验，不断完善，稳步发展。要随着农村社会经济的发展和农民收入的增加，逐步提高新型农村合作医疗制度的社会化程度和抗风险能力。

2. 组织管理

(1) 新型农村合作医疗制度一般采取以县(市)为单位进行统筹。条件不具备的地方，在起步阶段也可采取以乡(镇)为单位进行统筹，逐步向县(市)统筹过渡。

(2) 要按照精简、效能的原则，建立新型农村合作医疗制度管理体制。省、地级人民政府成立由卫生、财政、农业、民政、审计、扶贫等部门组成的农村合作医疗协调小组。各级卫生行政部门内部应设立专门的农村合作医疗管理机构，原则上不增加编制。县级人民政府成立由有关部门和参加合作医疗的农民代表组成的农村合作医疗管理委员会，负责有关组织、协调、管理和指导工作。委员会下设经办机构，负责具体业务工作，人员由县级人民政府调剂解决。根据需要在乡(镇)可设立派出机构(人员)或委托有关机构管理。经办机构的人员和工作经费列入同级财政预算，不得从农村合作医疗基金中提取。

3. 筹资标准 新型农村合作医疗制度实行个人缴费、集体扶持和政府资助相结合的筹资机制。根据财政部、国家卫生和计划生育委员会颁布的《关于做好2015年新型农村合作医疗工作的通知》规定：

(1) 2015年，各级财政对新农合的人均补助标准在2014年的基础上提高60元，达到380元，其中：中央财政对120元部分的补助标准不变，对260元部分按照西部地区80%、中部地区60%的比例进行补助，对东部地区各省份分别按一定比例补助。

(2) 农民个人缴费标准在2014年的基础上提高30元，全国平均个人缴费标准达到每人每年120元左右。

(3) 地方各级财政部门要按照标准足额安排预算，并按要求及时拨付财政补助资金。

4. 资金管理 农村合作医疗基金是由农民自愿缴纳、集体扶持、政府资助的民办公助社会性资金，要按照以收定支、收支平衡和公开、公平、公正的原则进行管理，必须专款专用，专户储存，不得挤占挪用。

(1) 农村合作医疗基金由农村合作医疗管理委员会及其经办机构进行管理。农村合作医疗经办机构应在管理委员会认定的国有商业银行设立农村合作医疗基金专用账户，确保基金的安全和完整，并建立健全农村合作医疗基金管理的规章制度，按照规定合理筹集、及时审核支付农村合作医疗基金。

(2) 农村合作医疗基金中农民个人缴费及乡村集体经济组织的扶持资金，原则上按年由农村合作医疗经办机构在乡(镇)设立的派出机构(人员)或委托有关机构收缴，存入农村合作医疗基金专用账户。地方财政支持资金，由地方各级财政部门根据参加新型农村合作医疗的实际人数，划拨到农村合作医疗基金专用账户。中央财政补助中西部地区新型农村合作医疗的专项资金，由财政部根据各地区参加新型农村合作医疗的实际人数和资金到位等情况核定，向省级财政划拨。中央和地方各级财政要确保补助资金及时、全额拨付到农村合作医疗基金专用账户，并通过新型农村合作医疗试点逐步完善补助资金的划拨办法，尽可能简化程序，易于操作。要结合财政国库管理制度改革和完善情况，逐步实现财政直接支付。关于新型农村合作医疗资金具体补助办法，由财政部商有关部门研究制定。

(3) 农村合作医疗基金主要补助参加新型农村合作医疗农民的大额医疗费用或住院医疗费用。合理调整新农合统筹补偿方案，将政策范围内门诊和住院费用报销比例分别提高到50%和75%左右。以省(区、市)为单位统一制订新农合报销药品目录和诊疗项目目录，建立完善目录动态调整机制。严格控制目录外费用占比，缩小政策报销比和实际报销比之间的差距。加强门诊与住院补偿方案的衔接，适当提高门诊手术、日间手术等门诊诊疗报销比例，合理设置住院起付线或低费用段报销政策，控制门诊转住院行为。将符合条件的村卫生室、非公立医疗机构、养老机构内设医疗机构等纳入新农合定点范围，满足参合群众多样化需求。

(4) 加强对农村合作医疗基金的监管。农村合作医疗经办机构要定期向农村合作医疗管理委员会汇报农村合作医疗基金的收支、使用情况，要采取张榜公布等措施，定期向社会公布农村合作医疗基金的具体收支、使用情况，保证参加合作医疗农民的参与、知情和监督的权利。县级人民政府可根据本地实际，成立由相关政府部门和参加合作医疗的农民代表共同组成的农村合作医疗监督委员会，定期检查、监督农村合作医疗基金使用和管理情况。农村合作医疗管理委员会要定期向监督委员会和同级人民代表大会汇报工作，主动接受监督。审计部门要定期对农村合作医疗基金收支和管理情况进行审计。

5. 医疗服务管理　加强农村卫生服务网络建设，强化对农村医疗卫生机构的行业管理，积极推进农村医疗卫生体制改革，不断提高医疗卫生服务能力和水平，使农民得到较好的医疗服务。各地区要根据情况，在农村卫生机构中择优选择农村合作医疗的服务机构，并加强监管力度，实行动态管理。要完善并落实各种诊疗规范和管理制度，保证服务质量，提高服务效率，控制医疗费用。

6. 组织实施

(1) 省级人民政府要制订新型农村合作医疗制度的管理办法，本着农民参保积极性较高，财政承受能力较强，管理基础较好的原则选择试点县(市)，积极、稳妥地开展新型农村合作医疗试点工作。试点工作的重点是探索新型农村合作医疗管理体制、筹资机制和运行机制。县级人民政府要制订具体方案，各级相关部门在同级人民政府统一领导下组织实施。

(2) 要切实加强对新型农村合作医疗的宣传教育，采取多种形式向农民宣传新型农村合作医疗的重要意义和当地的具体做法，引导农民不断增强自我保健和互助共济意识，动员广大农民自愿、积极参加新型农村合作医疗。农民参加合作医疗所履行的缴费义务，不应视为增加农民负担。

2013 年，全国参加新农合人数为 8.02 亿人，参合率达到 99%。实际人均筹资达到 370 元，比 2012 年增加了 62 元。参合农民政策范围内住院费用报销比例达到 75%以上，实际补偿比继续提高，其中，乡级达到近 80%，县级超过 60%。门诊实际补偿比超过 50%。全国累计受益 19.4 亿人次，同比增长 11.3%。农民医疗负担有所减轻，因病致贫、因病返贫的状况有所缓解，广大参加新型农村合作医疗的农民得到了实实在在的好处。

三、城镇居民基本医疗保险

为解决城镇非从业居民的医疗保障问题，2007 年 7 月，国务院印发《关于开展城镇居民基本医疗保险试点的指导意见》(国发[2007]20 号)。这是我国在建立城镇职工基本医疗保险制度和新型农村合作医疗制度之后的又一重大举措，主要解决非从业城镇居民，特别是中小学生、少年儿童、老年人、残疾人等群体看病就医问题，共惠及两亿多城镇居民。根据人力资源和社会保障部发布《2014 年度人力资源和社会保障事业发展统计公报》，2013 年末全国参加城镇居民基本医疗保险人数已经达到 2.96 亿人。

(1) 覆盖范围。城镇中不属于城镇职工基本医疗保险制度覆盖范围的学生(包括大学生)、少年儿童和其他非从业城镇居民，都可自愿参加城镇居民医疗保险。

(2) 筹资标准。由各地按照低水平起步的原则，根据本地经济发展水平、居民家庭和财政负担的能力合理确定。根据人力资源社会保障部、财政部联合印发的《关于做好 2015 年城镇居民基本医疗保险工作的通知》规定，城镇居民人均筹资标准达到 500 元/人。

(3) 政府补助。为了引导和帮助广大城镇居民缴费参保，城镇居民基本医疗保险实行了政府补助的政策。2015 年各级财政对居民医保的补助标准在 2014 年的基础上提高 60 元，达到人均 380 元。其中，中央财政对 120 元基数部分按原有比例补助，对增加的 260 元按照西部地区 80%和中部地区 60%的比例给予补助，对东部地区各省份分别按一定比例给予补助。2015 年居民个人缴费在 2014 年人均不低于 90 元的基础上提高 30 元，达到人均不低于 120 元。

(4) 待遇支付。城镇居民基本医疗保险不建立个人账户，基金主要用于支付住院医疗费用和部分门诊大病费用。2009 年城镇居民基本医疗保险政策范围内住院医疗费用支付比例约55%。此外,为解决参保居民常见病、多发病的门诊医疗费用负担问题,部分地区开展了门诊统筹,将普通门诊医疗费用纳入医疗保险支付范围。

四、企业补充医疗保险

企业补充医疗保险依据企业经营效益和企业特点,经国家社会保障行政管理部门批准设立,其费用由企业和职工按国家有关规定和该补充保险的规定,由企业和职工缴纳,企业补充医疗保险基金用于解决企业职工基本医疗保险待遇以外医疗费用负担的补充性医疗保险。

按规定参加各项社会保险并按时缴纳社会保险费的企业可自行决定是否建立补充医疗保险。企业可以按规定参加当地基本医疗保险基础上,建立补充医疗保险,用于对城镇职工基本医疗保险制度支付以外由职工个人负担的医药费用进行的适当补助,减轻参保职工的医药费负担。企业补充医疗保险费在工资总额4%以内的部分,企业可直接从成本中列支,不再经同级财政部门审批。

五、商业医疗保险

商业医疗保险是指投保人根据合同约定,向保险人支付保险费,当被保险人死亡、伤残、疾病时,保险人承担给付保险金责任的商业保险行为。商业医疗保险是由保险公司承办的、以盈利为目的的一种医疗保险形式,其筹资不是强制性的,而是由投保人自愿选择保险项目,并自愿交纳相应的医疗保险费。我国医疗改革的目的是要建立一个由基本医疗保险、用人单位补充保险、商业医疗保险三者共同支撑的健康保障体系。国家在推进社会体制改革,扩大公共服务,使得越来越多的人病有所医,然而基本医疗保险是保而不包的,生病住院并不能全额报销,有起付线、有共付段,有封顶线和重疾病支付比例以及用药和检查支付范围。商业医疗保险恰恰是对自付部分的最好补充。目前商业医疗保险主要有以下几大类:

(1) 普通医疗保险:该险种是医疗保险中保险责任最广泛的一种,负责被保险人因疾病和意外伤害支出的门诊医疗费和住院医疗费。普通医疗保险一般采用团体方式承保,或者作为个人长期寿险的附加责任承保,一般采用补偿方式给付医疗保险金,并规定每次最高限额。

(2) 意外伤害医疗保险:该险种负责被保险人因遭受意外伤害支出的医疗费,作为意外伤害保险的附加责任。保险金额可以与基本险相同,也可以另外约定。一般采用补偿方式给付医疗保险金,不但要规定保险金额即给付限额,还要规定治疗期限。

(3) 住院医疗保险:该险种负责被保险人因疾病或意外伤害需要住院治疗时支出的医疗费,不负责被保险人的门诊医疗费,既可以采用补偿给付方式,也可以采用定额给付方式。

(4) 手术医疗保险:该险种属于单项医疗保险,只负责被保险人因施行手术而支出的医疗费,不论是门诊手术治疗还是住院手术治疗。手术医疗保险可以单独承保,也可以作为意外保险或人寿保险的附加险承保。采用补偿方式给付的手术医疗保险,只规定作为累计最高给付限额的保险金额,定额给付的手术医疗保险,保险公司只按被保险人施行手术的种类定额给付医疗保险费。

(5) 特种疾病保险:该险种以被保险人患特定疾病为保险事故。当被保险人被确诊为患某种特定疾病时,保险人按约定的金额给付保险金,以满足被保险人的经济需要。一份特种疾病保险的保单可以仅承保某一种特定疾病,也可以承保若干种特定疾病。可以单独投保,也可以作为人寿保险的附加险投保,一般采用定额给付方式,保险人按照保险金额一次性给付保险金,保险责任即终止。

六、医疗社会救助

2002年中共中央、国务院出台了《中共中央、国务院关于进一步加强农村卫生工作的决定》,首次提出了在中国农村建立医疗救助制度,并明确了对农村贫困家庭实行医疗救助、实施以大病补偿为主以及对贫困家庭参加合作医疗给予资金补助的救助形式。为贯彻实施此文件,2003年11月,民政部、卫生部、财政部三部委联合下发了《关于实施农村医疗救助的意见》,对农村医疗救助的目标和原则、医疗救助对象的选择、救助基金的筹集和管理、服务提供、纠正制度的管理、组织与实施等方面做出了进一步细化。2005年国务院办公厅转发了民政部、卫生部、劳动和社会保障部、财政部《关于建立城市医疗救助制度试点工作意见》,城市医疗救助试点陆续在全国展开。2013 年,财政部、民政部印发《城乡医疗救助基金管理办法》,要求城乡医疗救助资金两个账户要合并,统一使用。

(一) 医疗救助对象

1. 城市医疗救助制度的对象　城市居民最低生活保障对象中未参加城镇职工基本医疗保险的人员、已参加城镇职工医疗保险但个人医疗费用负担仍然较重的人员和其他有特殊困难的群众。

2. 农村医疗救助的救助对象　农村五保户、贫困户家庭成员和地方政府规定的其他符合条件的农村贫困农民,具体条件由地方政府民政部门会同财政、卫生部门制定,报同级人民政府批准。

(二) 医疗救助基本标准

由于各地财政收入状况的差异,医疗救助水平只能按照“广覆盖,低标准”原则,根据本地的财政状况和救助对象支付能力,设置了起付线、封顶线和报销比例。从全国已开展城市医疗救助试点地区的情况分析,全国平均起付线为 1120 元;平均封顶线为 7238 元;在起付线之上,封顶线之下设置了报销比例,平均报销比例为 33%。

(三) 医疗救助病种的范围

全国 1049 个城市试点地区确定了大病救助或常见病救助或二者都进行救助的模式,其中开展常见病救助的占 3%,开展大病救助的占 38%,开展常见病救助同时又开展大病救助的占 59%。

(四) 救助资金来源

医疗救助资金原则上由中央财政和地方财政分担。通过财政预算拨款、专项彩票公益金、社会捐助等多渠道筹集资金建立专项医疗救助资金。地方财政救助资金列入同级财政预算,中央和省级财政对困难地区给予适当补助。国家有关部门还可通过社会福利彩票、加收烟酒和高档特别消费税等途径筹集专项医疗救助资金。医疗救助纳入社会保障基金财政专户,专项管理、专款专用。

(五) 保障待遇

参考国外的做法,一般是采取提供服务和现金救助相结合的方式。对接受疾病治疗的贫困救助对象,提供免费或相对低廉医疗服务;救助对象患大病给予医疗补助;资助其参加新型农村合作医疗费用。重点解决贫困群众大病就医难问题,提高贫困群众抵御疾病风险能力。

根据民政部统计数据,2014 年全国实施医疗救助 9119 万人次。其中直接救助 2395 万人次,资助参加基本医疗保险 6724 万人,低保对象和特困供养对象,在年度救助限额内的救助比例普遍达到了 60%。在资金保障方面,我国城乡医疗救助资金是以政府投入为主,2014 年医疗救助财政资金投入约 240 多亿,还有一部分是社会捐赠资金,在 11 亿元左右。

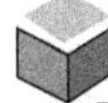

案例 29-1

加快建立和完善多层次医疗保障体系

健康是人全面发展的基础,关系千家万户的幸福近年来,我国建立了城镇职工基本医疗保险、城镇居民基本医疗保险和新型农村合作医疗,城乡居民提供基本医疗服务保障,同时,在城市和农村建立了医疗救助制度,为城乡贫困人口提供医疗救助。目前城镇职工基本医疗保险覆盖约 1.98 亿人口,城镇居民基本医疗保险覆盖 7594 万人口,新型农村合作医疗覆盖 8.15 亿人口,全国已有超过 10.5 亿城乡居民参加不同形式的基本医疗保障制度,中国特色的基本医疗保障体系框架已初步形成。

中国作为最大的发展中国家,医疗保障发展水平与人民群众的医疗保障需求之间还存在较大差距,主要存在城乡和区域之间卫生资源分布不均衡、保障水平较低和管理基础较薄弱等问题。要建立完善的医疗保障体系,还需要长期渐进的过程。中国医疗保障体系改革和发展必须从保护和增进人民健康、维护人民健康权益出发,加快建立和完善覆盖城乡居民的层次医疗保障体系。一是要坚持协调发展。医疗保障体系建设要与公共卫生服务、医疗服务和药品供应等各方面形成良性互动,同步建设,协调推进。要坚持广覆盖、可持续的原则,从重点保障大病起步，逐步向门诊小病延伸。同时，医疗保障体系的协调发展也必须明确政府、社会和个人在医疗保障方面的权利和义务，建立责任明确、分担合理的多渠道筹资机制，充分调动各方积极性，实现社会互助共济。

二是要坚持统筹兼顾。基本医疗保障体系是由城镇职工基本医疗保险、城镇居民基本医疗保险、新型农村合作医疗和城乡医疗救助共同组成，必须做好各部分间的有效衔接，协调发展各项基本医疗保障制度。要逐步提高统筹水平和统筹层次，缩小城乡间、区域间以及各类基本医疗保障制度间保障水平的差距，妥善解决农民工的医疗保障问题。

三是要坚持完善制度和机制。有中国特色的基本医疗保障体系框架已经初步形成，具体制度、管理体制和运行机制还有待完善。要在新型农村合作医疗基本覆盖全体农村居民的基础上，逐步提高筹资水平和报销比例，增强保障能力。城镇职工基本医疗保险要争取在2010年底覆盖所有城镇从业人员。要加快推进城镇居民基本医疗保险试点工作，完善城乡社会医疗救助制度，积极发展商业医疗保险，逐步扩大医疗保障覆盖面，提高保障水平。

（来源：尹力：加快建立和完善多层次医疗保障体系[N]. 人民日报。2008-12-04）

【分析提示】

结合本案例报道内容，谈谈你对我国医疗保障制度的现状与前景的认识。

案例 29-2

2013 年广西新农合大病保障最高报销比例可达 90%

1月17日，记者从全区卫生工作电视电话会议上了解到，农村重大疾病保障方面又有新政策。今年，新农合人均筹资标准将提高到340元，补偿标准也相应提高。根据卫生部的部署，广西还将全面推开终末期肾病、肺癌等20种重大疾病保障工作。

农村医保重点继续向大病转移

2013年，新农合再派“大礼包”，人均筹资将提升到340元，其中各级政府补助增加，达到人均280元。补偿标准也将提高，目前，全区平均的实际报销比例在50%以上，今年，实际报销比将提高5个百分点，尤其是提高基层门诊对慢性病诊疗的报销比例。

近期，开展城乡居民大病保险试点工作的方案也已经出台，在柳州、钦州两个城市开展大病保险试点工作，对象是城镇居民医保、新农合的参保人员。因大病发生高额医疗费用，经基本医疗保险或新农合报销后的个人自付费用，将得到进一步报销，保险支付比不低于53%。

自治区卫生厅相关负责人介绍，今年，农村医疗保障重点继续向大病转移，一个大动作就是全面推开终末期肾病、肺癌等20种重大疾病保障工作，新农合报销比例将达到70%左右，符合民政救助条件的农村患者还可以获得民政医疗救助基金的资助，因此，报销比例最高可达90%。

卫生部门还将做好农村居民重大疾病医疗保障与大病保险的有效衔接。要求试点地区优先将20种重大疾病纳入大病保险范围，先由新农合按照不低于70%的比例进行补偿，对补偿后个人负担费用超过大病保险补偿标准的部分，再由大病保险按照不低于50%的比例给予补偿。

居民平均期望寿命达75.11岁

得了大病要救助，通过健康教育等公共卫生服务让居民不得大病，才是卫生部门更关注的。据统计，截至去年11月底，全区居民规范化电子健康档案建档率达75.27%，儿童第一类疫苗接种率98.92%，新生儿访视率和孕产妇健康管理率都在95%以上，均超国家指标要求。我区居民平均期望寿命达75.11岁，跃居西部第二，位居全国第14位。

会议上透露，今年，广西基本公共卫生服务项目的人均经费标准从25元提高到30元，边远地区的人均经费标准有望提高到40元。这意味着在城乡居民健康档案管理、儿童、孕产妇、老年人健康管理及慢性病患者健康管理等公共卫生项目上，广西居民将能够享受到更周到、质量更高的服务。

公立医院改革后费用下降

2013年，广西卫生部门继续推进公立医院改革。2012年在武鸣、鹿寨等第一批7个县21家县级医院破冰试点改革，实行“一取消两同步”，即取消药品加成，同步调整医疗服务价格，同步将调整的医疗服务价格纳入医保报销，出现“两升四降”：门诊量和住院量上升；门诊和出院病人次均费用下降，门诊和住院病人次均药品费用下降。2012年底，40个县的116家县级公立医院启动综合改革。目前，公立医院改革试点已覆盖14个市，试点县已达到全区县总数的53%。

今年，卫生部门将进一步深化试点改革工作，在破除“以药补医”关键环节的基础上，综合推进人事分配、医保支付方式、医院运行管理等改革。争取2015年底，实现全面覆盖县级公立医院和全部公立医院改革试点城市取消以药补医机制。

同时，基层医疗卫生机构将按要求全部配备使用基本药物；二级公立医院基本药物使用量和销售额都应达到40%—50%，其中县级公立医院综合改革试点医院应达到50%左右；三级公立医院基本药物销售额要达到30%以上。

【分析提示】

1. 我国医疗保障体系由哪几部分构成？如何加强各制度之间衔接？

2. 本案例中广西新农合大病保障最高报销比例可达90%，请从法律角度分析必要性和重要性。

案例 29-3

20种纳入农村大病保障的重大疾病

儿童白血病、儿童先天性心脏病、终末期肾病、乳腺癌、宫颈癌、重性精神疾病、耐药肺结核、艾滋病机会性感染、血友病、慢性粒细胞白血病、唇腭裂、肺癌、食道癌、胃癌、I型糖尿病、甲亢、急性心肌梗死、脑梗死、结肠癌、直肠癌。

（来源：作者：张若凡．2013年广西新农合大病保障最高报销比例可达90%［N］南国早报 2013-01-18）

【分析提示】

针对上述纳入农村大病保障的20种重大疾病，你最关注的法律问题是什么？

思　考　题

1. 谈谈我国医疗保障体系的建立。
2. 我国医疗保障法律制度的成效与问题。
3. 我国医疗保障制度的意义。
4. 医疗救助制度的意义与发展。

第三十章 医学发展中的法律问题

20世纪中叶以来，现代生物医学技术在防治疾病和增进人类幸福方面取得了令人瞩目的非凡成就。而代表现代生物医学最高成就的则是基因疗法、人工生殖和器官移植三大领域，可以说，它们代表了未来医学的发展方向，展现了辉煌灿烂的前景。

科学技术的触角伸得越长，它所填补的未知领域也就越多，科学技术的每一次进步，都会给传统法律带来一次冲击和挑战。科学技术是一把双刃剑，科学技术的开发和运用必须受法律的规范，否则它给人类带来的危害不低于其带给人类的收益。因此，科学技术在前进的途中，法律必须相伴相随，医学科学技术更不能例外。

第一节 器官移植的法律规定

在基因治疗、人工生殖和器官移植三大领域中，器官移植的技术最为成熟，医学在这一领域取得了举世公认的重大进展。

一、器官移植的概述

所谓器官移植，是指摘除一个个体的器官并把它置于同一个体（自体移植），或同种另一个体（同种异体移植），或不同种个体（异体移植）的相同部位（常位）或不同部位（异位）。

人类移植器官和组织的想法古已有之，古希腊诗人荷马在《伊利亚特》中就曾描述过这样的契合体，例如，狮头羊身蛇尾就是古希腊神话中的契合体，后来成为建筑物上的装饰。然而，使这种幻想变成现实的是20世纪的事情。自20世纪以来，器官移植技术随着外科手术、免疫抑制药物、器官和细胞分离保存技术及移植免疫学基础的迅速发展，已成为器官功能衰竭终末期的有效、常规性治疗手段。器官移植技术使许多本来难以恢复健康的病人得以康复，使患有不治之症的患者有了生的希望和可能。

1902年卡雷尔和古斯里发展了血管缝合技术，同时低温生物学的发展，奠定了器官移植临床技术的基础。以后，美国、前苏联和欧洲一些国家相继进行过一些肾移植手术，均因无法解决人体排斥反应而失败。1954年，第一例同卵双生子之间肾移植成功为器官移植带来新的曙光。1963年首例肝移植、1967年首例心脏移植等一次次轰动世界。目前对人体内除了神经系统以外的所有器官和组织都可以移植，其中肾移植应用最为广泛。据统计，21世纪初全球器官移植已超过77.8万例次，其中肾移植500,545例次，最长存活42年；肝移植89,178例次，最长存活已逾32年；肺移植12,076例次，最长存活已14年；心肺联合移植2,597例次，最长存活已17年；胰肾联合移植11,541例次，最长存活已20年。

我国的器官移植工作始于20世纪50年代末期，70年代应用于临床。在肾移植方面，从1960年吴阶平教授开展首例肾移植到2000年底，全国肾移植总数达34,832例，最长存活率时间长者达24年。肝移植到2000年底全国总计移植489例次，最长生存时间超过7年。肺移植13例，最长生存7年，小肠移植9例，最长生存5年，多器官联合移植13例，最长生存3年。尽管我国器官移植工作起步比国外晚了10年，但目前国际上所有类型的器官移植，我国都能施行。而且在某些领域我国还具有自己的特色，并走在世界前列，如胚胎器官移植、细胞与组织移植成为我国的优势，脾脏移植处于国际领先地位。

器官移植这一崭新技术的采用为许多疾病的医治及现代生命科学的发展开辟了广阔前景，但也带来了许多复杂的法律问题。

二、器官移植中的法律问题

（一）器官供体的法律问题

器官移植使千千万万生命垂危的病人摆脱了死神的纠缠，延长了他们的生命，器官移植极大地造福人类。对于器官移植手术而言，最重要的莫过于供体器官的获得，然而人体器官来源的不足已成为阻碍器官移植的关键。供体不足问题使全世界每年数以百万甚至千万等待器官移植的患者失去生命。如何解决器官来源问题成为医学与法学所共同面临的首要问题。

1. 关于自愿捐赠活体器官的法律问题 人的全身器官组成一个完整的整体，各自发挥着功能。捐赠活体器官不能危及捐赠者的生命，其未来生活不致造成大的影响。捐献活体器官只能是成对健康器官或者是能力极强的部分器官，如肾、睾丸、皮肤、骨髓、肠或肝脏(叶)等。由于捐献器官或多或少影响了捐献者的身体健康或其器官的代偿能力，正是出于对器官缺失的恐惧和对健康丧失的担忧，人们对捐赠器官积极性很低，有偿捐赠为伦理与法律所禁止，捐赠器官者不仅得不到任何好处，而且连捐赠器官的医疗费用还要自己承担，这也使得活体器官在非亲属间无偿捐赠为数极为有限。在实践中捐献活体器官往往限于亲属间(如父母与子女间、夫妻间、兄弟姐妹间)。

捐献活体器官必须得到捐赠人的明确同意。为了最大限度地保护捐赠人的利益，同意必须是在真实自愿的基础上做出的，“知情同意”应成为器官移植中的一项必经程序。知情包括对捐献目的和器官摘除手术的危险以及摘除器官后对健康的可能损害的一系列后果的明晓。在知情同意实施过程中出现了两个重要的法律问题。第一，未成人是否可以捐献器官？在器官供体来源如此紧张的情势下，会不会有人以收养子女为名而达到获得器官的目的。如果真是这样，那将侵犯了未成年人的生命健康权。因此一般不主张用未成年人的活器官作为供体，如 1986 年国际移植学会发布的活体捐赠肾的准则中规定：“捐赠者应已达到法定年龄。”国际刑法学协会第十四次代表大会的决议，即便已取得其法定代理人的同意，也必须是为了挽救捐赠人的一名近亲或挚友免于明显而现实的危险，并且是在没有其他符合医学标准的适宜的捐赠人时，才能允许未成年人和其他限制行为能力人捐献其器官和组织。例如，在临床医学中，父母为挽救血液病的孩子而再生一个孩子作为骨髓移植的供体。对缺乏行为能力的未成年人，利用他们的活器官作为供体，在法律上应当严格把握。第二，胎儿可否提供器官？由于母亲或胎儿的原因，不适宜继续怀孕而实施人工流产、引产下的胎儿组织和器官，是否可以用做器官移植的供体？胚胎器官因其易得到，排斥反应弱，生长能力强而为器官移植医生所青睐。一些国家已经试用胎儿脑组织治疗帕金森病病人等。一般认为这是可行的，与其将其弃掉而不如用其救治病人。但有些人受利益驱使，而滥施人工流产、引产获取器官移植供体是不是应当受到法律的禁止？我国专家认为胎儿器官供体一般应遵守以下规则：①作为供体的淘汰性胎儿应局限在避孕和怀孕失败后流产和引产的小于五个月胎龄的胎儿以及围产期内无脑儿类等有严重先天缺陷胎儿的范围。②必须以取得胎儿父母的一致知情同意和医院医学伦理委员会的审查和批准为前提。③必须禁止供体胎儿过程中的商品化行为和方式。④必须禁止直接以治疗为理由而将流产的胎儿用于供体。

2. 关于尸体器官供体的法律问题　尸体器官占已实施移植器官总数 2/3—3/4，构成器官移植器官供体的主体，即便是将来，也是器官移植器官供体的主要来源。尸体器官的获取可以分为 3 个类型：

(1) 自愿捐献。即死者生前自愿或其家属自愿将死者器官捐献给他人。自愿捐献应遵守自愿和知情同意两大原则。如果死者生前同意捐献则医院有权摘除其器官，如果死者生前明确表示死后不愿捐献器官，则他人无权摘除其器官。尊重死者生前的捐赠的意思表示是对死者本人意志自由和人格尊严的尊重。对死者未作出捐赠表示的，根据法律规定，死者亲属对尸体有处置权，其亲属可以捐赠尸体器官。美国《统一组织捐献法》规定自愿捐献器官是指：①超过 18 岁的公民自愿捐献其身体的一部或全部；②死者虽未作捐献表示，但他的近亲属作出捐赠表示，且死者生前未有反对表示；③如果个人已作出捐献表示，其亲属不能取消。

(2)推定同意。随着器官移植的普遍开展，自愿捐献的器官远远不能满足临床需要，许多国家实行了推定同意政策以增加器官来源。即法律明确规定，公民在生前没有作出不愿意捐献器官表示的，都被认为是自愿捐献器官者，推定同意有两种形式：①医师推定同意。只要死者生前未表示过反对，医生就可摘取其有用的组织器官用于移植，而不考虑亲属的意愿。如法国、瑞士、丹麦、奥地利、匈牙利、新加坡等国家。采用推定同意的好处是：不仅可以大大增加可用于器官数量，而且可以提高器官移植的质量，避免因征求家属意见延误时间，使本可用来挽救生命的器官成为废物。但采取强制方式处理死者的尸体的做法很难为公众接受。②家属推定同意。要求医师与死者亲属交涉，以明确家属有无反对意见，家属同意捐献的方可用于移植。欧洲许多国家如罗马尼亚、瑞典、希腊、挪威、等法律即采用这种同意方式。它可以避免死者亲属提起诉讼。

(3) 需要决定:根据拯救生命的实际需要和死者的具体情况,决定是否摘取其器官用于移植。即只需按规定办理审批手续,不必考虑死者生前及其亲属的意见,如前苏联即是。

一般来说以普通死者的器官作为供体,必须以死者捐献器官的生前意愿或遗嘱为前提,并取得家属的同意,否则既违反伦理和法律。由于我国有“身体发肤,受之父母,不敢毁伤,孝之始也”“完尸寿终”的传统伦理观念,加之有些人担心生前签署器官捐献书不吉利,故而死后自愿捐献器官的人很少。因此要增加尸体器官供体,一方面需要对捐献尸体器官观念进行鼓励,另一方面应该通过立法对自愿捐献尸体器官和捐献器官的行为进行激励。

3. 关于死刑犯器官供体的法律问题 死刑犯器官供体是器官供体的一种,由于其主体特殊,因此涉及的社会问题的法律问题也较多。1984 年 10 月 9 日,最高人民法院、最高人民检察院、公安部、司法部、卫生部、民政部等联合颁布实施《关于利用死刑罪犯尸体或尸体器官的暂行规定》,规定以下几种死刑罪犯尸体或尸体器官可供利用:①无人收殓或家属拒绝收殓的;②死刑罪犯自愿将尸体交医疗卫生单位利用的;③经家属同意利用的。今天我国器官移植的开展,死刑犯的尸体仍然是移植器官供体的重要来源。将死囚的器官作为供体,对此有不同的意见或争论。赞成者认为,利用死囚的器官不仅可以解决供体的不足,而且给死囚一个为社会奉献爱心和赎回他们罪行的机会。反对者认为,由于器官供体少,器官供体已经成为昂贵的稀缺资源,这就为急需器官供体的人提供收买司法人员提供了机会,司法人员为了获得更多的死刑犯器官,从而可能制造冤案;死囚处于弱势地位,难以达到真正知情同意;在行刑前医务人员参与一些操作,医务人员的道德自律可能懈怠。1996 年,在蒙特利尔的器官移植协会大会上,专家和学者们认为,利用死囚器官,将引发医学界和外界之间的恐惧和猜疑,造成恶劣后果,并称医学若介入利用死囚器官,将会导致杀戮的合法性。

4. 关于器官销售的法律问题 由于移植器官严重供不应求,器官的稀缺性使得器官成为那些需要行器官者移植竞相争取的焦点之物。从法律上来看,器官拥有者对自身器官享有自由处分权,器官自由交易并不违背法律。但是,从实践中看,最终出卖器官的大多数是迫于生计的人。生活压迫下出卖人体器官的悲惨愈发凸显了买卖人体器官的非正义性,甚至引发绑架人口、取出脏器贩卖的犯罪。现印度、新加坡、巴西及欧洲许多国家等都立法禁止买卖器官。

(二) 在法律上是否要设立移植禁区

(1) 大脑是否允许移植。1991 年,瑞士报道了一条引人注目的头颅移植术。一名男子和一名女子同时不幸遭遇车祸,不同的是男的身体毁坏而大脑无损,而女的是身体完好而大脑毁坏。这两人被送到医院抢救时,医生当即决定将女人的完好的身体与男人健全的大脑合二为一,移植取得成功。大脑移植将带来一系列法律问题,如嵌合人的法律身份问题。

(2) 性腺(卵巢或睾丸)是否允许移植? 如果允许移植将给法律带来一系列难题。

(3) 异种器官是否允许移植? 异种器官是解决移植器官短缺问题的途径之一,而且异种器官移植的临床实验也已进行了大约半个世纪。虽然异种器官移植在排异反应方面等技术还存在一定困难,但最终将会被解决。异种器官移植不仅会将其他物种的疾病带给人类,而且利用体细胞转移技术在动物体上培养器官有可能危及人类基因库的安全。

(三) 死亡标准的法律问题

我国仍然沿用心跳、呼吸停止的死亡标准,即使人们有死后捐献器官的愿望,由于死后热缺血时间过大,大多数器官已不适合器官移植。一般地说,器官允许缺血的时间:大脑 2—4 分钟,心脏 3—4 分钟,肾脏 4—5 分钟,骨和角膜 2—4 小时。按照习惯病人心跳、呼吸停止还要挽救一段时间,确定病人死亡后家属悲伤又要一定时间,这样大多数器官已经不是处于存活状态,因而也就不适合用于器官移植。手术实施得越早则移植成活率越高,脑死亡者的心脏仍在跳动,保证脏器的血液供应得以维持,在及时施行人工呼吸和给氧条件下,脑死亡者各组织不同于心死者那样发生缺血、缺氧。因此确立脑死亡标准,有利于增加捐献器官移植的成活率。

三、我国器官移植的法律规定

我国临床器官移植较国际上晚,但发展较快。但我们同时也必须看到,一方面,随着器官移植的大量开展，器官供体严重缺乏，且器官质量上没有保证，制约了我国器官移植临床救治工作和移植技术的进一步发展。另一方面，在器官移植过程出现了混乱。这些迫切需要制定器官移植法律来规范器官工作的开展和促进器官移植的进一步发展。

我国台湾于 1987 年颁布了《人体器官移植条例》、1988 年制定了《人体器官移植条例施行细则》。香港 1997 年公布了《人体器官移植条例》建议书。

2003 年 3 月 22 日，深圳市第三届人民代表大会常务委员会第二十六次会议通过《深圳经济特区人体器官捐献移植条例》，自 2003 年 10 月 1 日起施行，成为我国大陆第一部器官移植立法。

2006 年 3 月 16 日卫计委制定了《人体器官移植技术临床应用管理暂行规定》，于 2006 年 7 月 1 日起施行。其规定：①医疗机构开展人体器官移植技术临床应用，必须按照《医疗机构管理条例》和本规定，向省级卫生行政部门申请办理器官移植相应专业诊疗科目登记。申请办理器官移植相应专业诊疗科目登记的医疗机构原则上为三级甲等医院，并必须具备下列条件：有具备人体器官移植技术临床应用能力的医院在职执业医师和与开展的人体器官移植相适应的其他专业技术人员；有与开展的人体器官移植技术临床应用相适应的设备、设施；有人体器官移植技术临床应用与伦理委员会；有完善的技术规范和管理制度。②人体器官不得买卖。医疗机构用于移植的人体器官必须经捐赠者书面同意。捐赠者有权在人体器官移植前拒绝捐赠器官。③医疗机构在摘取活体器官捐赠者所同意捐赠的器官前，应当充分告知捐赠者及其家属摘取器官手术风险、术后注意事项、可能发生的并发症及预防措施等，并签署知情同意书。医疗机构及其医务人员未经捐赠者及其家属同意，不得摘取活体器官。活体器官移植不应当因捐献活体器官而损害捐赠者相应的正常生理功能。④医疗机构及其任何工作人员不得利用人体器官或者人体器官移植，牟取不正当利益。⑤医疗机构及其医务人员开展试验性人体器官移植，必须进行技术论证，并按照有关规定取得批准。医疗机构开展异种器官移植，应当按照临床科研项目的有关规定取得批准后方可实施。该规定的施行，将有利于在全国范围内严格规范器官移植工作和科研工作，保障器官捐献者的合法权益。对于鼓励身后器官捐献、器官来源紧张等方面问题还有待于国务院和全国人大立法解决。

2007 年 3 月 31 日国务院发布了《人体器官移植条例》，自 2007 年 5 月 1 日起实施。在中华人民共和国境内从事人体器官移植，均适用《人体器官移植条例》，但从事人体细胞、角膜和骨髓等人体组织移植，不适用《人体器官移植条例》。《人体器官移植条例》规定了人体器官移植应该遵循八个原则：①自愿。公民享有捐献或者不捐献其人体器官的权利；任何组织或者个人不得强迫、欺骗或者利诱他人捐献人体器官。捐献人体器官的公民应当具有完全民事行为能力。任何组织或者个人不得摘取未满 18 周岁公民的活体器官用于移植。公民捐献其人体器官应当有书面形式的捐献意愿，对已经表示捐献其人体器官的意愿，有权予以撤销。公民生前表示不同意捐献其人体器官的，任何组织或者个人不得捐献、摘取该公民的人体器官；公民生前未表示不同意捐献其人体器官的，该公民死亡后，其配偶、成年子女、父母可以以书面形式共同表示同意捐献该公民人体器官的意愿。②知情同意。从事人体器官移植的医疗机构及其医务人员摘取活体器官前，应当向活体器官捐献人说明器官摘取手术的风险、术后注意事项、可能发生的并发症及其预防措施等，并与活体器官捐献人签署知情同意书。③公平公正。申请人体器官移植手术患者的排序，应当符合医疗需要，遵循公平、公正和公开的原则。④技术准入。医疗机构从事人体器官移植，应当依照《医疗机构管理条例》的规定，向所在地省、自治区、直辖市人民政府卫生主管部门申请办理人体器官移植诊疗科目登记。医疗机构从事人体器官移植，应当具备下列条件：有与从事人体器官移植相适应的执业医师和其他医务人员；有满足人体器官移植所需要的设备、设施；有由医学、法学、伦理学等方面专家组成的人体器官移植技术临床应用与伦理委员会，该委员会中从事人体器官移植的医学专家不超过委员人数的 1/4；有完善的人体器官移植质量监控等管理制度。⑤非商业化。任何组织或者个人不得以任何形式买卖人体器官，不得从事与买卖人体器官有关的活动。从事人体器官移植的医疗机构实施人体器官移植手术，除向接受人收取下列费用外，不得收取或者变相收取所移植人体器官的费用：摘取和植入人体器官的手术费；保存和运送人体器官的费用；摘取、植入人体器官所发生的药费、检验费、医用耗材费。⑥保密。从事人体器官移植的医务人员应当对人体器官捐献人、接受人和申请人体器官移植手术的患者的个人资料保密。⑦移植技术临床应用与伦理委员会审查同意。人体器官移植技术临床应用与伦理委员会不同意摘取人体器官的，医疗机构不得做出摘取人体器官的决定，医务人员不得摘取人体器官。⑧活体器官的接受人限于活体器官捐献人的配偶、直系血亲或者三代以内旁系血亲，或者有证据证明与活体器官捐献人存在因帮扶等形成亲情关系的人员。该规定的施行，将有利于在全国范围内严格规范器官移植工作和科研工作，保障器官捐献者的合法权益。

第二节　死亡的法律问题

一、死亡标准与死亡的法学判定

医学是研究保护和增进人类健康、预防和治疗疾病的科学，人类的生与死从来就是医学所密切关注的主题。随着现代生物医学的发展，特别是人工生殖、心肺复苏等技术的发展，人类生的方式和死的标准发生了重大改变，这种改变给传统法律带来了前所未有的挑战。

（一）死亡的法律意义

第一，人的出生和死亡，在法律上都具有极为重要的意义。出生是一个人取得法律资格的开始，死亡意味着他在法律上的主体资格消灭，他所享有的权利义务随即终止。

第二，死亡的确定宣布婚姻关系的消灭。夫妻的一方死亡，双方的婚姻关系自然解除。

第三，死亡的确定，对于法律上定罪、量刑也有着重要意义。如果一个人致人重伤昏迷，刑法上定性为伤害罪，而造成了死亡，则是杀人罪或过失致人死亡罪。

第四，有的法律关系因死亡的确定而得以开始。如被继承者的死亡，是遗产继承的开始。遗体器官捐献者在死亡后医生才可以开始进行器官移植。如果死亡时间不能确定，器官移植就不能进行。如果没有死亡而进行器官切除，就会构成伤害或谋杀罪。

总之，死亡的确定，有重要的法律意义，采取不同的死亡标准会得出截然不同的结果。法律和伦理要求对死亡的科学确定。

（二）死亡的标准

1. 传统的心跳呼吸停止标准　数千年来，人类一直把心脏视为“神明之府”，“君主之官”。人们毫不怀疑地认为心脏停止跳动就是死亡。《布莱克法律词典》将死亡的定义释为：“血液循环的完全停止，呼吸、脉搏的停止。”我国的《辞海》也把心跳、呼吸的停止作为认定死亡的主要标准。这个标准，在粗略的意义上讲，是基本正确的。因为对普通人来说，心脏停止了跳动，对大脑供氧也就随之停止，由于大脑神经非常敏感，大脑细胞会很快死亡，大脑死亡也会引起机体活动的停止。

2. 现代的脑死亡标准　20 世纪 50 年代以后，呼吸支持技术的迅速发展使呼吸功能障碍的患者能够得到充分的呼吸支持，循环支持技术的进步使医生能够处理各种复杂的循环功能紊乱。许多临床上检查心跳呼吸停止，已被看作死亡了的人又得以复活，心跳呼吸停止说的死亡标准受到了人们的质疑。

脑死亡标准是指以脑干或脑干以上中枢神经系统永久性地丧失功能为参照系而宣布死亡的标准。1959 年法国学者 Mollaret 和 Goulon 在 23 届国际神经学会上首先提出“昏迷过度”这一名称，这些病人需要长期用呼吸机维持呼吸，全身肌肉松弛，各种反射均消失，无自主呼吸，体温低及尿崩等，并报道了 23 例这种病理状态的实例。1966 年在伦敦召开的一次国际会议上，制订了脑外伤患者的“脑死亡”标准。根据这一标准，1967 年南非外科医师巴纳德（Barnard C. N.）进行首例心脏移植，其供体来自一脑死亡而心跳未停的患者。但此时尚未将“脑死亡”与“死亡”的概念等同起来。直到 1968 年，美国哈佛大学在 Beecher 的带领下，经过较为详细的临床研究之后，提出脑死亡就是死亡的观点，并制定出世界上第一个脑死亡诊断标准即哈佛标准，即要求在 24 小时的观察时间内持续满足：①病人无自主呼吸；②一切反射消失；③脑电心电静止。随后所进行的大量研究证实了其作为死亡判定的可靠性。颅内脑细胞全部死亡并非同时发生，首先是耐受力最差的脑干细胞、自上而下中脑、脑桥、延髓先后相继死亡，继之以大脑皮质、海马、下丘脑细胞死亡。鉴于延髓呼吸中枢衰竭时呼吸已经停止难以回生，故“脑干死亡”可以代替全脑死亡作为"脑死亡"的诊断标准。

"脑死亡"有别于"植物人"。"植物人"脑干功能是正常的，昏迷只是由于大脑皮层受到严重损害或处于突然抑制状态，病人可以有自主呼吸、心跳和脑干反应，而脑死亡则无自主呼吸，是永久、不可逆性的。

（三）确立脑死亡标准的意义

1. 首先是医学科学本身发展的需要　脑死亡意味着人的实质性死亡。虽然有些情况下脑死亡后，患者在接受人工呼吸等支持的情况下，心脏仍能跳动，并保持全身的血液循环。但是，由于大脑无法复苏，这种心跳不再具有生命意义。因此现代医学把脑死亡作为死亡标准，使死亡的判断更加科学，也使法学、伦理学对死亡的认识更加理性化。

2. 减少医疗资源的浪费　减少患者家属与社会的治疗压力。对那些大脑不可逆损害的患者只能靠人工辅助装置维持心跳和呼吸，对其进行长时期救护的费用昂贵且占用较多的医疗人力和物力，这必然给家庭、医院和社会都带来较大负担。确认脑死亡观念和实施脑死亡法，可以适时终止医疗救治，减少无意义的卫生资源消耗，合理使用有限资源。

3. 减轻了患者家属等待和无望的痛苦，让患者"死"得有尊严　拯救每一个可挽回的生命是所有医生的共同理想，但生死总是相伴而来。死亡是我们所有人都必定要经历的，当死亡降临时，我们应勇敢地承认和面对，这是对死亡的尊重，也是对生命本身的敬畏。

4. 为器官移植开辟广泛的前景　虽然随着人类医学的进步，器官移植手术得到了极大的发展，但是，由于心脏器官的特殊性，医学还不能将从心脏死亡患者体内摘除的心脏器官用于移植受体。如果承认脑死亡，实际上就大大提前了确立死亡的阶段，将心脏仍然可能处于跳动状态的脑死亡的遗体器官自愿捐献者宣布为死亡，从而可以摘除跳动的心脏进行移植，而且包括眼角膜在内的其他器官的存活和新鲜状态也将大大改善。可以说，脑死亡标准的确立，将为器官移植开辟广泛的前景。

二、脑死亡立法

（一）脑死亡的国外立法

脑死亡不仅在医学界得到公认，而且许多国家为之制定了相应的法律标准，已获得法律认可。从国外脑死亡的立法情况看，脑死亡的法律地位主要有以下三种形态：

（1）国家制定有关脑死亡的法律，直接以立法形式承认脑死亡为宣布死亡的依据，如芬兰、美国、德国、罗马尼亚、印度等十多个国家；

（2）国家虽没有制定正式的法律条文承认脑死亡，但在临床实践中已承认脑死亡状态，并以之作为宣布死亡的依据，如比利时、新西兰、韩国、泰国等数十个国家；

（3）脑死亡的概念为医学界接受，但由于缺乏法律对脑死亡的确立，医生缺乏依据脑死亡来宣布个体死亡的法律依据。

脑死亡的立法历史。脑死亡立法从70年代开始一直绵延至今。

1970年，美国堪萨斯州率先制定了脑死亡法规《死亡和死亡定义法》。

1971年，芬兰成为世界上最早以法律形式确定脑死亡为人体死亡的国家。

1978年，美国统一州法全国委员会通过《统一脑死亡法》。

1981年，美国总统委员会通过了"确定死亡：死亡判定的医学、法律和伦理问题报告"，明确规定脑死亡即人的个体死亡标准之一（人的中枢神经系统死亡标准）。1983年，美国医学会、美国律师协会、美国统一州法律全国督察会议以及美国医学和生物学及行为研究伦理学问题总统委员会通过《统一死亡判定法案》，现已经有31个州和哥伦比亚特区采用这一法案。另外有13个州接受这一法案的基本原则制定本州的脑死亡法律。

日本于1997年10月起实施的《器官移植法》规定，脑死亡就是人的死亡。

加拿大和瑞典的脑死亡法律强调，当人所有脑功能完全停止作用并无可挽救时，即被认为已经死亡。

德国议会1997年通过了新的器官移植法案，首次承认脑死亡。该国有关发言人指出，这样至少可保障医生不再在法律的真空中工作，始终让达摩克利丝利剑高悬在他们头上。

（二）我国的脑死亡立法思考

脑死亡立法在中国久而未决，其原因在于：一方面，人们对"脑死亡"的认识存在误区。首先，误认为脑死亡患者还有心跳呼吸不是真正的死亡，只不过是医生为了节省医疗费或器官移植的目的而宣告的死亡。其次，误认为"脑死亡"与"植物人"是一回事，脑死亡患者可以复活，放弃对脑死亡患者的抢救违背医学救死扶伤的目的。再次，误认为确立"脑死亡"标准是为了免除医生的救治责任。第四，法学界对"脑死亡"立法意义的认识不深刻，认为确立"脑死亡"标准可能引起民事侵权。另一方面，人们传统的死亡观念的根深蒂固，对于心跳呼吸仍然存在的脑死亡患者承认其死亡一时难以接受。

因此在脑死亡立法之前要对人们进行大量的脑死亡启蒙宣传，让人们逐步接受脑死亡标准，认识到脑死亡标准的科学性。作为立法部门在进行脑死亡立法也应该谨慎，以防止由于立法的疏漏导致脑死亡判断的错误。制定脑死亡法律应当考虑以下几个方面：

首先，应当确立脑死亡的诊断标准，对脑死亡的判断要具有科学性和可操作性。我国卫生部脑死亡法起草小组已经草拟出《中国脑死亡诊断标准(成人)》(草稿)，该案规定必须符合下列条件才能诊断为"脑死亡"：

(1) 先决条件：①昏迷原因明确；②排除各种原因的可逆性昏迷。

(2) 临床判定：①深昏迷；②脑干反射全部消失；③无自主呼吸(靠呼吸机维持，自主呼吸诱发试验证实无自主呼吸)。以上 3 项必须全部具备。

(3) 确认试验：①脑电图呈电静息；②经颅多普勒超声无脑血流灌注现象；③体感诱发电位 P14 以上波形消失。以上 3 项中至少有一项阳性。

(4) 脑死亡观察时间首次判定后，观察 12 小时复查无变化，方可最后判定为脑死亡。

其次，应当明确脑死亡立法的技术规范，判断脑死亡是包括神经内科和神经外科的专家、麻醉学家、伦理学家等专家综合认定的结果，必须是一个相当慎重的过程。

最后，建立健全脑死亡立法的管理程序和管理办法。

在确立脑死亡的诊断标准一定要结合中国的国情，考虑到脑死亡标准不是一时能普及，应当坚持心脏死亡和脑死亡的二元死亡标准，也就是以传统的心脏死亡标准为一般的死亡标准，在一定条件下允许患者本人或者患者家属选择"脑死亡"标准。

三、安乐死的法律问题

1. 安乐死的概述 安乐死(euthansia)一词源自希腊文，是由"美好"和"死亡"两个字所组成。安乐死有两层意思：一是无痛苦的死亡，安然的去世；二是一种死亡的方法，指对那些患有不治之症、非常痛苦，要求安适地迅速死去的病人所采取的一种临终处置。

安乐死可分为主动和被动安乐死两种形式。被动安乐死即对病人停止一切医疗措施，任其自行死亡；主动安乐死，即采用药物等措施加速病人死亡。根据病人有无机会表示意愿，还可分为自愿的安乐死和非自愿的安乐死，后者通常是指患者在癌症晚期无法表达自己的意愿时，由病人的家属或其他有关人员提出的安乐死的情形。

2. 安乐死法律问题之争 人是自然界最高级的生物，人的生命具有崇高的价值，求生是每一个人的本能愿望，而安乐死的直接目的却是将人致死，因此安乐死自其产生之日起，人们就从来没有中断过争论，在每一个国家都是如此，我国亦不例外。

(1) 安乐死是否违反宪法？安乐死的反对者认为：生存权是《宪法》直接保护的权利，不管"安乐死"是否自愿，只要是未经法律允许，人为地结束他人生命，都是对生存权的剥夺，违背了《宪法》的规定。

安乐死的赞同者认为：《宪法》规定，公民人身自由与人格尊严不受侵犯。公民个人有权选择生存的方式，在特定条件下也有权选择死亡的方式。"安乐死"一般都是本人自愿的，是公民个人的真实意愿，这不能算是违反《宪法》。

(2) 个人是否有选择死亡的权利？安乐死的反对者认为：人作为社会的主体，与整个社会是联系在一起的，在享受权利的同时，就要承担起对整个社会与家庭的责任。选择安乐死即意味着放弃了对社会和家庭的责任，这势必对社会，对家庭会造成影响。

安乐死的赞同者认为：既然生存权是一种权利，当事人当然既可以选择享受，也可以选择放弃。不同的患者，要求安乐死的动机虽然不尽相同，但是病魔给他们带来的肉体和精神上的痛苦却是引起他们寻求安乐死的直接原因。可以想象，一个躯体和精神诸方面都十分正常和健康的人，是不会主动选择死亡的，死亡毕竟是一种无可奈何的选择，而这一点常常被安乐死反对者所忽视。

(3) 协助患者实施安乐死的人员是故意杀人还是人文关怀？因协助患者进行安乐死的而被判刑的案例并不少见。安乐死反对者认为：生命是神圣的和至高无上的，任何人在没有法律授权的情况下都没有剥夺他人生命的权利，否则就构成故意杀人罪。医生的本职工作是尽一切可能救助病人的生命，而不是加速病人的死亡，即便患者处于绝症晚期也是如此。

安乐死赞同者认为：协助患者进行安乐死不但不构成犯罪，反而是医生发扬人道主义精神的体现。因为追求生命质量是实现生命价值的重要目标，当一个人的生命只具有纯粹生物学意义上的存在或是只能在巨大痛苦中等待死亡时(生命质量已大大降低)，硬让医生拖延患者以使他承受遥遥无期的痛苦，实际上是对病人的虐待，恰恰是一种不人道的做法。

(4) 节约医疗卫生资源能否成为免除国家或患者家属对患者进行救治的法定理由。安乐死反对者认为：《宪法》规定："中华人民共和国公民在年老、疾病或者丧失劳动能力的情况下，有从国家和社会获得物质帮助的权利。"患者的近亲属对患者有抚养(赡养)的义务。如果是促使病人请求安乐死的主要原因是经济贫困，如果立法也允许这种情况下的"安乐死"，那么，此种法律固定下来的将是道义的沦丧，将是一种十分可悲的境况。

安乐死赞同者认为：社会资源是有限的，病人家属出于爱心、良知和人道，以巨大的精神、经济负担为代价，换来病人痛苦生命的延续，无疑是与理智背道而驰的行为，这种行为又因给病人及家属带来更多的痛苦从根本上背离了人道。况且，对一个无望挽救的绝症患者投入大量的医疗力量实际上是浪费，应当将这些宝贵而有限的医疗资源节省下来用于救助那些可能治好的病人。不过目前在国家没有能力保障每个人都能接受较好的医疗条件的情况下，确实有不少人在医治无望的情况下，不愿意让亲人承受人财两空的结局而希望安乐死。

安乐死反对者反对安乐死除了上述理由外，还对安乐死实施的过程和后果表示担忧。首先，因为"安乐死"面临着巨大的医学难题。什么样的病人才是无法治愈的，什么样的痛苦才是病人难以承受的？对此，有时候根本无从断定。临床医学是在不断探索、实践中逐步发展的，有些病症看上去已无救治的可能，而实际上又有"起死回生"的希望；有些病症目前无法治愈，但是几年、十几年之后就有可能被治愈了；有些意志力薄弱的患者，可能会因一时之痛而自愿放弃治疗；有些病人家属，可能是因为不愿意受拖累才请求医生对病人实施"安乐死"……在具体的临床实践中，如何应付、甄别种种复杂的情况，并不是一件容易的事情。其次，如何才能避免不法之徒借实施"安乐死"之名，行谋杀病人之实？"安乐死"一旦开禁，会不会导致"安乐死"的滥用？

(三) 安乐死的国外立法

1. 荷兰 荷兰是世界上就安乐死问题制定法律的第一个国家。1968 年安乐死成为荷兰社会开始注重的问题。1988 年皇家药物管理局在一份报告中阐述了关于安乐死的标准。1993 年 2 月荷兰议会通过了一项世界上约束最少的安乐死法律，医生应病人的明确要求而帮助其进行安乐死，或者将身患绝症的病人安乐死，这是世界上第一个实行的安乐死法律。2000 年 11 月荷兰议会下院以多数票通过了关于"没有希望治愈的病人有权要求结束自己生命"的《安乐死法案》。2001 年初荷兰议会上院正式通过安乐死法案，成为世界上第一个安乐死合法的国家。该法案将荷兰长期以来的安乐死判例加以条文化、规范化、法律化，不仅承认消极被动的安乐死，更为重要的是有条件地承认主动安乐死。

法案为医生实施规定了严格而详细的条件。首先，病人必须在意识清醒的状态下自愿接受安乐死并多次提出相关请求，医生必须与病人建立密切关系，以判断病人的请求是否出于自愿或深思熟虑。其次，根据目前的医学经验，病人所患疾病必须是无法治愈的，而且病人所遭受的痛苦和折磨被认为是无法忍受的，医生和病人必须就每一种可能的治疗手段进行讨论，只要存在某种治疗方案可供选择，就说明存在着治愈的可能性。第三，主治医生必须与另一名医生进行磋商以获取独立的意见，而另一名医生则应该就病人的病情等情况写出书面意见。第四，医生必须按照司法部规定的"医学上合适的方式"对病人实施安乐死，并在实施后向当地政府报告。

2. 澳大利亚 1995 年 5 月 25 日澳大利亚北部地区议会通过了一项安乐死法律——《晚期病人权利法》，并于 1996 年 7 月 1 日在一片争议声中开始生效。但由于反对势力十分强大，效果不佳。1996 年 12 月联邦众议院以压倒多数通过终止这部安乐死的提案。1997 年 3 月澳大利亚联邦参议院以过辩论，推翻了《晚期病人权利法》。

3. 美国 美国 70 年代以来，判例开始明确承认被动安乐死，同时对主动安乐死持宽容态度。1976 年加利福尼亚州州长签署了《自然死亡法》。1977 年以来美国有 38 个州通过了《死亡权力法案》，要求医生尊重病人安乐死愿望。但到目前为止，安乐死在美国大部分地区仍属非法行为。只有俄勒冈州于 1994 年通过了一项法律，允许内科医生在特定条件下协助病人自杀。

4. 日本 日本是通过法院判例给安乐死以有条件认可，并逐渐形成了日本安乐死判例法。是否属于安乐死，必须具备以下要件：①根据现代医学知识和技术判断，病人已患不治之症且死亡已迫近；②病人痛苦剧烈，且令人惨不忍睹；③实行的唯一目的是为了减轻病人死亡前的痛苦；④如果病人神志清醒，并能表达自己的意志，则需要本人的真诚委托或同意；⑤原则上由医生执行，如果不能必须有足够说服人的理由；⑥实行的方法在伦理上被认为是正当的。上述条件全部具备，夺去人生命的行为属于日本刑法规定的“正当行为”。为了消除病人肉体痛苦不得已而侵害生命的行为，可被认为相当于日本刑法规定的“紧急避难行为”。

5. 其他国家 瑞士法律规定，对一个遭受痛苦，注定要死亡的重病患者施行安乐死是合法的，已经允许医生在病人提出“清晰和准确”的安乐死请求时采取帮助性自杀措施。英国曾于 1961 年颁布“自杀法案”，规定帮助和建议别人自杀的人可被判处最高 14 年徒刑。现在安乐死在英国还是不合法的，但要求安乐死合法化的呼声越来越高。丹麦、新加坡、加拿大都允许病人拒绝继续接受治疗。

6. 我国的安乐死立法思考 安乐死在我国引起了医学界、法学界、伦理学界、社会学界和公众的关注和讨论。自 1986 年陕西安乐死一案引起法律关注以来，安乐死立法在中国逐渐出现争执：在中国安乐死是否应该纳入法律的轨道？

在实践中，无论是主动安乐死还是被动安乐死都有违法之嫌，但对于被动安乐死，无论是病人或其家属主动要求中止治疗，还是医院或医生动员病人出院撤除病人的生命维持装置，一般都不会引起法律纠纷。对于主动安乐死一旦有人控告，实施者就要受到刑法的制裁。

目前制定安乐死法律的条件还不十分成熟，但对安乐死的立法研究仍需进行，关于安乐死的立法我们认为应当考虑以下内容：

其一，“安乐死”的实施前提，应该是患者本人按自己的意愿，清醒地、真挚地提出这一要求，并以法定的形式记录下来，或有自己的手迹作为合法化的根据。

其二，对“安乐死”必须有如下限制：第一，必须经市、县级以上医疗部门确诊为不可救治的绝症患者；第二，必须处于极度痛苦无法继续忍受下去者；第三，必须是绝症晚期、濒临死亡者，不能在发病初期和中期就匆匆实施。

其三，实施对象必须是患绝症的危重病人。对那些先天性瘫痪、残疾婴幼儿不能实施安乐死。

第三节　人类基因工程的法律规定

一、人类基因工程概述

现代遗传学认为，基因是 DNA 分子上具有遗传效应的特定核脱氧核糖核酸序列的总称。“基因”是由“gen”音译而来，是决定一个生物物种的所有生命现象的最基本的因子，基因通过复制把遗传信息传递给下一代，使后代表现出与亲代相似的性状。

基因工程是一门按照设计改造 DNA，进而改变生物遗传特性的新技术，它是将 DNA 片断插入到质体、病毒等载体中，经由载体转移到宿主细胞中扩增和表达，从而按照人的意志，定向培育生物新品种、新类型乃至创造自然界从未有过的新生物。基因工程作为生物技术的核心内容，已成为现代高新技术的标志之一，基因工程广泛应用在工业、农业、冶金、医药、畜牧渔业、环保、资源、能源等领域，发展前景极为广阔，给这些领域带来了全方位的技术革命。在医药卫生领域，基因工程技术主要应用于基因诊断、基因治疗、生物制药和无性繁殖。

1. 基因诊断 人类所有疾病都直接或间接与基因有关。人类基因组蕴涵有人类生、老、病、死的绝大多数遗传信息，破译它将为疾病的诊断、新药物的研制和新疗法的探索带来新革命。许多与遗传密切相关的诸如癌症、心血管疾病、关节炎、精神病等的治疗将会有突破。基因诊断技术，作为一种快速、高效、准确的诊断方法，在人类基因密码被破译后将会迅速成长起来。基因诊断的优势不仅是快速、高效、准确，而且具有两个优势：①超前性。利用基因诊断可以使某些遗传疾病或病毒性疾病在发病前就诊断出来，这使得许多疾病的提前预防成为可能，这种超前性的诊断还可以让医生根据每个人的特点制订治疗方案；②即时性。只要把病人的一滴血放在基因芯片检测卡上，与检测器相连的电脑就会将相应的基因变化信息显示出来，对疾病进行准确诊断，这样有助于医生根据实际情况对确定患者的治疗方案。目前在美国每年要进行多达400万次的基因临床检验，许多大医院对新生儿做镰刀状细胞贫血、先天性甲状腺病以及苯丙酮尿症的常规检查，以提前发现新生儿是否存在遗传性疾病隐患。

2. 基因治疗 人类基因组计划将为基因治疗技术的发展提供基础性的支持，对特异致病基因的研究，无疑会给基因治疗技术针对性地指明方向，加速这一技术的发展。基因治疗就是利用基因工程的手段，通过向人体导入功能基因，修补、改变相应的缺陷基因，以对相关疾病进行治疗和预防。基因治疗技术在实验过程中取得了不少的成果，载体的改进和靶的细胞的选择使基因治疗技术的效果也不断提高。目前基因治疗的发展水平虽然还未达到临床应用的阶段，但是可以肯定基因治疗最终将完全有望成为一种普遍的治疗手段。

3. 基因工程制药 人类基因组计划对医药领域的最大好处就是将促进基因工程药物的研究开发。人类基因组研究将会为新药的研制和筛选提供必要的信息和行之有效的手段，科学家届时可以根据癌症、心脏病等疾病的病因，有针对性地开发选择治疗药物。广大的患者将是基因技术促进药物发展的最大获益者，基因技术使药物对疾病的疗效、针对性不断提高，而价格却不断降低，特别是基因技术为一些疑难、甚至在以前称为绝症的疾病提供了治疗途径。同时利用基因技术开发药物给广大企业带来了巨大的商机和利益。早在20世纪80年代，一些具有战略眼光的企业就已经涉足基因工程制药领域，其中最为常见的是一些治疗性蛋白如基因重组激酶、基因工程疫苗、细胞因子、干扰素等产品。基因药物内含的经济价值巨大，据有关报道，芬兰一家生物技术公司将促红细胞生成素基因植入牛体内，这样一头转基因牛所产的乳中具有的基因价值高达42亿美元。我国在去年也成功培育出转基因羊，其分泌的乳汁中含有凝血第九因子，能对血友病患者进行治疗。

4. 克隆 克隆是指生物体通过细胞进行无性繁殖，形成基因型完全相同的后代个体种群，可简单地理解为生物体“复制”。克隆技术的产生发展是近几年来科学史上争议颇多的事件，但是不管怎么说，克隆技术带给人类的种种好处显而易见。克隆技术将导致器官移植的重大突破，人们不会再为移植器官来源不足烦恼，也不用对因异体移植带来的排异问题而忧虑，克隆技术为器官移植患者带来更大的生存希望。现在英国的研究者正将克隆技术用于人造血液的制造，他们以人类血浆取代带有人类基因的牛和羊体内的血浆，然后对这些动物进行克隆或繁殖，从而获得便宜可靠的“血液生产工厂”。同样，利用克隆技术还可以大量复制获得“药物生产工厂”“蛋白质生产工厂”，可以复制濒临灭绝的珍稀动物。基因克隆也对相关疾病的研究、药物的开发具有重要的作用。人类基因组计划的实施将促进克隆技术的良性发展，为基因克隆技术提供基础的、方向性的指导。克隆技术的突破必然引出克隆人的问题。各国政府和广大科学家明确地表示了反对态度。最早站出来反对克隆人的正是培育出“多利”羊的英国科学家，他们指出极少量动物的克隆成功并不意味着已掌握了克隆人的技术”，实际上克隆羊研究过程中经历的247头克隆羊的失败，中间怪胎、畸形层出不穷。这中间过程若在克隆人中重演，谁为这些生命负责，而且克隆人最多只可能与活人的生理结构及特征相同，至于性情、才智则完全不是一回事。此外这种“实验室人为制造出的生命”必然对人类社会、道德、伦理、法律构成巨大威胁。克隆人的出现将带来难以预料的后果。

二、人类基因工程产生的法律问题

人体共有约10万—14万个基因。1986年，著名生物学家、诺贝尔奖获得者RenatoDulbecco在Science杂志上率先提出“人类基因组计划”。1990年10月，被誉为生命科学“阿波罗登月计划”的人类基因组计划由美国科学家正式启动。1999年9月中国获准加入人类基因组计划，负责测定人类基因组全部序列的1%，中国成为继美、英、日、德、法之后第六个国际人类基因组计划参与国，也是参与这一计划的唯一发展中国家。1999年12月1日，国际人类基因组计划联合研究小组宣布，他们完整地译出人体第22对染色体遗传密码，这是人类首次成功地完成人体染色体基因完整序列的测定。2000 年 4 月底我国科学家按照国际人类基因组计划的部署，完成了 31% 人类基因组的工作框架图。随即德国和日本等国科学家组成的国际科研小组宣布，他们已经基本完成了人体第 21 对染色体的测定工作，2000 年 6 月 26 日，各国科学家公布了人类基因组工作草图。

人类基因组计划可以说是人类有史以来最为伟大的认识自身的世纪工程。但同时人类基因组计划组基因技术发展也给我们带来了一系列的法律、伦理和其他社会问题，如基因隐私、基因专利、克隆等。

1. 基因隐私权问题 基因信息能够显示人体所有组织所需的物质，身体新陈代谢的好坏及抵抗传染病能力的强弱等。获得这些信息，也就知晓了每个人的身体秘密和健康秘密。这些信息一旦被泄露，个人的生命和健康将受到严重威胁。基因隐私权是指法律赋予不同权利主体知悉和了解有关的个体基因图谱及其他基因信息的权利。医务人员在诊疗过程中为诊疗的需要有权了解患者的基因信息，那么医生也就负有为患者的基因信息进行保密的义务，如果一旦患者基因缺陷为他人为知晓，对权利人可能造成巨大的损害，如用人单位可能为了自身利益的考虑而察看员工基因信息，一旦发现致病基因或缺陷基因，可能会拒绝招收或者解雇员工，以减少医疗费等开支；保险公司可能会因为某人携带致病基因或缺陷基因而拒绝其投保。

2. 基因专利权问题 需要阐明的是，目前国际上普遍存在的争论是，人类基因可否授予专利权？如果可以授予，应按什么标准进行审查？如何确定批准后的保护范围？以一些科学家为代表的一种意见认为基因序列本身是科学发现范畴，不是专利意义上的发明创造，因此基因序列本身不应保护，但对基因序列的应用可给予保护；以一些私人的公司集团为代表的另一种意见则认为应当保护基因序列本身。

3. 克隆的法律问题 克隆可分为“生殖性克隆”和“治疗性克隆”。无论在国内还是国外，“克隆人”都被大众传播媒体炒得沸沸扬扬。由于“克隆人”严重违背了人类的传统伦理道德，导致各国政府、国际组织都反对“克隆”人。一些国家以法律条文禁止“克隆”人，并对“克隆”人的行为规定罚则，如英国将“克隆”人的行为规定为刑事犯罪行为。但是法律无法阻止个别科学家利用自己的私人设备偷偷地进行克隆人试验。如果“克隆人”真的诞生，那将导致一系列非常复杂的法律问题。“治疗性克隆”的目的不同于旨在培养一个存活个体的“生殖性克隆”，而是为了培养出一个在基因上与病人完全一致的器官，将其移植到这个病人身上，避免发生一般异体器官移植经常产生的排异反应，而治疗好病人的疾病。任何人的任何器官发生问题后，医生都可以提取他的一个细胞，利用体细胞克隆技术克隆出一个胚胎，再从胚胎中提取干细胞，将干细胞培养成病人所需要的任何器官，然后将这个器官移植回病人身体，就可以创造从修复一般器官缺陷直到挽救人的生命的医疗奇迹。“治疗性克隆”技术为人类健康所带来的福音是难以估量的。然而，由于克隆胚胎在西方国家普遍遇到了巨大的伦理障碍，治疗性克隆也同样受到一些国禁止。

三、我国人类基因工程的立法

1. 基因工程安全管理 为了促进我国生物技术的研究与开发，加强基因工程工作的安全管理，保障公众和基因工程工作人员的健康，防止环境污染，维护生态平衡，1993 年国家科学技术委员会发布的《基因工程安全管理》。该办法授权国家科学技术委员会主管全国基因工程安全工作，成立全国基因工程安全委员会，负责基因工程安全监督和协调。国务院有关行政主管部门依照有关规定，在各自的职责范围内对基因工程工作进行安全管理。将基因工程工作按照潜在危险程度分为Ⅰ、Ⅱ、Ⅲ、Ⅳ四个安全等级。从事基因工程工作的单位，应当进行安全性评价，评估潜在危险，确定安全等级，制定安全控制方法和措施。一方面应当根据安全等级，确定安全控制方法，制定安全操作规则；另一方面应当根据安全等级，制定相应治理废弃物的安全措施。

2. 人类遗传资源管理 为了有效保护和合理利用我国的人类遗传资源，加强人类基因的研究与开发，促进平等互利的国际合作和交流，1998 年 6 月 10 日科学技术部、卫生部制定了《人类遗传资源管理暂行办法》。人类遗传资源是指含有人体基因组、基因及其产物的器官、组织、细胞、血液、制备物、重组脱氧核糖核酸（DNA）构建体等遗传材料及相关的信息资料。国家对重要遗传家系和特定地区遗传资源实行申报登记制度,未经许可,任何单位和个人不得擅自采集、收集、买卖、出口、出境或以其他形式对外提供。国务院科学技术行政主管部门和卫生行政主管部门共同负责管理全国人类遗传资源,联合成立中国人类遗传资源管理办公室,负责日常工作。行使以下工作职责:起草有关的实施细则和文件,经批准后发布施行,协调和监督本办法的实施;负责重要遗传家系和特定地区遗传资源的登记和管理;组织审核涉及人类遗传资源的国际合作项目;受理人类遗传资源出口、出境的申请,办理出口、出境证明;与人类遗传资源管理有关的其他工作。凡涉及我国人类遗传资源的国际合作项目,须由中方合作单位办理报批手续。中央所属单位按隶属关系报国务院有关部门,地方所属单位及无上级主管部门或隶属关系的单位报该单位所在地的地方主管部门,审查同意后,向中国人类遗传资源管理办公室提出申请,经审核批准后方可正式签约。国务院有关部门和地方主管部门在审查国际合作项目申请时,应当征询人类遗传资源采集地的地方主管部门的意见。我国境内的人类遗传资源信息,包括重要遗传家系和特定地区遗传资源及其数据、资料、样本等,我国研究开发机构享有专属持有权,未经许可,不得向其他单位转让。获得上述信息的外方合作单位和个人未经许可不得公开、发表、申请专利或以其他形式向他人披露。合作研究开发成果属于专利保护范围的,应由双方共同申请专利,专利权归双方共有。双方可根据协议共同实施或分别在本国境内实施该项专利,但向第三方转让或者许可第三方实施,必须经过双方同意,所获利益按双方贡献大小分享。合作研究开发产生的其他科技成果,其使用权、转让权和利益分享办法由双方通过合作协议约定。协议没有约定的,双方都有使用的权利,但向第三方转让须经双方同意,所获利益按双方贡献大小分享。

3. 克隆技术管理 在我国立法中,卫生部2003年新修订的《人类辅助生殖技术规范》规定:"禁止克隆人。"对于治疗性的克隆没有法律规定。2005年3月8日第59届联合国大会批准了联大法律委员会通过的《联合国关于人的克隆宣言》,我国的态度是:明确反对生殖性克隆继续治疗性克隆研究。因为生殖性克隆人违反人类繁衍的自然法则,损害人类作为自然的人的尊严,会引起严重的道德、伦理、社会和法律问题,但是治疗性克隆研究与生殖性克隆有着本质的不同,治疗性克隆对于挽救人类生命,增进人类身体健康有广阔前景。

人类基因工程技术是一项先进的技术,随着它的飞速发展,必须要有法律对其进行调整以造福于人类。我国立法在这一方面还有待于进一步加强。

第四节 生殖技术的法律规定

一、生殖技术的概述

生殖是地球上一切生物延续和进化的自然现象。所有生物的生殖不外乎两种:无性生殖和有性生殖,前者由母体直接产生后代,后者则由两性细胞(精子和卵子)结合而产生后代。人类的生殖方式属于有性生殖。

生殖技术是指运用医学技术和方法对配子、合子、胚胎进行人工操作,以达到受孕目的的技术。

人类生殖是一个自然过程,要经过性交、形成受精卵、受精卵植入子宫、胚胎宫内妊娠、胎儿分娩等步骤。这个过程非常复杂、十分微妙。任何一个环节发生缺陷,都将导致不孕不育。全世界有5%—15%是不孕不育症患者,我国适龄夫妇中不育患者达到10%。为了实现不孕不育者的生育愿望,就诞生了生殖技术,通过生殖技术替代自然生殖的一个或多个步骤,以达到受孕的目的。

生殖技术的应用有两个明显的益处。首先,解决了不育患者的生育问题。不孕不育患者不仅无法实现自己生儿育女的愿望,而且承受着来自社会、家庭等方面的压力。治疗不育症就成为医学发展新追求的目标,而生殖技术的出现和应用给不育夫妇带来了福音,对于解决不育症和由此引起的生理、心理、家庭和社会问题提供了必要的医学手段,为计划生育和优生提供了技术保障。其次,人类存在许多遗传性疾病(如强直性肌营养不良、结节性硬化、血友病、躁狂抑郁型精神病等),如果夫妇一方或双方具有某种遗传疾病,那么在他们的后代中再现这种遗传性疾病的风险就非常高。因此患者有遗传性疾病或属于遗传性疾病高发家族的夫妇,除了自己要承受这些疾病带来的之外,他们还担心自己所生的子女也会患有这种疾病,在医学还不能治愈遗传性疾病之前,生殖技术的出现,无疑给他们带来了养育健康后代的希望,为优生提供了技术保障,对提高人口素质有重大的现实意义。

生殖技术又称人类辅助生殖技术,分为人工授精、体外授精-胚胎移植技术及其各种衍生技术。人类辅助生殖技术应当遵循有利于患者、知情同意、保护后代、社会公益、保密、严防商业化、伦理监督等原则。

二、人工授精及其法律问题

人工授精(artificial insemination, AI)是指用人工方式收集精子,并将精子注入女性体内以期受孕的一种技术。根据精液来源不同,分为夫精人工授精(artificial insemination using husband′s semen, AIH)和捐精人工授精(artificial insemination using semen from donors, AID)。人工授精是用来解决男性不育问题(女方生育能力正常)。现在世界人工授精婴儿已越过30万。

1. 夫精人工授精法律问题 夫精人工授精所生子女一般情况下被视为婚生子女,享有与其他婚生子女同样的权利与义务。但对于利用亡夫的精子进行怀孕所生的孩子是否有继承权存在法律争议。

2. 捐精人工授精法律问题 由于捐精人工授精所生子女与生母之夫不存在自然血亲关系,因而也引出了一系列法律问题。

(1) 子女法律地位问题。20世纪50年代,当捐精人工授精首次应用时,美国法院判定妇女犯有通奸罪(无性交通奸,即使丈夫同意),该婴儿是非法的非婚生子女或“奸生子女”。但随着捐精人工授精子女的增多,各国逐步趋向统一,一般都认定经夫妻双方同意进行捐精人工授精所出生的子女推定为婚生子女,与母之夫的关系视为父子女关系。

(2) 谁是子女的父亲?对于捐精人工授精方式出生的子女,客观上存在着两个父亲,一个是生父(遗传意义上父亲),一个是养父(社会学意义上父亲)。谁是捐精人工授精子女合法父亲?从世界立法来看,大都认定后者为合法父亲,承担相应的权利和义务,供精者不是该子女的合法父亲,不享有对该子女的权利和义务。

(3) 生育权问题。单身妇女(包括未婚女子、丧偶的妇女、女同性恋者及其他女独身主义者)是否享有用捐精人工授精方式实现生育权?每位妇女都享有生育权利,这是法律赋予的权利。如果允许这类妇女通过捐精人工授精生殖技术生育子女,社会就会产生一个难题:让子女出生在一个没有父亲的家庭是否是对子女的未来的成长没有提供足够的法律保护。西方许多国家,如法国、瑞典、德国等都只允许在婚姻关系内进行捐精人工授精技术,但在英国却允许单身女子接受人工授精。美国也有一些由最高法院通过的判例,明确“未婚女子同样享有宪法所规定的生育权”。我国目前在全国的统一立法还没有相应规定。

三、体外受精及其法律问题

体外受精-胚胎移植技术(in vitro fertilization and embryo transfer, IVF-ET)及其各种衍生技术,是指从女性体内取出卵子,在器皿内培养后,加入经技术处理的精子,待卵子受精后,继续培养,到形成早早期胚胎时,再转移到子宫内着床,发育成胎儿直至分娩的技术。由于体外受精一胚胎移植技术是有技术人员在试管器皿中操作,用这种技术生育有婴儿也称为“试管婴儿”。体外授精技术主要适用于女性不育问题。全球目前健康存活的试管婴儿已逾10万。

1. 体外授精婴儿父母的确认 人工授精技术提出了谁是法律上父亲的问题,体外授精技术则将该问题扩大为“谁是父母”?根据配子来源不同,可分为以下几种情况:

(1) 使用妻子的卵子和丈夫的精子在体外授精后将胚胎植入妻子子宫内妊娠的,试管婴儿的父母能被唯一地确定下来。

(2) 使用妻子的卵子和其他供精者的精子在体外授精后将胚胎植入妻子子宫内妊娠的,生育的试管婴儿也有生物学(遗传学)和社会学(养育者)两个父亲,各国法律一般都认为,这种试管婴儿法律上的父亲是其养育父亲,即生母之夫。

(3) 使用供卵者的卵子与丈夫的精子进行体外授精后将胚胎植入妻子子宫内妊娠的,这种试管婴儿的父亲可以确定下来,而母亲有遗传学上的母亲(供卵者)和生母两个,各国法律一般都认为生母是试管婴儿法律上的母亲,而供卵者与婴儿无任何法律上的权利与义务关系。

(4) 使用供卵和供精进行体外授精后再将胚胎植入妻子子宫内进行妊娠的,试管婴儿有生母和供卵者两个母亲及生母之夫和供精者两个父亲,各国法律一般都认为生母及生母之夫是试管婴儿法律上的父母。

在解决卵子提供者与体外授精技术所生婴儿间法律关系的问题上,法律确定了“孕育母亲在确定中比遗传母亲处于优势”原则,同时推定该妇女的丈夫为该婴儿的父亲(即养育父亲在父权竞争中强于遗传学父亲),从而解决了谁是当体外授精技术所生婴儿父母的问题。

2. 体外授精的适用对象 是否允许婚姻中的老年妇女要求使用?从教育子女和子女身心健康

教育需要来分析，体外授精技术不应无限地拉开，法律应谨慎地面对普遍的社会可承受的文化环境和传统习俗，由此方可保障稳定的社会秩序。

四、代孕母亲及其法律问题

因为婚姻关系中妻子无法怀孕生子或者不愿"亲自"怀孕生子而雇其他女性代为受孕。代孕母亲(surrogate mother，SM)是指代人妊娠的妇女，又称代理母亲，主要有两种形式：一是用自己的卵子人工授精后妊娠，分娩后将孩子交给委托人抚养；二是利用他人的受精卵植入自己的子宫妊娠，分娩后将孩子交给委托人抚养。

世界各国，除美国之外，其他国家的法律基本上都是禁止代理母亲的。代理母亲的出现引发了以下法律问题：

(1) 代理母亲代生婴儿的归属问题。有时代生母亲出于母爱，舍不得将所生孩子给委托代理人夫妇，或是由于所生婴儿存在某些缺陷，双方都不愿承担孩子的抚养责任。

(2) 存在出租子宫收取酬金的现象。有偿出租子宫的使用权，使妇女沦为生育工具，这是伦理道德所不允许的。

(3) 代理母亲的存在，可能会出现将婴儿当作商品自由买卖现象。

五、我国生殖技术立法

1989年，国家卫生部发出关于严禁用医疗技术鉴定胎儿性别和滥用人工授精技术的紧急通知。1991年，最高人民法院在《关于夫妻关系存续期间以及人工授精所生子女的法律地位的函》司法解释中指出：在夫妻关系存续期间，双方一致同意进行人工授精，所生子女应视为夫妻双方的婚生子女。2001年2月卫生部颁布了《人类辅助生殖技术管理办法》和《人类精子库管理办法》两部规章。随后，又分别颁布实施了《人类辅助生殖技术规范》《人类精子库技术规范》《人类精子库基本标准》和《实施人类辅助生殖技术的伦理原则》。

1.《人类辅助生殖技术管理办法》

(1) 人类辅助生殖技术的应用应当在经过批准的医疗机构中进行，申请开展夫精人工授精技术的医疗机构由省级卫生行政部门审批。申请开展供精人工授精和体外受精-胚胎移植技术及其衍生技术的医疗机构，由省级卫生行政部门提出初审意见，报卫生部审批。禁止以任何形式买卖配子、合子、胚胎；禁止实施任何形式的代孕技术。

(2) 对人类辅助生殖技术的实施，应当遵循知情原则，并签署知情同意书。涉及伦理问题的，应当提交医学伦理委员会讨论。医疗机构应当与卫生部批准的人类精子库签订供精协议；严禁私自采精；应当索取精子检验合格证明。医疗机构应当建立健全技术档案管理制度等。

2.《人类精子库管理办法》

(1) 人类精子库必须设置在医疗机构内。精子的采集和提供应当遵守当事人自愿和符合社会伦理原则。任何单位和个人不得以赢利为目的进行精子的采集与提供活动。设置人类精子库应当经卫生部批准。

(2) 对精子的采集与提供，规定供精者应当是年龄在22—45周岁之间的健康男性，且只能在一个人类精子库中供精；规定人类精子库应当和供精者签署知情同意书。严禁向医疗机构提供新鲜精子；严禁向未经批准开展人类辅助技术的医疗机构提供精子。1个供精者的精子最多只能提供给5名妇女受孕。人类精子库应当建立供精者档案等。

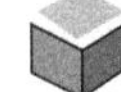
案例 30-1

美国"M女婴"案

1985年，美国新泽西州的斯德恩因妻子伊丽莎白不能生育，与怀特海德夫妇在纽约不孕中心签署了代孕合同，双方约定，由大夫将斯特恩的精子注入怀特海德的妻子玛丽·贝丝·怀特海德子宫内，将来因此出生的孩子，属于斯德恩夫妇，怀特海德夫妇与孩子不存在任何伦理和法律上的关系，斯德恩应先向怀特海德支付1万美元。婴儿出生后，怀特海德夫妇不肯履行约定，案件最终诉至新泽西州法院。引发一场争夺婴儿M的诉讼。

1986年3月27日，婴儿M出生。但怀特海德旋即被亲情所打动不肯履行之前的约定，并带着婴儿M从新泽西州迁往佛罗里达州，并在以后的3个月里，先后更换了20次居所，同时威胁自杀和杀死婴儿M。经过私家侦探的明察暗访，被匿藏起来达3个多月的小女孩终于被找到，在怀特海德的呼天抢地声中，小女孩从她"母亲"怀中被强行夺走。斯德恩在新泽西州高等法院起诉怀特海德，要求执行代孕合同。高等法院认定代孕协议是合法的。该案主审法官索尔考认为合同应基于兼顾各方的利益，"在这个案件里，一个男人付出他的精子，而一个女人付出她的卵子，他们两个人通过预先计划共同努力去创造一个孩子，就此便有了一个合同”。在该案发生时，代孕在新泽西州并不受到任何法律或法规约束，法律界中有人认为该州的收养法律使代孕协议无效，因为这些法律禁止在收养期中付出金钱报酬给予交出孩子的人。索尔考法官不同意这种论调，他认为生父不能（也不需要）购买自己的孩子。索尔考法官在考虑儿童的利益后，认为孩子的生父应得到监护权，而他的妻子则可以获得收养权。这是个里程碑的决定，它标志着法律对代孕协议的认可。因此法院判决合同实际履行，孩子的独家监护权给予斯德恩，怀特海德的母亲权利终止。

怀特海德不服，上诉到新泽西州最高法院。新泽西州最高法院的法官在受理上诉时一致认为代孕协议是非法的，并且违背了公共政策。法庭的论述说：“这项协议等同买卖儿童，它是母亲把亲权出卖。唯一不寻常的是母亲把孩子卖给父亲而已。此协议的性质是用金钱来获得收养孩子的权利大同小异。”并且“与金钱所能购买到的一切相比，还有更为重要的价值，不管是劳动、爱情或生命”。最后，法官判定，出售孩子的代孕合同是无效的。同时，州最高法院同意高等法院对父亲监护权的判决，但它恢复了怀特海德的监护权。法庭觉得在没有足够的证据去证明代母不适宜做母亲时，是不应终止代母的监护权的。法院撤销了妻子的收养令，代母亦获得探望权。

总之，美国各州对代孕行为持不同态度，有11个州以“亲子地位法”或“判例”的方式承认代孕合同的合法性，有6个州在亲子地位法中认定代孕合同无效；有8个州依法禁止代孕母通过代孕取得补偿金；有2个州拒绝承认代孕合同。承认代孕的州占据多数，但其中又以反对有偿代孕即商业代孕居多。

【分析提示】

1. 该案例给你什么启示？

2. 我国相关法律对代孕现象所持的法律态度是什么？

3. 当一对适龄夫妇无法自行生育，只能通过代孕方式获得子女，你持何种态度？

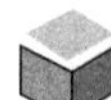

案例 30-2

中国安乐死第一案

1984年10月，患者夏素文，女，59岁，被医院为“肝硬化腹水”。1986年6月，病情加重，被送入市传染病医院肝炎科住院诊疗。经该科主任、主治医师蒲连生诊断为：①肝硬化腹水；②肝性脑病（肝肾综合症状）；③渗出性溃疡并褥疮2—3度。入院当天，医院向患者家属发出病危通知书。入院后，虽经治疗，夏素文病情仍不断恶化，疼痛难忍，大声喊叫，想一死了之。见母亲如此痛苦且已无治愈之可能，其子王成明便与妹妹王晓玲一道恳求医院院长和主管医生蒲连生采取适当措施，使母亲无痛苦地离开人世，以免再受病痛折磨。院长及蒲医生均当场拒绝。之后，兄妹俩又再三恳求蒲医生对其母亲实施安乐死，并表示自己愿意承担全部责任。蒲连生遂开了100毫克复方冬眠灵的处方，注明家属要求“安乐死”，王明成在处方上签了“儿子，王明成，6月28日9点40分”字样。护士拒绝执行。蒲连生又指令实习生进行注射，实习生不从，但在蒲连生的斥责下，无奈违心地向病人注射了75毫克。蒲连生又交代接班医生李某，“夏素文若在12点尚未咽气，你再打一针”。后李某又开了100毫克复方冬眠灵的处方，让护士注射。夏素文于6月29日凌晨5时平静地离开人世。其后，因分割财产发生纠纷，夏素文的大女儿将蒲连生及王成明告上法庭，要求惩办杀害其母亲的凶手。法医的鉴定结果是：冬眠灵只是加深了患者的昏迷程度，加速了死亡进程，并非直接致死的原因。

【分析提示】

医生蒲连生和王明成行为是否构成犯罪？

思 考 题

1. 目前的器官移植立法是否存在不足，你认为在哪些方面可以进行完善？

2. 你认为安乐死应该合法化还是应该非法化？

3. 你认为在克隆过程中会遇到哪些法律问题？

参考文献

安金花．2009．浅议中西药联用[J]．中国医药指南，(20)

蔡建章，李小萍．2005．医学伦理学[M]．广西：广西人民出版社

蔡建章．2002．我国艾滋病流行的特点、原因及对策[J]．医学与哲学，(7)

蔡建章．2005．医学伦理学[M]．南宁：广西人民出版社

蔡维生，张小平．2003．常用卫生法律法规[M]．北京：人民卫生出版社

曹开宾．2004．医学伦理学教程[M]．上海：复旦大学出版社

曹阳，闫岩．2015．我国执业药师发展现状及对策[J]．中国执业药师，01 (01)

陈亚新．2002．当代医学伦理学[M]．北京：科学出版社

陈益石，陈润东．2006．中西药联用利弊分析及规范化使用建议[J]．湖南中医药大学学报，(05)

丛亚丽．2002．护理伦理学[M]．北京：北京医科大学出版社

达庆东，田侃．2011．卫生法学纲要．第 4 版．上海：复旦大学出版社

杜治政．2000．医学伦理学探新[M]．郑州：河南医科大学出版社

杜治政．2015．医学哲学的领路人——怀念彭瑞骢教授[J]．医学与哲学，(02)

法律出版社中心．2012．医疗事故处理条例配套规定．北京：法律出版社

樊民胜，奚益群，贾福娟．2006．加强医学伦理学教育指导医疗实践[J]．医学与哲学，(01)

范以农，刘云，施榕，等．1992．医德学[M]．第 2 版．上海科学技术出版社

冯光谓，冯泽永，陆昌敏，等．2008．社区卫生服务中医发展战略[J]．医学与哲学：人文社会医学版，(09)

高峰、杜治政、赵明杰，等．2011．患者心目中的理想医生——全国 10 城市 4000 名住院患者问卷调查研究报告之六[J]．医学与哲学(人文社会医学版)，(04)

高兆明．2001．论人类基因组工程技术应用的道德风险[J]．科学技术哲学，(05)

何雨霏．2013．新医改背景下我国执业药师制度研究[J] 黑龙江中医药大学，06(01)

何兆雄，曹开宾，邱世昌．1989．医伦疑案[M]．南宁：广西科学技术出版社

何兆雄．1988．中国医德史[M]．上海：上海医科大学出版社

洪宝林，房耘耘，程薇，等．2010．我国中医医疗服务体系的现状及问题[J]．中国卫生经济，(09)

黄丁全．2003．医事法．北京：中国政法大学出版社

黄瀚，李光峰，刘世坤．2014．对我国执业药师角色定位的思考[J]．中国药房年，25(25)

黄威．2012．卫生法．北京：人民卫生出版

吉良晨．2008．治未病——中国传统健康文化的核心理念[J]．环球中医药，万方

姜明安．2013．行政与行政诉讼法[M]．北京：北京大学出版社

靳婷，刘媛，李玉衡，等．2005．药物不良反应：危及生命安全的第一杀手[J]．首都医药，(8)：17

黎东生 2013．．卫生法学．北京：人民卫生出版社

李本富．2001．药物治疗的伦理学原则与要求[J]．中国医学伦理学，(2)

李本富．2002．医学伦理学[M]．北京：北京医科大学出版社

李朝辉，丁晋垣，曹立亚．2012．2011 年全国执业药师注册分布情况分析[J]．中国药师，15(6)：881－883

李佃贵，李武修，李欣，等．2005．医学伦理学[M]．长春：吉林人民出版社

李永生．2004．医学伦理学[M]．郑州：郑州大学出版社

刘单，葛国文，王承高．2000．论器官移植应恪守的伦理原则[J]．中国医学伦理学，(1)

刘魁，李遥．2009．建设性后现代主义视角下的中医：如何返魅[J]．医学与哲学版：人文社会医学版，(11)

刘立莉．2011．《黄帝内经》治未病探讨[J]．现代中西医结合杂志，(3)

刘利萍，杨楚楚，李歆，等．2011．我国执业药师资格考试与注册情况分析[J]．中国药房，22(29)：2782－2784

刘敏，王庆国．2004．中医药在防治传染性非典型肺炎中的贡献及反思[J]．中国新药杂志，(S1)

卢启华，阮丽萍，邹从清，等．2003．医学伦理学[M]．武汉：华中科技大学出版社

卢启华．1994．医疗高科技应正负效应的伦理分析和对策[J]．同济医科大学学报(社会科学版)

吕秋香，杨捷．2011．卫生法学．北京：北京大学医学出版社

罗国杰，马博宣，余进．1986．伦理学教程[M]．北京：中国人民大学出版社

罗国杰．1982．马克思主义伦理学．北京：人民出版社

马文元，王振方，郭明．2002．医学伦理学．大连出版社

蒙成光,李武,谢青松.2008. 医与法. 桂林. 广西师范大学出版社
倪红梅、程羽、郭盈盈、等.2013. 治未病思想与中医健康管理模式研究探索[J]. 南京中医药大学学报(社会科学报),3(1):16-18
倪红梅、何裕民、沈红艺,等.2009. 亚健康与中医"治未病"[J]. 中国中西医结合杂志,29(8):750—751
钮则诚.2004. 生命教育——伦理与科学[M]. 台北:杨智文化事业股份有限公司
秦小明,詹启敏,代涛,等.2010. 我国医疗卫生领域高层次专业人才建设存在的问题与对策[J]. 中国卫生政策研究,(05)
丘祥兴,王明旭.2005. 医学伦理学[M]. 第2版. 人民卫生出版社
邱仁宗,H.M. 萨斯.1995. 生命伦理学的国际展望[M]. 西安:陕西教育出版社
邱仁宗.1987. 生命伦理学[M]. 上海:上海人民出版社
任忠怀.2006. 细化尊重患者知情同意权的临床实践[J]. 中国卫生事业管理,(01)
沈铭贤.2003. 生命伦理学[M]. 北京:高等教育出版社
孙东东.2011. 卫生法学. 第2版. 北京:高等教育出版社
孙福川、王明旭.2013. 医学伦理学. 第4版.[M]. 北京:人民卫生出版社
孙慕义,徐道喜.2003. 新生命伦理学[M]. 南京东南大学出版社
佟子林、谢新敏.2011. 儒家伦理文化对中医"治未病"理念的影响[J]. 中国中医药咨讯,万方
佟子林.2011. 卫生法学[M]. 北京:中国中医药出版社
王锦帆,尹梅.2013. 医患沟通. 北京:人民卫生出版社
王明旭. 张文.2003. 抗击"非典"精神的反思[J]. 中国医学伦理学,(3)
王庆其.2012. 中医治未病思想的文化意义[J]. 浙江中医杂志,万方
王旭.2014. 当前我国执业药师管理问题与对策研究[J]. 燕山大学,05(01)
王泽鉴.2014. 民法总则. 北京:北京大学出版社
王智勇.2014. 国内外有关学校卫生的法规及建议[J]. 中国公共卫生管理,(06)
卫生部.2005-4-20. 市场化非"医改"方向[N]. 羊城晚报,(A5)
吴昌平,王智刚.2010. 培养基层医院全科医师的思考[J]. 江苏卫生事业管理,(02)
伍天章,黄飞.2001. 卫生法学. 广州:广东人民出版社
伍天章.2004. 医学伦理学[M]. 广州:广东人民出版社
谢新敏.2011. 中国传统伦理文化对中医"治未病"理论体系的影响[J]. 黑龙江中医药大学,6
徐玉梅,杨萍.2014. 和谐医德观研究[M]. 青岛:中国海洋大学出版社
许建军,马俊锋,李勇,等.2014.1 起高校结核病爆发疫情的调查与启示[J]. 中国校医:卫生,09(07)
闫飞雪.2010. 中医药人才资源建设管窥[J]. 中医药管理杂志,(05)
闫丽新.2005—04—09. 用科学发展观指导卫生事业发展[N]. 健康报,(1)
杨贵琦,耿庆义.2010. 医德要览[M]. 西安:陕西人民出版社
杨建文.2014. 从法治建设内涵探讨学校卫生立法的紧迫性和重要性[J]. 中国学校卫生,(12)
杨玉明.2008. 破解中医进社区难题[J]. 中国社区医师:医学专业半月刊,(16)
叶全富.2010. 略论新形势下的卫生监督工作[J]. 中国卫生监督杂志,(01)
于国新,都本民.2007. 中医药的发展方向[J]. 中国医药导报,(25)
岳运生.2010. 一本书读懂侵权法. 北京:中国法制出版社
张国华,魏国华.2010. 浅谈卫生人力资源的开发与利用[J]. 中医药管理杂志,(11)
张果,阎正民,陈卫中,等.2007. 医疗卫生监督中的相关法律问题[J]. 现代预防医学,(20)
张静,赵敏.2014. 卫生法学. 北京:清华大学出版社
张文显.2011. 法理学[M]. 北京:北京大学出版社
章成斌.2004. 论医疗诚信缺失的危害·成因与对策[J]. 中国医学伦理学,(6)
赵莉,何中臣,陈国强,等.2009. 对医疗卫生监督中相关法律问题的思考[J]. 现代预防医学,(14)
祝秀英,史济峰,范忠飞,等.2015. 关于学校卫生监督现场检测技术规范的探讨[J]. 中国学校卫生,(01)
1958. 列宁全集[M]. 第4卷. 北京:人民出版社
1965. 资本论[M]. 第3卷. 北京:人民出版社
1972. 马克思恩格斯选集[M]. 第1卷. 北京:人民出版社
1994. 邓小平文选[M]. 第2卷. 北京:人民出版社

附录　国内外医学道德的相关资料

一、论大医精诚(唐)孙思邈《千金方》

世有愚者,读方三年,便谓天下无病可治及治病三年,乃知天下无方可用。故学者必须博极医源,精勤不倦,不得道听途说,而言医道了,深自误哉!凡大医治病,必当安神定志,无欲无求,先发大慈恻隐之心,誓愿普救含灵之苦。若有疾厄来求救者,不得问其贵贱贫富,长幼妍媸,怨亲善友,华夷愚智,普同一等,皆如至亲之想,亦不得瞻前顾后,自虑吉凶,护惜身命。见彼苦恼,若已有之,深心凄怆,勿避险夷,昼夜、寒暑、饥渴、疲劳,一心赴救,无作功夫形迹之心。如此可为苍生大医,反此则是含灵巨贼。……其有患疮痍下痢,臭秽不可瞻视,人所恶见者,但发惭愧、凄怜、忧恤之意,不得起一念带芥蒂之心,是吾之志也。

夫大医之体,欲得澄神内视,望之俨然。宽裕汪汪,不皎不昧。省病诊疾,至意深心,详察形候,纤毫勿失,处判针药,无得参差。虽曰病宜速救,要须临事不惑,唯当审谛覃思,不得于性命之上,率尔自逞俊快,邀射名誉,甚不仁矣!又到病家,纵绮罗满目,勿左右顾盼;丝竹凑耳,无得似有所娱;珍羞迭荐,食如无味;醽禄兼陈,看有若无。

夫为医之法,不得多语调笑,谈谑喧哗,道说是非,议论人物,炫耀声名,訾毁诸医,自矜已德,偶然治瘥一病,则昂头戴面,而有自许之貌,谓天下无双,此医人之膏肓也。老君曰:人行阴德,天自报之,人行阴恶,鬼神害之心。寻此二途,阴阳报施,岂诬也哉?所以医人不得恃已所长,专心经略财物,但作救苦之心,于冥冥道中,自感多福者耳。又不得以彼富贵,处以珍贵之药,令彼难求,自炫功能,谅非忠恕之道。志存救济,故亦曲碎论之。学者不可耻言之鄙俚也。

二、希波克拉底誓言

希波克拉底(Hippocrates,公元前 460—前 377 年),古希腊医学家,西方医学奠基人。在西方,他首先把疾病看做是发展着的现象,认为医生所医治的不仅是病而且是病人,改变了当时医学界以巫术和宗教为依据的观念,在西方被誉为“医学之父”。今天来读希氏誓词会发现它带有两千多年前那个时代的印迹,也有个别之处不适于今时代要求,但它的基本精神和医学道德准则,现在乃至将来都有恒在价值,希波克拉底誓言的全文如下:

我以太阳神、阿斯克勒比俄斯神、健康之神、百药之神,以及所有的男神和女神的名义发誓,我将尽我的所能和判断保持这个誓言和这个约定,视那教给我这门技术的人为父母,把我的物质所得与他分享,如果需要,减轻他的负担,如同照顾我的兄弟一样照顾他的后裔,把这门技术传给他们,如果他们想学,不收他们的钱,不用戒约约束他们,以言传身教方式将这种技术传给我自己的后代,我的老师的后代以及所有愿意接受这个按照医疗法规制定的誓言约束的信徒们,但决不传给那些不愿意接受这个誓言约束的人。我将尽我的所能和判断服从政权体制。为了有利于病人,我将禁绝任何有毒或有害的东西。不管是病人求我,还是人家建议我,我都不给任何人以致人死地的药物,也不以类似的方式使妇女堕胎。我要以圣洁和神圣度过我的一生,施行我的医术。我不会以不懂装懂的方式伤害那些我对其无能为力的病人,我将把他们交给那些有能力的人去治好他们的病。我走进任何一个房间都是为了病人,我要杜绝一切故意的恶作剧和腐败行为,诱惑那些男人或者女人,自由人或者奴隶。不管是否与我的职业有关,对于他人的个人生活,我都只是看或者听,决不到处去说,不泄漏他人的秘密。我要认识到,这些都是人家需要保密的东西。为了使我的生活和行医在任何时候都是快乐的,为了使我赢得人们的尊敬,我要继续信守这个誓言!如果我亵渎或违背这个誓言,我将倒霉。

三、南丁格尔誓约

弗洛伦斯·南丁格尔(Florence Nightingale,1820—1910 年),英国护理学家,欧美近代护理教育的创始人,护理学的奠基人。1860 年在英国圣多马医院首创近代护理学校,她的教育思想和办学经验,为欧美及亚洲各国所采用。为纪念南丁格尔对护理学作的功绩和贡献,1912 年国际红十字会设立“南丁格尔奖章”;

国际护士会命名她的诞生——5月12日为国际护士节。本誓约是南丁格尔为护士所立。

南丁格尔誓言内容如下：

余谨以至诚，于上帝及公众面前宣誓，终身纯洁，忠贞职守，尽力提高护理之标准，勿为有损之事，勿取服或故用有害之药，慎守病人家务及秘密，竭诚协助医生之诊治，勿谋病者之福利。

四、护士伦理学国际法

国际护士协会在1953年7月的国际护士会议，通过了护士伦理学国际法，1965年6月，在德国福兰克福大议会修订并采纳。

护士护理病人，担负着建立有助于康复的、物理的、社会的和精神的环境，并着重用教授和示范的方法预防疾病，促进健康。他们为个人、家庭和居民提供保健服务，并与其他保健行业协作。

为人类服务是护士的首要职能，也是护士职业存在的理由。护理服务的需要是全人类性的。职业性护理服务以人类的需要为基础，所以不受对国籍、种族、信仰、肤色政治和社会状况的考虑的限制。

本法典固有的基本概念是：护士相信人类的本质的自由和人类生命的保存。全体护士均应明了红十字原则及1949年日内瓦决议条款中的权利和义务。

本行业认为国际法规并不能包括护士活动和关系中的一切细节。有些人将受到个人哲学观和信仰的影响。

1. 护士的基本职责包括三方面：保存生命、减轻病痛和促进健康。

2. 护士应始终保持高标准的护理和职业实践。

3. 护士不仅应该有良好的操作，而且应把知识和技巧维持在恒定的高水平。

4. 病人的宗教信仰应受到尊重。

5. 护士应对信托给他们的个人情况保守秘密。

6. 护士不仅要认识到职责而且要认识到她们职业功能的限制。若无医嘱，不予推荐或给予医疗处理，护士在紧急情况下可给予医疗处理，但应将这些行动尽快地报告给医生。

7. 护士有理智地、忠实地执行医嘱的义务，并应拒绝参予非道德的行动。

8. 护士受到保健小组中的医生和其他成员的信任，对同事中的不适当的和不道德的行为应该向主管当局揭发。

9. 护士接受正当的薪金和接受例如契约中实际的或包含的供应补贴。

10. 护士不允许将她们的名字用于商品广告中或作其他形式的自我广告。

11. 护士与其他职业的成员和同行合作并维持和睦的关系。

12. 护士坚持个人道德标准，因这反映了对职业的信誉。

13. 在个人行为方面，护士不应有意识地轻视在所居住和工作地区居民的风俗习惯和所做的行为方式。

14. 护士应参与并与其他公民和其他卫生行业所分担的责任，以促进满足公共卫生需要的努力，无论是地区的、州的、国家的和国际的。

五、赫尔辛基宣言

——关于人体医学研究的伦理原则

1964年6月芬兰赫尔辛基第十八届世界医学协会大会正式通过

1975年10月日本东京第二十九届世界医学协会大会

1983年10月意大利威尼斯第三十五届世界医学协会大会

1989年9月中国香港第四十一届世界医学协会大会

1996年10月南非希萨默塞特第四十八届世界医学协会大会

2000年10月苏格兰爱丁堡第五十二届世界医学协会大会修订

(一)引言

1. 世界医学协会已将《赫尔辛基宣言》发展成为一份伦理原则的声明书，为医生和其他从事人体医学研究的人员提供指导。人体医学研究包括可识别的人体物质或可识别的数据研究。

2. 增强和保障人们的健康是医生的职责—医生应奉献其知识与良心以履行其职责。

3.《世界医学协会日内瓦宣言》以“病人的健康是本人应首先考虑的因素”作为约束医生行为的准则；《国际医学伦理准则》声明：“医生在为病人治疗以减轻他们的身心痛苦时，唯以病人的利益为重。”

4. 医学的进步基于科学研究，而科学研究最终在某种程度上取决于人体实验。

5. 在人体医学研究中，考虑受试者的健康应优先于科学和社会的利益。

6. 有关人体医学研究的主要目的旨在改善预防、诊断和治疗的方法，提高对疾病病源和疾病发生因素的认识。即使这些方法已日臻完善，还是应该通过对这些方法的有效性、功效、易理解性和质量的研究而不断地向其挑战。

7. 在现阶段的医学实践的研究中，大多数的预防、诊断和治疗的方法都含有风险和责任。

8. 医学研究须遵从既促进对所有的人的尊重又保护他们的健康和权利的伦理标准。参加研究的人们有时很脆弱，需要给予特别保护。必须意识到经济条件差和治疗上不利的人群的特殊需求。需要给予特别关注的是那些自身无能力同意或拒绝同意参加研究的人、迫于压力而参加研究的人、参加研究又不能得益的人，以及既参加研究又须治疗的人。

9. 研究人员必须了解他们国家和国际社会对有关人体研究在伦理、法律和法规上的要求。任何国家的伦理、法律和法规若降低或取消本宣言阐述的关于保护受试者的原则要求，都是不允许的。

（二）医学研究的基本原则

10. 在医学研究中，医生的职责是保护受试者的生命、健康、隐私和尊严。

11. 有关人体的医学研究必须遵照普遍接受的科学原理，并且基于详尽的科学文献知识、其他相关的信息来源和充分的实验，包括适当的动物实验。

12. 医学研究或许会对环境有一定的影响，所以进行实验时要保持恰如其分的谨慎，同时也应善待用于实验的动物。

13. 人体实验的每一个步骤的设计和操作都必须在实验方案中系统阐明。特别设立的伦理审查委员会将对方案进行分析、评价和指导，待合适时予以批准。伦理审查委员会必须独立于研究者、主办者，或避免来自其他方面的影响，但也须遵守进行实验的国家的法律和法规。伦理审查委员会有权监管正在进行的实验，研究者有责任将监管的信息，尤其是一些相关的不良事件提供给伦理审查委员会。研究者还应向伦理审查委员会提供有关资金、主办单位、机构成员、其他潜在的利益冲突和对受试者激励的信息，以供审查。

14. 研究方案应该包括相关的伦理思考的陈述，并明确表明完全符合本宣言所阐述的原则。

15. 有关人体的医学研究应该由合格的科技人员来操作，并由临床医学专家监督。即使受试者对研究给予知情同意，研究者仍应承担对受试者的责任，而不应是受试者本人负责。

16. 每一个有关人体的研究都应该事先认真地评估该研究会给受试者或其他人带来怎样的风险和负担，并与可预见的利益相比较，这也包括参加医学实验的健康志愿者。所有的研究设计应该是普遍可行的。

17. 医生只有在对人体研究中将出现的风险有信心作出充分的评估，并且能够满意地加以控制时，才能从事有关的研究。假如发现风险超过潜在的利益，或者有确切的证据表明只有正面的利益，就应该中止其研究。

18. 只有在研究目的的重要性超过其给受试者带来的固有风险和负担时，才能进行相关的人体研究，特别是对有健康志愿者参与的研究尤为重要。

19. 只有具有这样的可能性，即参加医学研究的对象能够从实验结果受益时，此类研究才会是正当、有效的。

20. 在研究项目中，受试者必须是志愿者和知情的参与者。

21. 受试者保护自己尊严的权利应该得到尊重。要采取防范措施确保他们的隐私得到尊重，个人资料得到保密，并将研究对受试者的身心健康和人格的不良影响减少到最小的地步。

22. 在任何的人体研究中，每一位可能的受试者都必须被充分告知该研究的目的、方法、资金来源、可能的利益冲突、研究机构成员、预期的收益和潜在的风险，以及将会带来的不适。另外还应知道放弃参加实验的权利，即他们可以在任何时候退出研究而不受到报复。只有在确定受试者已经了解上述信息后，医生才能获取受试者任何形式的知情同意，当然最好是书面的知情同意。如果不能得到书面的知情同意，非书面的知情同意必须有正式的文件证明和见证人。

23. 在得到受试者的知情同意时，医生应该特别注意受试者是否和医生之间存在着一种依赖关系，或受试者被迫作出知情同意。在这种情况下，应该由一名不参与实验并且独立于双方关系之外，又很好掌握知情原则的医生来获得受试者的知情同意。

24. 对于一个缺乏法律行为能力，身体和智能上无法予以知情同意的受试者，或没有法律行为能力的未成年人，研究人员必须依据法律规定，从这些人的法定委托人那里获得知情同意。这种类型的人一般不应该参与医学研究，除非医学研究对促进这些人的健康是必须的，并且不能由具有法律行为的人所取代。

25. 如果一位缺乏法律行为能力的受试者如未成年人，有能力自主决定参加研究，研究人员还必须得到他的法定监护人的知情同意。

26. 如果有关的研究不可能得到代理人的知情同意或预先的知情同意，只有在受试者的身体和精神状况妨碍其作出知情同意是不可避免的特点时方能开展研究。这种因受试者的身体条件导致不能作出知情同意的特定理由，应该写在实验方案中以备伦理审查委员会的审查和通过。实验方案应该声明知情同意仍然需要，研究人员必须尽早得到受试者或其法定代理人的知情同意。

27. 研究报告的作者和出版商都具有伦理责任。研究结果发表时，研究人员有义务确保结果的正确性。有利和不利的结果都应该全部发表或以其他方式对外公开。资金来源、研究机构成员和任何可能的利益冲突应该在出版物中作出表达。跟本宣言所列的原则不符的实验报告不允许发表。

（三）医学研究和医学治疗相结合的附加原则

28. 只有在某一医学研究被证明是有潜在的预防、诊断和治疗价值时，医生才可以将研究和治疗相结合。研究和治疗一旦结合在一起，附加原则就被用来保护作为受试者的病人。

29. 一种新方法所带来的利益、风险、负担和效用，应当和现行最好的预防、诊断和治疗的方法所具有的利益、风险、负担和效用进行对照实验。这一原则不排除安慰剂的使用或不予以治疗，只要在研究中证明没有预防、诊断和治疗方法的存在。

30. 在研究结束时，应保证每一参加研究的病人都能得到已为研究所确认的被证明为最好的预防、诊断和治疗方法的机会。

31. 医生应该详尽地告诉病人，治疗的哪一些方面是和研究相关的。而病人拒绝参加研究绝不应该影响到病人和医生之间的关系。

32. 在治疗病人期间，当证明不存在预防、诊断和治疗的方法，或者这些方法不起任何作用，医生如果根据自己的判断，认为有挽救病人的生命的希望，以恢复他们的健康或减轻他们的痛苦，在征得病人的知情同意后，完全可以运用未被论证的新的预防、诊断和治疗措施。如果可能，这些方法应该被作为研究的课题，作出安全性和功效性评估的设计。所有的医案和新的信息应该被记录下来，适当的时候可以发表。本宣言中其他相关的指导性原则都应遵守。

六、中华人民共和国医院工作人员守则和医德规范

（1981 年 10 月 18 日中华人民共和国卫生部颁发）

一、守　　则

（一）热爱祖国，热爱共产党，热爱社会主义，坚持马列主义、毛泽东思想。

（二）努力学习政治，刻苦钻研业务，做到又红又专。

（三）发扬救死扶伤实行革命的人道主义精神，同情和尊重病人，全心全意为病人服务。

（四）带头遵守国家法令，模范地执行各项卫生法规。

（五）服从组织，关心集体，团结友爱，勇于开展批评与自我批评。

（六）对工作极端负责，严格规章制度和操作常规。

（七）廉洁奉公，坚守岗位，尽职尽责，自觉抵制不正之风。

（八）讲究文明礼貌，积极参加爱国卫生运动，美化环境，保持医院整洁肃静。

二、规　　范

（一）遵守公德。公德是每个社会公民应该遵守社会主义道德。医务人员首先应该确立并遵守社会主义公德，要热爱祖国，热爱集体，热爱劳动和爱护社会主义财富，树立革命的人生观。一个有道德的人，会把祖国同自己的命运联系起来，努力工作，勤奋学习，为建设和保卫祖国而贡献自己的力量。

（二）热爱医学。医学是为人民健康服务

的，医务人员是人民健康的保卫者，所以，医生的职业素来是受人民尊敬的。古话说：“不为良相，则为良医。”把良医比作对国家和人民有贡献的功臣。革命人民则称医务人员为“白衣战士”。说明医生的职业是纯洁、崇高和光荣的职业。我们应该热爱自己的医生职业，热爱医学科学。

（三）救死扶伤。医生工作关系到伤病员的命运，关系到他们家庭的悲欢离合，关系到他们所从事的革命事业，所以医务人员应把毛泽东同志关于“救死扶伤，实行革命的人道主义”的号召作为自身的最基本的一条职业道德。从革命的人道主义出发，应努力做到在技术上刻苦钻研，精益求精；在工作上认真负责，一丝不苟，具有强烈的责任感和事业心；对待病人全心全意，满腔热忱，积极主动。为挽救病人生命，要有一种坚韧不拔的意志和不畏艰难，不辞辛劳的精神。就是对病势垂危的病人，哪怕只有百分之一的希望，也是付出百分之百的努力去抢救。

（四）高度同情。病人在肉体上遭受着疾病的折磨，在精神上往往思虑重重，负担较重。在这种情况下，医务人员应具有高度同情心，对病人体贴入微，尽量使人心情愉快，保持良好的精神状态；并用自己的真诚与热情，博得病人对自己的依赖，增强病人与疾病作斗争的信心。如有出言不慎，会使病人丧失战胜疾病的信心，给病人的身心健康带来严重的影响，造成心身疾病或医源性疾病的发生。

（五）尊重病人。在社会主义社会里，医生面前的病人，既不是奴隶，也不是贵族；病人面前的医生，既不是雇佣者，也不是救世主。医务人员与病人的关系，是同志关系。医生应该尊重病人的人格、意志和权利。凡对病人进行检查、治疗或研究，都应事先对病人解释清楚（包括预期效果，可能发生的危险和采取的防护措施等），征得病人或亲属同意和自愿，不能把自己的决定强加于病人。在病人或家属拒绝医生的正确意见时，要耐心说明动员。除了特殊情况（如紧急抢救、病人神志不清、无家属到场等）外，一般不应由医生单方面决定采取重要的诊疗措施。医务人员在接触病人时，要讲究文明礼貌，不能语言生硬，责备、训斥病人。医务人员在医疗工作中所接触到的有关病人个人、家庭、工作中不应向别人公开的情况，必须保守秘密。

（六）讲究卫生。讲究卫生，预防疾病，移风易俗，改造社会，是建设精神文明的重要方面，医务人员应该起模范带头作用，积极参加爱国卫生运动，搞好院内、外环境卫生，严格消毒隔离制度，防止院内交叉感染。讲究个人卫生，衣着整洁，仪表端庄，勤剪指甲，勤刮胡须，不随地吐痰，不在病室吸烟。

（七）廉洁奉公。廉洁奉公是对社会主义国家工作人员的起码要求，医务人员应具备廉洁奉公的高尚情操，不为名，不为利，一切从病人利益出发，全心全意为病人服务。医生不应接受病人馈赠。反对以医生职权为资本搞交易、走后门的不正之风。更不允许乘人之危，产生任何邪恶杂念或进行违法乱纪的活动。

（八）团结互助。现代的医疗工作往往需要多种专门技术人员的密切配合，因此，要团结互助，搞好协作。反对抬高自己、贬低别人的不良作风。医生之间、医护之间、兄弟科室之间、兄弟医院之间，都应该以病人利益为重，尽力做到有求必应、主动配合、积极支援、互通有无。这样才能高水平、高质量、高效率地完成医疗任务。

七、中华人民共和国医务人员医德规范及实施办法

（1988年12月15日中华人民共和国卫生部颁布）

第一条　为加强卫生系统社会主义精神文明建设，提高医务人员的职业道德素质，改善和提高医疗服务质量，全心全意为人民服务，特制定医德规范及实施办法（以下简称“规范”）。

第二条　医德，即医务人员的职业道德，是医务人员应具备的思想品质，是医务人员与病人、社会以及医务人员之间关系的总和。医德规范是指导医务人员进行医疗活动的思想和行为的准则。

第三条　医德规范如下：

（一）救死扶伤，实行社会主义的人道主义。时刻为病人着想，千方百计为病人解除病痛。

（二）尊重病人的人格与权利，对待病人不分民族、性别、职业、地位、财产状况，都一视同仁。

（三）文明礼貌服务，举止端庄，语言文明，态度和蔼，同情、关心和体贴病人。

（四）廉洁奉公，自觉遵纪守法，不以医谋私。

（五）为病人保守医密，实行保护性医疗，不泄露病人隐私与秘密。

（六）互学互尊，团结协作，正确处理同行同

事间的关系。

（七）严谨求实，奋发进取，钻研医术，精益求精，不断更新知识，提高技术水平。

第四条　为使本规范切实得到贯彻落实，必须坚持进行医德教育，加强医德医风建设，认真进行医德考核与评价。

第五条　各医疗单位都必须把医德教育和医德医风建设作为目标管理的重要内容，作为衡量和评价一个单位工作好坏的重要标准。

第六条　医德教育应以正面教育为主，理论联系实际，注重实效，长期坚持不懈。要实行医院新成员的上岗前教育，使之形成制度。未经上岗前培训不得上岗。

第七条　各医疗单位都应建立医德考核与评价制度，制定医德考核标准与考核办法，定期或者随时进行考核，并建立医德考核档案。

第八条　医德考核与评价方法可分为自我评价、社会评价、科室考核和上级考核。特别要注意社会评价，经常听取患者和社会各界的意见，接受人民群众的监督。

第九条　对医务人员医德考核结果，要作为应聘、提薪、晋升以及评选先进工作者的首要条件。

第十条　实行奖优罚劣。对严格遵守医德规范、医德高尚的个人，应予表彰和奖励。对于不认真遵守医德规范者，应进行批评教育。对于严重违反医德规范，经教育不改者，应分情况给予处分。

第十一条　本规范适用于全国各级各类医院、诊所的医务人员，包括医生、护士、医技科室人员和工勤人员也要参照本规范的精神执行。

第十二条　各省、自治区、直辖市卫生厅局和各医疗单位和遵照本规范精神和要求，制定医德规范实施细则及具体办法。

第十三条　本规范自公布之日起实行。

八、中华人民共和国医学生誓词

（1991年中华人民共和国国家教委高等教育司颁布）

健康所系，性命相托。

当我步入神圣医学学府的时刻，谨庄严宣誓：

我志愿献身医学，热爱祖国，忠于人民，恪守医德，尊师守纪，刻苦钻研，孜孜不倦，精益求精，全面发展。我决心竭尽全力除人类之病痛，助健康之完美，维护医术的圣洁和荣誉。救死扶伤，不辞艰辛，执著追求，为祖国医药卫生事业的发展和人类身心健康奋斗终生。

编 后 语

随着社会主义市场经济的不断完善发展，医药科学技术的突飞猛进，医药卫生事业的改革深化，使我国医药卫生的职业道德与伦理精神和职业法律与法律精神面临着更严峻的挑战，也为我国医疗卫生事业的教育和研究工作的向前发展提供了新的良机。

在新的历史背景下，《医学伦理学与卫生法学》新教材与世见面了。

本书是在作为广西卫生法学会组织编写"新世纪医药卫生法制与道德教材丛书"的《医学伦理学》(温日锦等主编，广西人民出版社 2008 年版)、《卫生法学》(李冀宁等主编，广西人民出版社 2009 年版)的基础上：根据高等医药院校教学、科研与社会发展的需要而进行的整合改编出版。改编修订中，需要说明的有：全书凸显两个"基本保留"、两个"基本突破"。两个"基本保留"：一是保留医学伦理学部分原有 13 章大部分内容。只是新增了第五、十四章，主要对预防医学和卫生改革内容的延伸和扩展；还有对原"第七章 临床护理伦理道德"、"第八章 药学工作的伦理道德"作了全改或者部分改，属于小范围调整。卫生法学部分原有 9 章的学术思想、理论框架、问题观点仍然保留沿用。只是在章节内容、思想观点、标题选定、逻辑结构、案例分析、文献参考和写作风格上做了大改动，编者也相应变更。二是本书原"两个部分"各自科学体系仍以沿用，原"两个部分"的理论、规范和实践三大知识点和逻辑点仍贯彻始终。两个基本"突破"：一是突破以往教材编写上医学伦理学与卫生法学没有整合成书的习惯。医药院校学生和医药卫生人员职业道德与职业法律的学习和提高同等重要，分体出版，每人购买两书负担重，使用不便。为此，我们尝试修正了；二是突破原有教材编写上医学伦理学与卫生法学没有或者少有中医中药特色的内容。其他院校出版的同类教材(含合体和分体)反映中医中药的内容较少，甚至遗漏。这也是我们努力实现医学伦理学与卫生法学"合二而一"出版本书之目的。

本书分上编、下编两部分，全书总共 30 章。其中：上编，医学伦理学，这部分添加两章，形成第一章至十五章，有 15 章；下编，卫生法学，新写第十九、二十八、二十九章，其他各章节大有调整，有 15 章，而且上编、下编均有突显中医中药的内容，分别为第五、九章和第十九、二十一、二十六、二十八章。

在改编添加内容上：

上编添加的第五章，中医"治未病"思想的伦理道德，使得传统特色医学为医学伦理学专业性、知识性的内容更充实丰富；第十四章，卫生改革与发展的伦理道德，使得卫生改革管理的伦理为医学伦理学科学性、时代性的内容更鲜明强烈。绝大部分的知识链接、案例分析都得到了更新换代，个别的文字错漏也得到了更正。第一、二、三、十五章反映医学伦理学的概念、研究对象、内容、意义；原则、规范；医患关系的内容和特征；医德的评价、教育和修养的基础理论。第四、五、七、十一章阐述预防医学的伦理规范。第六、八、九、十章强调临床医护和药事的伦理原理。第十二章说明医学科研的伦理知识。第十四章介绍卫生改革的伦理问题。第十五章表达医德评价、教育的综合知识。为解决读者的可读性和实用性提供了更加清晰的视线；下编添加的第十九章，医药企业管理法律制度，使得中国药学为医药卫生法学知识性和科学性的内容更全面丰富；第二十八章，中医药管理法律制度，使得中国传统特色医药为卫生法学专业性和创新性更加深刻完整；第二十九章，医疗保障法律制度，使得中国特色医疗保障保险为卫生法学实用性和现实性的内容更具体可靠。第十六章说明了卫生法学含义、对象、特征和意义的基础知识。第十七章介绍卫生行政执法规定的基础理论。第十八、十九章阐述医药机构设置管理的法律原则。第二十、二十一、二十二章介绍医师、药师和护士人员执业的法律规范。第二十三章阐述医疗事故处理的法律规定。第二十四章论述卫生防预法理知识。第二十五、二十六、二十八章强调食品、药品、中药管理的法律理论。第二十七章介绍校园卫生监督的法治理论。第二十九章说明医疗卫生保障的法律原则。第三十章介绍卫生发展的法律问题。为解决读者医药卫生职业法律的科学性和全面性提供了全新的视角。

由于教学、科研人员的变动，参与本书修改、编写的人员也随之进行了调整，在此，对于原版以及新书作者付出的辛劳，我们衷心感谢！

本书适合高等医药院校学生的学习和教育使用，也适合广大医药工作者以及从事医事法律实务与理论研究者学习、参考。

本书在改编、修订、出版中，得到了中国科技出版传媒股份有限公司——科学出版社，广西人民出版社，广西社会科学院哲学研究所，广西人类基因组南宁市研究中心伦理、法律和社会问题研究部，广西卫生厅，广西卫生法学会，广西医师协会，广西医科大学，广西中医药大学，桂林医学院，广西卫生职业技术学院，广西科技大学，广西大学的有关领导、专家、学者和教授的热情关心、大力支持和深入指导，在此，我们衷心感激！

本书在改编、修订、出版中，得到了广西医科大学原党委书记、广西医师协会原会长，现任广西壮族自治区食品药品监督管理局局长韦波的大力支持并亲笔为丛书写总序，广西中医药大学党委副书记董塔建的热情支持和鼓励，桂林医学院党委副书记齐俊斌的深切关注和支持，在此，我们深表谢意！

本书在改编、修订、出版中，虽然我们力求完美，但由于认识水平所限，恳请学界同仁与读者批评指正。

《医学伦理学与卫生法学》
编委会
2015.07